Inhaltsverzeichnis

Kapitel 6 – Die Verwendung von Implantaten in der Behandlung des Senkungsleidens — 116

In diesem Kapitel erfahren Sie einiges über die Operationstechniken des Senkungsleidens, bei denen Kunststoffimplantate angewendet werden. Zur Darstellung kommen die in meinen Augen bewährten Techniken, die ich in den vielen Jahren maßgeblich mit-entwickeln durfte. Nicht dargestellt sind hier die nach meiner Auffassung sehr stark experimentell ausgerichteten Techniken, die [zumeist laparoskopisch („Schlüssellochchirurgie")] versuchen, mit minimalem Materialeinsatz eine ausreichende Stabilität zu erzielen. Das ist zwar in ausgewählten Fällen möglich, in einigen Fällen auch sinnvoll, sollte dann aber an entsprechenden Stellen von der Leserin recherchiert werden, wenn es sich um Techniken handelt, die im individuellen Fall in Frage kommen.

Kapitel 7 – Operationstechniken nach Prof. Petros — 140

In diesem Kapitel lesen Sie über 2 von Prof. Petros, dem geistigen Vater der „Integraltheorie", entwickelten Operationstechniken, die in der klinischen Anwendung ersetzt oder eiterentwickelt wurden und isoliert kaum mehr zur Anwendung kommen dürften.

In diesem Kapitel erfahren Sie etwas über die modernen operativen Behandlungsformen der Belastungsinkontinenz. Es werden die Operationsverfahren mit ihren typischen Risiken und Komplikationsmöglichkeiten sowie ihren Nebenwirkungen dargestellt. Sie sind die heute vordergründig angewendeten Verfahren und stehen damit den klassischen Verfahren (vgl. Kapitel 9) gegenüber.

Kapitel 14 – Tethered Vagina Syndrome
In diesem Kapitel erfahren Sie etwas über das sog. „Tethered Vagina Syndrome".
Petros hat diesen Begriff geprägt als Ausdruck für einen Zustand der Scheidenhaut
vor allem im Bereich der vorderen Scheidenwand unter der Blasenhalsregion, der
sich durch seine narbige Starre auszeichnet und in der Fehlfunktion von
Blasenverschluss und –öffnung seinen klinischen Ausdruck findet.

Kapitel 15 – Adjustierbare Inkontinenzsysteme – Remeex®
In diesem Kapitel erfahren Sie etwas über die Funktionsweise des nachstellbaren
(adjustierbaren) Remeex®-Systems

Kapitel 16 – Diagnostik in der Urogynäkologie
In diesem Kapitel erfahren Sie, welche diagnostischen Methoden in der
Urogynäkologie Anwendung finden und wie die Untersuchungsabläufe im Einzelnen
sind.
16.1 Stufendiagnostik

Der Mensch hat dreierlei
Wege klug zu handeln:
erstens durch Nachdenken,
das ist der edelste;
zweitens durch
Nachahmen, das ist der leichteste;
drittens durch Erfahrung, das ist
der bitterste...

Konfuzius

Vorwort

Liebe Leserin/lieber Leser, ein kurzes Wort vorab. Bei einer Internetrecherche stoßen Sie unter den entsprechenden Schlagwörtern, wie „Inkontinenz", „Beckenboden", „Senkung" oder ähnlichen Begriffen auf eine Fülle unterschiedlicher Leistungsanbieter auf diesem Gebiet und auf eine Vielzahl von „Beckenbodenspezialisten". Ich beschäftige mich seit mittlerweile über 25 Jahren mit diesem Teilaspekt unseres Faches und bin eines der Gründungsmitglieder der AGUB (Arbeitsgemeinschaft Urogynäkologie und Plastische Beckenbodenrekonstruktion), einer der Fachgruppen der DGGG (Deutschen Gesellschaft für Gynäkologie und Geburtshilfe). Seit nunmehr knapp 10 Jahren existiert hier ein sog. Ranking, nachdem die Mitglieder sich entsprechend ihre Qualifikation einstufen lassen. Stufe III, die Stufe höchster Qualifikation, wird dabei nur einigen Mitgliedern über ganz Deutschland verteilt zugestanden.

Obwohl ich schon viele Tausend Inkontinenz- und Senkungsoperationen sowohl in der eigenen Klinik als auch als Gastoperateur in meiner Eigenschaft als „Lehrer" für die unterschiedlichen Methoden, vor allem der netzunterstützten Techniken, durchgeführt habe, bin ich **einer** Leitlinie unserer Fachgesellschaft immer treu geblieben:

Die Operation kommt bei mir in der Rangfolge der Behandlungsmöglichkeiten nicht an erster, sondern praktisch immer an letzter Stelle.

Sie stellt nur eine (der zum Teil großen Fülle aller) Behandlungsmöglichkeit(en) dar. Sie sollte auch nur angeboten werden, wenn

- eine adäquate konservative Behandlung (im Sinne einer Vorbereitung der nicht zu umgehenden Operation) vorangegangen ist
- eine nicht-operative Behandlung nicht erfolgreich, ausreichend oder erwünscht ist
- ein entsprechendes sinnvolles und durchführbares operatives Vorgehen angeboten werden kann und
- eine ausreichende Aussicht auf ein zufriedenstellendes Operationsergebnis zu erwarten ist (Nutzen-Risiko-Abwägung).

Erfreulicherweise hat uns die Entwicklung der Verzahnung von Klinik und Praxis durch die Gründung des lokalen MVZ(-Rheingau) in die Lage versetzt, beide Aspekte der Urogynäkologie umfassend anbieten zu können.

Auf diese Weise konnten wir in den letzten Jahren doch eine ganze Anzahl von (zum Teil bereits andernorts indizierter) Eingriffe vermeiden oder durch Optimierung der Vorbereitung deren Ergebnisse signifikant verbessern.

Die Organisationsform des MVZ (in Verzahnung mit der Klinik) gestattet u.a.:

- im Rahmen der Urogynäkologischen Sprechstunde im MVZ können wir Sie konservativ-therapeutisch begleiten
- notwendige diagnostische Schritte einleiten
- Sie im Bedarfsfall zu konsiliarischen Untersuchungen an unsere Kooperationspartner überweisen (z.B. dynamische Kernspintomographie des Beckenbodens, neuro-urologische Spezialuntersuchungen, usw.)
- dann die evtl. erforderliche interdisziplinäre Behandlung koordinieren und
- im Bedarfsfall schließlich erforderliche Eingriffe im Rahmen unserer Kliniktätigkeit selbst durchführen,

so dass alle Aspekte in einer Hand betreut sind.

Sie sollten sich also bei Ihrem Weg durch den urogynäkologischen „Dschungel" immer klar darüber sein, dass ein besonderes Qualitätsmerkmal eines Urogynäkologen darin besteht, dass er/sie

- konservative Behandlungsverfahren beherrscht
- konservative Behandlungsverfahren anbietet und betreut
- nur operiert, wenn eine konservative Behandlung nicht durchführbar/zielführend ist
- auf ein großes Spektrum von operativen Behandlungsmöglichkeiten zurückgreifen kann
- über langjährige operative Erfahrung verfügt.

In diesem Sinne wünsche ich Ihnen einen hohen Zugewinn an Informationen bei der Lektüre und möchte Ihnen, wenn Sie sich mit der Frage, ob Sie sich in einem Beckenbodenzentrum wegen Beschwerden vorstellen sollen, Mut zusprechen, dies zu tun.

Ich wünsche Ihnen eine informative Lektüre.

Rüdesheim, im November 2015

Der Autor

Tabellenverzeichnis

Vorspann

Hier im Vorspann finden Sie die Inhalte unserer Patientinnenbroschüre wieder. Damit können Sie sich rasch einen ersten Überblick über das gesamte Thema „Beckenboden und Beckenbodenstörungen" verschaffen. Vertiefen können Sie das Ganze dann weiter hinten im Buch. Das Inhaltsverzeichnis vorn ist Ihnen dann beim Finden der Sie interessierenden Aspekte behilflich.

Harninkontinenz und Senkungsleiden sind zwei Seiten einer Medaille

Die Blase arbeitet wie ein Wasserreservoir. Innen ist sie von Schleimhaut überzogen, außen umgeben von Muskelfasern. Während der Blasenfüllung sind die Muskelfasern schlaff, bei der Blasenentleerung ziehen sie sich zusammen.
Bei der Harnröhre ist es gerade umgekehrt. Sie ist ein Ablaufrohr mit Verschlussapparat, innen von Schleimhaut ausgekleidet, außen von Muskelfasern umgeben. Während der Blasenfüllung sind die Muskelfasern gespannt und die Harnröhre geschlossen, bei der Blasenentleerung sind die Muskelfasern schlaff und die Harnröhre offen. Die Blase und die Harnröhre, aber auch die Scheide und Gebärmutter werden gestützt bzw. verschlossen von Muskulatur und Bindegewebe. Diese Organe liegen in einer engen Beziehung zueinander und deren optimales Zusammenspiel garantiert den oben beschriebenen Mechanismus. Reißen diese Strukturen aus ihrer Verankerung wie z.B. nach Geburten, oder verlieren sie altersbedingt an Elastizität, so kommt es zu Lageverschiebungen. Häufig sind diese Befunde nicht sehr deutlich und nur für den erfahrenen Untersucher zu erkennen.
Stärkere Ausprägungen wie das Vordrängen der Blase oder des Darmes nach außen durch die Scheide können von Ihnen selbst wahrgenommen werden. Senkungszustände und Harninkontinenz gehören oft zusammen. Wir müssen also vor der Behandlung genauestens diese Defekte untersuchen. Denn eine ausschließliche Therapie der Inkontinenz ohne Beachtung der Senkung kann schlimmste Folgen wie Harnverhalt, erhöhten Restharn mit Blasen- und Nierenentzündungen, dauerhaftem Harndrang usw. zur Folge haben.

Warum leiden Frauen häufig unter Harnverlust, Blasenstörungen, Senkungen, Entzündungen und Beschwerden im Intimbereich?

Dafür gibt es mehrere Gründe. Zum einen ist die Harnröhre recht kurz. Der Beckenboden, der für den Verschluss der Harnröhre mitverantwortlich ist, muss große Belastungen, wie Schwangerschaften, Geburten und körperliche Arbeit aushalten. Oft kommt als Veranlagung eine Bindegewebsschwäche hinzu. Einen großen Einfluss haben auch Östrogene (weibliche Geschlechtshormone). Diese sind wichtig zur Stabilisierung der Scheiden- und Blasenhaut sowie des Bindegewebes. Wenn sie in ihrer Konzentration absinken, z. B. während des Monatszyklus oder nach den Wechseljahren, wird die Schleimhaut dünner und Muskel- und Bindegewebe werden schwächer.
Harnverlust, Blasenstörungen und Beschwerden im Intimbereich betreffen Frauen jeder Altersgruppe! Nicht nur Frauen in den Wechseljahren, sondern auch jugendliche und sehr junge Frauen insbesondere unmittelbar nach Geburten können darunter leiden.

Die Folgen sind vielfältig. Allem voran die Stressinkontinenz, oft in Kombination mit einer Dranginkontinenz. Juckreiz und Schmerzen im Bereich der Scheide. Schmerzen im Kreuzbereich mit Fremdkörpergefühl zwischen den Beinen bei Senkung. Die Flüssigkeitsaufnahme wird aus Sorge vor unwillkürlichem Urinabgang bei voller Blase reduziert. Dadurch wird das Blut zähflüssiger. Es kommt zur Minderdurchblutung des Gehirns bis hin zum Schlaganfall. Durch die fehlende Spülung des Harntraktes wird die ohnehin vorhandene Veranlagung zu Blasenentzündungen erhöht. Viele Betroffene müssen nachts fünf- sechsmal auf die Toilette. Schlaf- und Konzentrationsstörungen sind die Folge. All das führt verständlicherweise zu seelischen Erkrankungen wie Depressionen. Sie entstehen durch Isolation vom Freundeskreis, Defizite im Intimleben, Partnerprobleme, usw.

Auffallend ist, dass oft gleichzeitig mehr als ein Krankheitsbild und mehr als eine Ursache vorliegen kann. Z.B. kann eine Stressinkontinenz mit einer Reizblase kombiniert sein und als deren Ursache sowohl Muskelschwäche als auch Hormonmangel und ein ungünstiges Trinkverhalten gefunden werden. Daher wird der größte Behandlungserfolg dann erreicht, wenn möglichst alle Krankheitsursachen erkannt und auch gleichzeitig behandelt werden.

- **Belastungsinkontinenz (früher: Stressinkontinenz)**
  [Anm.: Stress = körperliche Belastung]

Unter Stressinkontinenz versteht man den nicht beherrschbaren Urinverlust bei körperlicher Belastung wie Heben von Lasten, Aerobic, Tennis und Bergab- gehen oder beim Husten, Niesen und Lachen. Dabei ist der Harnröhrenverschluss ungenügend. Stressinkontinenz entsteht durch Zerstörung oder Elastizitätsverlust von Bindegewebe im Bereich der Harn- röhre nach Geburten oder bei Östrogenmangel, sowie durch fehlende oder schwach trainierte Beckenbodenmuskulatur zur Unterstützung des Verschlussapparates des Harntraktes.

Es gibt einige Behandlungsmöglichkeiten, die wir anbieten können, z.B.

- Beckenbodentraining
- Biofeedback, Elektrostimulation als Hilfsmittel
- Pessare
- lokale Hormongabe
- Medikamente

Erst wenn diese Behandlungen nicht zur Besserung* oder Heilung führen, können Inkontinenzoperationen erforderlich sein.

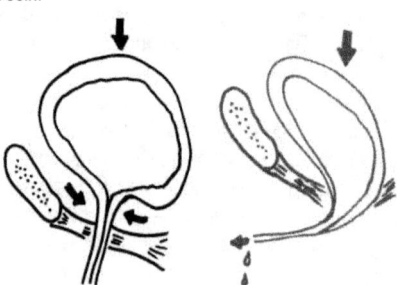

Abdichtungsmechanismus der Blase durch Druckübertragung aus dem Bauchraum auf die Harnröhre

In Einzelfällen kann eine Operation aber auch indiziert werden, wenn die Patientin nach ausführlicher Risikoaufklärung alle nicht-operativen Behandlungsoptionen ablehnt.

- **Dranginkontinenz (Urge-Inkontinenz)**

Harnverlust bei Dranginkontinenz bedarf oftmals einer langwierigen Behandlung. Eine Dranginkontinenz liegt dann vor, wenn der Harndrang so stark ist, dass Urin abgeht, noch bevor die Toilette erreicht wird. Gründe sind chronische Blasen-, Harnröhren- und Schleimhautentzündungen, die zum Verlust einer schützenden Schleimhaut in der Blase mit Freilegung von erregbaren Nervenfasern führen. Diese können verursacht werden durch Hormonmangel, geringe Flüssigkeitsaufnahme, Bestrahlung, Schädigungen am zentralen Nervensystem, Stoffwechselstörungen (z.B. Diabetes mellitus). Sehr oft auch durch hohen Restharn infolge von Harnabflussstörungen durch Harnröhrenenge, manchmal eine Folge von Senkungen der Scheide oder der Gebärmutter oder durch Voroperationen. Diese Lageveränderungen können aber auch einen andauernden Reflex zum Wasserlassen auslösen. Häufiger Toilettengang zur Vermeidung einer vollen Blase bei Stressinkontinenz führt zur Schrumpfung der Blase und unterstützt die Ausbildung eines Dranges. Bei Reizblasenbeschwerden klagen Frauen über häufigen, starken und oft schmerzhaften Harndrang und über häufige Blasenentleerungsstörungen bei nur kleinen Harnmengen. Oft ist die Harnröhrenregion druckempfindlich und chronisch gereizt. Die Behandlung der Dranginkontinenz ist häufig nicht einfach, da die Ursachen sehr unterschiedlich sein und dazu vielfach gleichzeitig auftreten. Daher ist es möglich, dass erst nach mehreren Versuchen das richtige Mittel gefunden wird. Mit der "Bändchenoperation", von der Sie sicherlich gehört haben, und die in vielen Fällen der Stressinkontinenz ein sehr hilfreiches und effektives Behandlungsverfahren darstellt, kann man diese Erkrankung in den allermeisten Fällen nicht behandeln. Im Gegenteil wäre es sogar möglich, dadurch Ihre Beschwerden noch mehr zu verstärken.

Zu den Behandlungsmöglichkeiten zählen:
- Trink- und Belastungstraining
- Hormone
- Entzündungsbehandlungen
- geeignete Intimpflege
- Pessare
- Blasenentspannende Medikamente
- Naturmethoden
  - Phytotherapie, Balneologie, Homöopathie
  - Akupunktur, u.a.
- Elektrostimulation

- **Senkungsleiden**

Senkungsbeschwerden, Vorfall, Beckenbodenschwäche können mit und ohne Harninkontinenz auftreten.
Hierbei ist die Scheide bzw. die Gebärmutter nicht mehr ausreichend am Becken fixiert. Infolge des Bauchinnendruckes durch Darmtätigkeit, Stuhlgang, Gewicht der Bauchorgane, Husten, Anstrengung wird die Scheide aus dem Scheidenausgang herausgedrückt. Je nachdem, in welchem Maße die Fixierungsbänder ausgerissen oder gelockert sind, drängt bei einem solchen „Deszensus" die Scheidenhaut nur gering nach außen. Im schlimmsten Fall stülpt sie sich ähnlich einem Strumpf komplett heraus. Meist lässt sich dieser Fremdkörper problemlos zurückdrängen, wird aber nach kurzer Zeit wieder in seine unnatürliche Position zurückkehren.
Folgende Probleme können u.a. die Lebensqualität bis zur Unerträglichkeit beeinträchtigen:

Die Scheidenhaut entzündet sich durch das Scheuern an den Oberschenkeln und der Kleidung, Geschwüre und große Schmerzen sind die Folge. Noch vorhandene Fixierungsbänder werden übermäßig angespannt, so dass es zu Beschwerden vor allem im Lendenbereich kommen kann. Die Entleerung der Harnblase ist erschwert, da die Senkung auf die Harnröhre drückt und diese abquetscht. Oft verbleibt Restharn in der Blase, der dann für die häufigen Blasenentzündungen verantwortlich ist. Oft klagen Patientinnen wegen der Lageveränderung der Blase über ein anhaltendes Dranggefühl, dass auch nachts zu mehrmaligem Aufstehen für den Toilettengang (Nykturie) zwingt. Auch der Stuhlgang kann erschwert sein, da der Darm sich in die Scheide drückt.

Senkungsbeschwerden entstehen besonders bei angeborener Bindegewebsschwäche, dann aber auch in Folge Gewebeüberdehnung oder gar Ausriss nach Geburten und Schwangerschaften und durch Erschlaffung des Gewebes infolge Alterung und Hormonmangels. Es kommt zur Lageveränderung von Blase, Darm, Scheide und Gebärmutter. Je nach Ort der Senkung spricht man von Darm-, Blasen-, Scheiden- oder Gebärmuttersenkung.

Es gibt heute viele Methoden, die der Behandlung und Vorbeugung dienen:
• Beckenbodentraining
• Biofeedback, Elektrostimulation extern und intern als Trainingshilfe
• Pessare in vielen Formen und Materialien
• Hormone lokal
• u.a.m.

Operationen sind in aller Regel (erst) dann angebracht, wenn die o. g. konservativen Maßnahmen **auch nach mehreren** Monaten der Anwendung nicht zur befriedigenden Besserung oder Heilung führen.

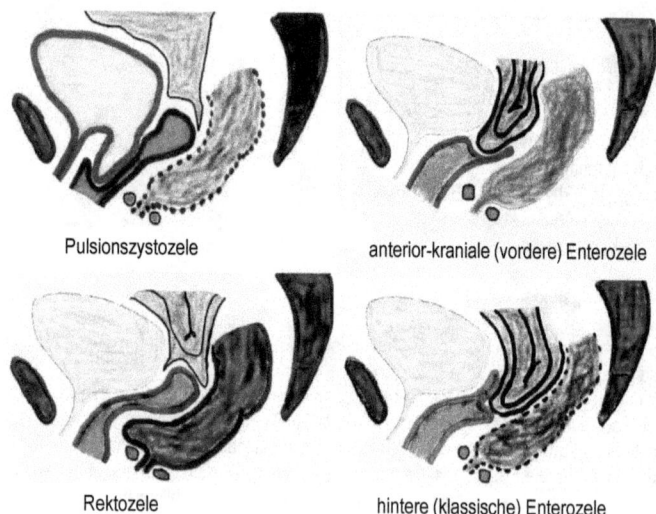

Pulsionszystozele   anterior-kraniale (vordere) Enterozele

Rektozele   hintere (klassische) Enterozele

In Einzelfällen kann eine Operation aber auch indiziert werden, wenn die Patientin nach ausführlicher Risikoaufklärung alle nicht-operativen Behandlungsoptionen ablehnt.

- **Chronische Blasenentzündungen (Zystitis) – Reizblasensyndrom – Interstitielle Zystitis (IC)**

Blasenentzündungen gehen nicht nur im Alter oft in einen chronischen Zustand über. Die äußeren und inneren Geschlechtsorgane der Frau und auch die Harnröhre und Blase sind durch von außen aufsteigende, entzündliche Erkrankungen besonders gefährdet. Die Krankheitserreger stammen meistens aus dem Darm oder von der Körperhaut. Sie können aber auch bei sexuellem Kontakt übertragen werden. Krankheitserregende Bakterien, Viren und Pilze verursachen Schwellungen, Rötungen, Juckreiz und Schmerzen. Steigt die Entzündung bis zu den Eileitern oder bis zu den Nieren auf, kommen Fieber und ein schweres Krankheitsgefühl dazu.

Im Normalzustand verhindern eine gesunde Scheidenhaut und ein durch Milchsäurebakterien gebildetes, saures Scheidenmilieu ein Aufsteigen und eine Vermehrung der krankmachenden Erreger. Keime können sich in der Blase einnisten und vermehren Gründe sind ein ungenügender Harnröhrenverschluss, z.B. bei dünner Schleimhaut infolge Östrogenmangels. Auch ungenügende Spülung der Blase und Harnröhre bei zu geringen Trinkmengen. Durch Lageveränderung der Blase kann es zum Abquetschen der Harnröhre kommen mit hohen Restharnmengen, die ein gutes Milieu für Keime bilden. Auch spielen Abwehrschwäche der Schleimhäute und ungünstige Intimpflege eine wichtige Rolle. Häufig kommt es zu Rückfällen, sodass unterschiedliche Präparate angewandt werden müssen. Dies hat zur Folge, dass die Keime immer resistenter werden.

Zur Behandlung und als Vorbeugung dienen:

- Trink- und Blasentraining
- Intimpflege mit abwehrfördernden und schleimhautaufbauenden Mitteln
- Hormone
- Antibiotika und Antimykotika im akuten Entzündungsstadium
- Naturheilmethoden
- Pessare.

Reizblasensyndrom und Dranginkontinenz sind oft vergesellschaftet und häufig nur sehr schwer von einer Sonderform der chronischen Blasenentzündung, der sog. Interstitiellen Zystitis (IC) (die aber seltener ist) zu unterscheiden.

Manchmal bringt hier eine Gewebeprobe aus der Blasenschleimhaut Klarheit. Oftmals helfen aber bei beiden Formen als Begleitmaßnahme diätetische Verhaltensmaßregeln, die es bei chronischer Blasenentzündung, IC und Reizblasensyndrom einzuhalten gilt.

Das Reizblasensyndrom beispielsweise kann seine Ursache in einem Defekt der Schutzschicht der Blasenschleimhaut (es wird nicht genügend „Schleim" produziert) haben. Auch hier ist die Regeneration durch diätetische Maßnahmen zu unterstützten.

Der pH-Wert von Körperflüssigkeiten		Säurespender	Basenspender
Speichel	7,5	Phosphor	Natrium
Blut	7,35 — 7,45	Schwefel	Kalium
Harn	6,5 — 7,0	Chlor	Kalzium
Bauchspeichel	8,8		Magnesium
Fruchtwasser	8,0 — 8,5		
Samenflüssigkeit	7,5 — 8,0		

Ernährung bei Reizblase/Interstitieller Zystitis

Mit einer Reizblase oder gar Interstitiellen Zystitis zu leben, ist eine Herausforderung, die Kreativität, Geduld und Entschlossenheit verlangt. Zum gegenwärtigen Zeitpunkt führen die bekannten Therapiemöglichkeiten noch nicht in jedem Fall zu befriedigenden Erfolgen. Es ist nachgewiesen, dass über 70 % der IC-Patienten an Allergien oder Nahrungsmittel-unverträglichkeiten leiden. Es liegt also nahe, dass bei vielen Betroffenen die Ernährung den Krankheitszustand beeinflussen kann. Leider ist immer noch nicht überall bekannt, dass Unverträglichkeiten erhebliche Schmerzen auslösen können. Einfache Atemtests, die meistens Gastroenterologen durchführen, können da schon einmal die häufigsten Unverträglichkeiten abklären. Für Menschen, die z.B. eine Fruktoseunverträglichkeit haben wäre eine sog. „gesunde Ernährung" mit viel Obst und Gemüse ganz fatal.

Viele Patienten berichten, dass bestimmte Lebensmittel die starken Blasenschmerzen oder den Harndrang beeinflussen. Umfragen ergaben, dass es in vielen Fällen große Übereinstimmungen gibt. Es gibt aber auch viele Lebensmittelunverträglichkeiten die sehr individuell sind und keine allgemeine Empfehlung zulassen. Auch wird manchmal vergessen, dass man auch mehrere Unverträglichkeiten haben kann. Es kann also vorkommen, dass jemand keine Fruktose und keine Laktose verträgt. Wenn dann noch eine Weizenunverträglichkeit dazu kommt, ist es sinnvoll, sich in einschlägigen Internet-Foren Rat zu suchen. Zum Teil übernehmen die Krankenkassen dann auch eine Ernährungsberatung.

Da es bisher jedoch keinen anerkannten wissenschaftlichen Beweis dafür gibt, dass bestimmte Nahrungsmittel Patienten mit IC schaden können, sollte man in erster Linie eine ausgewogene Ernährung zu sich nehmen. „Nach Studien des ICA-Deutschland, von Gillespie und von Moldwin wurde bestätigt, dass ein Zusammenhang zwischen der Ernährung und den Beschwerden der IC in vielen Fällen besteht.

Dies ist jedoch - wie viele Vermutungen bezüglich dieser Krankheit - nach wie vor umstritten, da es auch andere Studien gibt, die zu anderen Ergebnissen kommen. Viele Patienten haben erfahren, dass eine bestimmte Ernährung bei ihnen besonders die starken Schmerzen einschränken oder lindern kann. Es gibt aber kein Patentrezept, das für jeden Patienten Gültigkeit hat. Jeder Arzt kennt die Schwächen der schulmedizinischen Therapie bei chronischen Erkrankungen. Oft bringen alternative Therapien und Erfahrung in Ergänzung zur Schulmedizin weitaus bessere Ergebnisse. Fest steht: unsere westliche, industrialisierte Landwirtschaft und so genannte "moderne" Ernährung liefert viel zu viele Säuren (genauer gesagt: Säureäquivalente), als unser Körper braucht bzw. wieder ausscheiden kann.

Fest steht, dass unsere westliche, industrialisierte und so genannte "moderne" Ernährung viel zu viele Säuren liefert (genauer gesagt: Säureäquivalente), als unser Körper braucht bzw. wieder ausscheiden kann. Der Mensch ist biologisch und biochemisch gesehen ein basisches Wesen.

Die Skala des pH-Wertes (**p**otentia **H**ydrogenii = die Kraft des Wasserstoffs) erstreckt sich von

pH 1 = stark sauer, pH 7 = neutral bis pH 14 = stark basisch

Der Magen mit einem pH-Wert von 1,5 und das Vaginalsekret mit einem pH-Wert von 3,5 benötigen ein großes basisches Reservoir, um ihren natürlichen Säurewert aufrecht erhalten zu können. Übersäuerung stört die Säure-Basen-Regulation des Magens und der Vagina.

Die Folgen sind: Gastritis, Magengeschwüre sowie Entzündungen und Pilzbefall der Vaginalschleimhaut. Eine gesunde Haut hat einen ph-Wert von 7,3 — 7,5. Wer sich dauerhaft zu sauer ernährt, muss mit zahlreichen chronischen Krankheiten rechnen. Vor allem diese Erkrankungen werden durch zu viel Säure gefördert:

Rheuma und Gicht	Arthrose
Osteoporose	Gallen- und Nierensteine
Arteriosklerose	Kopfschmerzen
Migräne	Interstitielle Cystitis
Reizdarm-Syndrom	Allergien

Auch Folgeschäden, z. B. Wundheilungsstörungen werden durch eine Übersäuerung verschlimmert. Im Idealfall sorgt unser Körper selbst für einen ausgeglichenen Basen-Säuren-Haushalt. Unser Körper braucht täglich Säuren, z. B. für die Verdauung, sonst wird er innerhalb kurzer Zeit krank. Es geht nicht darum, jegliche Säurezufuhr zu vermeiden. Ziel sollte es sein, die Zufuhr säurelastiger Nahrungsmittel auf ein gesundes Maß zu reduzieren und mehr basenreiche Lebensmittel zu sich nehmen. Basen sind die "Gegenspieler" der Säuren. Säuren und Basen müssen im Körper in einem gewissen Verhältnis vorliegen. Basen puffern ein Zuviel an Säuren ab. Eine häufige Annahme und Frage ist: "Führt die Einnahme von Basenpulver und Basentabletten nicht viel schneller zum Erfolg?"
Nun: Basenpräparate bestehen aus verschiedenen Mineralstoffen, meist Kalium, Calcium und Magnesium. Theoretisch könnten Sie auch nur Natriumbikarbonat (auch bekannt als Natron) nehmen. Alle diese Mittel bilden im Körper starke Basen und können sehr gut Säuren abpuffern. Natron war früher auch das Hausmittel bei Sodbrennen.
Das Problem ist nur: So viele Säuren bekommen die zugeführten Basen gar nicht so schnell zu fassen. Ein Glas aufgelöstes Basenpulver passiert den Darm so schnell, dass nur ein Teil der Mineralstoffe vom Darm aufgenommen werden kann. Der Rest wird ungenutzt ausgeschieden. Und auch die ins Blut aufgenommenen Basenbestandteile werden umgehend wieder über die Nieren entfernt, da das Blut starke Säure-Basen-Schwankungen nicht verträgt.
Das natürliche Säure-Basen-Gleichgewicht besteht aus ca. 20 % Säuren und 80 % Basen. Ein saurer ph-Wert des Urins ist vor allem ein Beweis dafür, dass die Nieren tatsächlich überschüssige Säuren ausscheiden. Er schwankt im Laufe des Tages ständig. Bei einem Defekt der Schleimhautschutzschicht in der in der Harnblase, wie es z. B. bei der Interstitiellen Zystitis der Fall ist, kann es also stark spürbar sein, wenn der Urin sehr sauer ist. Der ph-Wert des Urins ist jedoch kein sicherer Anhaltspunkt dafür, dass im Körper eine Übersäuerung vorliegt, dafür müsste der ph-Wert des Blutes ermittelt werden. Um es unserem Körper zu erleichtern den ph-Wert auf seinen idealen Wert einzupendeln, müssen wir das korrekte Gleichgewicht einer basischen und säurebildenden Ernährung finden. Eine solche Ernährung sollte aus mindestens 75% basischen Lebensmitteln bestehen, wie z.B. Gemüse, und nie mehr als 20 bis 25% säurebildender Lebensmittel. Es darf dabei bitte nie vergessen werden, ausreichend Flüssigkeit zu sich zu nehmen!

Wenn Sie z. B. an rheumatischen Erkrankungen leiden, können Sie die entsäuernde Wirkung der basenreichen Nahrungsmittel durch bestimmte Zubereitungsformen kräftig unterstützen. Ganz hervorragend hilft eine selbst gekochte Basenbrühe oder Basensuppe. Sehr wirksam zum entsäuern sind auch frisch zubereitete Gemüsesäfte aus Tomaten, Sellerie und Möhren, je zu gleichen Teilen, denen Sie etwas Sojasauce beifügen können. Auch fertige naturreine Gemüsesäfte und Frisch-Pflanzensäfte sind eine gute Alternative. Eine weitere sehr wirksame Möglichkeit zum entsäuern bietet Sauerkraut: Essen Sie täglich morgens 1 EL frisches klein geschnittenes Sauerkraut auf nüchternen Mangen. Trinken Sie außerdem täglich mindestens 2 Liter reines Wasser, um die überschüssigen Säuren auszuscheiden. Setzen Sie jedem Glas einige Spritzer frischen Zitronensaft, Apfel- oder Obstessig zu. Denn auch diese **wirken** basisch. Ein sehr geeignetes Wasser zum Entsäuern sind Heilwässer. Nehmen Sie alle basenreichen Flüssigkeiten in kleinen Schlucken über den Tag verteilt zu sich, damit Ihr Darm möglichst viel von den wertvollen Mineralstoffen aufnehmen kann.

Basensuppe aus Gemüse - perfekt zum Entsäuern
Für zwei Personen brauchen Sie: 1/2 Zwiebel, 2 Petersilienwurzeln, 1 kleine Sellerieknolle, ½ Weißkohl, 2 Stangen, Lauch, 2 kleine Rote Bete oder Zucchini, 1 Lorbeerblatt, etwas Basilikum.
Die folgenden Empfehlungen beruhen auf Erfahrungswerten, die jeder für sich ausprobieren kann. Die Lebensmittel, die im Folgenden als möglicherweise problematisch genannt werden, sind nicht als strenge Liste zu verstehen. Ihre Schädlichkeit ist nicht bewiesen. Die Verträglichkeit ist bei allen Patienten unterschiedlich und zudem auch tagesformabhängig. Man sollte sich also nicht auf Verdacht Lebensmittel, die man mag, aufgrund dieser Liste einfach versagen. Vielmehr sollte man individuell austesten, ob man auf bestimmte der genannten Lebensmittel mit erhöhten Beschwerden reagiert.
Die häufigsten Empfehlungen
Vermeide:
Alkohol (Wein), Kaffee, (Schnitt)-Käse, Hefe, geräucherte oder gepökelte Produkte, Süßigkeiten, kohlesäurehaltige Getränke, starken Tee, Tomaten, Zitrusfrüchte, Essig, Fruchtsäfte und starke Gewürze.
Dazu kommen saure Speisen wie auch Ananas, Apfel, Aprikosen, Chilis, Erdbeeren, Nektarinen, Pfirsiche, Pflaumen, (Preiselbeeren), Trauben und Zitronensaft.
Fette:
Günstig: Olivenöl, Canolaöl, Macadamia-Nuss-Öl, Fischöl und Flachssamenöl.
Ungünstig: Maisöl, Distelöl, Sonnenblumenöl, Erdnussöl, Margarine, Backfett, Cholesterin und tierisches Fett.
Immunstimulierende Protektionskost
In der Kur-Klinik Wildetal wurde eine immunstimulierende Diät entwickelt, die u. a. auch die Empfehlungen der Deutschen Gesellschaft für Ernährung berücksichtigt. Diese Diät eignet sich für alle Menschen, nicht nur für Patienten mit Reizblase oder Interstitieller Zystitis:
· 300 g (oder mehr) Gemüse pro Tag
· 2 Stück (oder mehr) Obst pro Tag (ggf. leicht gedünstet)
· weniger Fleisch und zudem noch weniger dunkles (rotes) Fleisch
· wenig gesättigte Fette
· einmal pro Woche Seefisch Zusatzstoffe
Ein weiterer Ratschlag lautet, dass Patienten mit Reizblasensyndrom/IC Speisen mit Tyrosin, Tyramin, Tryptophan und Aspartat meiden sollen.

Die diesbezügliche Liste umfasst:
Avocados, Aspartam-Süßstoff, Aspartat in Vitamintabletten, Backpflaumen, Bananen, Bier, Bierhefe, Champagner, Corned Beef, Feigen in Dosen, Hühnerleber, Limabohnen, Marmite-Soße, Mayonnaise, Nüsse, Rosinen, Roggenbrot, Saccharin, Saubohnen, Saurer Hering, Saure Sahne, Schokolade, Soja-Sauce, Wein, Joghurt und Zwiebeln.

Weitere Tipps
Rauchen und Stress sind ebenso zu vermeiden.
Achten Sie auf leichte und gesunde Kost und sorgen Sie für gute Verdauung. Nehmen Sie mehrere kleine Mahlzeiten am Tag statt einer großen Mahlzeit ein.
⇨ **Preiselbeersaft**
Durch die Einnahme von ca. 300 ml Preiselbeersaft pro Tag kann durch das Blockieren der bakteriellen Anhaftmechanismen an die Schleimhautzellen eine Verringerung der Harnwegsinfektionshäufigkeit erzielt werden, so dass dieses Therapieprinzip bei wiederkehrenden bakteriellen Infekten in Zukunft weitere Beachtung finden dürfte. Alternativ kann Preiselsan® als Lutschtablette bezogen werden oder Cranberry 400 mg 2 x tgl. (mit Vit. C).

Trinkmenge und Kalium
Es gibt die Vermutung, dass im Urin enthaltenes Kalium die Blasennerven von Reizblasen-/IC-Patienten reizen und so Harndrang und Schmerzen hervorrufen könnte. Möglicherweise könnte es daher helfen, kaliumreiche Mineralwässer zu vermeiden. Auch das Trinken größerer Flüssigkeitsmengen wäre im Hinblick auf die Kalium-Therapie ratsam, da so die Konzentration des Kaliums verdünnt werden könnte. Dies können Patienten mit IC aber leider nur bis zu einem gewissen Grad umsetzen, da der Urin ihnen bereits allein aufgrund der Menge Schmerzen bereiten kann und die Anzahl der Toilettengänge unzumutbar werden kann. Es wird aber nochmals darauf hingewiesen, dass der Körper eine gewisse Flüssigkeitszufuhr braucht. Als Minimum sollte man daher eineinhalb Liter Flüssigkeit pro Tag trinken und den Rest der benötigten Flüssigkeit über Nahrungsmittel, wie z. B. Gemüse und Obst, zuführen.
Übermäßiges Kalium wird in der Regel vom Körper ausgeschieden. Zu wenig Kalium kann dem Körper schaden. Bei guter Mischkost tritt aber kein Kaliummangel im Köper auf.

Diät-Tagebuch
Man kann ausprobieren, ob man ein Lebensmittel verträgt oder nicht, indem man ein bestimmtes Nahrungsmittel über mehrere Tage in größeren Mengen verzehrt. Wenn sich daraufhin die Beschwerden verschlimmern, kann man dieses in Zukunft meiden. Es kann eine Erleichterung sein, wenn man ein „Tagebuch" anlegt und die Speisen, die man für 5 bis 7 Tage ausprobiert hat, einträgt. Die Liste der „verbotenen" Speisen mag am Anfang erschreckend erscheinen. Aber bedenken Sie, es gibt noch eine Menge Dinge, die Sie genießen dürfen. Einige Reizblasen/ IC-Patienten berichten, dass sie die wenigsten Probleme mit Reis, Kartoffeln, Nudeln, Gemüse, Fisch und Geflügel haben. Mit diesen Nahrungsmitteln als Basis für Ihre Diät können Sie nahrhafte und genussvolle Mahlzeiten herstellen. Sobald Sie einmal wissen, welche Nahrungsmittel bei Ihnen die Schmerzen verstärken, können Sie auch beruhigt auswärts essen gehen.

Probieren geht über studieren
Nahrung mit hohem Eiweißgehalt kann im Körper weitgehend „sauer" reagieren Pflanzliche Nahrungsmittel mit Mineralstoffanteil bilden im Verlauf des Stoffwechsels basische Bausteine. Jedem Nahrungsmittel kann eine Zahl zugeordnet werden, welche das ungefähre relative Potential an Alkalität / Basizität (+) widerspiegelt. Je höher die Zahl, desto basischer ist das Nahrungsmittel.

Gemüse	Nüsse	Früchte	Fette (kaltge- presste Öle)	Getreide und Hülsenfrüchte	Samen und Kerne
Rosenkohl +0.5	Paranuss +0.5	Limette +8.2	Olivenöl +1.0	Buchweizen- schrot +0.5	Sesamkerne +0.5
Erbsen, reif +0.5	Mandeln +3.6		Leinsamenöl +3,5		Kreuzkümmel-
Spargel +1.3		Frische		Dinkel +0.5	samen +1.1
Schwarzwurz +1.5		Zitrone +9.9		Hirse +0.5	
Kartoffeln +2.0				Linsen +0.6	Fenchelsamen +1.3
Weißkraut +2.0		Tomate +13.6		Sojamehl +2.5	Leinsamen +1.3
Kopfsalat +2.2				Tofu +3.2	Kümmelkörner +2.3
Zwiebel +3.0		Avocado			
Weißer Rettich +3.1		(Protein) +15.6		Sojabohnen,	Sonnenblumen-
Steckrübe +3.1				frisch +12.0	kerne +5.4
Blumenkohl +3.1					
Weißkohl +3.3				Weiße	Kürbiskerne +5.6
Wirsingkohl +4.5				Bohnen +12.1	Weizenkern +11.4
Feldsalat +4.8					
Erbsen, frisch +5.1				Granuliertes	
Kohlrabi +5.1				Soja +12.8	
Zucchini +5.7					
Rotkohl +6.3				Sojanüsse +26.5	
Rhabarber Stängel +6.3					
Lauch (Zwiebeln) +7.2				Soja-Lecithin (pur)	
Wasserkresse +7.7				+38.0	
Endivie, frisch +14.5					
Cayenne Pfeffer +18.8					
Löwenzahn +22.7					
Sojasprossen +29.5					
Gurke, frisch +31.5					
Meerrettich +6.8					
Weißrübe +8.0					
Karotte +9.5					
Rübe +11.3					
Roter Rettich +16.7					
Spinat +8.0					
Schnittlauch +8.3					
grüne Bohnen +11.2					
Sauerampfer +11.5					
Knoblauch +13.2					
Sellerie +13.3					

• Juckreiz, Entzündungen und Beschwerden im Intimbereich

Frauen mit Reizblasenbeschwerden leiden häufig auch unter Juckreiz und Brennen im Scheideneingang, an den Schamlippen und in der Harnröhre. Häufige Ursachen sind die Abwehrschwäche der Schleimhäute und Entzündungen, verursacht durch Bakterien, Pilze und immer häufiger auch durch Viren. Jegliche Reizung - z.b. übertriebene Hygiene mit verschiedenen Seifen und Feuchtigkeitstüchlein, aber auch Kälte und Geschlechtsverkehr, sowie seelische und körperliche Belastungen, können einen Beschwerdeschub auslösen. Meist wurden schon unzählige Behandlungen gegen Pilze und Entzündungen durchgeführt, mit nur kurzem Erfolg. Die immer wiederkehrenden Beschwerden treiben die betroffenen Frauen fast zur Verzweiflung.

Die Behandlung ist zwar recht anspruchsvoll, aber doch meistens hilfreich. Es gilt, die eigene Intimpflege zu finden, d.h. geeignete Mittel zum Waschen und Eincremen der Haut und der Scheidenhaut im Intimbereich, bis die Haut am Scheideneingang, in der Scheide, in der Harnröhre und in der Blase widerstandsfähig und reizlos wird. Außen helfen Sitzbäder mit gerbenden und desinfizierenden Mitteln und anschließend das Eincremen mit östrogen- und fetthaltigen Cremes, in der Scheide helfen Pessare und Östrogenbehandlungen. Je nach Ursache der Beschwerden sind auch Antibiotika gegen Bakterien oder Antimykotika gegen Pilze anzuwenden.

Dies sind die häufigsten Leiden bei Frauen mit Senkungsbeschwerden. Man wird erst auf konservativem Weg (d.h. ohne Operation) versuchen, eine Besserung zu erzielen. Falls dies zu keinem Erfolg führen sollte, müssen ggf. doch operative Verfahren zum Einsatz kommen, wenn sie Aussicht auf Erfolg versprechen.

Daher schildern wir Ihnen in einem kurzen Abriss nun die gängigen Behandlungsstrategien.

• Elektrotherapie

Die Elektrotherapie hat sich als wirksame Therapieform zur Behandlung der Inkontinenz bewährt. Der Einsatz ist bei der Stress- und bei der motorischen Drang-Inkontinenz möglich und sinnvoll. Bei Patienten mit Drang- und Mischinkontinenz kann durch Elektrotherapie ca. 1/3 der Betroffenen geheilt und 1/3 gebessert werden, 1/3 gibt unverändert Beschwerden an. Bei Patienten mit Stress-Inkontinenz kann bei ca. 50% eine Besserung erreicht werden.

Obwohl der Wirkungsmechanismus der Elektrostimulation bei der Inkontinenz noch nicht vollständig geklärt ist, geht man davon aus, dass durch eine direkte Beeinflussung der Beckenbodennerven (N. pudendus) eine Kontraktion der Beckenbodenmuskulatur hervorgerufen wird. Dies führt zu einer Steigerung des Muskeltonus, zu einer Hypertrophie der Muskulatur und zu einer Verbesserung der Kontraktionsfähigkeit des Beckenbodens. Des Weiteren wird eine Normalisierung des Refluxmusters des Kontinenz erhaltenden Organs durch die Elektrotherapie diskutiert. Dabei soll die Aussprossung erhaltener Motoneurone gefördert und die Reinnervation verbessert werden. Neben der Beckenbodenkontraktion und Kontraktion des externen Harnröhren-Sphinkters kommt es auch zu einer rein reflektorischen Hemmung des N. pelvicus, was zu einer Entspannung des Blasenmuskels (Detrusor) führt.

Zur Elektrostimulation setzt man intrakavitäre Elektroden oder externe Oberflächenelektroden ein, wobei die Wirkung umso besser ist, je näher die Elektroden an den Beckenbodennerven liegen, benutzt man die „Klassische" Form der Strombehandlung (sog. EMS - Elektrische Muskuläre Stimulation). Aus diesem Grund bevorzugt man hier die vaginale oder anale Applikation mit sog. „intrakavitären" Elektroden, die einen guten Kontakt zur Schleimhautoberfläche garantieren. Die Elektrostimulation sollte bei Frauen mit einer schwachen Beckenbodenreaktion zum Einsatz kommen, um den Beckenboden zu re-innervieren. Für die Patientin sind die Muskelkontraktionen, die durch die elektrischen Impulse hervorgerufen werden, deutlich spürbar, wodurch die Muskulatur des Beckenbodens bewusst gemacht wird. Aus diesem Grund ist die Elektrotherapie als unterstützende Maßnahme zur Krankengymnastik zu empfehlen. Zur Sicherung des Therapieerfolges sollten die krankengymnastischen Übungen sowie die Elektrotherapie von der Patientin zu Hause fortgeführt werden. Die Behandlung mit moduliertem Mittelfrequenzstrom beim EMA (Elektrische Muskuläre Aktivierung) funktioniert durch von außen eingebrachten Strom und scheint effektiver, weil sie auf der Ebene der Muskelzellen aktiviert und nicht über den Nerven, der oftmals geschädigt ist.

Beim EMS kommen Elektroheimgeräte zum Einsatz, welche zunächst für einen Zeitraum von ca. 3 Monaten verordnet werden sollten. Bei einigen Patientinnen kann eine Dauerverordnung erforderlich sein.

Folgende Kontraindikationen sind bei der Verordnung von Elektrotherapie unbedingt zu beachten:

- Schwangerschaft
- Menstruation, Zwischenblutung
- Entzündungen (Kolpitis)
- Harnwegsinfektionen
- Uterus myomatosus mit Wachstumstendenz
- Harnretention
- Schwere Herzrhythmusstörungen
- Kein Einsatz hochfrequenter Ströme bei Patienten mit Herzschrittmacher

- **Hormonbehandlung – Östrogene**

Mit den Wechseljahren beenden die Eierstöcke die Produktion von weiblichen Hormone (Östrogene). Es kann dann zu Hitzewallungen und depressiver Stimmung kommen. Langfristig nimmt der Kalkgehalt des Knochens ab (es kommt zu erhöhter Brüchigkeit) und die Arterienverkalkung nimmt zu. Wichtige Veränderungen finden auch im Bereich der Haut / Schleimhäute von Scheide und Blase statt. Diese werden sehr viel dünner und empfindlicher. Folgen sind Schmerzen und Verletzungen beim Geschlechtsverkehr, Reizzustände der Blase und eine Minderung der Verschlussfunktion der Harnröhre. In der mangelnden Versorgung der Schleimhäute mit weiblichen Hormonen liegt also eine der Hauptursachen für die Inkontinenz. Wir empfehlen daher fast immer eine lokale Östrogentherapie. Östrogenpräparate gibt es als Vaginalzäpfchen, Tabletten zum Einführen in die Scheide und in Salbenform. Anwendungsform und Dosierung werden individuell angepasst. Meist ist es ausreichend 2 x in der Woche eine (halbe) Tablette Ovestin® vaginal einzuführen.

Für die örtliche Behandlung wird normalerweise ein Östrogenpräparat mit einem Östriol als Wirksubstanz angewendet. Das Östrogen Östriol hat im Gegensatz zum Östrogen Östradiol keine stärkere Wirkung auf die Gebärmutterschleimhaut und auf das Knochensystem, so dass normalerweise bei noch vorhandener Gebärmutter keine Blutungen auftreten. Allerdings bietet es auch keinen Osteoporoseschutz und hat keinen positiven Einfluss auf den Fettstoffwechsel.

Östriol verbessert die Durchblutung und den Aufbau des Genitalgewebes und fördert ein normales Scheidenmilieu. Es ist deshalb unverzichtbarer Bestandteil der konservativen Therapie bei Harninkontinenz, zur Vorbeugung von Geschwüren bei z.b. Pessarträgerinnen und zur Vorbehandlung vor einer Inkontinenz- oder Senkungs-Operation. Daneben wird die Frequenz der Drangsymptomatik, vulvovaginale Beschwerden (Juckreiz, trockene Scheide), Harnwegsinfektionen und Dyspareunien (Schmerzen beim Geschlechtsverkehr) reduziert.

Entgegen der allgemeinen Ansicht bestehen keine Kontraindikationen bei Bluthochdruck, Diabetes mellitus, Krampfaderleiden, Fettstoffwechselstörung. Bei Zustand nach Brust- oder Unterleibskrebs können diese Präparate in der von uns vorgeschlagenen Dosierung lokal bedenkenlos angewendet werden. Hierzu gibt es hinreichend offizielle Stellungnahmen.

Nebenwirkung:
Da es sich um eine lokale Therapie handelt, sind Reaktionen des Körpers sehr selten. So kann es dosisabhängig bei älteren Frauen zu Wiederauftreten von Blutungen kommen. Bei jüngeren Frauen können Zyklusstörungen auftreten. Selten kommt es zu einer Gewichtszunahme.

Treten typische Wechseljahresbeschwerden auf, dann sollten Sie sich mit Ihrem Frauenarzt beraten, ob zusätzlich eine Ganzkörperhormontherapie erforderlich ist. Diese ist dann hilfreich gegen Depressionen, Hitzewallungen, Knochenabbau und dergleichen - nicht aber zur Therapie der Inkontinenz.

- **Tamponbehandlung (Contam®)**

Die Behandlung mit Spezialtampons gehört im weitesten Sinne zu der sog. „Pessartherapie". Obwohl die zugelassenen Indikation für die Tampons im Hinblick auf die Erstattung der Kosten durch die gesetzl. Krankenversicherung (GKV) nur die Belastungsinkontinenz II.° und höher darstellt, ist die Anwendung der Tampons in der Praxis wesentlich vielfältiger.
Wir sehen als Indikationen für die Tamponbehandlung:

- Belastungsinkontinenz
- Dranginkontinenz durch Instabilität im Bereich des Blasenbodens und/oder der Harnröhre
- Senkungserkrankung
- und zwar alternativ zu einer operativen Behandlung oder in deren Vorbereitung
- Postoperative Narbenbildung der Scheide
- Postoperativer Schutz des Operationsergebnisses nach Beckenbodenrekonstruktion bei nicht einstellbaren Belastungsanforderungen (Arbeitsplatz)

Die Anwendung der Spezialtampons, die aus einem schwammigen Kunststoff hergestellt sind, erfordert weniger manuelle Geschicklichkeit als die Anwendung von z.B. Würfelpessaren (s. d.), sie sind mehrere Tage anwendbar, wenn sie sachgerecht „aufbereitet" werden und zeichnen sich durch einen hohen Tragekomfort und eine gute Sitzsicherheit aus.
In der Regel werden sie am Morgen nach der Entleerung der Harnblase (und evtl. auch des Darmes) eingelegt, verbleiben dann tagsüber in der Scheide (können aber bei Bedarf auch tagsüber durch Auswaschen „frisch gemacht" werden) und werden am Abend zur „Aufbereitung" entfernt. Hierzu halten wir für Sie dann ein entsprechendes Informationsblatt vor und erklären Ihnen die Aufbereitung ebenso wie die Handhabung in der Sprechstunde.
Eingeführt werden die Tampons nach Aufbringen von etwas Estriolcreme auf den vorangehenden Teil. Aus diesem Grund sind, bei regelrechter Anwendung, Scheidenentzündungen oder Reizzustände eine extreme Rarität.

Estriol in verschiedenen Darreichungsformen und   Contam®-Standardtampon

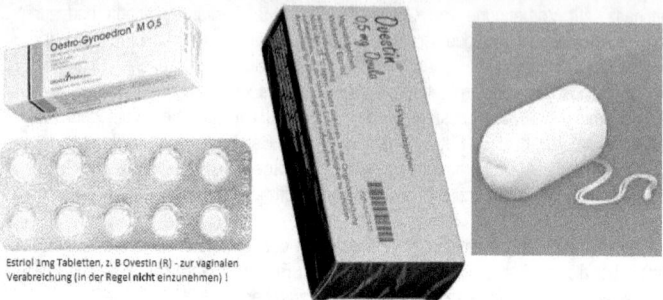

Estriol 1mg Tabletten, z. B Ovestin (R) - zur vaginalen
Verabreichung (in der Regel nicht einzunehmen) !

• Pessarbehandlungen

Bei Senkungen und Harninkontinenz kommt es zu Lageveränderungen des Genitales. Um diesen entgegen zu wirken gibt es so genannte Pessare, die von der Patientin selbst in die Scheide eingeführt werden. Dabei handelt es sich häufig um elastische ring-, schalen- oder würfelförmigen Einlagenpessaren aus gewebefreundlichem Silikon. Manchmal reicht sogar ein großer konventioneller Tampon auch schon aus, evtl. finden Contam®-Tampons Anwendung. Mittlerweile gibt es eine Vielzahl verschiedener Pessare, die zur konservativen Behandlung verschiedener Krankheiten und Beschwerden eingesetzt werden können, z.B. bei Inkontinenz, Reizblase, Senkungsbeschwerden, Blasenentleerungsstörungen, Beschwerden/Schmerzen beim Geschlechtsverkehr und auch zur Narbenauflockerung nach Operationen oder zur Gewebevorbereitung vor Inkontinenz- und Senkungsoperationen.

Wichtig ist, dass der Arzt/die Ärztin den richtigen Pessartyp auswählt und dass dessen Anwendung gut erklärt (und mit Ihnen übt) und Pessartyp und Pessargröße auch angepasst werden.

Alle Pessartypen werden (in aller Regel) durch die Frau selbst eingelegt und regelmäßig entfernt und gereinigt. Beim Einführen wird meist eine östrogenhaltige Creme als Gleit- und Gewebeaufbauhilfe auf das Pessar aufgetragen. Die Pessarreinigung erfolgt nur mit warmen Wasser.   Desinfektionen sind nicht notwendig. Die ausgesprochen unhygienischen Dauerpessare, die alle paar Wochen vom Arzt gereinigt werden, sollten der Vergangenheit angehören.

Die Pessarbehandlungen werden so lange durchgeführt, solange die Beschwerden damit behoben sind oder bis das Gewebe soweit vorbereitet ist, dass eine operative Behandlung möglichst erfolgreich durchgeführt werden kann.

Ringpessare werden vor allem bei Stressinkontinenz eingesetzt:

Das Besondere an Ringen, wie wir sie verwenden ist eine keulenartige Verdickung. Diese kommt in der Scheide unter der Harnröhre zum Liegen und unterstützt die Funktion der Scheidenhaut als Widerlager. Die darunter liegende Beckenbodenmuskulatur wird massiert, gereizt und dadurch trainiert. Eventuell zusätzlich bestehende Senkungszustände werden zumindest gelindert.

Mit Hilfe eines Ringpessars haben Sie bei mäßiger Inkontinenz wieder größtmögliche Sicherheit. Sie können wie ein Tampon im Bedarfsfall vor sportlicher Belastung oder zum Ausgehen auf der Toilette eingesetzt werden. Oft gewöhnen sich die Patientinnen so daran, dass sie problemlos den ganzen Tag über getragen werden.

Handhabung von Inkontinenz-Tampons

Tampon 1: Mo, Mi, Fr, So, ... usw.

Tampon 2: Di, Do, Sa, Mo, ... usw.

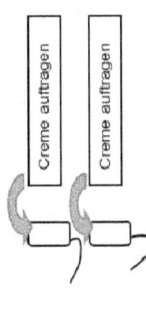

Creme auftragen

Creme auftragen

Tampons immer mit Oestrogynaedron 0,5mg/1mg – Creme [oder einer anderen Estriol-haltigen Creme] (Wirkstoff: Estriol) einführen (je nach Verordnung).

Die Tampons können jeweils ca. 8 Tage verwendet werden. Tagsüber kann man die Tampons, wenn man den Eindruck hat, sie hätten sich mit Urin voll gesaugt, immer mal wieder mit fließendem Wasser auswaschen und mit etwas Estriol-Creme dann wieder einführen. Am Abend werden die Tampons mit **heißem** Wasser ausgewaschen (ohne Zusatz von Wasch- oder Desinfektionsmitteln), ausgedrückt und anschließend in ausgedrücktem Zustand in ein kleines Gefäß mit Essigwasser (pro 50 ml Wasser mit einem (größeren) Esslöffel Essig) gehalten. Nachdem der Tampon sich voll gesaugt hat wird er herausgenommen, ausgedrückt und bis zum übernächsten Tag zum Trocknen bei Seite gelegt. Am nächsten Tag ist der andere Tampon an der Reihe. Das Essigwasser bitte nicht aufbewahren – so teuer ist Essig nicht!

In der Regel wird der Tampon tagsüber getragen, eventuell empfehlen wir auch das Tragen in der Nacht. Im Verlauf von 24 Stunden sollten dabei Tragzeiten von über 16 Stunden nicht überschritten werden (ca. 6-8 Stunden „Tamponpause").

In vielen Fällen wird die zusätzliche Verabreichung von 2 Mal wöchentlich ½ bis 1 Tablette Ovestin 1mg empfohlen. Diese wird dann zur Nacht nach der letzten Entfernung des Tampons **in die Scheide** eingeführt (und **nicht** wie auf der Packung vermerkt: zum **Einnehmen!**)

Abweichungen von diesem allgemeinen Schema werden von uns mit Ihnen gesondert besprochen. Sie erhalten dann ein separates Merkblatt.

Würfelpessare eignen sich besonders gut zur Behandlung von Senkungsbeschwerden

Bei ausgeprägtem Blasenvorfall und/oder nach Inkontinenzoperationen kann es durch starkes Abknicken der Harnröhre zur Harnverhaltung und zu erhöhten Restharnmengen mit vermehrten Blasenentzündungen kommen (Quetschharnphänomen). Die Würfel haften an der Scheidenhaut und liegen nicht, wie z.B. die Ringpessare, dem Beckenboden auf. Darum halten sie auch bei überdehntem, schlaffem Beckenboden.

Die seitlichen Mulden saugen sich an der Scheidenhaut fest, so dass der Würfel wie eine Art Grundstein das Scheidengewölbe nach oben fixiert. Hierbei wir die Scheidenhaut massiert und somit gekräftigt. Die darunter liegenden Beckenbodenmuskulatur wird gereizt und dadurch trainiert. Durch das Nach-oben-Drängen der an der Blase liegenden Scheidenhaut (Zystozele) wird oft das lästige Harndranggefühl reduziert und das oben beschriebene „Quetschharn-Phänomen" im wahrsten Sinne des Wortes behoben, so dass eine vollständige Entleerung der Blase wieder möglich wird.

Führen vorübergehende Pessarbehandlungen nicht zur Heilung der Senkungs- und Inkontinenzbeschwerden, ist meistens eine Operation notwendig. Die Vorbehandlung mit Pessaren und Östrogen-Creme kräftigt das Gewebe, was die Operation erleichtert und den operativen Heilungsverlauf verbessert.

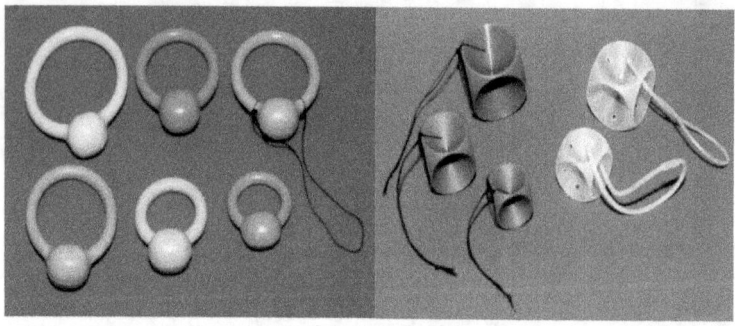

Urethralpessare (können mit einem   Würfelpessare unterschiedlicher Hersteller
Rückholfaden versehen werden)

- **Wenn das alles nicht hilft, dann bleibt oft doch nur noch die Operation**

Die Behandlung von Blasenstörungen, Entzündungen und Beschwerden im Intimbereich ist bei kurzer Dauer der Krankheit meist einfach und erfolgreich. Je länger aber die Beschwerden bestehen und je häufiger Rückfälle aufgetreten sind, um so schwieriger ist die Diagnosestellung und um so anspruchsvoller eine erfolgreiche Behandlung-
Helfen die konservativen Bemühungen nicht, so ist bei Inkontinenz, Senkungsbeschwerden und bestimmten Formen des Drangleidens eine Operation häufig viel versprechend.
Diese müssen sehr genau geplant und nach vorausgegangener Diagnostik vorgenommen werden. Jeder Eingriff beeinflusst das sehr fein abgestimmte Gleichgewicht von Blasenverschluss und Scheide, weswegen für jede Art von Senkung oder Harninkontinenz, die genau dafür passende Operation angewendet werden muss.

Bei Ihrer Erkrankung liegt eine Bindegewebsschwäche bzw. -zerstörung vor. Eine Raffung von diesem schwachen Material ist meist nicht von langer Dauer, da es an den Nahtstellen wieder ausreißt (ähnlich ergeht es einem gestopften Strumpf, der an den Rändern eben wieder ausreißt). Durch Einbringen von Bändern und Netzen wird die gestörte Architektur des Beckenbodens mit ausdauernden Materialen rekonstruiert und die Funktion so wiederhergestellt. Diese Operationen werden im Allgemeinen - arm an Komplikationen - bei relativ geringer Narkosebelastung durchgeführt. Hiervon profitieren insbesondere ältere Patientinnen, denen dadurch wieder ein großes Maß an Lebensqualität zurückgegeben werden kann.

Reine Inkontinenzoperationen

Bei einer reinen Harninkontinenz ohne sonstige Senkung kommen Operationen im vorderen Bereich der Scheide unterhalb und um die Harnröhre herum zum Einsatz. Diese Verfahren sind zumeist von ausgesprochen geringer Belastung. Das trifft für die „Urform" der Inkontinenzoperation, den „Burch", allerdings nicht zu:

Kolposuspension nach Burch

Hier wird durch zwei kleine Bauchschnitte beidseitig oberhalb des Schambeines Zugang zum Blasenhals verschafft. Dieser wird durch

Fäden seitlich angeschlungen, an den Beckenknochen leicht herangezogen und dort befestigt. Dieses Verfahren ist besonders dann sinnvoll, wenn die Harnröhre ihre Spannung verloren hat und wie ein Trichter zur Blase hin geöffnet ist. Blase hin geöffnet ist.

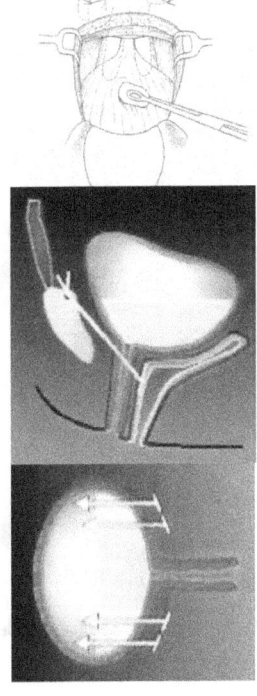

An dieser Stelle eine sehr wichtige Bemerkung!

Die hier beschriebenen Verfahren sind reine Inkontinenzoperationen, die im Allgemeinen nur bei ausschließlicher Stressinkontinenz bzw. nach erfolgreicher Senkungsoperation durchgeführt werden (können). Senkungen und Inkontinenz sind sehr oft kombinierte Krankheitsbilder. Operationen in diesem Bereich beeinflussen (i. d. R. verbessern) das Gleichgewicht zwischen den Kräften, die die Scheide nach hinten ziehen/halten und jenen, die die Harnröhre stützen/verschließen. Da man nicht genau abschätzen kann. wie die erzeugten Narben sich auf die (Wiederherstellung der) Kontinenz auswirken bzw. wie verwendete Implantate einheilen und wie ausgeprägt die Narbenbildung nach jeglicher Form der OP sein wird, können Senkungs- und Inkontinenzoperationen nur in äußerst seltenen Fällen gleichzeitig durchgeführt werden. Daher wird zuerst die Senkung behoben und die Abheilung für mindestens drei Monate abgewartet. Erst dann können wir die Verhältnisse endgültig beurteilen. Abhängig von den Beschwerden kann dann eine Inkontinenz angegangen werden, wenn es erforderlich ist (etwa 30% der Fälle nach Senkungs-OP). Seien Sie also nach einer Senkungsoperation nicht enttäuscht, wenn Sie den Urin noch nicht sicher halten können, Sie sind auf dem besten Weg dazu.

Inzwischen gehört es zur Routine, ein Band um die Harnröhre herum zu legen. Sie wird dadurch gestützt und erfüllt wieder Ihre Abdichtungsfunktion. Dabei gibt es verschiedene Zugangswege:

Bänder hinter dem Schambein (sog. retropubisches Band TVS(r))

Hier geht der Weg hinter dem Schambein entlang. Unterhalb der Harnröhre wird in die Scheide ein klein wenig eingeschnitten Ein leicht gebogener Spieß wird eingebracht und vorbei an der Blase durch- und kurz oberhalb des Schambeins wieder herausgeführt ohne ihn herauszuziehen. In gleicher Weise wird auf der gegenüberliegenden Seite verfahren. Nun liegen beide Spieße im Stichkanal. Mit Hilfe einer Kamera, die mit einem dünnen Stab in die Harnblase eingeführt wird, kann der Operateur kontrollieren, ob er die Blase verletzt hat. Dies ist eine Komplikation, die nicht problematisch ist, solange man sie entdeckt. Ist alles in Ordnung so wird an beiden Enden der Spieße das Band befestigt. Nun werden die Spieße aus dem Stichkanal herausgezogen und das Band kommt unterhalb der Harnröhre zum Liegen. Nach Naht der Einstichwunde ist die Operation beendet. Auch hier muss die Blase später auf der Station auf Restharn untersucht werden.

Sog. Transobturatorische Bänder (TOT)

Hier geht der Weg durch die Leistenbeuge, durch eine Öffnung des Beckenknochens dem so genannten Foramen obturatum. Ein korkenzieherartig gewundener Dorn wird durch diese Pforte eingebracht und unterhalb der Harnröhre aus der Scheide wieder herausgeführt. An der Spitze wird das Band befestigt und wie mit einer Häkelnadel durch den Stichkanal zurückgeführt. Spiegelbildlich wird auf der gegenüberliegenden Seite in gleicher Weise vorgegangen. Nun liegt das Band unter der Harnröhre, die Ausstichstelle wird mit zwei Stichen genäht. Der Eingriff dauert etwa 10 Minuten in Kurznarkose. Anschließend wird die Blase auf Restharnbildung durch Ultraschall überprüft. Denn hin und wieder kommt es zu Entleerungsstörungen, die bei operationsnaher Diagnose noch gut korrigiert werden können. Daher erklärt sich der stationäre Aufenthalt.

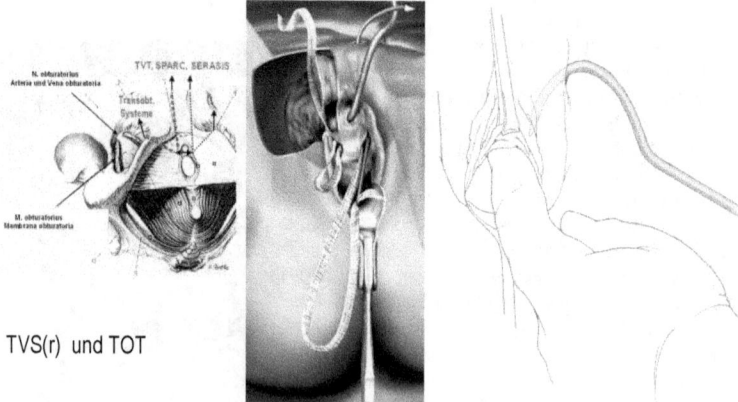

TVS(r) und TOT

Adjustierbare (nachstellbare) Inkontinenzsysteme (Remeex®)

Bei der Harninkontinenz als chronischem Leiden tritt nicht ganz selten nach einer erfolgreichen Ersttherapie ein Rezidiv auf. Jedes Rezidiv bedeutet eine verringerte Erfolgsaussicht im Vergleich zur vorherigen Operation (erstes Rezidiv etwa 50% Erfolg und bei der 3. Operation etwa 20%).

Auch bei primär guten Erfolgsraten der operativen first-line- Behandlungen (Schlingen und Kolposuspensionen) gilt zu bedenken, dass diese im Schnitt unter 90% liegt. Ein für die operative Therapie der Rezidivinkontinenz geeignetes Verfahren muss folgende Charakteristika aufweisen: hohe Effektivität, geringe Komplikationsrate, gute Verträglichkeit der eingesetzten Materialien, Wirtschaftlichkeit, belegte Effektivität (Evidenz-basierte Medizin) und jederzeit mögliche Nachstellbarkeit (Readjustierbarkeit). Diese sollte im Falle einer postoperativen Obstruktion das eingesetzte System optimieren, ohne eine Entfernung des Systems zu erfordern. Adjustierbarkeit bedeutet aber auch, eine Anpassung des Systems postoperativ vornehmen zu können, am stehenden und sich belastenden Patienten. Der Aspekt der Readjustierbarkeit soll gleichfalls eine postoperative Rezidivkontinenz durch Optimierung des Systems zum Sistieren bringen ohne das System zu entfernen oder einen anderen Eingriff durchzuführen. Das REMEEX™-System ist eine Prothese, welche als Prototyp erstmals 1996 erfolgreich eingesetzt wurde und bis heute mehr als 15.500 Mal in Spanien, Italien und der Schweiz in der first-line und Rezidivharninkontinenzsituation Anwendung fand. Das jederzeit mögliche Nachjustieren wird von den Inauguratoren als besonderer Vorzug dieses Verfahrens beschrieben. Es wird bisher keine Zeitbegrenzung für eine nachträgliche senkende oder elevierende Regulation durch Verkürzen oder Verlängern der fixierenden Fäden mit dem Varitensor angegeben. Nachjustierungen nach wesentlich mehr als 6 Jahren nach der Implantation sind erfolgt.

Das Remeex®-System besteht aus mehreren Systemelementen: nichtresorbierbares Netz (sog. Mitella) einer Größe von 1,25 x 3 cm aus monofilem Polypropylen, mit jeweils an jedem Längsende befindlichen monofilen Zugfäden ebenfalls aus Polypropylen, einer Olive (sog. Varitensor) aus biokompatiblem Polyäthylen mit hoher Dichte, das eine kleine Titanspule enthält, einer Hülse (sog. Manipulator) mit Schrauben und einem Schraubenzieher (Diskonnektor) sowie einem Einführinstrument (Nadel).

Die Mitella wird unter den zu unterstützenden Anteil der Urethra-/Blasenhalsregion eingelegt. Die Polypropylenzugfäden binden die Mitella an die Titanspule des Varitensors an und ermöglichen über Drehen des Manipulators und Auf- und Abwickeln der Zugfäden die Elevation und das Absenken des über der Mitella befindlichen Gewebes. Um nach Erreichen einer erwünschten Position der Mitella den Manipulator vom Varitensor zu trennen, wird der Diskonnektor eingesetzt und damit der Manipulator einfach und schmerzfrei herausgezogen. Der kleine Einstich, der gut gepflegt und verbunden werden muss, verschließt sich nach wenigen Tagen vollständig. Im Bedarfsfall kann man nach einem adäquaten Zeitintervall hierüber auch eine Feinjustierung oder Lockerung vornehmen. Das erfordert nur einen kleinen Eingriff in Kurznarkose, um den Manipulator wieder mit dem Varitensor zu verbinden.

In den Abbildungen sieht man rechts: Das Remeex-System
obere Reihe unten: Möglichkeiten der Einstellung
Mitte unten: Einstellung
untere Reihe: Remeex im Ultraschall und Diskonnektion (rechts)

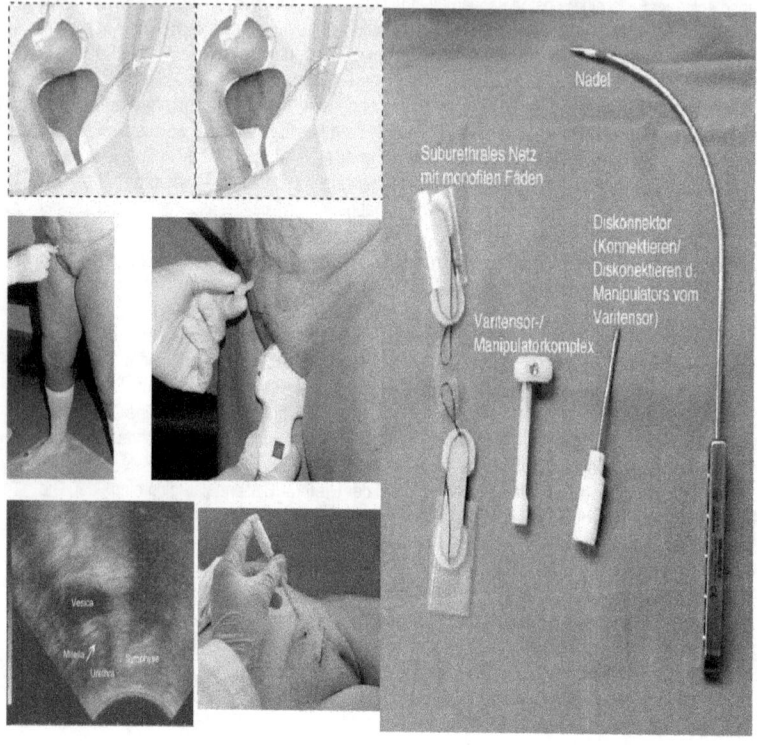

- **Senkungsoperationen**

Sie finden in allen Bereichen der Scheide statt. Durch Ausrisse in der Scheidenaufhängung kann sich vorne die Blase (Zystozele), im mittleren Bereich der Dünndarm (Enterozele) und hinten der Enddarm (Rektozele) nur noch von der Scheidenhaut bedeckt in die Scheide hineinwölben. Dies kann so ausgeprägt sein, dass sich die Senkungen aus der Scheide herausdrücken - im schlimmsten Fall kann sie sich wie ein Strumpf nach außen stülpen.
Diese Senkungsoperationen sind weitaus komplizierter als die Inkontinenzoperationen. Wir können an dieser Stelle daher nur andeutungsweise das Prinzip der verschiedenen Verfahren erläutern. Es gibt bei den Operationsverfahren solche, die mit körpereigenem Material auszukommen versuchen und solche, die sog. Implantate (Netze) verwenden.
Die Defekte der Scheidenhaut können durch Verwendung von körpereigenen Material oft nur unzureichend saniert werden. Daher müssen bisweilen künstlich hergestellte Netze (die sich in der Folgezeit zum großen Teil aber wieder auflösen) verwendet werden. Deren Ränder werden an körpereigenem Gewebe befestigt, das trotz aller Bindegewebsschwäche, von relativ hoher Stabilität ist, z.B. die seitlichen Muskelhüllen des Beckenbodens, nach hinten zum Scheidengrund z. B. Bänder zwischen Steiß- und Sitzbein.
Eine Operation durch die Bauchdecke eröffnet eine Befestigungsmöglichkeit am Kreuzbein direkt. Sich nicht auflösendes Fadenmaterial oder künstlich hergestellte (teilresorbierbare) Netze mit hervorragender Festigkeit und Körperverträglichkeit werden an diesen Strukturen befestigt und/oder mit der gegenüberliegenden Seite verspannt.
Anschließend an die Operation wird die Scheide mit Stoffgaze meist für 48 Stunden austamponiert um die Scheidenhaut an die implantierten Netze zu drücken und eine vorläufige Verklebung zu bewirken. Da eine Blasenentleerung in dieser Phase nicht möglich ist, wird zur Überbrückung ein Blasenkatheter (in der Regel) durch die Bauchdecke eingeführt. Anschließend an die Entfernung der Tamponade (und nach der ersten erfolgreichen Darmentleerung) muss die Blase in einer speziellen Weise trainiert werden. Parallel ist im allgemeinen eine Antibiose erforderlich. Bei solchen Eingriffen ist mit einem stationären Aufenthalt von wenigen Tagen bis zu maximal zwei Wochen (bei den Operationen, bei denen auch der Chirurg mit einer Darmteilstückentfernung beteiligt ist) auszugehen. Im Schnitt sind es 6-8 Tage.

Senkungseingriffe mit oder ohne Netz?

Die Senkung der vorderen Scheidenwand wird häufig hervorgerufen durch eine Schwäche im Gewebspolster zwischen Blase und Scheide und/oder der Scheidenaufhängung seitlich. Den Unterschied erkennt man an der Art der Vorwölbung, die man als „Zystozele" bezeichnet. Diese Senkung der vorderen Scheidenwand kann, muss aber nicht mit einer Harninkontinenz (unwillkürlicher Abgang von Urin bei körperlicher Belastung) einhergehen. Die operative Behandlung der durch defektes Bindegewebspolster entstandenen Zystozele besteht im Rahmen der Eingriffe ohne Kunststoffmaterial in einer Raffung vorhandenen Gewebes und dessen Doppelung unter der Blasenaussackung von einem Scheidenschnitt aus (= sog. Vordere (Diaphragma-) Plastik). Dieser Eingriff behebt aber in der Regel eine bestehende oder versteckte Harninkontinenz nicht (dauerhaft) und bedarf dann der Ergänzung. Dies kann meist nicht (gleichzeitig) von der Scheide aus kombiniert durchgeführt werden, sondern bedarf in Einzelfällen dann auch eines zusätzlichen Bauchschnittes. Die Behandlung besteht in der Anhebung des Blasenhalses, also des Überganges der Blase in die Harnröhre (OP nach Burch/Cowan).

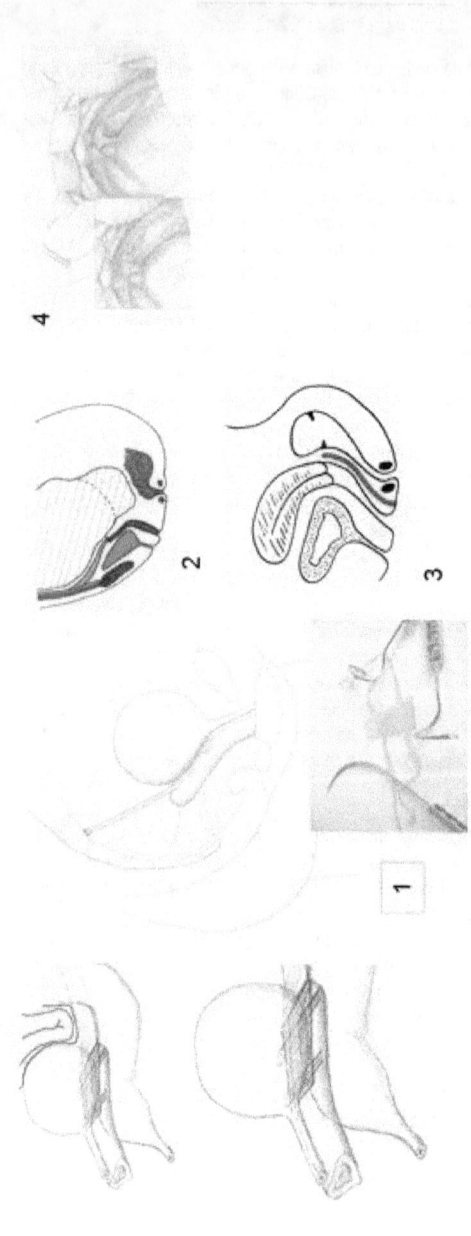

Senkungsoperationen können mit bestimmten Materialien und Instrumenten netzunterstützt erfolgen (Abb. 1 und 3) oder auch unter Verwendung körpereigenen Materials (Abb. 2) oder von chirurgischem Nahtmaterial (Abb. 4). Die jeweilige Operation richtet sich nach dem Defekt und dem zur Verfügung stehenden Gewebe sowie den Belastungsansprüchen und Begleitsymptomen (z. B. Inkontinenz). Sind beide Alternativen möglich, wird die Patientin darüber informiert, welcher Eingriff im Hinblick auf Belastung, Dauerhaftigkeit und Risiken geeigneter zu sein scheint. Auch wird eine Beratung im Hinblick au ein Belassen/eine Entfernung der Gebärmutter erfolgen, wenn dieses Organ mit betroffen ist.

Die Senkung der hinteren Scheidenwand in ihrem unteren Anteil lässt sich auf eine vergleichbare Art und Weise beheben. Hier wird das Gewebspolster zwischen Enddarm und Scheide gedoppelt. Zusätzlich wird das nach beiden Seiten auseinandergewichene Gewebe der Beckenbodenmuskulatur über dem Enddarm vereinigt. Dadurch erhält man ein stabiles Polster, das den Druck im Enddarm standhalten kann. Dies führt nach der Operation zu einer engeren Scheide, die aber, wie es auch mit Ihnen abgesprochen werden wird, für Geschlechtsverkehr in der Regel ausreichend weit bleiben kann. Senkt sich auch die Gebärmutter bzw. das Scheidenende (bei bereits entfernter Gebärmutter), so muss für eine neue Verankerung des Scheidenendes gesorgt werden. Dies kann auch wieder auf dem Weg über die Bauchdecke („abdominale (Faden-) Sakrokolpopexie" oder Faszienzügelstreifenfixierung des Scheidendes) oder über die Scheide („Vaginaefixatio sacrospinalis/sacrotuberalis nach Richter/Amreich) erfolgen. Wenn irgend möglich bevorzugen wir den vaginalen Weg, manchmal auch in Fällen, in denen aus anderen Gründen ein Bauchschnitt erforderlich ist, da die Beschwerden nach der Operation dabei geringer sind. Meist wird zusätzlich eine Raffung des Gewebes über dem Enddarm vorgenommen, um die Stabilität des Beckenbodens zu erhöhen. Häufig ist es jedoch notwendig mehrere der angegebenen Operationsverfahren zu einem individuellen Gesamtkonzept zusammen anzuwenden, wenn mehrere Probleme aufeinandertreffen. Nebenwirkungen lassen sich niemals völlig vermeiden oder ausschließen, auch bei korrekter Operationstechnik nicht.

Bei Korrekturen im Bereich der vorderen Scheidenwand kann es zu Störungen bei der Blasenentleerung kommen. Daher wird im Verlauf der Operation ein kleiner Plastikkatheter über die Bauchdecke in die Blase eingelegt (sog. Suprapubischer Katheter oder „SPK").. Mit seiner Hilfe kann man nach der Operation die Blase wieder an ihre Speicher- und Entleerungsfunktion gewöhnen und die Vollständigkeit der Entleerung überwachen. Selten sind Inkontinenzerscheinungen, da wir in den Fällen, in denen ihre Entstehung vorauszusehen ist, einen Zusatzeingriff empfehlen. Die Fixierung der Scheide am Bandapparat des Beckenskeletts kann zu Blutungen und Nervenirritationen kommen, ganz selten müssen die Fäden wieder entfernt werden. Auch kann es in diesem Zusammenhang zu Enddarmverletzungen und -funktionsstörungen kommen. Auch das ist sehr selten. Gleichartiges kann Folge der Korrektur im Bereich der hinteren Scheidenwand sein, auch hier ist dies selten. Durch die Korrektur im Bereich des Beckenbodenmuskels allerdings sind ein Engegefühl in der Scheide oder unangenehme Empfindungen bis Schmerzen bei den ersten Malen Geschlechtsverkehr möglich. Diese können durch eine angemessene Nachbehandlung behoben werden. Wesentlich bei allen operativen Ansätzen zur Behandlung Ihrer Erkrankung ist die genaue Analyse der unterschiedlichen Komponenten des sich präsentierenden Bildes und die Ableitung der einzelnen Teile der Behandlung aus diesen heraus. Die Operation muss wegen der Vielfältigkeit der Formen sorgfältig geplant und vorbereitet werden. Wir beraten Sie über notwendige zusätzliche vorbereitende Maßnahmen (Vorbehandlung mit Ringen oder Würfelpessaren, Beckenbodentraining, Hormonvorbehandlung,...) und auch über Alternativen zur Operation.

Das Wesen des Senkungsleidens liegt in der Kombination verschiedener den Beckenboden schädigenden Faktoren: schlechtes Bindegewebe, abgelaufene Schwangerschaften und Geburten, körperliche Belastung,... . Dabei sind Muskulatur und Bindegewebe betroffen. Die Muskulatur kann operativ nicht ersetzt werden. Auf der Ebene des Bindegewebes (auch Stützgewebe genannt) können wir unter Zuhilfenahme von Implantaten (Kunststoff, Schweinehautkollagen) dessen Defekte schließen, so wie bei einem Bauchwandbruch (z.B. Leistenbruch). Es gilt dabei zu berücksichtigen wo genau diese Defekte liegen und wie die Beziehung zur Scheide und zueinander ist. Daraus ergeben sich mehr oder weniger ausgedehnte Eingriffe.

Die herkömmlichen OP-Techniken wie wir sie im oberen Abschnitt beschrieben haben, hingegen verwenden das vorhandene (geschädigte) Gewebe. Damit ist die Haltbarkeit reduziert, die Möglichkeit einer anatomiegerechten Korrektur limitiert und es werden andere (noch intakte) bindegewebige oder muskuläre Strukturen zur Defektdeckung herangezogen und damit in Struktur oder Funktion geschädigt. In der Urogynäkologie werden Implantate seit 1996 zunehmend eingesetzt, weil sich deren Überlegenheit in den rekonstruktiven Möglichkeiten eindeutig gezeigt hat. Spezielle Nebenwirkungen und Risiken gibt es bei der korrekten Anwendung nach dem heutigen Wissensstand kaum. Wundheilungsstörungen, wie sie im Bereich der Scheidenhautnähte durchaus häufiger vorkommen können dazu führen, dass das Kunststoffmaterial an der Oberfläche sichtbar wird (kleine Stacheln, Fäden, Areale von sichtbarem Netzgewebe). Ist der Körper allein nicht in der Lage, dieses Material zu überbauen muss man gelegentlich mit einem kleinen Zweiteingriff diesen Überstand entfernen und die Scheidenhaut darüber verschließen. Hierbei sind die teilresorbierbare Implantate den nicht-resorbierbaren Kunststoffnetzen eindeutig überlegen, die Rate an Eingriffen, die das Implantat decken müssen ist sehr gering, die sog. „Erosionen" werden oft vom Körper überhäutet, da es mit Gefäßen durchbaut wird, wartet man nur ausreichend geduldig auf die Ausheilung und unterstützt diese mit Estriol lokal. Unser Ziel ist die anatomiegerechte (und damit funktionsgerechte) Rekonstruktion der Scheide ohne Achsenverziehung, Verkürzung oder Verengung. Darum schlagen wir Ihnen in einigen Fällen die Verwendung von Implantaten vor.

Die Gründe für die Anwendung alloplastischer Verfahren sind also folgende:

• Netzinterponate bei Hernien minimieren die Rezidivrate deutlich.
• die spannungsfreie Operationstechnik mindert postoperative Beschwerden (Schmerzen, Störung von Miktion/Defäkation).
• die posteriore Levatorinterposition nach Lahodny ist nur bis zu einer bestimmten Höhe möglich (Stenose/Schmerzen/Kohabitation).
• monofilamente, makroporöse, vor allem aber teilresorbierbare Polypropylenimplantate sind im gynäkologischen Bereich gut verträglich.
• autologe Interpositionslappen (sog. Brückenplastiken nach Petros) bringen ohne Alteration der Anatomie keine gute Stabilität, deformieren die Scheide (Länge!) und rezidivieren zum Teil früh.

Nicht-spannungsfreie Techniken bergen ein hohes Risiko der anatomischen Deformierung des Beckenbodens mit resultierender Funktionsstörung, Dyspareunie und Schmerzen.

Spannungsfreie, der funktionellen Anatomie angepasste Techniken bringen auch in der Inkontinenzchirurgie den besten Effekt.

Sie werden bei uns in jedem Fall vor dem geplanten Eingriff mit denkbaren Optionen konfrontiert und können schließlich selbst entscheiden, welche Form der Rekonstruktion sie wünschen.

Entschließen Sie sich aus welchem Grund auch immer gegen Implantate, so brauchen Sie nicht zu befürchten, dass wir Ihnen deshalb „böse" sind, auch wenn wir in Ihrem Fall die alloplastische Unterstützung favorisiert hätten. Besonders kritisch sind wir in der Indikationsstellung beim Primäreingriff, aber unter bestimmten Umständen (körperliche Belastungsansprüche, Bindegewebsqualität, Zustand der Muskulatur des Beckenbodens, Scheidenlänge und –weite,....) empfehlen wir auch hier die alloplastische Variante als Erstoperation.

- **Was erwartet Sie in der urogynäkologischen Sprechstunde?**

Um diese komplexe Problem zu untersuchen bedarf es eines Spezialisten, der mit viel Erfahrung eine ausführliche Diagnostik durchführen wird. Nachdem Sie mit einer Überweisung von Ihrem Frauenarzt oder einem anderen Kollegen (Urologen, Hausarzt,...) oder einfach Ihrer Versicherungskarte zu uns gekommen sind, läuft die Sprechstunde meist in folgenden Schritten ab:

Anamnese:
Zuerst findet ein ausführliches Gespräch mit dem Arzt statt. Dabei wird die Krankengeschichte erhoben. Dazu gehören Fragen nach Voroperationen, häufige Blasenentzündungen, Art und Häufigkeit von Geburten, Trinkverhalten aber auch Verhaltensänderungen bezüglich Freizeitgestaltung und dgl.
Es wird ein besonderer Schwerpunkt auf die Art und Weise des Urinverlusts gelegt, um eine Belastungs- von einer Dranginkontinenz zu unterscheiden. Dazu gehört die Frage nach der Häufigkeit und Art des unwillkürlichen Urinverlusts (Husten, Lachen, Gehen). Häufigkeit des Toilettenganges tagsüber und vor allem nachts, Vorlagenverbrauch, das Gefühl von Restharn, Probleme beim Wasserlassen usw.

Miktionstagebuch:
Es hilft bei Blasenbeschwerden, Dranginkontinenz und wiederholten Blasenentzündungen, oder schützt vor Neuinfektionen (Kontrolle über die Zufuhrmenge!), es begleitet in manchen Fällen die Selbstheilung und die Wirkung von Antibiotika und blasenentspannenden Medikamenten. Aus Sorge vor peinlichen Situationen haben sich viele Frauen einen häufigen Toilettengang antrainiert. Eine schlechte Gewohnheit, die erst wieder verlernt werden muss. Es legt offen, wenn viel zu wenig getrunken wird, eine häufige Grundlage der Infekte. Dazu ist es erforderlich zuerst Trink- und Miktionsverhalten (Miktion = urinieren) in einem sog. Miktionsprotokoll zu dokumentieren. Durch Wiederholung dieser Nachweise kann man später die Effektivität der verschiedenen Therapien sehr gut überprüfen.
Dabei müssten Sie über 24 Stunden folgende Punkte in zeitlicher Reihenfolge erfassen:
- Flüssigkeitsaufnahme: Uhrzeit und Trinkmenge
- Miktion: Uhrzeit und Urinmenge
- Unwillkürlicher Urinverlust: Dabei sollten Sie bitte in etwa die Menge (z.B. Tropfen, Spritzer, im Schwall) abschätzen, sowie die Umstände (z.B. beim Husten, Anheben von Lasten, unmittelbar vor Toilettengang usw.) notieren.
Sie sollten sich dafür einen Messbecher zur genauen Erfassung der Urinmenge bereithalten. Suchen Sie sich einen Tag aus, an dem Sie etwas Ruhe und Zeit haben, am besten das Wochenende.

Gynäkologische Untersuchung:
Wie Sie sie schon von Ihrem Frauenarzt kennen. Wir bitten Sie lediglich durch Husten und Pressen eine körperliche Belastung, wie sie im Alltag vorkommt, zu „simulieren" damit wir krankhafte Lageveränderungen der Scheide und der Harnröhre beurteilen können. Dies sollte mit voller Blase geschehen, als „Härtetest" sozusagen. Daher bitten wir Sie, die Wartezeit mit Trinken - **ohne Aufsuchen der Toilette** - zu überbrücken (wir wissen, wie schwierig das u. U. für Sie ist). Der Aufbau der Scheidenhaut und die Stärke der Beckenbodenmuskulatur kann hierbei mit untersucht werden.

Ultraschall:
Durch Aufsetzen des Ultraschallkopfes auf die Vulva kann man sehr gut die Weite der Harnröhre und deren Beweglichkeit, aber auch die Senkung der Blase und des Darmes mit seinen verschiedenen Anteilen in die Scheide sowie die Art der Beckenbodenkontraktion beurteilen.

Urodynamik (=Blasendruckmessung):
Diese Untersuchung wird bei manch einer Form der Inkontinenz erforderlich sein. Sie wird aber erst in einer späteren Sitzung oder sogar am Wohnort/heimatortnah von z. B. einem Urologen durchgeführt. Durch eine urodynamische Messung wird der Blasendruck in Ruhe und bei Belastung gemessene. Dabei wird ein dünner Katheter in die vorher entleerte Blase eingeführt. Das Gerät bewegt diesen Katheter sehr langsam hin und her, während Sie auf Aufforderung kurze Hustenstöße von sich geben. Dieser Untersuchung dauert etwa 15-20 Minuten und ist nicht schmerzhaft. Sie gibt uns wichtige Informationen zur Unterscheidung von Drang- und Stressinkontinenz. In bestimmten Fällen wird die Blase mit einer Kaliumlösung gespült. Kommt es dabei zu spontanen Blasenkontraktionen kann dies ein Zeichen für die Schädigung der Blasenwand sein.

Das war es eigentlich schon für das Erste. Meist kann nun durch den erfahrenen Arzt die Diagnose gestellt und ein weiteres Vorgehen geplant werden.

Der erste Schritt zur Heilung ist das Gespräch mit Ihrem Arzt. Es folgt dann ein gemeinsamer Weg, bei dem in weiteren Kontakten die Therapieansätze auf Erfolg überprüft und je nach Fortschritt weitere Schritte eingeleitet werden.

Ein seit langem bestehendes Leiden kann nicht von heute auf morgen geheilt werden. Und je länger Sie eine Behandlung hinauszögern, umso mehr wird die Chance, auf eine Operation verzichten zu können, geringer. Und die Dunkelziffer von geraden jungen Frauen mit dem Problem der Harninkontinenz ist sehr hoch.

• **Chronische Verstopfung (Obstipative Defäkationsstörung [ODS])**

Die chronische Stuhlverstopfung ist eine Volkskrankheit (bis zu 30% der erwachsenen Bevölkerung). Patienten definieren ihre Verstopfung sehr unterschiedlich als "seltene Stühle", "harte Stühle", "schmerzhafte Stühle", "anstrengende Stuhlentleerung", "geringe Stuhlmengen", "Stoppelgefühl" oder "Völlegefühl im Bauch". Da die Verstopfung als Alarmsymptom zu werten ist, sollten bösartige Erkrankungen ausgeschlossen werden. Ist dies geschehen, sind viele Ärzte bei der Betreuung verstopfter Patienten ratlos, weil die Ursachen komplex und meist nicht klar ersichtlich sind. Verlegenheitstherapien wie die Verschreibung von Abführmitteln verlieren bei längerer Dauer ihre Wirkung und sind zudem ungesund oder bisweilen sogar gefährlich. Frauen sind deutlich häufiger betroffen als Männer.

Wir unterscheiden zwei Beschwerdegruppen:

•*Darmträgheit* mit verlängerten Durchgangszeiten durch den Dickdarm gekennzeichnet durch seltene Stühle (weniger als drei Entleerungen pro Woche) häufig in Verbindung mit Blähungen und Bauchschmerzen: oft werden Abführmittel eingenommen.
.

Stuhlentleerungsstörung oder Auslassstörung (Obstruktive Defäkationsstörung, ODS).
Die Schwierigkeiten bei der Entleerung stehen im Vordergrund: Starkes Pressen, lange Toilettenzeiten, Gefühl der unvollständigen Entleerung mit Druckgefühl im Mastdarm (Rektum) oder am Damm (Perineum), mehrere Teilentleerungen hintereinander, häufige Entleerungen kleiner Stuhlmengen über den Tag verteilt oder seltene Entleerungen trotz Stuhldrangs, Notwendigkeit die Entleerung zu unterstützen durch Abführmittel, Zäpfchen und Einläufe, um den Stuhl zu erweichen oder durch Zuhilfenahme der Finger, indem der Bereich des Afters, des Damms oder der Scheide gedrückt wird, um die Entleerung zu ermöglichen. Auch eine digitale Ausräumung ist nicht selten. Erkrankungen des Beckenbodens stellen häufig eine komplexe Verknüpfung von verschiedenen Funktionsstörungen dar. Wichtige Symptome stellen die Stuhlinkontinenz und die Stuhlentleerungsstörung (aber auch Blasenfunktionsstörungen) dar. Aus diesen Gründen muss immer zunächst eine entsprechende Diagnostik erfolgen. Folgende Untersuchungsmethoden können bei Funktionsstörungen des Beckenbodens erforderlich sein:. Nicht alle führen wir hier am Hause durch, für manche der Untersuchungen arbeiten wir mit anderen Kliniken zusammen:

- Druckmessung im Analkanal (Manometrie)
- Funktionsprüfung des Pudendusnerven (Beckenbodennerv)
- Prüfung der Stuhlhaltefähigkeit und des Entleerungsverhaltens
- Messung der Schließmuskelaktivität (ElektroMyoGraphie)
- Simulation der Darmentleerung (Fäkoflowmetrie)
- Röntgenuntersuchung des Enddarmes (Defäkographie)
- Ultraschalluntersuchung des Schließmuskels
- (Endosonographie) Messung der Transportfunktion des Darmes
- Computertomographie des Schließmuskels (Sphinkter-CT)

Wann wird behandelt?
Patienten, deren Lebensqualität durch eine gestörte Stuhlentleerung schwerwiegend beeinträchtigt ist, benötigen Hilfe.

Wie wird behandelt?
- Änderung der Lebensweise
Eine ausgewogene, ballaststoffreiche Ernährung, Trinkmengen von 2-3 Liter pro Tag und körperliche Betätigung genügen oft, um Beschwerde-freiheit zu erzielen.
- Konservative Behandlung
Gezielte Diäten mit einer bestimmten Menge an natürlichen oder künstlichen Ballaststoffen. Spezielle Beckenbodenübungen zur Lockerung oder Festigung der Beckenmuskulatur durch einfache Turnübungen oder ein aufwendiges geräteunterstütztes Training (z.B. Biofeedback).
- Chirurgische Behandlung
In bestimmten Fällen ist ein operativer Eingriff zur Behandlung einer chronischen Verstopfung möglich. Verschiedenste, mehr oder weniger aufwendige Operationsmethoden gibt es mit mehr oder weniger zufriedenstellenden Ergebnissen.
Die Frage, ob ein Operationsergebnis subjektiv zufrieden stellt ist vielfach abhängig von der auslösenden Ursache. Die anatomische Verlängerung des Dickdarms oder der (innere) Mastdarmvorfall beispielsweise liefern nach operativer Korrektur in den meisten Fällen mehr oder weniger rasch spürbare Erfolge, während Störungen, die auf z. B. neurologischen Veränderungen (in der Darmwand) basieren eine schlechtere Ansprechrate ausweisen. Longo entwickelte vor einigen Jahren ein neues Verfahren, das von vielen spezialisierten Zentren für geeignete Fälle angeboten wird (z.B. die sog. STARR-Operation).

Outlet-Score nach Herold					
Stuhlgang pro Tag	1	2	3-5	5-10	>10
Toilettengang ohne Erfolg pro Tag	nie	1-3	3-6	6-9	> 9
Wie viel Zeit wird auf der Toilette benötigt	< 5 min	5-10 min	10-20 min	20-30 min	>30 min
Zeit zwischen den Entleerungen	> 5h	2-5 h	1-2 h	½-1 h	<30 min
Schmerzen beim Stuhlgang	nie	selten	manchmal	häufig	immer
Druckgefühl im Beckenboden	nie	selten	manchmal	häufig	immer
kräftiges Pressen bei Stuhlgang	nie	selten	manchmal	häufig	immer
Gefühl der unvollständigen Entleerung	nie	selten	manchmal	häufig	immer
Unterstützung der Stuhlentleerung	nein	Abführm ittel	Klistier/Ein -lauf	heftiges Pressen	„Finger"
Zeit der Stuhlentleerungsstörung	< 1Jahr	1-5 Jahre	5-10 Jahre	10-20 Jahre	> 20 Jahre
jeweils pro Zeile	0 Punkte	1 Punkt	2 Punkte	3 Punkte	4 Punkte

Untersuchungstechniken bei Obstipationserkrankung
1. **Druckmessung im Analkanal (Manometrie)**
Hierbei handelt es sich um eine sehr einfache und nicht belastende Methode, mit der die Schließmuskelfunktion untersucht werden kann. Hierzu wird ein kleiner Ballon in den Enddarm eingeführt und die Kraft des Schließmuskels in Ruhe und bei Anspannung untersucht.
Diese Untersuchung wird vor allen Enddarmeingriffen durchgeführt. Natürlich sind diese Werte vom aktuellen Untersuchungszeitpunkt abhängig und können somit nur bedingt als absolute Werte angesehen werden. Sie stellen jedoch wichtige Grundlagen für eine Verlaufskontrolle nach operativen Eingriffen oder im Rahmen von Schließmuskel kräftigenden Maßnahmen dar.
2. **Funktionsprüfung des Pudendusnerven**
Der Pudendusnerv ist verantwortlich für die Funktion der Schließmuskeln und die Gefühlserfassung im Enddarm und im Dammbereich. Schädigungen des Nervs, die durch Eingriffe im Beckenbereich oder auch durch eine Zerrung des Nervs im Rahmen der Beckenbodensenkung entstehen, können die Ursache einer Inkontinenz oder auch einer Entleerungsstörung des Enddarmes sein.

Zur Bestimmung der Nervenleitgeschwindigkeit führt der Untersucher eine Sonde mit dem Zeigefinger in den Enddarm ein. Durch eine elektrische Stimulation, die der Patient nur durch einen minimalen Stich wahrnimmt, wird die Funktion der Nerven gemessen.

3.   Prüfung der Stuhlhaltefähigkeit und des Entleerungsverhaltens
Über einen dünnen Katheter wird der Enddarm mit körperwarmer Flüssigkeit gefüllt. Gemessen wird die Menge, die eingefüllt werden kann, bis Flüssigkeit spontan wieder durch den Schließmuskel austritt. Neben der Aufnahmekapazität des Enddarmes kann somit eine Beurteilung der Schließmuskelfunktion erfolgen. Wir nennen diese Untersuchung "Leckversuch". Als weitere Tests für die Schließmuskelfunktion werden der so genannte Klysma- und der Breihalteversuch durchgeführt. Dabei wird der Enddarm mit Flüssigkeit (Einlauf) oder mit einer breiartigen Substanz gefüllt. Anschließend wird die Zeit gemessen, über die die Substanzen gehalten werden können. Dabei können natürlich festere Substanzen länger und einfacher gehalten werden als flüssige.

4.   Messung der Schließmuskelaktivität (ElektroMyoGraphie = EMG)
Die regelrechte Funktion der Schließmuskeln ist eine wichtige Voraussetzung für eine perfekte Kontinenzleistung. Durch die Messung der Aktivität der Schließmuskeln ist eine Überprüfung der Koordinierung bei der Stuhlentleerung möglich. Der Untersucher sticht hierzu mit einer sehr dünnen Elektrode in den Schließmuskel und leitet die Aktivität ab. Normalerweise kommt es während der Stuhlentleerung zu einer Abnahme der Muskelspannung.
Bei einigen Patienten, die an einer Entleerungsstörung leiden, bleiben diese Entspannungen aus. Der Patient "verkrampft" sich quasi beim Stuhlgang. Diese Störung kann durch ein entsprechendes Training behandelt werden.

5.   Simulation   der   Darmentleerung   (Fäkoflowmetrie)
Diese Untersuchung gibt dem Arzt Aufschlüsse über die Dauer der Enddarmentleerung, die entleerte Menge und über Probleme bei der Entleerung. Vom Untersucher wird eine dünne Sonde in den Enddarm eingelegt und mit Pflasterstreifen fixiert. Der Enddarm wird dann mit einer bestimmten Menge Wasser gefüllt. Bei der Entleerung sitzt der Patient auf einem speziellen Toilettenstuhl. Über den eingelegten Katheter werden die notwendigen Daten gemessen und aufgezeichnet. Diese Untersuchung ist nur bei speziellen Fragestellungen erforderlich.

6.   Röntgenuntersuchung   des   Enddarmes   (Defäkographie)
Die Simulation der Darmentleerung stellt einen wichtigen Bestandteil der Beckenbodendiagnostik dar. Natürlich können in der Klinik keine "häuslichen" Verhältnisse geschaffen werden. Trotzdem haben wir uns bemüht, die Simulation so natürlich wie möglich zu gestalten. Bei der Defäkographie wird der Enddarm über einen dünnen Schlauch mit Kontrastmittel gefüllt. Der Patient sitzt auf einem speziellen Toilettenstuhl. Die Entleerung findet unter Durchleuchtungsbedingungen statt. Dabei werden Röntgenaufnahmen in verschieden Funktionszuständen angefertigt. Gleichzeitig ist für den Arzt eine Beurteilung der Funktion des Enddarmes möglich. So kann beispielsweise festgestellt werden, wo sich Kontrastmittel ansammelt. Dies kann z. B. in Teilen des Dickdarmes, die sich in das Becken einstülpen (Enterozele) oder in einer Rektozele (Aussackung des Enddarmes) der Fall sein. Gleichzeitig kann eine "innere Einstülpung" des Enddarmes (Intussuszeption), die ebenfalls Ursache einer Entleerungsstörung sein kann, festgestellt werden. Diese Untersuchung liefert sehr wichtige Aussagen über die Enddarmfunktion, so dass eine Eingrenzung des Erkrankungsbildes und eine Entscheidung über mögliche Therapiekonsequenzen möglich ist. Die geringe Strahlenbelastung durch die Untersuchung kann deshalb in Kauf genommen werden.

7.   Ultraschalluntersuchung der Schließmuskeln (Endosonographie)
Ein dünner, runder Schallkopf wird in den Enddarm eingeführt. Der Arzt kann damit Veränderungen der drei Schließmuskeln beurteilen.

Besondere Bedeutung hat diese Untersuchung bei Patienten mit Inkontinenzbeschwerden, bei denen Eingriffe am Enddarm durchgeführt worden sind. Das gleiche gilt für Patientinnen mit komplizierten und schweren Geburten mit ausgedehntem Dammriss und Dammschnitt. Bei diesen ist die Beurteilung der Intaktheit der Muskeln bzw. der Nachweis von Defekten möglich (Abb. nebenstehend).

8. Messung der Transportfunktion des Darmes
Bei einigen Patienten besteht eine langjährige, hartnäckige Verstopfung, die häufig schon in der Kindheit beginnt. Die Patienten können häufig ohne Abführmittel keinen Stuhl entleeren. In einigen dieser Fälle liegt dieser Problematik eine Transportstörung des Darmes zugrunde. Zur Überprüfung erhalten die Patienten Kapseln mit so genannten "Markern". Fünf Tage später wird eine Röntgenaufnahme des Bauches angefertigt. Bei einer Transportstörung findet sich eine Verteilung der Marker im gesamten Dickdarm. In einigen Fällen sammeln sich die Marker auch im Enddarm und im Mastdarm. Natürlich dürfen während dieser Untersuchung über mehrere Tage keinerlei Abführmaßnahmen durchgeführt werden. Ein spezieller Test ermöglicht auch den Nachweis von Transportstörungen im Dünndarm, die sehr selten sind.

9. Computertomographie der Schließmuskeln
Bei einigen Patienten mit Entleerungsstörungen des Enddarmes ist die Befestigung des Schließmuskelapparates am Steißbein unzureichend. Diese Veränderung kann durch eine Computertomographie nachgewiesen und durch die so genannte "dorsale Sphinkteropexie" operativ behoben werden.

Die chronische Verstopfung, die keine Begleiterscheinung einer anderen Erkrankung ist, wird hauptsächlich konservativ durch Diät und Beckenbodentraining behandelt. Bessern sich die Beschwerden nicht, wird der Beckenboden auf das Vorliegen bestimmter anatomischer Veränderungen untersucht, die mit Verstopfung und Entleerungsstörung in Zusammenhang gebracht werden:
• die Rektozele
• die Intussuszeption
• die Beckenbodenschwäche
• der innere und äußere Mastdarmvorfall sowie
• die Enterozele
Die genaue Rolle dieser krankhaften Veränderungen für die Entstehung einer Entleerungsstörung wird in der Fachwelt diskutiert und ist nicht vollständig geklärt. Auch die operativen Behandlungsansätze sind uneinheitlich und die Ergebnisse entsprechen nicht immer den Erwartungen.

Das therapeutische Konzept
Die zugrunde liegende Veränderung der chronischen Stuhlentleerungsstörung ist ein überlanger überschüssiger unterer Mastdarm (innerer Mastdarmprolaps), der sich in Falten von innen vor den After legt und die Entleerung erschwert. Eine Ausdünnung der Mastdarmwand und seiner Muskelschicht beeinträchtigt zusätzlich die Funktion, sodass die Patienten oft nur mit Abführmitteln, Einläufen oder unter Zuhilfenahme der Finger entleeren können. Man spricht von einer Obstruktiven Defäkations-Störung oder ODS.

Durch das Pressen beim Versuch Stuhl zu entleeren kommt es zur Umformung des innerlich prolabierten Mastdarms und des Beckenbodens, was zu typischen Bildern in der Röntgendarstellung (Defäkographie) führt:

- Rektozele: Der Prolaps wird beim Pressen quer gestreckt und stülpt sich sackförmig nach vorne. Die Patienten spüren dies oft als Vorwölbung in der Vagina.
- Intussuszeption: Der Mastdarm stülpt sich in sich selbst und wird wie durch einen Stopfen verschlossen.
- Hyperdeszensus des Beckenbodens: Das starke Pressen drückt den Beckenboden übermäßig nach unten. Er hyperdeszendiert (Descensus perinei – über die Sitzbeinhöckerebene hinaus)
- Enterozele: Durch das starke Pressen sinkt der Dünndarm oder auch das Sigma aus dem Bauchraum ins Becken ab und kann als sogenannte Entero- oder Sigmoidozele zwischen Mastdarm und Scheide zu liegen kommen.
- Äußerer Vorfall: Während des Pressens kann der innere Mastdarmüberschuss (innerer Rektumprolaps) nach außen gestülpt werden (äußerer Rektumprolaps) oder zu einem Hämorrhoidalvorfall führen.

Die STARR-Methode nach Longo
Diese Operationsmethode [Stapler TransAnal Rectum Resection = STARR ist die Abkürzung für "Staplerunterstützte Trans-Anale Rektum-Resektion", bei der über den After (transanal) der überschüssige und defekte Anteil des Mastdarms (Rektum) entfernt (reseziert) wird unter Verwendung von Klammernahtgeräten (Stapler)] kann ohne einen Bauchschnitt den Enddarm verkürzen, wenn ein zu langer oder zu tief getretener Enddarm vorliegt. Verschiedene Formen der Verstopfung sowie der Analprolaps, der Rektumprolaps und die Rektozele lassen sich so behandeln. Bei einer kombinierten Beckenbodeninsuffizienz ist die Methode eventuell in Kombination mit anderen Behandlungsmaßnahmen geeignet.

Wie wirkungsvoll ist die STARR-Operation?
Bei Beachtung der Auswahlkriterien und bei korrekter Operationstechnik sind die Erfolge sehr überzeugend: Bei über 90% der Patienten kann eine dramatische Besserung der Entleerungsstörung erhoben werden mit entsprechender Zufriedenheit der Patienten. Die Stuhlentleerung normalisiert sich meistens bereits in den ersten Tagen nach der Operation mit anhaltenden Ergebnissen, wobei der längste Nachkontrollzeitraum von ungefähr sieben Jahren überblickt wird. Manche Patienten, die oft Jahrzehnte lang an einer massiven Obstruktiven Defäkationsstörung leiden, werden in vielen Fällen schlagartig und dauerhaft von ihren Qualen erlöst. Leider ist das im urogynäkologischen Bereich anzutreffende Patientinnenkollektiv für diese Form des Eingriffs eher weniger häufig geeignet.

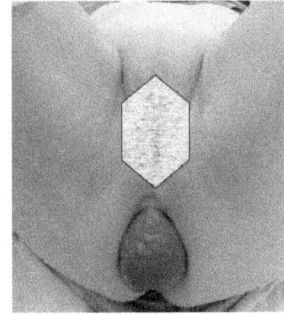

- **Mastdarmvorfall (Rektumprolaps)**
Dies ist ein Vortreten des Mastdarms aus dem After. Im Unterschied zum Hämorrhoidenvorfall und Mukosaprolaps prolabieren nicht nur die Hämorrhoidalpolster oder die Schleimhaut, sondern die gesamte Mastdarmwand. Als Extremform stülpt sich der ganze Mastdarm über 10–20cm nach außen.

Welche Beschwerden macht ein Mastdarmvorfall?

• Fremdkörpergefühl: Je nach Größe des Prolapses verspüren die Patienten ein Druckgefühl oder auch Schmerzen vor allem nach der Stuhlentleerung. Das Zurückdrücken des Mastdarms ist oft schwierig und erfordert manchmal Entspannungsübungen und Sitzbäder.

• Verstopfung: Eine Stuhlentleerungsstörung ist oft führendes Symptom beim Mastdarmvorfall. Die Patienten müssen stark pressen und können oft nur durch das Ausstülpen des Mastdarms Stuhl absetzen.

• Stuhlhalteschwäche: Die feuchte außen liegende Schleimhaut führt zu einer ständig feuchten Afterhaut mit den möglichen Folgen (Analekzem). Sekret- und Stuhlabgänge sind ebenfalls möglich. Durch die ständige Dehnung kann es auch zu einer Schließmuskelschwäche kommen.

Was sind die Ursachen des Mastdarmvorfalls?

Die wichtigste Ursache ist ein überlanger innerer Mastdarm (innerer Mastdarmprolaps), der mit der Zeit durch das ständige Pressen nach außen verlagert werden kann. Die genauen Entstehungsmechanismen dieses Überschusses sind nicht bekannt.

Diskutiert werden: Vererbungsfaktoren, falsche Ernährungsgewohnheiten und harte Stuhlbeschaffenheit, Beckenbodenverletzungen bei Entbindungen oder Operationen. Auch eine Senkung der Genitalorgane kann sekundär zu einem Mastdarmvorfall führen.

Wie wird ein Mastdarmvorfall behandelt?

Der Mastdarmvorfall ist zwar keine gefährliche Erkrankung, die Korrektur wird von den Patienten jedoch meist gewünscht und ist nur durch eine Operation möglich.

Es gibt zwei Operationsprinzipien:

• Von unten (perinealer Zugang): Entfernung (Resektion) des Vorfalls von unten und Wiedervereinigung (Anastomose) des Darms. Die Altemeier-Operation entfernt den Prolaps komplett. Die Methode nach Rehn-Delorme entfernt nur die Schleimhaut und rafft den muskulären Anteil der Darmwand nach innen.

• Von oben (transabdominaler Zugang): Die Streckung und innerliche Befestigung des Prolapses von oben über einen Bauchschnitt oder über Knopflochzugänge (Laparoskopie) nennt man Rektopexie, bei der manchmal der S-Darm zusätzlich entfernt, der Mastdarm aber immer verbleibt und nur gestreckt wird.

Diese Technik wird u. U. mit einer gyn. Senkungsoperation kombiniert und nach Möglichkeit bei uns nach dem sog. „fast-track-Prinzip" anästhesiologisch-intensivmedizinisch begleitet. Bei Genitalsenkung genügt bisweilen die Hebung der Genitalorgane um den Mastdarmprolaps zu korrigieren. Um für den Patienten die beste Therapie umsetzen zu können arbeiten hier bei weiblichen Patienten Chirurgen und Urogynäkologen eng zusammen.

Da sich nach einer Rektopexie die Verstopfungsproblematik oft nicht ändert, sondern häufig sogar verschlimmert, wird bisweilen folgende alternative Operationsverfahren angewendet:
1. die Altermeier-Operation
2. die STARR-Operation (Die Schwierigkeit der Wiederherstellung der Darmverbindung (Anastomose) wird hier z. B. durch die Verwendung eines Klammernahtgeräts gelöst)
3. die OP nach Rehn-Delorme.

Welche Komplikationen und Nebenwirkungen können bei Darmteilentfernungen auftreten?

Verletzungen von Nachbarorganen (z.B. Harnleiter, Milz) lassen sich trotz aller Sorgfalt nicht mit Sicherheit vermeiden.

Während oder nach der Operation können Blutungen auftreten. Ein operativer Eingriff zur Blutstillung und/oder die Gabe von Blut bzw. Blutbestandteilen (Transfusion) kann dann erforderlich werden; u. U. muss die Milz entfernt werden.

Die Nahtverbindung am Darm kann undicht werden. Tritt Darminhalt in die Bauchhöhle aus, kann ein Abszess in der Bauchhöhle oder eine Bauchfellentzündung (Peritonitis) entstehen. Schrumpfen die Nahtverbindungen am Darm und kommt es dadurch zu Beschwerden, kann das Narbengewebe durch Dehnung (Bougierung) oder endoskopischen Schnitt geweitet werden. Verklebungen und Abknickungen des Darmes oder seltener auch ein Anschwellen der Darmnaht, können den Transport des Darminhaltes behindern. Zwischen Darmteilen, zu Nachbarorganen oder zur Bauchwand kann sich ein Verbindungsgang bilden (innere oder äußere Darmfistel).

Alle diese Komplikationen können eine erneute Operation, u. U. auch das Anlegen eines Kunstafters, notwendig machen.

Eine Nervenschädigung am Mastdarm und im Becken kann, insbesondere in der ersten Zeit nach der Operation, Harnblasenfunktionsstörungen hervorrufen. Es kann dann notwendig werden, eine Blasenfistel oder einen Dauerkatheter anzulegen. Bei Männern kann die Nervenschädigung zu bleibenden Potenzstörungen, bei Frauen zu Störungen des Sexualempfindens führen.

Das bei der laparoskopischen Operation eingeblasene Gas kann ein vorübergehendes Druckgefühl verursachen. Gelegentlich auftretende Schmerzen beim Atmen im Bereich von Schultern oder Hals sowie ein Knistern der Haut klingen meist nach kurzer Zeit völlig ab.

Druckschäden an Nerven oder Weichteilen mit Empfindlichkeitsstörungen und selten Lähmungen der Beine, die durch die Operationslagerung auftreten, sowie Haut- und Gewebeschädigungen durch elektrischen Strom, Hitze und/oder Desinfektionsmittel bilden sich meist von selbst zurück.

Wundheilungsstörungen sind trotz der Gabe von Antibiotika nicht selten. Sie können zur Eröffnung der Naht zwingen, um Eiter abfließen zu lassen.

Der Verlust von Darmanteilen kann zu Veränderungen des Stuhlgangs führen (z.B. häufigerer und/oder dünnerer Stuhlgang, mangelnde Stuhlkontrolle). In der Regel sind diese Veränderungen nur vorübergehend; dauern sie an, kann man sie mit Medikamenten meist erfolgreich behandeln.

Verwachsungen im Bauchraum können auch noch lange Zeit nach der Operation zu chronischen Schmerzen und selten zu einem Darmverschluss führen; eine erneute Operation kann dann erforderlich werden.

Selten kommt es nach einer Operation mittels Bauchschnitt in Folge von Wundheilungsstörungen zu einem Bruch der gesamten Bauchnaht, der stets eine operative Behandlung erfordert. Narbenbrüche, die sich als Spätfolge nach einem Bauchschnitt, seltener nach einem laparoskopischen Eingriff bilden können, müssen oft operativ verschlossen werden. Ein Taubheitsgefühl der Haut im Bereich der Operationsnarbe kann zurückbleiben.

Wie nach jedem operativen Eingriff können sich Blutgerinnsel in den großen Venen bilden (Thrombose), die u. U. verschleppt werden und ein Blutgefäß verschließen (Embolie). Als vorbeugende Maßnahme kommt u. a. die Gabe gerinnungshemmender Mittel (z.B. die Injektion von Heparin) in Betracht, die allerdings zu Blutungsneigung und zu einer schwerwiegenden Störung der Blutgerinnung führen kann.

Konservative Behandlungsoptionen bei chronischer (persistierender) Obstipation

Litten Sie in mindestens 3 der letzten 6 Monate an über ¼ der Zeit an mindestens 2 der folgenden Symptome, dann spricht man von einer funktionellen Obstipation (Verstopfung):

- Starkes Pressen bei der Entleerung
- Harter oder klumpiger Stuhlgang
- Gefühl der inkompletten Entleerung
- Gefühl der anorektalen Blockierung (Stuhldrang vorhanden, Stuhl „rutscht" aber nicht weiter)
- Manuelle Unterstützung bei der Stuhlentleerung
- Weniger als 3 Entleerungen pro Woche

Weitere Kriterien sind:

- Kein weicher Stuhlgang ohne Anwendung von Laxantien (Abführmitteln)
- Kein vorliegendes Reizdarmsyndrom

Die operative Sanierung anatomischer Störungen, die durch die Voruntersuchungen festgestellt, dokumentiert und durch die Operation beseitigt werden/wurden, reicht oftmals nicht ganz aus, einen trägen, möglicherweise über Jahre mit Abführmitteln unterstützten Darm, wieder zu einer regelmäßigen Entleerung ohne Mühe zu veranlassen. Daher geben wir in bestimmten Fällen Empfehlungen zur Unterstützung der Darmtransport- und Entleerungsfunktion. Eine ganz wesentliche Maßnahme ist die Ernährungsumstellung/-anpassung. Diese wird eingeleitet durch einen Kontakt zu unserer Ernährungsberaterin, die Sie während des stationären Aufenthaltes vor Ihrer Entlassung aufsuchen wird. Bitte zögern Sie nicht beim Pflegepersonal zwei bis drei Tage vor der Entlassung auch noch einmal selbst nachzufragen, wann dieser Termin zustande kommen wird. Neben ausreichender Flüssigkeitszufuhr und ballaststoffreicher Ernährung ist eine ausreichende Bewegung förderlich. Bei gleichzeitig bestehendem Reizdarmsyndrom können Ballaststoffe allerdings auch problematisch sein, weil sie bestehende Symptome des Reizdarms wie Blähungen oder krampfartige Schmerzen verschlimmern können.

Eine unterstützende medikamentöse Therapie kann in einzelnen Fällen erforderlich sein. Wenn bei einer transitabhängigen Obstipation (verlängerte Darmpassagezeit) die therapeutischen o. g. Basismaßnahmen keinen ausreichenden Erfolg haben, ist der nächste Schritt die Verabreichung von Laxantien.

Zunächst kann ein Versuch mit vergorenen Milchprodukten [z.B. Activia®] (Unverträglichkeiten beachten!) unternommen werden, denen man z. B. 1 EL Leinsamenschrot, 1 EL Weizenkleie und 1 EL Olivenöl sowie Gewürze nach Geschmack zufügen kann (tgl. Anwendung). Sollte dies keinen Effekt zeigen, empfehlen wir osmotisch wirksame Substanzen wie z. B. Makrogol (Laxofalk®, Movicol®). Auch Lactulose (Bifiteral®) ist gut wirksam, verursacht aber unter Umständen Meteorismus (Blähungen). Sorbitol wirkt ähnlich. Bisacodyl (Dulcolax®, Laxans®), Natriumpicosulfat (Laxoberal®) und auch Rizinusöl (Laxopol®) wirken bei Obstipation gut, ihre Einnahme kann aber in Einzelfällen zu Krämpfen führen. Auch eine Langzeitanwendung dieser Substanzen ist grundsätzlich möglich, ein Abusus (Missbrauch) führt über eine Verminderung des Blutkaliumsalzgehalts zu einer Verstärkung der Obstipation.

Klagen Sie eher über eine erschwerte Entleerung des vollen Enddarms, sollte man eher Defäkationsstimulantien anwenden:

- Klassisches Klistier (ca. 100-120 ml warmes Wasser) oder
- darmreizauslösende Zäpfchen: CO^2-Bildner (Lezicarbon®), Glycerinzäpfchen, Dulcolax®-Zäpfchen

Als nächsten Schritt (bei Unwirksamkeit der Laxantien) kommen sog. prokinetische Medikamente zum Einsatz. Diese zielen auf die gestörte Darmbeweglichkeit ab. Pharmazeutisch handelt es sich um Serotonin (5-HT4-)Rezeptoragonisten, die den peristaltischen Reflex beeinflussen. Prucaloprid (Resolor®) steht seit einiger Zeit als Enterokinetikum bei Frauen mit chronischer Obstipation zur Verfügung, bei denen Laxantien keinen Effekt (mehr) haben. Die hohe Selektivität des Präparats hat zur Folge, dass in den Zulassungsstudien praktisch keine (kardiovaskulären) Nebenwirkungen aufgetreten sind. Auch Sekretagoga sind eine Option, wenn Laxantien nicht ausreichen. Sie induzieren die Wassersekretion in den Darm und verbessern so den Stuhlgang: Lubiproston (Amitiza ®) ist zugelassen, Linaclotid scheint auch zusätzlich einen Effekt auf die Sensitivität des Darmes zu haben und würde dann bei Reizdarm eingesetzt werden können. Linaclotid ist in Form von Kapseln im Handel (Constella®). In den USA wurde es erstmals im Jahr 2012 zugelassen, in der Schweiz wurde es im Jahr 2013 neu registriert.

Linaclotid ist ein Wirkstoff der zur Behandlung eines Reizdarms mit Verstopfung und einer chronischen idiopathischen Verstopfung eingesetzt wird. Es hat verdauungsfördernde und lokale schmerzlindernde Eigenschaften. Die Kapseln werden einmal täglich morgens, eine halbe Stunde vor der ersten Mahlzeit, eingenommen. Zu den häufigsten möglichen unerwünschten Wirkungen gehören Durchfall, Bauchschmerzen, Flatulenz und ein Blähbauch. Beim Auftreten eines schweren Durchfalls soll die Behandlung abgebrochen werden.

Eine weitere Ursache für Obstipation kann die chronische Anwendung von Opioiden (z.b. in Form von Schmerzpflastern) sein. Hier bietet sich die selektive Blockade der Wirkung der Präparate am Darm an. Methylnaltrexon (Relistor®) hemmt dabei nicht die zentralnervöse Wirkung des Opioids. Schwerste Motilitätsstörungen des Darmes können die regelmäßige Anwendung großvolumiger retrograder (rektaler) oder regelmäßiger peroraler Darmspülungen erforderlich machen. Unter Umständen muss in schwersten Fällen an eine chirurgische Lösung gedacht werden (subtotale Kolektomie = weitgehende Entfernung des Dickdarms).

• **Stuhlinkontinenz**

Kontinenz bedeutet, dass man den Stuhl oder Winde willentlich zurückhalten kann, bis man die Toilette erreicht. Auch der Zeitpunkt der Entleerung kann selbst bestimmt werden. Ist diese Funktion gestört, so spricht man von analer Inkontinenz (Stuhlinkontinenz).

Nach Angaben des Selbsthilfeverbandes Inkontinenz sind mindestens 800.000 anal inkontinent. Die Ursachen einer analen Inkontinenz sind vielfältig. Es müssen mehrere Faktoren zusammentreffen, um eine Stuhlinkontinenz auszulösen. Eine isolierte Schwäche des eigentlichen Schließmuskels ist nur sehr selten der Grund. Zu den organischen Ursachen für eine Stuhlinkontinenz gehören: Entzündliche Darmerkrankungen, z.B. Morbus Crohn, Colitis ulcerosa, rez. Divertikulitis, Schließmuskelschwäche, Erkrankungen des Nervensystems, Verletzung der Beckenbodenmuskulatur, Multiple Sklerose, Verletzung des Rückenmarks, z.B. durch einen Unfall, Schlaganfall. Eine Stuhlinkontinenz kann auch durch psychische Ursachen oder Medikamente ausgelöst werden.

Das Spektrum der Inkontinenz reicht vom Verlust kleinster Stuhlmengen (Stuhlschmieren), über das Unvermögen Winde zu halten, bis zur völligen Inkontinenz mit dem kompletten Verlust jeglicher Kontrolle über das Stuhlverhalten. Es werden drei Schweregrade unterschieden:
•Grad 1: Unkontrollierter Abgang von Winden, leichte Verschmutzung der Wäsche (Stuhlschmieren);
•Grad 2: Unkontrollierter Abgang von dünnflüssigen Stuhl, unkontrollierter Abgang von Winden, gelegentlicher unkontrollierter Stuhlabgang;
•Grad 3: Stuhl und Winde gehen vollständig unkontrolliert ab.

Diagnostik:
Anamnese
Dauer, Häufigkeit der unwillkürlichen Stuhlabgänge bzw. des zwingenden sofortigen Stuhldrangs, vorausgegangene Erkrankungen, Operationen, Unfälle
Inspektion Palpation
Analbereich, digitale Untersuchung des Anus und Rektums
Proktoskopie, Rektoskopie
Feststellung von Fisteln, Narben und Tumoren, Vorfall, Hämorrhoiden, Fissuren
Koloskopie
Ausschluss von entzündlichen und tumorösen Darmerkrankungen
Analkanalmanometrie
Verminderung des Maximaldrucks (willkürlich - Schädigung des M. sphincter externus) und/oder Verminderung des Ruhedrucks (unwillkürlich - Schädigung des M. sphincter internus), Verminderung der Rektumdehnung nach Bestrahlung oder Operation, Störung der analen Sensorik
Anale Endosonographie
Feststellung von Defekten am Sphinkterapparat, Myopathie
Neurophysiologische Untersuchung
Nachweis der elektrischen Aktivität in versorgenden Nerven (N. pudendus) und der Muskelfunktion nach Stimulation im Erfolgsorgan (Sphinkter) - dadurch Nachweis einer neurogenen Schädigung (Diabetes, Überdehnung des Nerven, Verletzungen)
Kolonkontrasteinlauf
Röntgenologische Darstellung des Dickdarmrahmens
Defäkographie
Darstellung des Prozesses des Stuhlgangs, hier Nachweis eines klaffenden Anus, eines Rektumprolaps und einer Rektozele

Therapie:
Richtet sich nach der Ursache

Formen und Ursachen der Stuhlinkontinenz

Form	durch...
Funktionell	Durchfall, Darminfektion, Reizdarm, Lebensmittelallergie oder -unverträglichkeit
Neurogen	Neurologische Erkrankungen (Multiple Sklerose, Demenz, M. Parkinson, Schlaganfall, diabetische Neuropathie)
Obstipativ	Durch Verstopfung ausgelöstes Stuhlschmieren, dünner Stuhl, Darmschleim
Medikamentös	Abführmittel, Antibiotika, Hormone
Entzündlich	Hämorrhoiden, Fisteln, Darmvorfall, Colitis ulcerosa, M. Crohn
Angeboren	Miß- oder Fehlbildungen lokal, peripher oder zentral-neurogen
Traumatisch	Dammriss, Operation, Verletzung
Tumorös	Darm- oder Analkrebs
Ischämisch	Durchblutungsstörungen
Hormonal	Diabetes mellitus, Schilddrüsenüberfunktion

- **Anale Inkontinenz durch Analprolaps**

Diese Erkrankung ist ein Vorfall des Afters vor die Beckenebene und von Anteilen des Mastdarmes durch den After nach außen. Hier ist der Aufhängeapparat des Mastdarmes, der eine gute Verschieblichkeit der Darmwand sicherstellt, gelockert. In den meisten Fällen ist die Erkrankung mit einer Beckenbodenschwäche vergesellschaftet. Zusätzlich kommt es durch verstärktes Pressen zum Vortreten des Afters oder sogar zum Austreten des Mastdarms. Ursache ist meist eine langjährige Obstipation, die zu weiteren Veränderungen des Enddarms und zum Abrutschen des Afters führt. Das Auftreten von Hämorrhoiden ist der erste Hinweis auf einen beginnenden Analprolaps. Aber auch andere Ursachen, wie neurologische Schäden, Verletzungen des Sphinkters und Geburtsschäden sowie gynäkologische Eingriffe können einen Anal- oder Rektumprolaps verursachen. Schon die Lockerung des Halteapparates führt zu einem "inneren Prolaps", der sich durch Obstipation bemerkbar macht, da der Stuhl durch die entstehenden Schleimhautfalten und eine eventuelle Rektozele am Austreten durch den After gehindert wird. Von einem Analprolaps oder gar Rektumprolaps spricht man in diesem Fall noch nicht. Kompensationsmechanismen des Körpers vor allem darin bestehen, den Druck auf den Enddarm (Rektum) zu erhöhen wird das Fortschreiten der Erkrankung ohne die richtige Behandlung begünstigt. Im nächsten Stadium kommt es zu Hämorrhoiden und dem Tiefertreten des Afters vor die Beckenbodenebene. Damit wird der Analkanal verkürzt und es können eine Überlaufinkontinenz oder Stuhlschmieren auftreten. Besonders häufig sind aber Nässen und Brennen, so wie es unter "Hämorrhoiden" beschrieben ist. Unter Umständen ist die Kontinenz vermindert. In späteren Stadien tritt der Mastdarm beim Stuhlgang aus dem After aus und gleitet nach dem Pressen wieder hinein. Der Vorfall kann auch ohne Pressen aber beim Husten und Niesen (vor allem im Stehen oder Sitzen) auftreten. Die Diagnose erklärt sich hier von selbst. Zusätzlich können durch die mechanische Alteration der Schleimhaut Blutungen auftreten. Hier liegt eist eine Inkontinenz vor. Zusätzlich ist diese Erkrankung sehr häufig mit einem Blasenvorfall und einem Scheiden- oder Gebärmuttervorfall kombiniert.

Vor Beginn einer Therapie wird eine klinische Untersuchung, eine Afterspiegelung und eine Enddarmspiegelung durchgeführt. Zusätzlich wird die Funktion des Schließmuskels bestimmt und eine Röntgenaufnahme der Funktion des Rektums und des Afters angefertigt (Defäkographie). Die Therapie besteht anfangs in der Vermeidung des Pressens durch Stuhlregulierung. Lokal lässt sich die transanale Exzision des Analprolaps und der Hämorrhoiden mittels eines entsprechenden Klammernahtgerätes durchführen (OP nach Longo). Gleichermaßen können Anteile der Rektumwand bei kleineren und größeren Rektumvorfällen elegant durch die Verwendung eines Verfahrens entfernt werden, bei dem die überschüssige Darmwand mit einem Klammernahtgerät (STARR) entfernt und gleichzeitig genäht wird. Sollten jedoch bereits ein großer Prolaps oder gar Einklemmungserscheinungen, Schleimhautalterationen oder Kontinenzstörungen aufgetreten sein, wird in aller Regel die innere Anheftung des Mastdarm durchgeführt, die mit einer Verkürzung des Darmes kombiniert werden kann (Bauchoperation). Falls gewünscht und notwendig, kann auch ein Kunstafter angelegt werden, da die Erkrankung häufig mit einer Inkontinenz vergesellschaftet ist.

- **Analfistel und Analabszess**

Häufigster Ausgangspunkt der Erkrankung sind die Proktodealdrüsen, die im Grenzbereich von Haut und Schleimhaut im Anus liegen. Bei einer Entzündung dieser Drüsen kommt es häufig zu einer Bildung einer abgekapselten, mit Eiter gefüllten Höhle (Abszess) im Bereich des Afters. Dieser Abszess kann in unter der Haut/Schleimhaut, zwischen oder in der Sphinktermuskulatur, oder auch im, den Mastdarm begleitenden, Fettgewebe liegen. Immer muss auch eine Entzündung im Rahmen eines Morbus Crohn, Sigmadivertikulitis, Colitis ulcerosa, Adnexitis oder der Prostata als Ursache gedacht werden (Abklärung!).

Abszesse im Analbereich äußern sich durch Schmerzen oder auch durch eine Funktionsstörung im Bereich des Afters. Perianalabszesse haben mit dem Sinus pilonidalis (Steißbeinabszess) nichts gemeinsam, kommen aber gelegentlich im gleichen Gebiet vor. Bei einer länger bestehenden Entzündung können sich von den Proktodealdrüsen ausgehend Gänge bilden, die in der Haut der Analregion münden. Die Gänge werden durch die Entzündung unterhalten und sind mit Bakterien kontaminiert. Gelegentlich entleert sich zusätzlich zum Eiter auch Luft aus dem Darm oder sogar Stuhl. Diese Gänge sind sehr variabel und können auch durch den Schließmuskel verlaufen oder die Entzündung bis in den Bauch fortleiten (s. Abbildung) [Dies kann dann evtl. zu einer Bauchoperation führen]. Durch die mögliche weitere Ausbreitung der Gänge ist die Erkrankung für den Schließmuskel gefährlich und kann bis zu seinem Funktionsverlust führen. In schwersten Fällen muss ein künstlicher Darmausgang angelegt werden. Bei Diagnostik der Fisteln ist neben der Rektoskopie und der klinischen Untersuchung die Magnetresonanztomographie hilfreich, da mit dieser Untersuchung der Verlauf der Fisteln dargestellt werden kann und eine Operationsplanung vorgenommen werden kann. Fisteln können auch als Komplikation eines Morbus Crohn auftreten. Patienten mit dieser Erkrankung neigen zur Ausbildung von Fisteln, weil die Entzündung der Darmwand ebenfalls zu Abszessen führen kann, die sich den Weg nach "draußen" ebenfalls durch die Ausbildung einer Fistel suchen. Je nach Ausprägung der Erkrankung kann es zur Bildung von Fisteln (fuchsbauartige Gangsysteme), die an der Absonderung von Sekret erkennbar sind oder zur Entzündung mit erheblichen Schmerzen kommen.
Ein Abszess muss operativ gespalten werden. Sie werden in Narkose oder (Spinalanästhesie) Rückenmarkbetäubung eröffnet und gelegentlich auch mit einer Drainage versorgt. Es wird immer nach einer Fistel als Ausgangspunkt des Abszesses gefahndet.

Oberflächliche Fisteln werden ebenfalls gespalten und offen belassen. Tiefere und durch den Schließmuskel verlaufende Fisteln werden mit einem Faden markiert und nach Ausbildung einer festen Wand um die Fistel (3 bis 4 Monate, eventuell auch länger) vollständig entfernt. So kann sichergestellt werden, dass es zu keiner schwerwiegenden Verletzung des Schließmuskels bei der Operation kommt. Meist wird die dann entstehende Läsion in der Schleimhaut des Darmes durch einen Schleimhautverschiebelappen gedeckt. Nach den Eingriffen wird eine offene Wundbehandlung durchgeführt, so dass die Wundheilung einige Zeit (mehrere Wochen) in Anspruch nimmt. Während dieser Zeit sollte der Analbereich durch Duschen sauber gehalten werden. Als Komplikation der Operation kann eine Sphinkter Verletzung und damit die Funktionsstörung des Afters eintreten. Wenn eine erheblicher Befall eine operative Sanierung schwierig erscheinen lässt, kann vorübergehend ein künstlicher Darmausgang zu einer Verbesserung des Zustandes führen und die Fisteln können nach Abklingen der Entzündung operiert werden. Der künstliche Darmausgang kann einige Zeit nach erfolgter und erfolgreicher Sanierung wieder zurückverlegt werden.

1. Urogynäkologie

In diesem ersten Kapitel erfahren Sie, womit sich dieses Fachgebiet beschäftigt und erhalten einen ersten Überblick über dessen Inhalte.

Dieser Bereich der Medizin ist angesiedelt im Grenzgebiet zwischen der Frauenheilkunde (Gynäkologie) und der Urologie und beschäftigt sich vorwiegend mit den Lageveränderungen der Beckenorgane und den (damit einhergehenden) Funktionsstörungen bzw. mit den Fehlfunktionen der Harnblase (und des Darmes) der Frau.

Damit sind urogynäkologisch relevante Bereiche:
⇨ Belastungsharninkontinenz
⇨ Drangharninkontinenz
⇨ Mischformen der Inkontinenz (⇨Mischinkontinenz)
⇨ Senkung der Scheide (mit/ohne ⇨Gebärmuttersenkung)
⇨ Senkung der Blase
⇨ Senkung des Darmes und assoziierte Darmfunktionsstörungen
(z.B. Darmentleerungsstörung, Stuhlinkontinenz).

Der Bereich der Urogynäkologie ist in der Deutschen Gesellschaft für Gynäkologie und Geburtshilfe (DGGG) im Rahmen der *Arbeitsgemeinschaft Urogynäkologie und Plastische Beckenbodenrekonstruktion (AGUB)* repräsentiert und stellt einen der 4 Pfeiler der Frauenheilkunde dar (neben Geburtshilfe, Gynäko-Onkologie und Reproduktionsmedizin/Endokrinologie).

Die Urogynäkologie befasst sich mit der Diagnostik und Therapie der o.g. Veränderungen. Hierzu gehören die konservative und die operative Behandlung. Im Rahmen der konservativen Behandlung besteht eine enge Zusammenarbeit mit den Physiotherapeuten, in einzelnen Fällen auch Osteopathen und anderen Heilberufen. In der Diagnostik sind neben den bildgebenden Verfahren (Radiologie) und neurologischen Untersuchungstechniken, in der operativen Therapie enge Verbindungen zur Viszeralchirurgie (Bauchchirurgie), in einzelnen Fällen auch zur Urologie geknüpft.

Typische diagnostische Maßnahmen in der Urogynäkologie (vgl. Stufendiagnostik in der Urogynäkologie [dort werden die folgenden Begriffe erläutert]) stellen neben der ausführlichen Befragung zur Krankengeschichte (Anamnese) und der körperlichen Untersuchung die Perineal- oder Introitussonographie und die Urodynamik (mit oder ohne Zystoskopie) dar. Ergänzend zur Anamnese kann das Führen eines sog. Miktionstagebuchs durch die betroffene Frau hilfreich/erforderlich sein.

Typische Therapieverfahren stellen
- die konservativen Behandlungsformen
- Verhaltenstraining
- Behandlung mit Tampons oder Pessaren (Würfel, Urethralpessar, seltener andere)
- Beckenbodenphysiotherapie (konventionell)
- Beckenbodenstimulation (EMS, EMA) oder Biofeedback (elektrisch)

sowie die operativen Behandlungsformen
- Senkungsoperationen
- Inkontinenzoperationen
- kombinierte Operationsverfahren

dar.

Bei diesen Operationen werden häufig, vor allem im Falle einer wiederholt erforderlichen Operation, Implantate [körperfremde (Kunststoff-) Materialien] verwendet, die die Stabilität wiederherstellen und erhalten helfen. Eine ausführliche Aufklärung vor dem Eingriff (im Rahmen der Sprechstunde und bei der Aufnahme zur Operation) sind erforderlich und werden durch entsprechende Merkblätter und Aufklärungsbögen unterstützt.

In der „Urogynäkologie" geht es um die unterschiedlichsten Struktur- und Funktionsstörungen des Beckenbodensystems.

Funktionsstörungen der Beckenbodenstrukturen sind häufig, denken wir allein an die mehr als fünf Millionen harninkontinenten Frauen in der Bundesrepublik mit entsprechender Dunkelziffer. Da zwei Millionen der Betroffenen über 60 Jahre alt sind, hat dieses Leiden hinsichtlich der zu beobachtenden Überalterung der Bevölkerung eine zunehmende sozio-ökonomische Bedeutung.

In den meisten Fällen folgt der Harninkontinenz ein Rückzug der meist (aber nicht immer) älteren Menschen aus dem gesellschaftlichen Leben und stellt häufig einen Auslöser von manchmal sogar schweren Depressionen dar, die das soziale Umfeld überfordern und bei den alten Menschen oft mit der Einweisung in ein Pflegeheim enden. Nicht nur die Lebensqualität der Betroffenen ist somit stark belastet; die genannten Folgen der Inkontinenz stellen auch einen erheblichen Anteil der Gesundheitskosten dar. Aus diesen Gründen müssen alle präventiven und therapeutischen sowie pflegerischen Behandlungsmethoden angewendet werden, um dieses Leiden zu lindern. Die Kosten der Versorgung der Patienten zu Hause und in Pflegeheimen belaufen sich in Deutschland jährlich auf über 1 Milliarde Euro.

Neueste Bevölkerungsberechnungen sagen für das Jahr 2030 zirka drei Millionen inkontinente Seniorinnen und Senioren in Deutschland voraus, wenn keine Gegenmechanismen bezüglich der Prävention und Behandlungsmethoden angeboten werden. Im Gegensatz zu heute werden in der Zukunft weniger Erwerbsfähige die steigenden Kosten für die inkontinente Bevölkerung tragen müssen. Dies würde eine erhebliche Mehrbelastung des Sozialsystems bedeuten. Daher müssen neue, kostengünstige und langfristig effiziente Methoden zur Vorbeugung bzw. Behandlung eingesetzt werden. Die in jüngster Zeit eingesetzten minimal-invasiven Operationsmethoden (TVT® und Folgeentwicklungen) tragen dazu bei, die Kassen des Sozialsystems zu entlasten und vor allem die Lebensqualität der Betroffenen zu steigern. Sie sind aber nicht in allen Fällen angezeigt oder (als alleinige Maßnahme) geeignet.

Bis zu 25% der inkontinenten Seniorinnen und Senioren leben nicht zuletzt aufgrund ihres Leidens in Alten- und Pflegeheimen. Verstärktes Ziel in der Zukunft muss es also sein, den Patientinnen und Patienten aus humanen und ökonomischen Gründen den Weg aus der häuslichen Umgebung heraus zu ersparen. Für Prävention, Versorgung und Therapie müssen aus dieser Forderung heraus alle Heil- und Hilfsmittel zur Verfügung gestellt werden, die ein weitgehend störungsfreies Leben in gewohnter sozialer Umgebung ermöglichen.

Im Laufe der letzten Jahre wird immer deutlicher, dass die Interaktion der Beckenbodenstrukturen und die Komplexität der Funktionsstörungen ein umfassenderes Verständnis und enge interdisziplinäre Zusammenarbeit erforderlich macht.

Bislang betrachteten
- Gynäkologen
- Urologen
- Viszeralchirurgen/Proktochirurgen
- Neurologen
- Psychologen/Psychosomatiker
- Physiotherapeuten

die Organe des weiblichen Beckenbodens aus ihrem jeweiligen Blickwinkel, was zu ganz unterschiedlichen diagnostischen und therapeutischen Konzepten führte.
Mit der zunehmenden Verbreitung einer uro-gynäkologischen bzw. gynäko-urologischen Spezialisierung, vorwiegend im Rahmen der Frauenheilkunde und zunehmend auch in der Urologie, wurde ein erster Schritt in die Richtung einer komplexeren Sichtweise getan.

Das Verständnis der komplexen Zusammenhänge zwischen Scheide und Blase, deren funktioneller Interaktion und ihrer Pathologie hilft uns auf dem Weg zum Verständnis einer „weiblichen Perineologie" weiter. Hinzu kommt die Horizonterweiterung, betrachtet man die Funktionsstörungen des Darmes in dem Kontext des Beckenbodensystems. Nur wenn man wirklich versucht, Anatomie und Funktion der Strukturen des Beckenbodens zu verstehen, ist man in der Lage die richtigen diagnostischen Weichen zu stellen und die geeigneten therapeutischen Schritte zu unternehmen. Entscheidend zu einem Wechsel der Sichtweise der Dinge beigetragen haben letztendlich die Erkenntnisse aus der experimentellen Hernienchirurgie der Bauchdecke sowie die Integraltheorie von Petros, vor allem aber die Forschung Petros', die Blasen– und Beckenbodenanatomie in einen funktionellen Zusammenhang gestellt hat und uns das Werkzeug an die Hand gibt, Funktionsstörungen aus der zerstörten Anatomie heraus zu begreifen und zu korrigieren.

	Patienten mit Harninkontinenz (Millionen)				
Alter	1990	2000	2010	2020	2030
< 65 J.	1,7	1,7	1,6	1,5	1,3
65 - 80 J.	1,3	1,4	1,5	1,5	1,8
> 80 J.	0,7	0,7	0,9	1,1	1,0
> 65 J.	2,0	2,1	2,4	2,6	2,8

Übersicht 1: Bevölkerungsentwicklung in Deutschland (Millionen)

	Einwohner (Millionen)				
Alter	1990	2000	2010	2020	2030
21 - 65 J.	47,94	48,66	47,34	45,00	41,94
66 - 80 J.	8,90	10,60	12,00	11,70	14,20
> 80 J.	3,00	2,90	3,70	4,70	4,40

Übersicht 2: Harninkontinenz in Abhängigkeit von Alter und Geschlecht in Deutschland

	Patienten mit Harninkontinenz (Häufigkeit in %)	
	Frauen	Männer
Alter		
< 65 J.	1,1 Mio (5,0%)	0,2 Mio (1,0%)
> 65 J.	1,5 Mio (14,7%)	0,5 Mio (8,0%)
gesamt	2,6 Mio (14,7%)	0,7 Mio (9,0%)

Übersicht 3: Harninkontinenz im Alter, eine Prognose für Deutschland

2. Das Beckenbodensystem - Anatomie und Funktionsweise

In diesem zweiten Kapitel erfahren Sie etwas über die Bauweise (Anatomie) und die Funktionsweise des Beckenbodensystems.

Schon aus der Überschrift ist ersichtlich, dass es sich hier um ein aus unterschiedlichen Komponenten zusammengesetztes System handelt, bei dem die einzelnen Komponenten zusammenspielen. Daher sind sie auch nur in ihrer Gesamtheit zu betrachten.
Man unterscheidet drei Bereiche (Abb. 2):
   1. *Harnblase und Harnröhre*
   2. *Scheideneingang, Scheide und Scheidengrund (mit Gebärmutterhals und Gebärmutter)*
   3. *Enddarmverschlussapparat, Enddarm und angrenzende Dickdarmabschnitte (S-Darm/Sigma)*
Das Beckenbodensystem muss daher in seiner Dreidimensionalität gesehen und verstanden werden (Abb. 3).
Eine für das Senkungsleiden relevante anatomische Grundstruktur hierbei ist die sog. „Fascia pelvis", die Beckenbindegewebsschicht: bestehend aus elastischen Fasernetzen, deren Anordnung der Biomechanik des Beckenbodens entspricht, durchsetzt mit **glatten Muskelfasern** sowie Nervenendigungen (Rezeptorfunktion?). Die Faszien (sog. Muskelhäute) sind untereinander verbunden, womit sich die Kontraktion (das Zusammenziehen) des großen Beckenbodenmuskels, im Folgenden als Levatormuskel (oder kurz: Levator) bezeichnet, auf das Bindegewebe und damit auch die Scheidenwände übertragen lässt (vgl. sog. „Lateraldefekt") (Abb. 1).

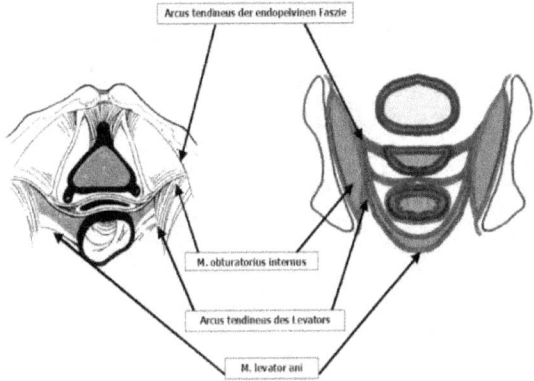

Abbildung 1: Faszienblätter am Beckenboden

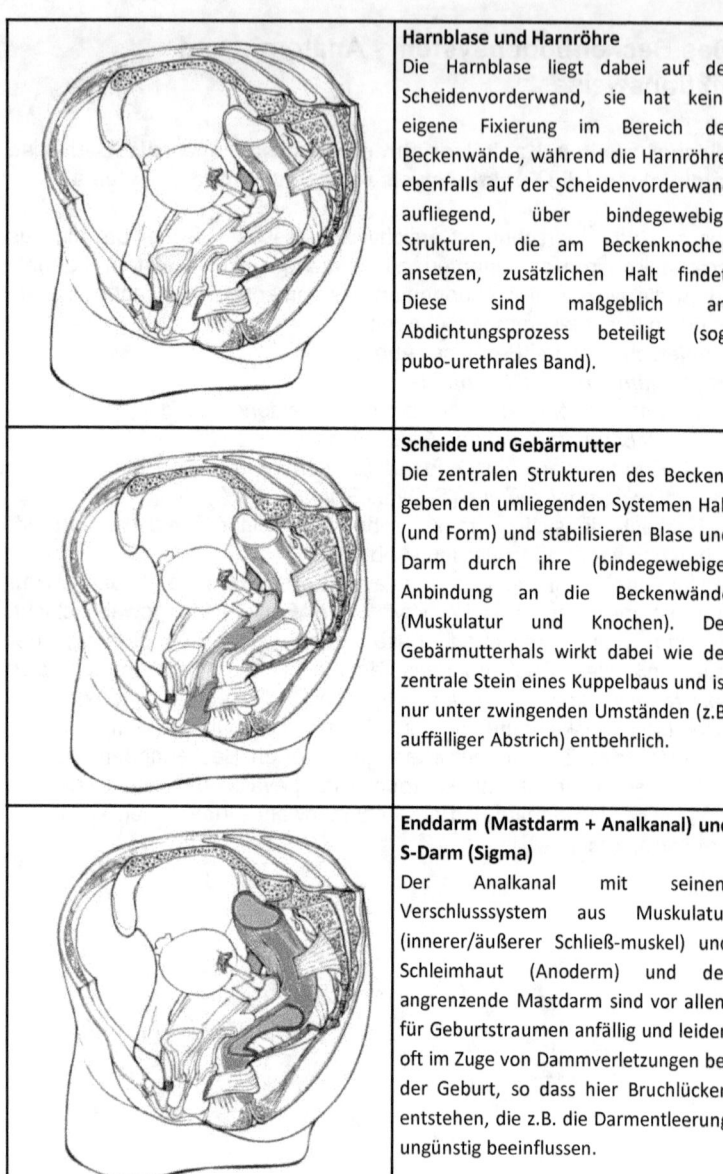

Harnblase und Harnröhre

Die Harnblase liegt dabei auf der Scheidenvorderwand, sie hat keine eigene Fixierung im Bereich der Beckenwände, während die Harnröhre, ebenfalls auf der Scheidenvorderwand aufliegend, über bindegewebige Strukturen, die am Beckenknochen ansetzen, zusätzlichen Halt findet. Diese sind maßgeblich am Abdichtungsprozess beteiligt (sog. pubo-urethrales Band).

Scheide und Gebärmutter

Die zentralen Strukturen des Beckens geben den umliegenden Systemen Halt (und Form) und stabilisieren Blase und Darm durch ihre (bindegewebige) Anbindung an die Beckenwände (Muskulatur und Knochen). Der Gebärmutterhals wirkt dabei wie der zentrale Stein eines Kuppelbaus und ist nur unter zwingenden Umständen (z.B. auffälliger Abstrich) entbehrlich.

Enddarm (Mastdarm + Analkanal) und S-Darm (Sigma)

Der Analkanal mit seinem Verschlusssystem aus Muskulatur (innerer/äußerer Schließ-muskel) und Schleimhaut (Anoderm) und der angrenzende Mastdarm sind vor allem für Geburtstraumen anfällig und leiden oft im Zuge von Dammverletzungen bei der Geburt, so dass hier Bruchlücken entstehen, die z.B. die Darmentleerung ungünstig beeinflussen.

Abb. 2: Die drei Kompartimente des Beckenbodensystems

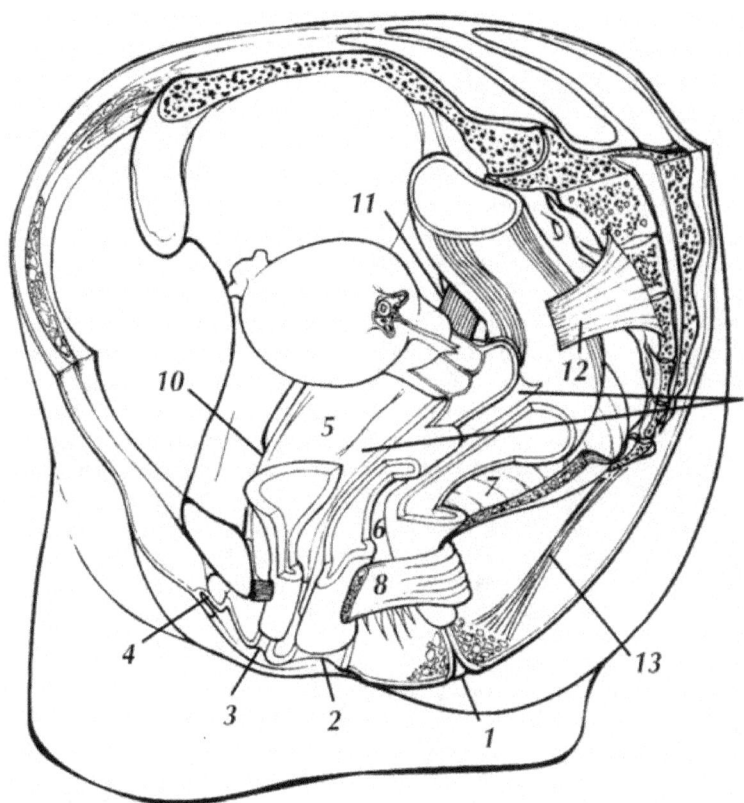

Abbildung 3: Die anatomischen Strukturen des Beckenbodensystems

1 =   Anus *(After)*
2 =   Vagina *(Scheide)*
3 =   Meatus urethrae externus *(Harnröhrenausgang)*
4 =   Klitoris *(Kitzler)*
5 =   Lamina pubocervicalis fasciae endopelvinae
6 =   Lamina rectovaginalis fasciae endopelvinae
7 =   M. levator ani *(Beckenbodenmuskel)*
8 =   M. puborectalis (Pars puborectalis m. lev. ani)
9 =   endopelvine Faszie *(tiefe Beckenbodenfaszie)*
10 =   Arcus tendineus fasciae endopelvinae
11 =   Spina ischiadica
12 =   Lig. sacrouterinum
13 =   Lig. anococcygeum

Für besonders Interessierte (S. 65-69):

Die sog. Beckenbodenfaszie (Faszie = Muskelhaut), genannt Fascia pelvis, liegt etwas oberhalb der Levatormuskelplatte und hat eine Trapezform mit Basis nach hinten (rückenwärts = dorsal), wo zwischen den sog. Sakrouterinligamenten (den Bändern, die von der Hinterseite des Gebärmutterhalses zum Kreuzbein ziehen) das Rektum (Mastdarm) passieren kann. Der hintere Anteil dieser Faszienplatte ist gegenüber dem muskulären Durchlass (Hiatus) kulissenartig versetzt, was für die Beckenbodenstabilität enorm bedeutsam ist. Die Ansätze sind vorn die untere Hinterfläche der Symphyse (Schambeinfuge), das sog. „Cooper'sche"-Band (Lig. ileopectineale, an der Rückseite des oberen Anteils des Schambeinkochens) und das Schambein selbst (Os pubis), **seitlich die sog. „white line", die Verstärkung des Arcus tendineus levatoris ani (der bindegewebigen Verbindung des Levatormuskels mit dem das „Knochenloch" im Beckenknochen verschließenden Musculus obturatorius internus vom gemeinsamen Ansatz an der Spina ischiadica entlang dem hinteren unteren Rand des Os pubis bis etwa 1 cm an die Symphyse heran** sowie hinten die Vorderfläche des 3. und 4. Kreuzbeinwirbels sowie das Lig. sacrouterinum. Mit diesen Faszien verbunden ist das Centrum tendineum perinei, dessen Bindegewebskern eine Aponeurose* der beiden Hälften der Mm. transversus perinei und der Mm. bulbocavernosi darstellt. Verstärkt durch die Fortsetzung der Lamina rectovaginalis der endopelvinen Faszie, die das Genitale vom Anorektum trennt, führt eine Schwächung der abschließenden Querverspannung des Beckenbodens zu einer erheblichen Beeinträchtigung der Stabilität von Blase, Enddarm, Uterus und Perineum.

Abb. 4: Die Anatomie der endopelvinen Faszie

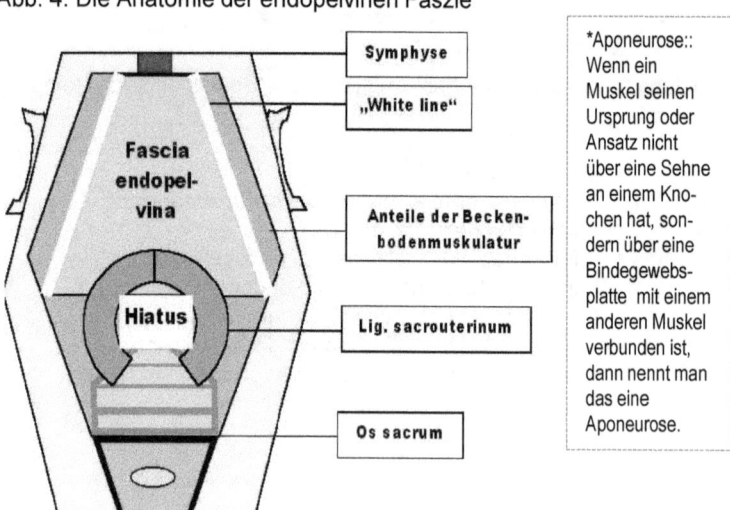

*Aponeurose::
Wenn ein Muskel seinen Ursprung oder Ansatz nicht über eine Sehne an einem Knochen hat, sondern über eine Bindegewebsplatte mit einem anderen Muskel verbunden ist, dann nennt man das eine Aponeurose.

Die Scheide selbst lässt sich in zwei Segmente unterteilen (Abb. 5). Das erste untere Drittel verläuft zur Urethra achsenparallel. Die darüber gelegenen 2/3 der Scheide verlaufen in einem Neigungswinkel von 130° zur Achse des ersten Drittels und sind fest in die Faszie eingebunden, sie teilen diese in zwei Blätter: die sog. Lamina pubocervicalis (das Blatt zwischen Gebärmutterhals und Schambein) und die Lamina rectovaginalis (das Blatt zwischen Mastdarm und Scheide). Der Winkel zwischen beiden Scheidensegmenten ist im Wesentlichen im Tonus der Schlinge des M. puborectalis, eines der Anteile des Beckenboenmuskels (Levator ani) begründet. Eine Schwächung der Muskelkraft und/oder –struktur hier *fördert* einen Senkungszustand.

Abb. 5: Anatomie der
Scheide dreidimensional

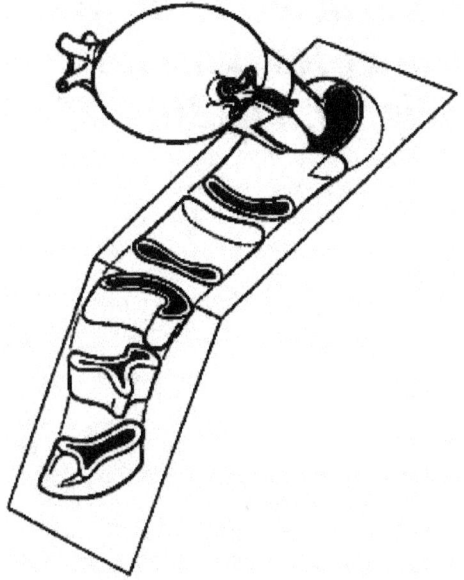

Die Störungen im Bereich dieser endopelvinen Faszie und der an der Fixierung der Beckenorgane beteiligten bandartigen Strukturen sind mannigfaltig, auch was deren unterschiedliche Kombinationen angeht.
Die hier zugrunde gelegte Betrachtungsweise verdeutlicht, dass es sich bei den Defekten im Bereich des Beckenbodens auf der Ebene der Faszienanteile um zu den Bauchdeckenfasziendefekten in Analogie stehende morphologische Störungen handelt. Mit andern Worten: Wir müssen das weibliche Senkungsleiden morphologisch und funktionell als Hernie (=Bruch) begreifen und auch so behandeln.

Die Blasenfunktion

Die Abdichtungsfunktion der Blase (genannt Kontinenz) ist ein Wechselspiel der Kräfte und damit ein dynamischer Prozess (Abb. 8): Mehrere Muskelgruppen des Beckenbodens sind am regelrechten Ablauf des Miktionszyklus beteiligt (Abb. 6), die korrekte Wirkung der Kräfte, die die Muskeln entstehen lassen ist abhängig von der Intaktheit des Bandapparates um Scheide und Harnröhre herum, wobei die Scheide die unterschiedlichen Zugrichtungen und Zugkräfte koordiniert (Abb. 7).

Hierbei sind es im Wesentlichen die drei Muskelgruppen des Beckenbodens

① M. pubococcygeus (der vordere Anteil des Levatormuskels)

② M. levator ani [M. ileococcygeus) (der hintere Anteil des Levatormuskels)

③ M. longitudinalis pararectalis – eine Faserabspaltung des Beckenbodenmuskels, die im Zusammenhang mit der Publikation der sog. „Integraltheorie nach Petros und Ulmsten" mehr oder weniger bekannt wurde, als Anfang der 90er Jahre das sog. TVT-Verfahren in der operativen Behandlung des belastungsabhängigen Urinverlusts Einzug hielt.

Durch Relaxation (Entspannung) **oder** Kontraktion (Zusammenziehen) ermöglichen diese Muskelgruppen die für die Speicherung und Entleerung der Blase (Funktionszustände des Blasenhalses = Übergang Blase/Harnröhre) erforderlichen anatomischen Voraussetzungen.

> Inkontinenz verstehen wir somit als einen **Defekt** in der
> • strukturellen und/oder
> • funktionellen Intaktheit
> des blasen(hals)verschließenden Systems.

In diesem Zusammenhang kann man bestimmte Formen der **Dranginkontinenz** als einen Kampf zwischen Öffnungs- und Verschlussreflexen der Blase (Abb. 11) begreifen. **Die Übersicht in Abb. 10 gibt eine grobe Orientierung welche Defekte (strukturell oder funktionell) zu erwarten sind, wenn unterschiedliche Störungen auftreten:**

Lockeres vorderes Scheidensegment = Insuffiziente Wirkung des M. pubococcygeus = Dominanz der nach hinten gerichteten Kräfte = (Stress-) Inkontinenz

Lockerung in der Mitte (Zystozele) = nach hinten gerichtete Kräfte können oberen Scheidenanteil nicht spannen = Entleerungsanomalie

Lockerung hinten = Inaktivierung der nach unten gerichteten Kräfte = Funneling (trichterförmige Öffnung des Blasenhalses bei der Miktion) fehlt = Entleerungsstörung

Lockerung gleich wo = Muskeln sind nicht in der Lage, dem hydrostatischen Druck der Blasenfüllung entgegenzuwirken = Miktionsreflexaktivierung bei weniger gefüllter Blase = FUN-Syndrom (frequency [häufiges Wasserlassen], urgency [Drang], Nykturie [nächtliches Wasserlassen).

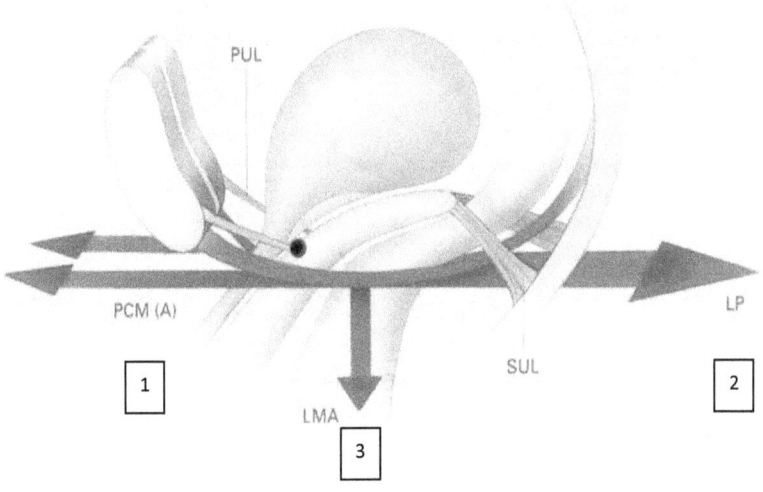

Abbildung 6: Schematische Darstellung der an der Blasenhalsfunktion beteiligten Muskelanteile

PCM(A): anteriorer Anteil des M. pubococcygeus (s.o. ①)
LP: Levatorplatte (s.o. ②)
LMA: longitudinaler Analmuskel (s.o. ③)

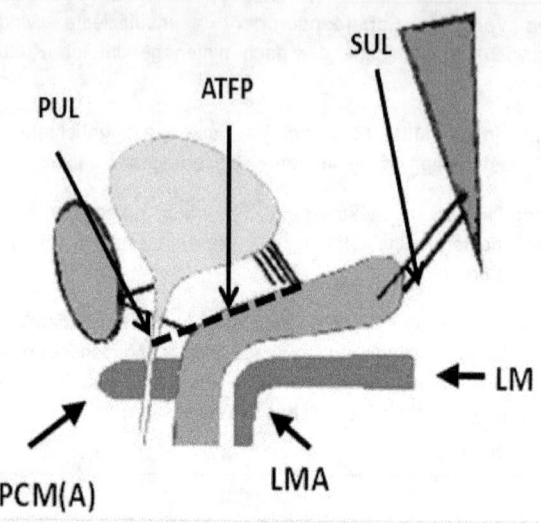

	PCM(A)° ①	suburethrale Scheide	Blasenhals	Detrusor	LP** ②	LMA*** ③
Füllung	kontrahiert	symphysenwärts	geschlossen	relaxiert	kontrahiert	relaxiert
Miktions-einleitung	relaxiert	gelockert	offen	kontrahiert	relaxiert	kontrahiert
Miktion	relaxiert	„funneling"	offen	kontrahiert	relaxiert	kontrahiert
Abdichtung	kontrahiert	kontrahiert	geschlossen	relaxiert	relaxiert	kontrahiert
Füllung	kontrahiert	kontrahiert	geschlossen	relaxiert	kontrahiert	relaxiert

Abb. 7: Am Blasenzyklus beteiligte Strukturen

verwendete Begriffe:
- Miktion: Blasenentleerung
- symphysenwärts: in Richtung auf die Schambeinfuge (Symphyse) hin
- funneling: trichterförmiges Aufklaffen des Blasenhalses zur Einleitung der Blasenentleerung
- relaxiert: entspannt
- kontrahiert: zusammengezogen
- ATFP = Arcus tendineus fasciae pelvis – die bindegewebige Verankerung der unter der Blase gelegenen Scheidenfaszie an der Verbindungsstelle zwischen dem Levatormuskel und dem Obturatormuskel
- SUL: Sakrouterinligament (Band vom Gebärmuterhals hinten zum Kreuzbein)
- PUL: Pubourethralligament (Band vom Schambein zur Umgebung der Harnröhre)

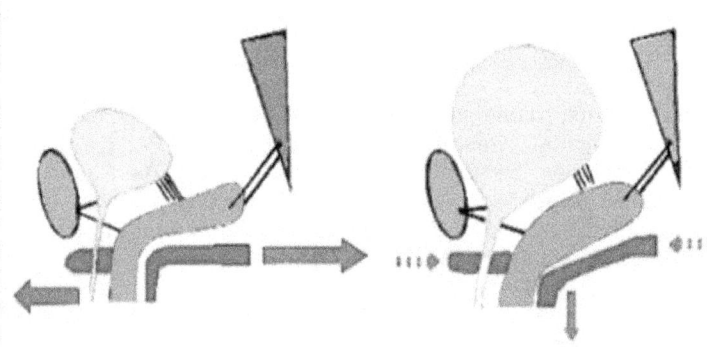

Füllphase

Miktionseinleitung (funneling)

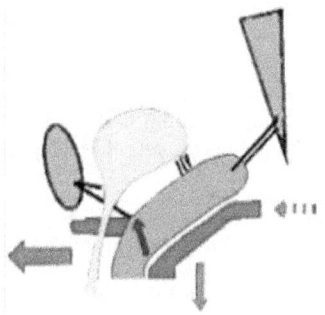

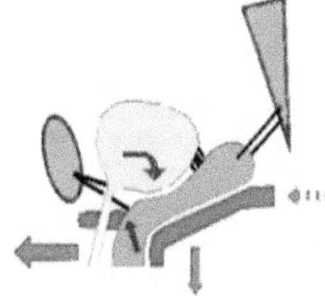

Miktionsende

Abdichtung

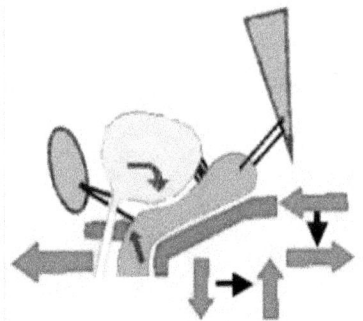

Abb. 8: Funktionszustände und Muskelwirkung an der Blase

Neuer Zyklus beginnt

3 Integraltheorie und Beckenbodenfunktion

In diesem dritten Kapitel erfahren alle die, die tiefer in die Materie einsteigen möchten, was sich der Australier Prof. Peter Petros zur Funktion des Beckenbodensystems in den 70er Jahren überlegt hat. Diese sog. „Integraltheorie" bot schließlich die Basis für die Entwicklung der modernen Behandlungs- und vor allem Operationstechniken am Beckenboden.

Für das Verständnis des aus der Integraltheorie von Petros abgeleiteten diagnostischen und operativen Konzeptes müssen die Grundlagen der Integraltheorie bekannt sein.
Eine Analogie soll das Beckenbodensystem etwas in seiner Funktion verdeutlichen: Die Scheide ist wie das Sprungtuch eines Trampolins (Abb. 9). Sie ist am Beckenring durch Ligamente aufgehängt. Die Form ist determiniert durch drei Muskelkräfte, die die Scheide gegen die Haltebänder aufspannen. Die Urethra liegt auf der „Scheidenhängematte". Die Vorwärtskräfte spannen die Hängematte, um die Harnröhre zu verschließen. Die nach hinten/unten ziehenden Kräfte straffen die obere Scheide, um den Blasenhals zu verschließen.

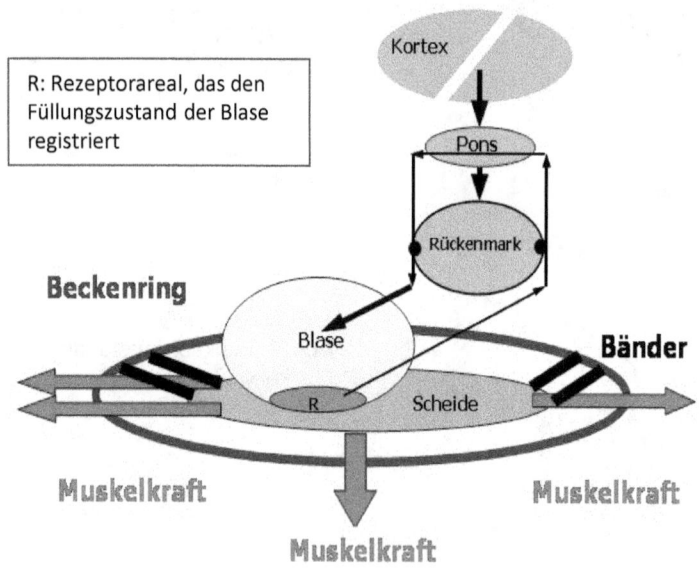

Abb. 9: Trampolinanalogie nach Petros

Eine Lockerung der elastischen Membran „Scheide" z.B. durch Altern/Geburten entspannt die suburethrale Hängematte. Dadurch können die an beiden Seiten ansetzenden Muskeln das Urethralrohr nicht mehr schließen. Es kommt zum belastungsabhängigen Urinverlust (Stressinkontinenz). Die gleiche Lockerung („Laxizität") versagt beim Unterstützen der Blase. Unter zunehmender Füllung werden die Dehnungsrezeptoren (R) vorzeitig erregt (stimuliert). Dadurch entfällt die Hemmung (Inhibition) des Blasenmuskels (Detrusors) bei niedrigen Füllungsvolumina durch höhere Zentren – Frequency (hohe Frequenz des Wasserlassens), Urge (Drangprobleme) und Nykturie (häufiges nächtliches Wasserlassen) können Folge sein (Abb. 11). Die Restitution der Anatomie ist hier Voraussetzung für die Heilung der Symptome.

Da die Vagina als Organ nicht regenerieren kann, führt die sehr großzügige (exzessive) operative Entfernung (Resektion) überschüssiger Vaginalhaut im Rahmen der Deszensuschirurgie zu späten Problemen (Dyspareunie (Schmerzen beim Verkehr), Blasenschwäche), da das Narbengewebe im Alter weiter schrumpft. Elastizität wird aber benötigt, damit die stärkeren Rückwärtsmuskelkräfte die schwächeren Vorwärtsmuskeln nicht dominieren. Dies würde letztlich zu einer Blasenhalsöffnung führen, wenn das Signal zum Schließen kommt. Dies geschieht ebenso, wenn die Scheide bei Deszensusoperationen exzessiv gestreckt wird.

Der Uterus spielt in der Architektur des Beckens die gleiche Rolle wie der Stein am Scheitelpunkt einer Deckengewölbe- oder Kuppelkonstruktion. Als Ansatz der hinteren Bänder und damit der nach unten ziehenden Muskelkräfte kann seine Entfernung zu einer Schwächung der Fixierung und damit zum Deszensus führen. Dies wiederum bedingt Blaseninstabilität, Entleerungsprobleme und Beckenschmerzen. Blasenprobleme treten bei 18% der Patientinnen nach Gebärmutterentfernung auf. Die Integraltheorie lehrt uns auch, mehr Wert auf die Rolle des Bindegewebes zu legen. Die gleichen anatomischen Defekte im Bindegewebe können Deszensus, Harn– und Stuhlinkontinenz hervorrufen, die Reparatur dieser Bindegewebsdefekte kann diese Symptome beheben. Aber: die Kontrollmechanismen der im Becken wirkenden Kräfte funktionieren nicht nach einem linearen Prinzip – daher können die Symptome von Tag zu Tag variieren oder auch auftreten, ohne dass der typische anatomische korrespondierende Defekt vorliegt: selbst ein geringer Deszensus (I.°) kann deutliche Symptome hervorrufen (vgl. auch Abb. 10).

Diese Bindegewebsdefekte, häufig Schwangerschafts– und Geburtsfolge, treten vor allem an vier verschiedenen Stellen (Prädilektionsstellen) besonders gerne auf:

1. Suburethrale Hängematte (Scheidenanteil unter der Harnröhre) und Ligg. pubourethralia (Bänder vom Schambein zur Harnröhre – Abb. 6)
2. Zystozele und Defekt im Bereich des Arcus tendineus fasciae pelvis (s. Abb. 1)
3. Uterus-/Scheidengrundsenkung und Enterozele
4. Rektozele und Mukosaprolaps des Rektum (Vorfall der Enddarmschleimhaut).

3.1 Praktische Bedeutung

1.) Senkungsserkrankungen sind Brüche (Hernien) und werden analog zu den Prinzipien moderner chirurgischer Hernienversorgung operativ behandelt – nämlich spannungsfrei (und netzunterstützt).

2.) Defekte Bänder können nicht repariert werden. Wir müssen neue Bandstrukturen formen, indem wir den Körper anregen, um Matrixgewebe aus Kunststoff oder anderen Materialien (z.B. früher verwendete Schweinekollagenmatrix) neue Bänder zu formen.

Daraus ergibt sich für das praktische Vorgehen (nach Prof. Petros):

- Scheidenvorfall und das (ringförmige) Einstülpen der Schleimhaut des Enddarmes (koloproktologisch: Intussuszeption) sind analoge Vorgänge. Auch in der urogynäkologischen Chirurgie müssen wir die Seitenwände der Scheide neu fixieren, um ein weiteres Prolabieren zu verhindern (aktiv durch Nähte = sog. vaginale laterale Vaginopexie, ATOM-OP oder OP nach Richardson); (passiv durch Fixierung nach Implantateinbringung = Scheidenhinterwandkorrektur (posterior repair) mit z.B. Seramesh® oder Einbringen eines sog. post. SerATOM®).

- Defekte Bänder werden durch Implantate (sog. monofile makroporöse Prolene-Implantate) ersetzt (TVT® (Pubo-urethralligament = PUL)), Serasis® (PUL, Sakrouterinligamente (SUL)), Serasis-TO® (Hängematte und Anbindung an PCM(A))

- Postoperativer Schmerz kann dadurch vermieden werden, dass man die somatisch innervierten Areale nicht tangiert. Die Scheide selbst hat, wie der Darm, eine viszerale Innervation und reagiert daher nur auf Kompression (ausgedehnte Gewebsentfernung!), nicht aber auf Schneiden und Nähen.

- Postoperative Harnverhaltung resultiert unter anderem aus zu straffen Nähten (s. oben) im Bereich des Blasenhalses. Diese verhindern das Öffnen des Blasenhalses zur Miktionseinleitung (typische "Komplikation" der klassischen OP nach Burch). Das Wiedererlangen der Miktionsfähigkeit hängt von der Lockerung durch Belastung ab, diese wird aber nie wieder völlig erreicht (Narbengewebe). Auch starkes Straffen der vorderen Scheidenwand, Entfernung des hinteren Antagonisten zu intakten vorderen Kräften (Bänder/Muskeln) kann dies bewirken.

- Physiotherapie wirkt über eine belastungsinduzierte Stärkung der Muskulatur und der ligamentären Ansätze der Muskeln. Sie stellt die Voraussetzung für die operative Therapie dar. Wir werden später erörtern, warum die sog. EEMA-Stromtherapie hier ganz besonders günstig (den Muskelaufbau fördernd) zum Einsatz kommt.

Das bedeutet: **es gibt keine [nicht die eine] „Standard-Operation"** nach dem althergebrachten Muster Stressinkontinenz ⇨ vaginale Hysterektomie mit Plastiken.
Die Defekte müssen erkannt, beschrieben und behoben werden.
Hierbei muss berücksichtigt werden, dass eine Korrektur an einer Stelle Auswirkungen auf das ganze System hat. Der Operateur muss sich während des Eingriffes immer wieder fragen, welche Auswirkung sein aktuelles Tun auf die Funktion des Systems haben wird. Das bedeutet auch, dass es gelegentlich erforderlich ist eine Sanierung in zwei oder drei Schritten mit einer ausreichenden Pause zwischen den Eingriffen durchzuführen, um dem Gewebe Zeit zu geben, sich zu erholen. Dann erst kann die Funktion eingeschätzt werden und die persistierenden Störungen können adäquat angegangen werden.

Abb. 10: Defekte und die möglicherweise daraus resultierenden Funktionsstörungen

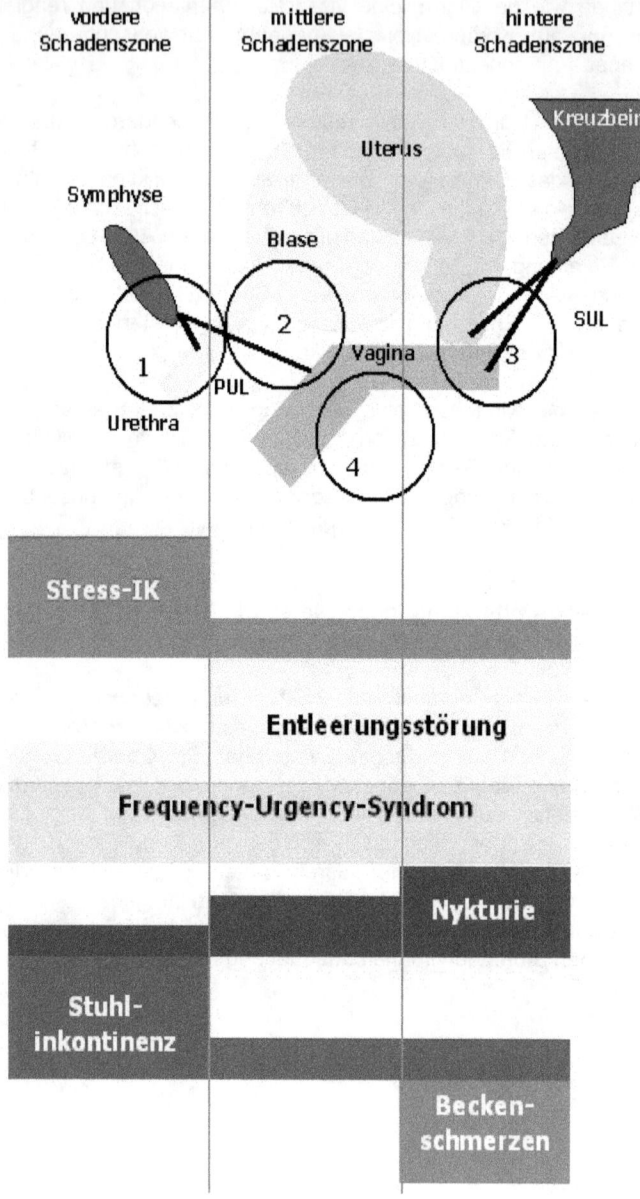

DI = ein Kampf zwischen Öffnungs- (Ö) und Verschluss- (S) reflexen

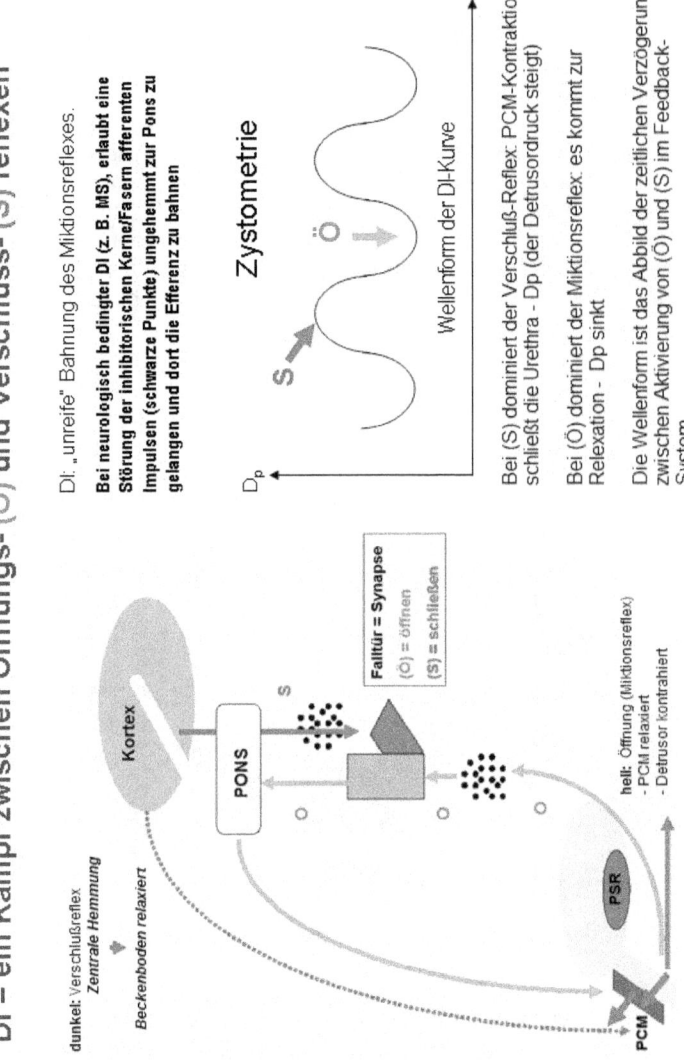

dunkel: Verschlußreflex
Zentrale Hemmung

Beckenboden relaxiert

Kortex

PONS

S

Falltür = Synapse
(Ö) = öffnen
(S) = schließen

hell: Öffnung (Miktionsreflex)
- PCM relaxiert
- Detrusor kontrahiert

PSR

PCM

DI: „unreife" Bahnung des Miktionsreflexes.

Bei neurologisch bedingter DI (z. B. MS), erlaubt eine Störung der inhibitorischen Kerne/Fasern afferenten Impulsen (schwarze Punkte) ungehemmt zur Pons zu gelangen und dort die Efferenz zu bahnen

Zystometrie

D_p

S

Ö

t

Wellenform der DI-Kurve

Bei (S) dominiert der Verschluß-Reflex: PCM-Kontraktion schließt die Urethra - Dp (der Detrusordruck steigt)

Bei (Ö) dominiert der Miktionsreflex: es kommt zur Relaxation - Dp sinkt

Die Wellenform ist das Abbild der zeitlichen Verzögerung zwischen Aktivierung von (Ö) und (S) im Feedback-System

Abb. 11: Ein anatomischer Erklärungsversuch zur Entstehung der Detrusorinstabilität (DI)

3.2 Überlegungen zur Biomechanik der Scheide (Abb. 12)

Betrachtet man zum Beispiel die Biomechanik der dynamischen Scheidenaufhängung stellt man fest, dass ein Winkel von über 45° gegenüber der Horizontalen (wie er bei der sog. Promontorio[sakro]pexie oder bei einer sog. Faszienzügelfixation nach Williams-Richardson erzielt wird) dazu führt, dass die nach hinten (Levatorplatte=LP) und nach unten (longitudinaler analer Muskel =LMA) gerichteten Kräfte die Scheide nicht strecken, komprimieren oder angulieren können, so dass diese Kräfte plus der abdominale Druck (AP) direkt auf die vordere, mittlere, hintere oder obere Scheide wirken und so eine (erneute) Herniation (oft dann als Rezidiv-Deszensus [wieder/erneut aufgetretene Senkung] beschrieben) begünstigen/bewirken.

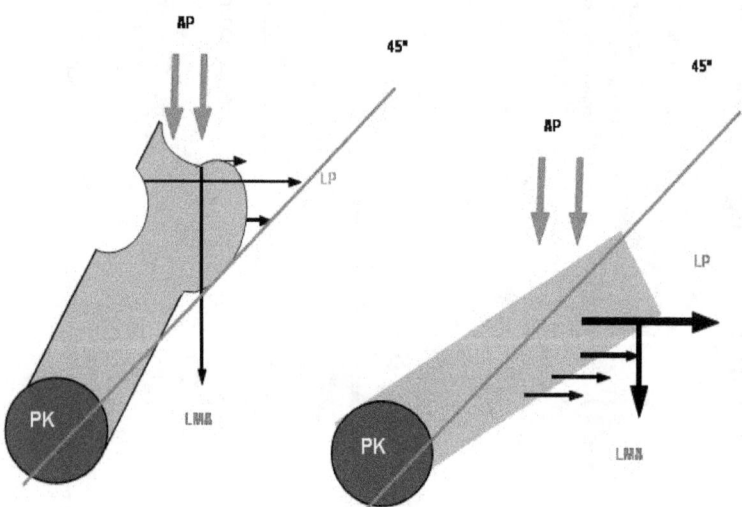

Abb. 12: zur Biomechanik der Scheide (Erläuterung im Text)

Je weiter der Winkel unter 45° gegen Null geht, umso intensiver wirken die nach hinten gerichteten die am Perinealkeil fixierte Scheide streckenden den Kräfte und umso intensiver ist der Verschluss des Scheidenrohres.

Das bedeutet, dass die Ansätze der Muskeln (LP und LMA) sowie die die Muskulatur mit der Scheide verbindende Faszie verstärkt werden müssen, um die Funktion der Muskeln zu verbessern. Die LP wirkt gegen den Perinealkeil (PK), LMA gegen die Sakrouterinligamente. Im Falle einer fortgeschrittenen Senkung müsste die Scheide dann auch wieder an ihrer Faszie befestigt werden.

Biomechanische Analogie (Abb. 13): Dünne Bretter, die eine große Strecke überspannen benötigen Verstärkung (die Scheide muss unterlegt werden durch Faszie/Fremdgewebe). Das Endprodukt muss Stürmen (Muskelkräften beim Husten, Belasten) standhalten, darum muss ein vernünftiges Fundament (Wundheilung) gelegt werden. Die Bolzen (Nähte) dürfen nicht zu groß oder zu fest sein, da sie das Material sonst strukturell schädigen (Gewebsnekrose). Verziehen der Strukturgeometrie belastet andere Stellen (unvorhergesehener Weise). Es kommt zu Schäden (Schmerz, Bruchbildung) [bei Operationen nach Burch oder Amreich]. Kein Ingenieur würde [aus statischen Gründen] den mittleren Teil der Plattform in Richtung einer Pfeilerspitze (Burch) oder zu einer Seite (Amreich/Richter) hin verlagern.

Abb. 13: Biomechanische Analogie zur Integraltheorie

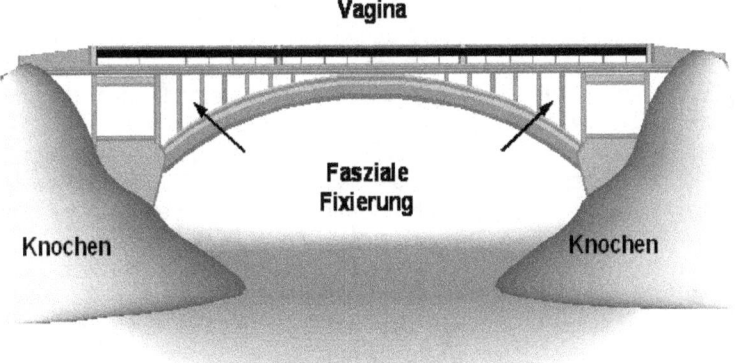

Diese Erkenntnisse legen die generelle Strategie für das operative Konzept fest:

▶ Eine komplette Gebärmutterentfernung (totale Hysterektomie, früher gerne als „Totaloperation" bezeichnet) nur mit spezieller Indikation, der Erhalt des Gebärmutterhalses sollte in jedem Fall favorisiert werden, wenn dies medizinisch vertretbar ist

▶ Bei einer Hysterektomie überlegen, ob es als sinnvoll erscheint, die Mutterband- (Rotunda–) und seitlichen Beckenbindegewebs-(Cardinalia-) Stümpfe in der Mittellinie zu verbinden bzw. am erhaltenen Gebärmutterhals zu fixieren und ob diese Maßnahme (möglicherweise schon) ausreichend ist

▶ Bei gleichzeitiger relevanter Gebärmuttersenkung ist der Ersatz der Sakrouterinligamente durch eine sog. „infracoccygeale Sakropexie mit monofilem hülsenfreien Band" (Serapren®) oder bei zu langer Scheide eine bilaterale Vaginaefixatio sacrotuberalis mit geflochtenem nicht-resorbierbaren Fadenmaterial (z.b. Sulene®) **evtl.** eine Option, immer abhängig vom Gesamtzustand des Beckenbodens, den Belastungsanforderungen, den individuellen Vorgaben durch die Patientin (Gewicht, Beruf, Sport,...) und evtl. auch fokaler bestehender Schmerzpunkte oder Punkte gesteigerter Sensibilität im Zusammenhang mit der Vorbeugung postoperativer Schmerzzustände, u. U. auch beim Geschlechtsverkehr. Alternative: die abdominale Sakrokolpopexie.

▶ Die operative Korrektur beginnt in der Regel hinten (posteriores Kompartiment)

▶ Sie umfasst in der Regel **nicht** deszensus– und inkontinenzchirurgische Maßnahmen in einer Sitzung – der Übersicht der Symptomatik wegen und weil nur in einem gewissen Prozentsatz der Fälle eine die Harnröhrenkontinenz wiederherstellende Maßnahme erforderlich wird

▶ **3-4 Monate** Heilungszeit sollte man einkalkulieren, bevor der nächste operative Schritt erfolgen kann (in vielen Fällen dann die zweizeitige Implantation eines mitturethralen spannungsfreien Scheidenbandes [sog. „TVT"-OP]).

▶ keine (überschießende) Resektion von „überschüssigem" Gewebe – evtl. Breite in Länge umwandeln und eventuell mit deepithelialisierten Brücken aus Scheidenhautlappen versuchen, die Scheidenwand zu stabilisieren, wenn wirklich **massiver** Gewebsüberschuss besteht (ist sehr selten der Fall)

▶ bei Enterozelen-OP Raffung und Verstärkung des Peritoneum [unter Einbeziehung des wahrscheinlich ohnehin eingebrachten Implantats]

- fehlt eigenes qualitativ ausreichendes Gewebe, wird dies durch Implantate ersetzt, bei der posterioren Korrektur wird ggf. zuerst das Bindegewebe um den Enddarm gerafft, dann das Implantat eingelegt
- im Rezidivfall oder bei fehlendem Eigengewebe/schlechter Gewebsqualität und großem Defekt bzw. kranialer Lokalisation des Defektes in jedem Fall Verwendung von Implantatmaterial, auch in der Primärsituation (Erstoperation) empfehlenswert
- Tamponade und Dauerkatheter der Blase für 24 - 48 Stunden, in Fällen ausgedehnterer Eingriffe am Beckenboden ist es sinnvoll, während der Operation einen Katheter über die Bauchdecke in die Blase einzulegen, sog. suprapubische Zystostomie oder suprapubischer Katheter (kurz: SPK), über den dann nach einigen Tagen ein sog. Blasentraining erfolgen kann. Im Prinzip handelt es sich hier um eine über den SPK leicht durchführbare Kontrolle der restharnfreien Spontanentleerung der Harnblase.
- Estriol prä– und postoperativ (oft auch als Dauertherapie sinnvoll/nötig)
- falls möglich keine Nähte im Bereich des somatisch innervierten Areals (Damm)

4 Scheidensenkung – Descensus vaginae (vaginalis)

In diesem vierten Kapitel erfahren Sie etwas über die unterschiedlichen Arten der Scheidensenkung. Sie lernen die verwendete Terminologie kennen und Sie erfahren etwas über die Bedeutung der Senkungszustände für den Beckenboden .

4.1 Die Senkung der vorderen Scheidenwand (Abb. 14) („Blasensenkung") [lat.: Descensus vaginae anterior]

Einer der häufigsten und offensichtlichsten Defekte, dem wir begegnen, ist der sog. Descensus vaginae anterior, die Senkung der Scheidenvorderwand, im Volksmund oft als „Blasensenkung" bezeichnet, was, wie Sie sehen werden, nicht immer ganz korrekt ist.

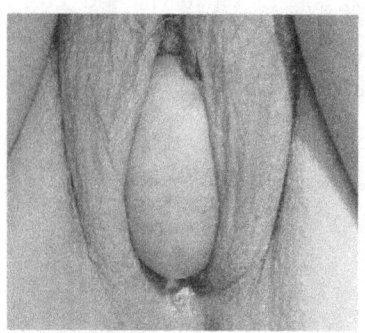
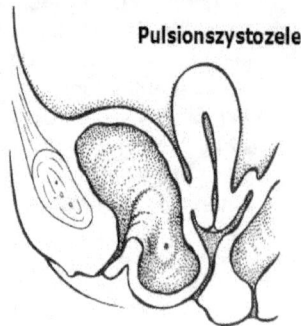

Pulsionszystozele

Traktionszystozele

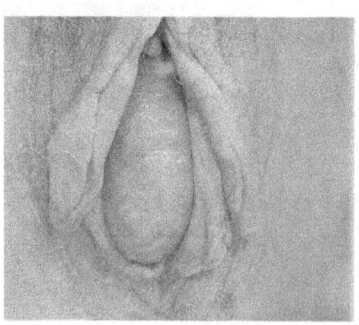
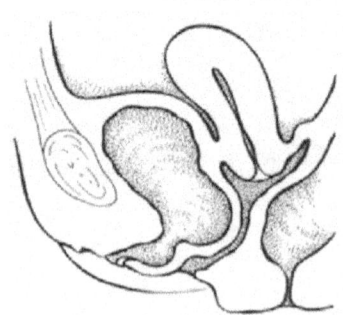

Abb. 14: Pulsions- und Traktionszystozele

Aus therapeutischen Überlegungen heraus muss zwischen dem Mittellinien- oder medianen Defekt (der sog. Riss- oder Pulsions[zysto]zele) und dem seitlichen oder lateralen Defekt (der sog. Überdehnungs- oder Traktions-[zysto]zele), der ein- oder beidseitig auftreten kann, unterschieden werden (Abb. 14).

Während es sich bei der Pulsionszystozele um einen Defekt in der zwischen Blase und Scheide gelegenen Bindegewebsschicht in der Mittellinie handelt, fehlt der Scheide bei der Traktionszele die laterale Aufhängung im Bereich des Arcus tendineus fasciae pelvis (vgl. Abb. 1 und 4).

Bei der nicht-voroperierten Scheide erkennt man den medianen Defekt durch die über der sich vorwölbenden Scheidenwand verstrichenen quer verlaufenden Scheidenhautfalten (Rugae vaginales) bei erhaltenen seitlichen Scheidengruben (die die Grenze zwischen Vorder- und Seitenwänden ausbilden, den sog. Sulci laterales).
Der laterale Defekt ist hingegen gekennzeichnet durch ganz oder teilweise verstrichene seitlichen Gruben bei über dem sich vorwölbenden Anteil der Scheidenwand erhaltenen Falten (Abb. 14).
Behandelt man diesen medianen Defekt – der ja eine echte Hernie im Bindegewebe zwischen Blase und Scheide darstellt – im Sinne eines Lateraldefektes, erweitert man die Bruchpforte. Umgekehrt führt eine Raffung des (intakten) Bindegewebes unter der Blase zu einer Traktion auf die seitliche Fixierung. Der Defekt nimmt hier zu, es findet keine kausale Therapie statt.

4.2 Die Senkung der Scheidenhinterwand (Abb. 15) („Darmsenkung") [lat.: Descensus vaginae posterior]

Bei der Rektozele (Abb. 15) kommt es zu einem Vorfallen (verschiedenen Ausmaßes) der Scheidenhinterwand mit der darunter gelegenen Enddarmampulle (Ampulla recti). Der Defekt in der Bindegewebslamelle zwischen Scheide und Darm (der sog. „Lamina rectovaginalis") kann auch hier in der Mittellinie oder seitlich gelegen sein. Eine dritte Möglichkeit ist der quer verlaufende Defekt oberhalb des Dammes. Die Ausdehnung des Rektums in die benachbarte Scheide führt zu einem Eintrocknen des angesammelten Stuhls. Häufig resultieren daraus Entleerungsprobleme des Enddarms, der Stuhl „will" nicht austreten, sondern drückt eher in Richtung Scheide. Nachhelfen mit Gegendruck (Finger in der Scheide/auf dem Damm) ist oft hilfreich. Da die Bindegewebsschicht im Bereich zwischen Scheid und Enddarm ohnehin sehr dünn und kaum tragfähig ist und die Fixierung des narbigen Gewebes große Schwierigkeiten macht, ist man in der operativen Sanierung auf alternative Verstärkungsmethoden angewiesen. Die auf Eigengewebsverwendung basierende OP-Technik (sog. autologe Rekonstruktion) verwendet hierzu zum Beispiel den Levatormuskel.

Menge und Qualität des Bindegewebes lassen dessen „Raffung" in der Regel gar nicht zu, es gilt auch hier, dass Raffung in der Mittellinie zu einer Schwächung lateral führt.

Eine Unterpolsterung der Scheidenhinterwand durch in der Mittellinie zusammengeraffter Levatormuskulatur zwischen Scheide und Rektum ist unphysiologisch (unnatürlich). Das Verziehen des Muskels führt neben dessen Muskelzelluntergang (= Atrophie) je nach Höhe der Vereinigung zu Störungen/Schmerzen beim Geschlechtsverkehr und unter Umständen zu einer Störung des Ablaufs der Darmentleerung. Sie kann zudem einen nachteiligen Effekt auf die Harnabdichtung haben.

Ein „Sonderfall" der Scheidenwandsenkung durch Absenken des Bauchfellsackes ist die sog. Enterozele.
Die Enterozele (Abb. 15) ist ein Vorfall des Peritonealsackes in die Bruchpforte. Dieser Vorfall kann hinten und über der Rektozele gelegen sein oder aber auch durch Überdehnung der vorderen Scheidenwand bei relativ gut fixiertem Scheidengrund (nach Kaiserschnitt oder Gebärmutterentfernung zum Beispiel) vorn als „Zystozele" imponieren.

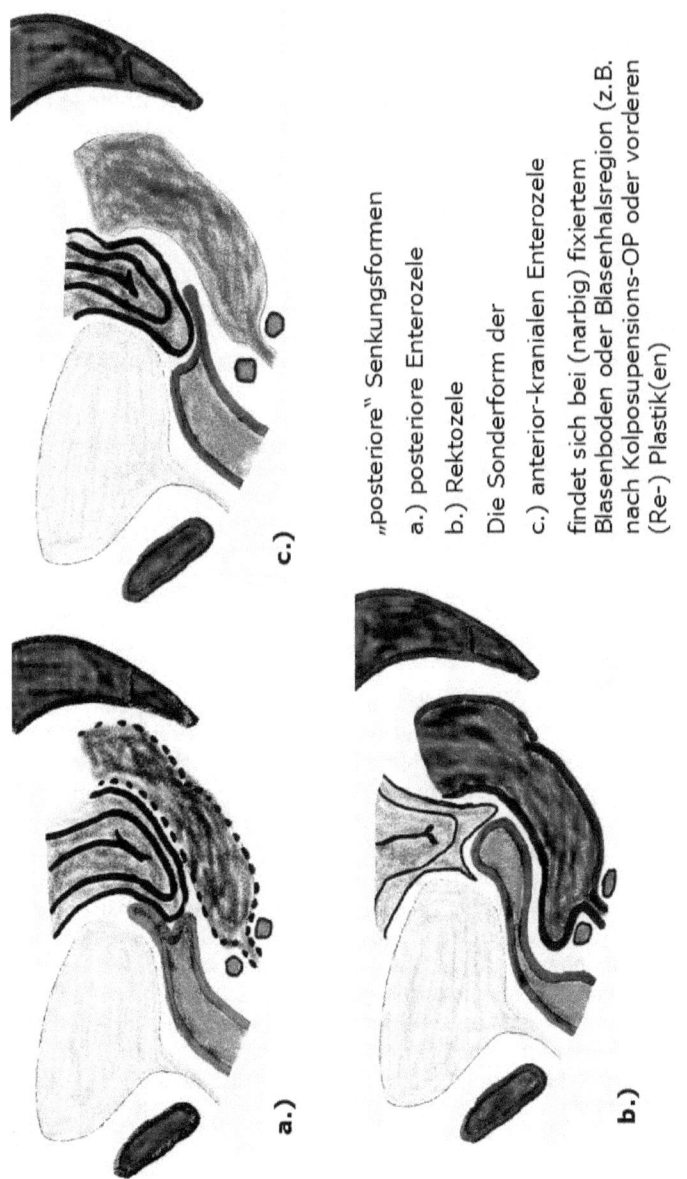

„posteriore" Senkungsformen

a.) posteriore Enterozele

b.) Rektozele

Die Sonderform der

c.) anterior-kranialen Enterozele

findet sich bei (narbig) fixiertem
Blasenboden oder Blasenhalsregion (z.B.
nach Kolposupensions-OP oder vorderen
(Re-) Plastik(en)

Abb. 15: Die Formen der „hinteren" Scheidensenkung und die
Enterozele

Klarheit bringt in diesen Fällen häufig erst die bildgebende Diagnostik (Ultraschall, vom Damm aus durchgeführt = Perinealsonographie). Behinderungen der oberen Darmpassage (Dünndarm und obere Anteile des Dickdarms) sind aufgrund der Größe der Bruchpforte eher selten, allerdings kann bei der gynäkologischen Untersuchung bisweilen die Darmbewegungen (Peristaltik) hinter der Vaginalhaut wahrgenommen werden. Sie behindern, wie die Rektozelen (s.o.) auch, vorwiegend durch die Vorfallstendenz und damit das Scheuern der Scheidenhaut durch den Vorfall mit Wundsein und Schmerzen.

Besteht eine offensichtliche Diskrepanz zwischen dem Bild, das sich bei der Untersuchung präsentiert und der Symptomatik – hier: Darmentleerungsstörung, so ist eine genauere Abklärung (definitiv aber vor einer geplanten OP) notwendig:

• Darmspiegelung (Koloskopie)
• Defäkographie   (Durchleuchtungsuntersuchung   während   der Darmentleerung)
  oder
• dynamisches Kernspintomogramm (MRT) des Beckenbodens
• evtl. Darmpassagezeit
• ggf. Kolon-Doppelkontrasteinlauf (auch ein Röntgenverfahren)
• proktologisch(-neurologische)   Untersuchung   (durch   Enddarm-spezialisten [Proktologen] und/oder Neurologen.

Die Stabilisierung des hinteren Scheidenanteils kann nach einer Operation (mit oder ohne Netzimplantation) zu Entleerungs- und Stuhlhalteproblemen und Stuhldrangsymptomen führen, infolge der Verkleinerung des vorbestehenden Reservoirs im Enddarm oberhalb des Schließmuskels oder wenn z. B. der Bauchfellbruchsack mit den enthaltenen Darmanteilen auf der Enddarmvorderwand fixiert unter dem hinteren Netzimplantat dann „eingeklemmt" ist und die jeweilige Füllung   des   Darmanteils   die   Ausdehnung   und   Funktion   des Nachbarabschnittes behindert (am stärksten Symptom behaftet: gefüllter Dünndarm lässt Stuhl im Rektum nicht nach unten transportieren, es kommt zur mehrfachen Entleerung kleiner Portionen Stuhls, vor allem nach Lagewechsel, weil durch das Herausgleiten des Dünndarms aus dem Bruchsack beim Lagewechsel dann Stuhl aus dem oberen (sakralen) ins untere (ampulläre) Rektum nachrutschen kann) (siehe auch „Defäkationszyklus" und das Kapitel über koloproktologische Funktionsstörungen [17]).

4.3 Die Senkung der Gebärmutter (Descensus uteri) oder des Scheidengrundes nach Gebärmutterentfernung (Descensus apicis vaginae) (Abb. 16)

Die Gebärmutter ist im Becken in einem Geflecht von Gewebsverstärkungen verankert, die bisweilen noch/auch als „Ligamente" (Bänder) bezeichnet werden, obwohl sie im feingeweblichen Sinn nicht in allen Kriterien einem „echten" Band entsprechen (was aber für sie klinische Anwendung eher akademisch ist).

Die Bänder sind
• das Ligamentum pubocervicale (vom Schambein zum Gebärmutterhals [=Zervix])
• das Ligamentum vesicouterinum (Blasenpfeiler)
• das Ligamentum cardinale (das „breite" Mutterband vom Gebärmutterhals zum seitlichen Beckenbindegewebe – führt sie Gefäße an die Gebärmutter heran)
• das Ligamentum sacrouterinum (von der Zervixhinterwand zum Kreuzbein [=Sakrum])
• das Lig. rotundum (rundes Mutterband – vom Gebärmutterkörper seitlich oben durch die Leisten in die Schamlippen).

Bei der Senkung sind diese Bänder mehr oder weniger gelockert, überdehnt, ganz selten gerissen. Das Ausmaß der Senkung hängt aber vom Begleitschaden im Bereich des Beckenbindegewebes bzw. der Fixierung der Scheide in ihrer seitlichen Umgebung ab. Je tiefer die Gebärmutter nach unten tritt, desto ausgedehnter muss auch der seitliche Fixierungsdefekt der Scheiden wände sein, der der Gebärmutter diese Mobilitätssteigerung gestattet.

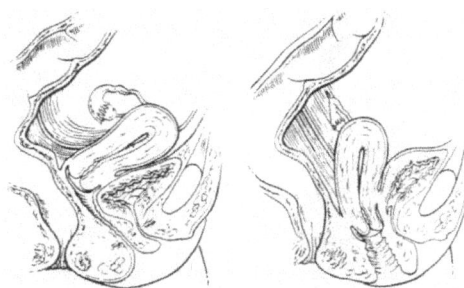

Abb. 16: Descensus uteri,
hier Grad I

4.4 Pathophysiologie – die damit verbundenen Funktionsstörungen

Senkungsleiden entstehen durch ligamentäre und/oder muskuläre Defekte im Beckenboden. Entsprechend der verschiedenen Mechanismen der Stabilisierung der Lage der Organe im Becken durch
- muskuläre Kontraktion (Abb. 17)
- ligamentäre Fixierung (Abb. 18) und
- einem Klappenventilmechanismus auf der Levatorplatte (Abb. 19)

Abb. 17: Stabilisierung der Lage der Beckenorgane durch Kontraktion der Beckenbodenmuskulatur

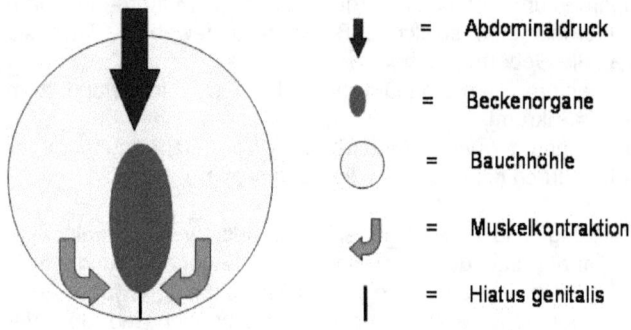

$\downarrow$ = Abdominaldruck

● = Beckenorgane

○ = Bauchhöhle

↲ = Muskelkontraktion

| = Hiatus genitalis

Abb. 18: Stabilisierung mit Hilfe von Ligamenten

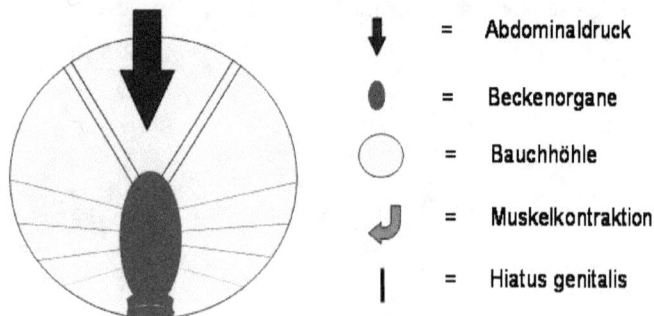

$\downarrow$ = Abdominaldruck

● = Beckenorgane

○ = Bauchhöhle

↲ = Muskelkontraktion

| = Hiatus genitalis

Abb. 19: Stabilisierung der Lage durch den Levator

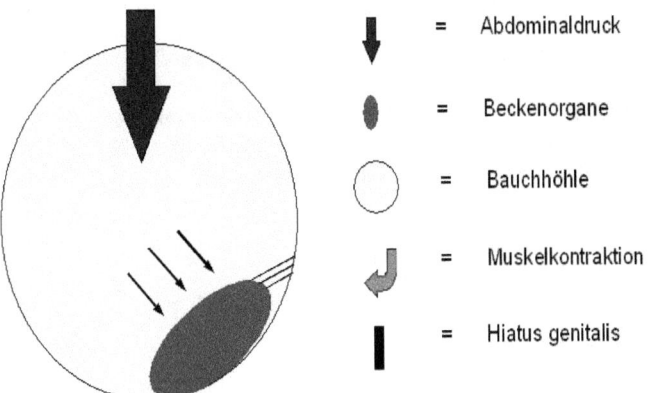

= Abdominaldruck

= Beckenorgane

= Bauchhöhle

= Muskelkontraktion

= Hiatus genitalis

Man unterscheidet dabei bei den unterschiedlichen Senkungszuständen auch unterschiedliche Fixierungsdefekte/-defizite (Tabelle 1):

Ebene	Art der Fixierung	Anatomische Struktur	Defekt führt zu...
Level I	Aufhängung	Parametrium und Parakolpium	Prolaps
Level II	Anbindung	Fixierung der Scheide am Arcus tendineus fasciae pelvis (Fasciae pubocervicalis und rectovaginalis)	(Traktions-) Zystozele
Level III	Aufspannung	Direkte Fixierung der Scheide an den umgebenden Strukturen ohne „Paragewebe" durch Ligamente	Inkontinenz

Entscheidend für die Entwicklung eines Descensus ist der Druck, der auf den Beckenboden einwirkt. Ungünstig wirken sich also zusätzliche, mit intraabdomineller Druckerhöhung einhergehende Erkrankungen aus (z.B. chronisch-obstruktive Lungenerkrankungen/Asthma). Die negativen Auswirkungen der Adipositas sind nicht Folge der Masse, da der Druck, den eine Flüssigkeitssäule auf jeden Quadratzentimeter seiner Unterlage ausübt allein von der Höhe der Säule und nicht von ihrem Durchmesser abhängig ist (Abb. 20a).

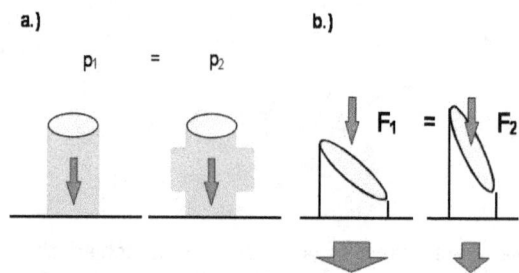

Abb. 20 a und b:
Druckentwicklung
In Zylindern

Doch führt die Adipositas zu einer Veränderung in der Beckenneigungsachse. Damit wird die Fläche, auf die der Druck wirken kann größer und damit wird die Belastung stärker (Abb. 20b) (vgl. auch Kapitel 19).

Intakte Beckenbodenstrukturen haben neben der morphologischen auch die neuromuskuläre Integrität zur Voraussetzung. Eine muskuläre Funktionsstörung kann hierbei durch direkte Schädigung des Muskels hervorgerufen werden. Sicherlich bedeutsamer sind die neurogenen Funktionsstörungen durch Innervationsstörung. Eine solche muskuläre Funktionsstörung bedingt, durch Dauerbelastung der Ligamente, ebenfalls eine Absenkung der Organe des Beckenbodens, die dann oftmals einhergeht mit einer schüsselförmigen Absenkung der Muskulatur (Levator), genannt Descensus perinei (Abb. 21).
Diese Funktionsstörung schließt, unter besonderer Berücksichtigung der Integritätstheorie Ulmstens und der Hängemattentheorie DeLanceys, die sekundäre Entstehung der Inkontinenz in Form von Belastungs– und Dranginkontinenz ein. Der dargestellte Zusammenhang ist gleichzeitig die theoretische Basis für die physiotherapeutische Behandlung des weiblichen Beckenbodens. Diese kann konventionell oder aber elektrotherapeutisch unter Einbeziehung des Biofeedback erfolgen.

Er ergibt den Hintergrund für eine moderne Pessartherapie. Sie ist bereits zu einem Zeitpunkt indiziert, wo die Elastizität des Gewebes eine gewisse Rückbildung der manifestierten (ligamentären) Überdehnung erwarten lässt, nämlich postpartal.

Abb. 21: Die Kontraktion des M. levator ani hält die Genitalorgane über der Beckenbodenebene. Die Erschlaffung dieser Muskelplatte führt zu einer pathologischen Einwirkung des Bauchraumbinnendruckes auf diese, so das es das innere Genitale nach unten und außen drängt.

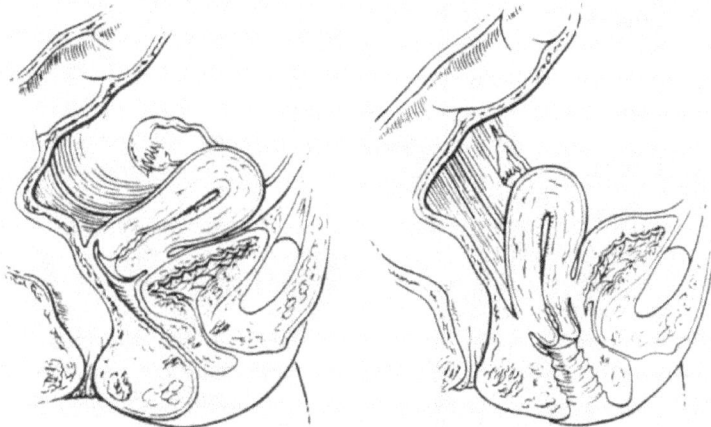

Vor allem die bindegewebigen Defekte der Level 1 und 2 (Tab. 1) sind es, mit denen wir uns im folgenden beschäftigen werden.

Muskuläre Funktionsstörungen des Beckenbodens durch direkte muskuläre oder indirekte neurogenen Schädigung sind im Rahmen der Entstehung des Senkungsleidens sicherlich bedeutsam, einer chirurgischen Intervention aber nur in geringem Umfang zugänglich, z. B. durch Ersatz muskulärer Strukturen durch alternative Materialien (Naht, Implantate).
(Neuro-)muskuläre Störungen führen zu einer unphysiologischen Belastung der Faszien und Ligamente und damit zu deren sekundärer Schädigung im Sinne einer Überdehnung. Hieraus resultieren Lageveränderung und Funktionsstörung.
Es sind vor allem die ligamentären, bindegewebigen Defekte, die der chirurgischen Therapie zugänglich sind.

4.5 Pathomorphologie (anatomische Veränderungen) unter senkungschirurgischen Aspekten

Betrachtet man die bindegewebigen Strukturen im Becken, so unterscheidet man bei der als Einheit funktionierenden endopelvinen Faszie folgende anatomische Strukturen (Abb. 22):

vorn:
-die Ligamenta pubourethralia
-die pubozervikale Faszie (Halban) (Lamina pubocervicalis fasciae endopelvinae)
-die Blasenpfeiler

hinten:
-die Ligamenta sacrouterina
-die Ligamenta cardinalia
-die rectovaginale Faszie (Denonvilliers) (Lamina rectovaginalis fasciae endopelvinae)

sowie damit in Zusammenhang stehend
-das Centrum tendineum perinei, dessen Bindegewebskern eine Aponeurose der beiden Hälften der Mm. transversus perinei und der Mm. bulbocavernosi darstellt. Verstärkt durch die Fortsetzung der Lamina rectovaginalis der endopelvinen Faszie, die das Genitale vom Anorektum trennt, führt eine Schwächung der abschließenden Querverspannung des Beckenbodens zu einer erheblichen Beeinträchtigung der Stabilität von Blase, Enddarm, Uterus und Perineum. Die Störungen im Bereich der endopelvinen Faszie und der an der Fixierung der Beckenorgane beteiligten ligamentären Strukturen sind mannigfaltig, auch was deren unterschiedliche Kombinationen angeht. Die vorgestellte Betrachtungsweise verdeutlicht allerdings gut, dass es sich bei den faszialen Defekten im Bereich des Beckenbodens um zu den Bauchdeckenfasziendefekten in Analogie stehenden morphologischen Störungen handelt. Mit andern Worten: wir müssen das weibliche Senkungsleiden morphologisch und funktionell als Hernie begreifen und auch als solche behandeln. Einer der häufigsten und offensichtlichsten Defekte dem wir klinisch begegnen ist der Deszensus vaginae anterior.

Aus therapeutischen Überlegungen heraus muss zwischen dem medianen Defekt (Pulsionszele) und dem lateralen Defekt (Traktionszele) (Abb. 23), der ein– oder beidseitig auftreten kann (vgl. Abb. 24), unterschieden werden.

Während es sich bei der Pulsionszystozele um einen Defekt in der zwischen Blase und Scheide gelegenen Bindegewebsschicht in der Mittellinie handelt, fehlt der Scheide bei der Traktionszele die laterale Aufhängung im Bereich des Arcus tendineus fasciae pelvis (Abb. 22).

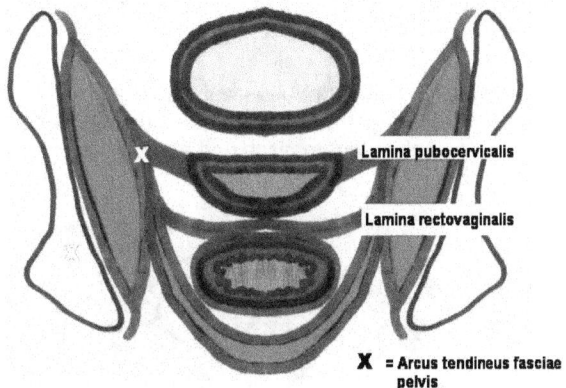

Lamina pubocervicalis

Lamina rectovaginalis

X = Arcus tendineus fasciae
pelvis

Abb. 22: Die Blätter der endopelvinen Faszie

Bei der nicht voroperierten Scheide erkennt man den medianen Defekt durch die über der sich vorwölbenden Scheidenwand verstrichenen Rugae* vaginales bei erhaltenen Sulci laterales (Abb.23 rechts).

Abb. 23: Pulsionszele
(rechts) und Traktions-
zele (links) bei
Descensus vaginae anterior

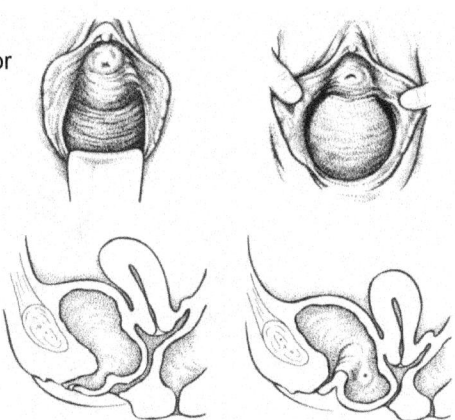

*Rugae: das sind die Querfältelungen in der Oberfläche der Scheidenhaut, die zur Oberflächenvergrößerung und zur Verbesserung der Koaptation (dichtes Aneinanderfügen) der Scheidenwände dienen

Der laterale Defekt ist hingegen gekennzeichnet durch ganz oder teilweise verstrichene Sulci laterales bei über dem sich vorwölbenden Anteil der Scheidenwand erhaltenen Rugae (Abb. 23 links, Abb. 24).

Abb. 24 a-c : Schema und Ultraschallbild mit und ohne Lateraldefekt

a: normale Anatomie und Sonoanatomie
b: unilateraler Defekt (anatomisch und abdominalsonographisch)
c: bilateraler Defekt (anatomisch und abdominalsonographisch)

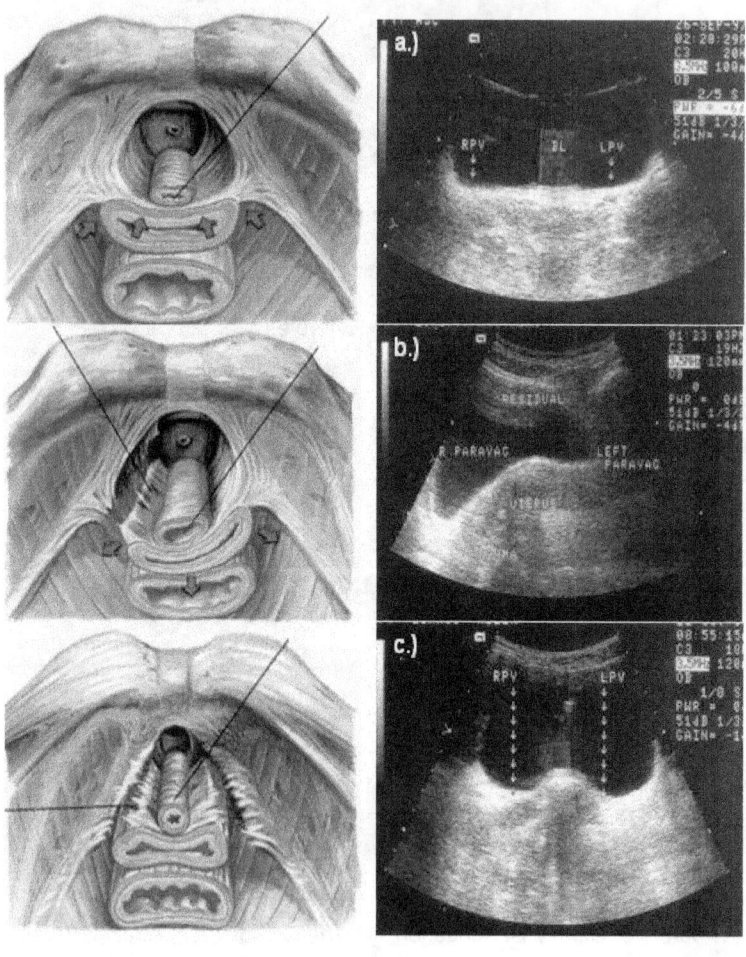

Behandelt man den medianen Defekt – der ja eine echte Hernie im Bindegewebe zwischen Blase und Scheide darstellt – im Sinne eines Lateraldefektes, erweitert man die Bruchpforte. Umgekehrt führt eine Raffung des (intakten) Bindegewebes unter der Blase zu einer Traktion auf die seitliche Fixierung. Der Defekt nimmt hier zu, es findet keine kausale Therapie statt (Abb.25).

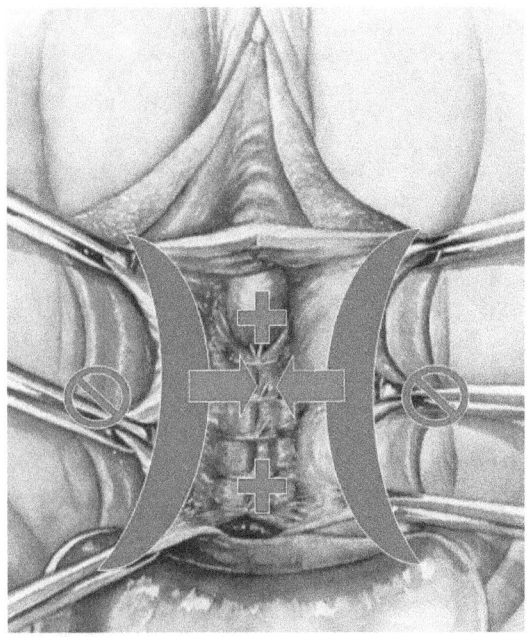

Abb. 25. Effekt der Raffung der endopelvinen Faszie in der Mittellinie bei einem lateralen Defekt

Bei der Rektozele (Abb. 26) kommt es zu einer Protrusion (verschiedenen Ausmaßes) der Scheidenhinterwand mit der darunter gelegenen Rektumampulle. Der Defekt in der Lamina rectovaginalis kann auch hier median oder lateral gelegen sein. Eine dritte Option ist der quer verlaufende Defekt oberhalb des Perinealkeils (Abb. 27).

Die Ausdehnung des Rektums in die benachbarte Scheide führt zu einem Eintrocknen des angesammelten Stuhls. Häufig resultieren Defäkationsprobleme. Da die Bindegewebsschicht im Spatium rectovaginale ohnehin sehr dünn und kaum tragfähig ist und die Fixierung des narbigen Gewebes große Schwierigkeiten macht, ist man in der operativen Sanierung auf alternative Verstärkungsmethoden angewiesen. Die autologe Rekonstruktion verwendet hierzu zum Beispiel den Levatormuskel.

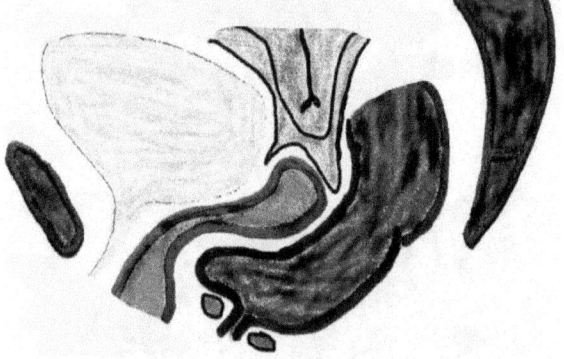

Abb. 26: Rektozele

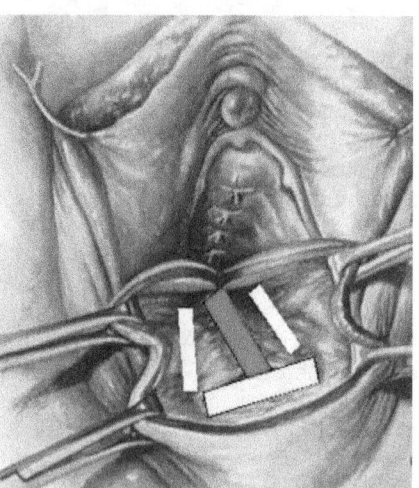

Abb. 27: mögliche Defektlokalisationen im Bereich des rectovaginalen Raumes: dunkelgrau: Mittellinie weiß: Lateraldefekt hellgrau: quer, parallel zum Perinealkeil

Die Enterozele (Abb. 28) ist ein Vorfall des Peritonealsackes in die Bruchpforte. Dieser Vorfall kann hinten über der Rektozele gelegen sein oder aber auch durch Überdehnung der vorderen Scheidenwand bei relativ gut fixiertem Scheidengrund nach Hysterektomie zum Beispiel vorn als Zystozele imponieren (Abb. 28 a). Klarheit bringt in diesen Fällen häufig erst die bildgebende Diagnostik (Perinealsonographie). Behinderungen der Darmpassage sind aufgrund der Größe der Bruchpforte eher selten, allerdings kann bei der gynäkologischen Untersuchung bisweilen die Peristaltik hinter der Vaginalhaut wahrgenommen werden. Sie behindern, wie die Rektozelen auch, vorwiegend durch die Vorfallstendenz und damit das Scheuern der Scheidenhaut durch den Vorfall mit Wundsein und Schmerzen.

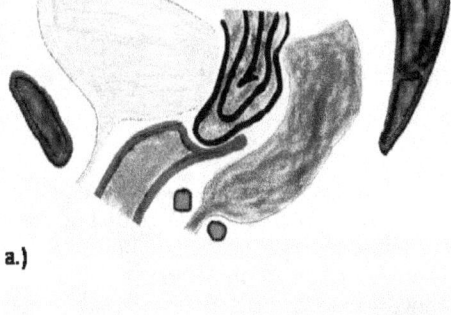

a.)

Abb. 28: Enterozelen-
formen:
a.) sog. anterior-kraniale
Form
b.) (hintere) Enterozele

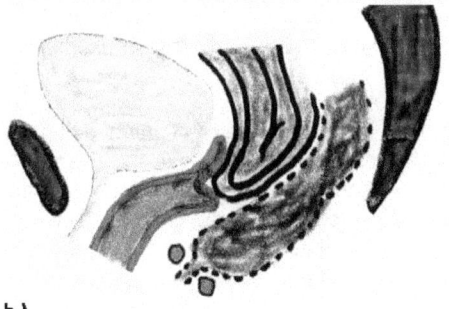

b.)

Menge und Qualität des Bindegewebes lassen dessen „Raffung" in der Regel gar nicht zu, es gilt auch hier, dass Raffung in der Mittellinie zu einer Schwächung lateral führt (Abb. 29).

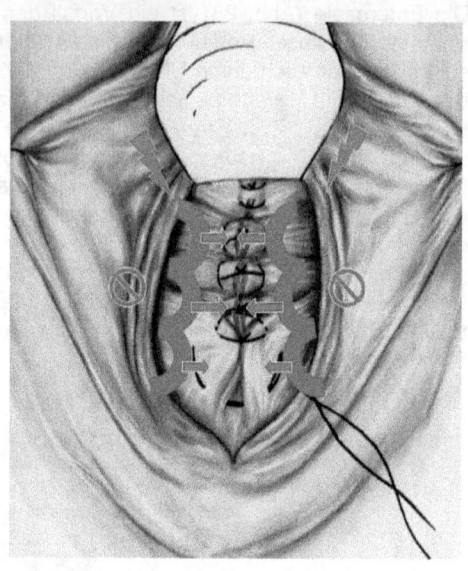

Abb. 29: Der Effekt der Doppelung der endopelvinen Faszie in der Mittellinie auf deren laterale Fixierung oder die Vereinigung der Levatoren in der Mittellinie auf dessen laterale Struktur

Eine Interposition (Dazwischenlagerung/Einklemmung) (von Levatormuskulatur zwischen Scheide und Rektum ist unphysiologisch. Das Verziehen des Levators führt neben dessen Atrophieren (Muskelzelluntergang/-degeneration) je nach Höhe der Medianvereinigung zu Kohabitationsstörungen und unter Umständen zu einer Störung des Ablaufs der Stuhlentleerung. Sie kann zudem einen nachteiligen Effekt auf die Harnkontinenz haben.

Bei den konventionellen, autologen Senkungseingriffen wird körpereigenes, ortsständiges Gewebe benutzt, um die Bindegewebsdefekte zu decken oder zu verschließen bzw. wird ohne oder mit Interposition körpereigenen Gewebes (z.B. Faszienstreifen) eine Lagekorrektur der Scheide vorgenommen. Tabelle 2 stellt die Techniken im Überblick dar:

Deszensus-form	Konventionelle OP-Verfahren	Wirkung
Pulsions-zystozele	Vordere Plastik (vordere Kolporrhaphie)	Bindegewebsdoppelung im Spatium vesicovaginale
Traktions-zystozele	Laterale Vaginopexie nach Richardson	Fixierung der Scheidenfaszie am Arcus tendineus fasciae pelvis durch nicht-resorbierbare Naht
Scheiden-grund-deszensus	vag.: Vaginaefixatio sacrospinalis/-tuberalis abd.: Sakrokolpopexie (früher ferner: Faszienzügel-OP)	Anheftung des Scheidenendes (Zervix?) an den genannten Ligamenten bzw. abdominal am Kreuzbeinlängsband
Rektozele	Hintere Plastik (hintere Kolporrhaphie, Levator-Damm-Plastik)	Doppelung des perirektalen Bindegewebes im Spatium rectovaginale oder mediane Vereinigung der Levatormuskulatur über dem Rektum
Enterozele	Douglasobliteration nach Moscowitz in Kombination mit anderen Verfahren	Verödung des überdehnten Douglasraumes (und Resektion des überschüssigen Bauchfells)

Tabelle 2: Wirkungsweise konventioneller Senkungsoperationen

Die Benutzung von Fremdmaterial führt uns jedoch zu der Frage nach dem „idealen Implantat". An ein solches würden folgende Forderungen zu stellen sein:

-nicht resorbierbar, inert, stabil
-weich, ohne traumatisierende Schnittkanten
-nicht infektiös, zytotoxisch, allergen oder antigen wirksam
-gut zu schneiden, formen und einzunähen
-kein Hervorrufen exzessiver Gewebsreaktionen in der Umgebung und daher ohne nachteiligen Effekt auf Folgeoperationen im gleichen Gebiet
-gute Lagerungsfähigkeit und Verfügbarkeit

Konventionelle OP-Techniken werden der Pathogenese der Störung nicht gerecht. In Analogie zur Operationsstrategie der Abdominalchirurgen bei Bauchwandhernien kann auch im Beckenbodenbereich eine spannungsfreie Reparatur der Defekte durch

- Interposition von körpereigenem, autogenem Material
- Interposition von xenogenem (fremde Art) oder
- Interposition von alloplastischem Material erfolgen.

Dabei unterscheiden sich die Operationstechniken für synthetische oder xenogene Implantate nicht grundsätzlich voneinander.

Ziel dieser Therapiestrategie ist
- bei guter lokaler Verträglichkeit
- die anatomische und vor allem
- die funktionelle Restitution der defekten Beckenbodenstrukturen
zu erzielen.

Dabei soll die postoperative Befindlichkeit der Patientin hinsichtlich

-Schmerz
-Miktion (Blasenfunktion)
-Defäkation (Stuhlfunktion)
-Wundheilung
-Kohabitationsfähigkeit (Fähigkeit Geschlechtsverkehr zu haben)
-der Haltbarkeit des Ergebnisses

gegenüber den konventionellen Techniken verbessert werden. Die Möglichkeit der spannungsfreien Implantation autogenen, (xenogenen) oder synthetischen nicht oder teilweise resorbierbaren Gewebsersatzes brachte uns hier einen großen Schritt weiter (Abb. 30).

Auf dem Gebiet der Inkontinenzchirurgie konnte dies bereits eindrucksvoll durch die Einführung der spannungsfreien mitturethralen Schlingen gezeigt werden (Abb. 31).

Operationsalgorithmus Deszensus

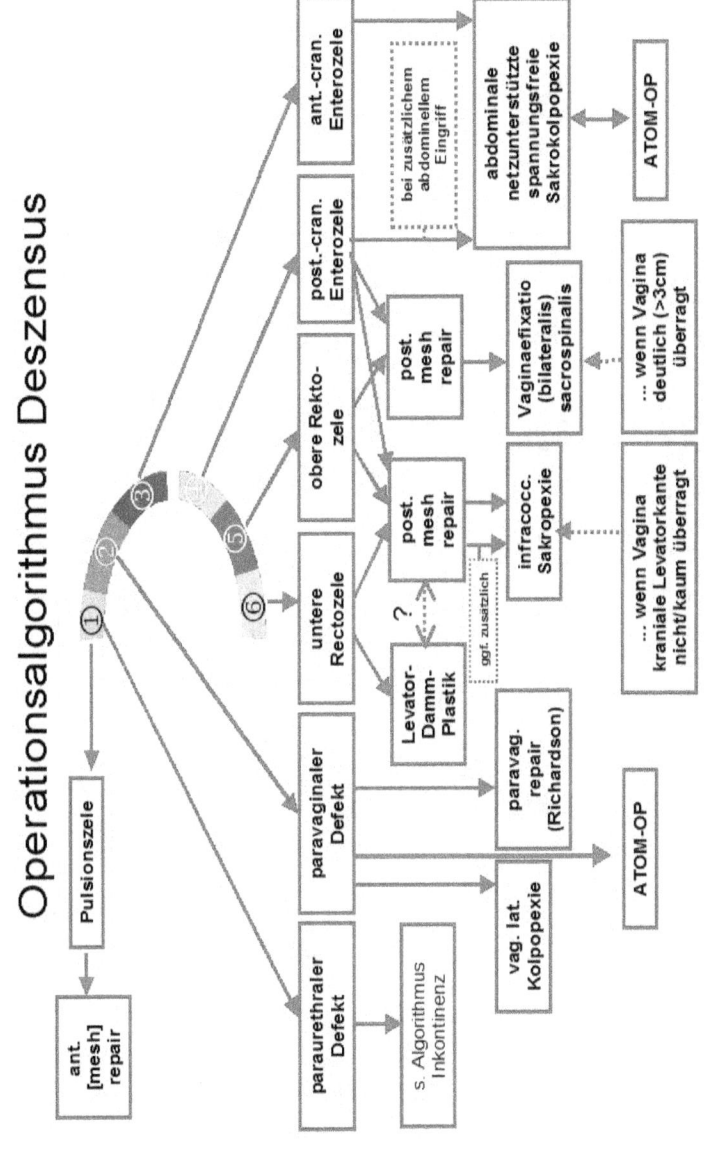

Abb. 30

Operationsalgorithmus Inkontinenz

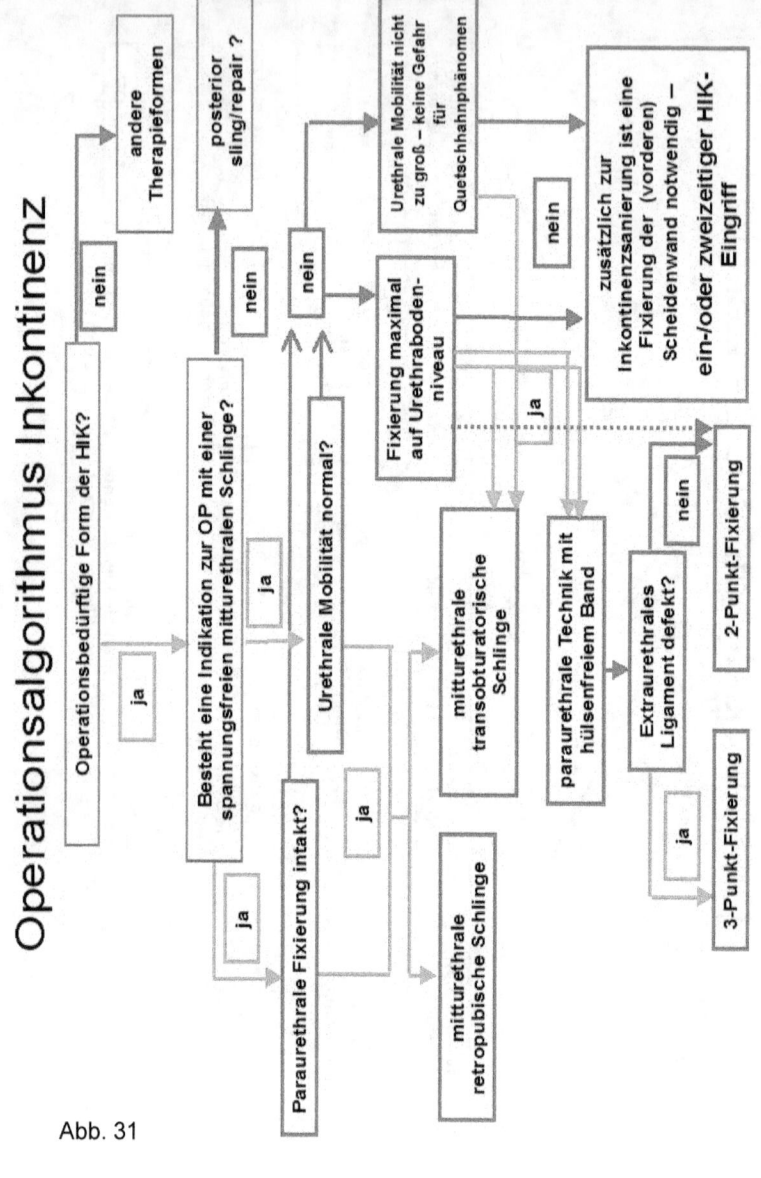

Abb. 31

Kapitel 5 Konventionelle Operationstechniken bei Senkung

In diesem fünften Kapitel erfahren Sie etwas über die „Klassiker" unter den Senkungsoperationen. Teilweise haben diese auch heute noch Ihre Existenzberechtigung und werden eingesetzt. Wir Ärzte sagen dazu, sie haben noch ihre Indikation. Wieder andere sind erwähnt, weil einige von Ihnen diese in der Vergangenheit erhalten haben und sich hier darüber informieren möchten, was damals eigentlich gemacht wurde.

5.1 Verfahren über einen Bauchschnitt (abdominale Verfahren)

5.1.1 Faszienzügelfixation nach Williams-Richardson

Die durch Laparotomie über einen Pfannenstielquerschnitt gewonnenen, lateral gestielten ca. 1 cm breiten Faszienzügelstreifen (Abb. 32) werden von lateral her retroperitoneal unter den Mutterbändern/Mutterband- [Ligg. Rotunda] (-Stümpfen) an den Scheidengrund bzw. die vordere/hintere Scheidenwand herangebracht (Abb. 33) und dort nahtfixiert.

Die Länge der Faszienzügelstreifen entscheidet über die Steilheit der Scheidenachse und das Ausmaß der Streckung (Abb. 34). Diese können eine **Streßinkontinenz sowie die Entstehung von Rekto-Enterozelen** begünstigen. Letzteren ist nicht immer durch einen hohen Douglasverschluß zu begegnen. Die alloplastische Verstärkung der Fasziensstreifen ist denkbar, damit auch deren Verlängerung.

Letztendlich wurde die Technik aber mit der Einführung der netzunterstützten Techniken verlassen, weil zwar das Ergebnis häufig stabil war, die Ergebnisse aber im Hinblick auf die Scheidenachse (Störungen beim Verkehr), die sich im Nachhinein bildenden Senkungszustände (Enterozele) und die Problematik im Hinblick auf Speicherfunktion und Verschlussfunktion der Blase (Inkontinenz) nicht überzeugen konnten.

Abb. 32: Gewinnung
der Faszienstreifen
aus der
Bauchwandfaszie
(Externusaponeurose),
lateral gestielt

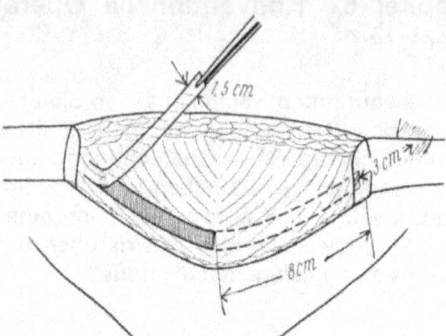

Abb. 33: retromus-
kuläre,
retroperitoneale
Tunnelung und
Heranführen des
Faszienstreifens an
den Scheidengrund

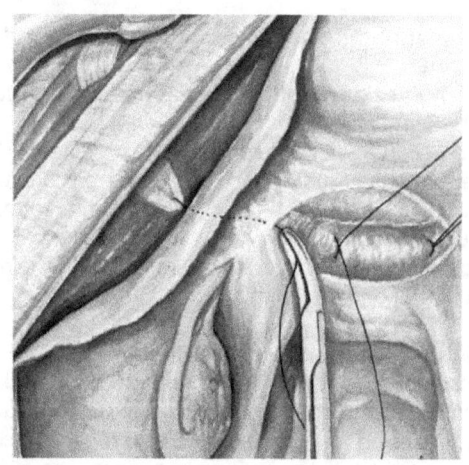

Abb. 34: starke Ach-
sensteilstellung durch
diese OP-Technik

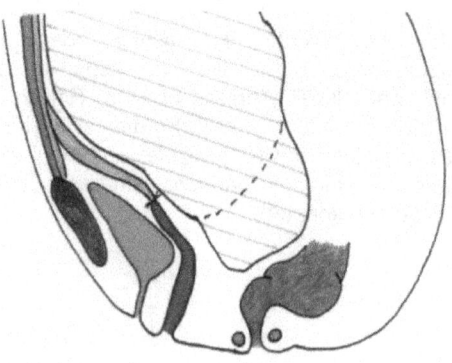

5.1.2 Direkte Sakrokolpopexie

Die unmittelbare Fixierung einer ausreichend langen Scheide am Promontorium ist die ursprüngliche Version des unter 6.2.4 beschriebenen Eingriffs. Auch hier entsteht eine gestreckte und sehr steil gestellte Scheide. Aus diesem Grund werden Modifikationen hinsichtlich der Fixationshöhe (Promontorium S2/3) sowie der Fixierungstechnik (nicht-resorbierbare Fäden, Interposition von autologer Faszie oder alloplastischen Materialien) beschrieben.

5.1.3 Vaginaefixatio sacrospinalis abdominalis nach Amreich (I)

Grundsätzlich ist die Technik der Vaginaefixatio (s. vaginale Techniken) auch im Rahmen einer Laparotomie durchführbar und Prof. Amreich beschrieb sie auch vor der vaginalen Modifikation. Allerdings gestaltet sich das Erreichen der für diese Operationstechnik relevanten Strukturen von abdominal wesentlich schwieriger als vom vaginalen Zugang aus. Zum einen ist die Erreichbarkeit der Bandstruktur tief im Becken bei abdominalem Zugang schlechter, zum andern ist mit mehr Blutungskomplikationen aus präsakralen Gefäßen bzw. der Waldeyer'schen Faszie zu rechnen. Sie hat klinisch eine historische Bedeutung.

5.1.4 abdominale Zystozelenkorrektur (Abb. 35)

Diese Technik eignet sich vor allem in der Kombination mit abdominalen Sakrokolpopexien zur Reduktion überschüssiger Scheidenhaut bei monströsen Zystozelen, bei denen nicht mehr auf

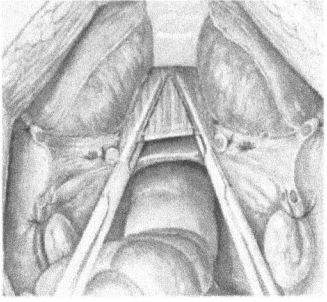

eine spontane Rückbildung des Zelensackes nach Fixierung gerechnet werden kann. Im Zusammenhang mit den modernen vagino-abdominalen Operationstechniken kommt es aber kaum vor, dass man die überschüssige Scheidenhaut von abdominal reduziert, sondern dies geschieht bereits in der vorgeschalteten vaginalen Phase der Operation.

5.1.5 paravaginal defect-repair nach Richardson (Abb. 36)

Die Reparatur eines paravaginalen Defekts bei Traktionszystozele (die infolge des lateralen Aufhängungsdefektes der Scheide am Arcus tendineus fasciae pelvis/levatoris ani entsteht) nimmt eine gewisse Zwitterstellung zwischen Deszensus– und Inkontinenzeingriffen ein, da die schambeinfugennahen Fäden nur unweit der klassischen Burch-Kolposuspensionspunkte gelegt werden. Nach Dissektion des Cavum Retzii werden mit nicht resorbierbaren Fäden der Arcus tendineus des Levators und der der endopelvinen Faszie angenähert und damit die Bruchlücke geschlossen. Eine Alternative, besonders infolge der Brüchigkeit des Gewebes bei Senkungspatientinnen ist das Anschlingen der Scheidenwand in Höhe des Arcus tendineus der endopelvinen Faszie und das Einnähen der Fäden in das Cooper'sche Band. Hier ist, weil die Nähte sehr weit nach lateral gesetzt werden müssen auf den Verlauf des Obturatorius-Bündels und die das Cooper'sche Band im rechten Winkel kreuzende Vene, meist ein Abgang der V. obturatoria zu achten.

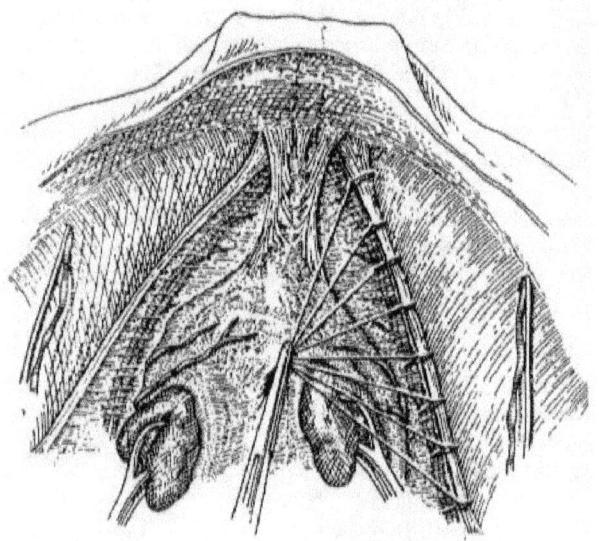

Abb. 36: Paravaginaler (Lateraler) repair nach Richardson

5.2 Vaginale Verfahren

5.2.1 Vaginaefixatio sacrospinalis vaginalis Amreich-Richter und Vaginaefixatio sacrotuberalis vaginalis Amreich (Amreich II)

Beide Operationsverfahren unterscheiden sich grundsätzlich nur in der Wahl des Fixationsortes des Scheidengrundes. Während bei der Technik nach Richter-Amreich das (rechte) Ligamentum sacrospinale, unter dem M. coccygeus gelegen, Fixationspunkt ist, wird bei der Technik nach Amreich das etwa 1-2 cm weiter kranial gelegene, stabilere Lig. sacrotuberale gewählt (Abb. 37).

Die Dissektion erfolgt entlang der Levator-Scheidenhautgrenze in Richtung auf dessen kranialen Rand. Dort wird der Rektumpfeiler durchbrochen/durchbohrt (cave: Blutung). (Abb. 38) Mit 3 Breisky-Spekula wird dann der subperitoneale Raum entfaltet. Ein Spekulum hält den Peritonealsack nach oben, ein Spekulum distanziert das Rektum und ein drittes legt das Ligament frei. Die Präparation im Subperitonealraum erfolgt in der Regel stumpf. Das Ligament muss klar vor dem unteren Breisky-Haken liegen, bevor 1,5 -2 cm medial der Spina ischiadica der erste Faden (von 2-3 [pro Seite]) durch das Ligament gelegt wird.

Abb. 37: Anatomie des Becken-bandapparates (Ligamente)

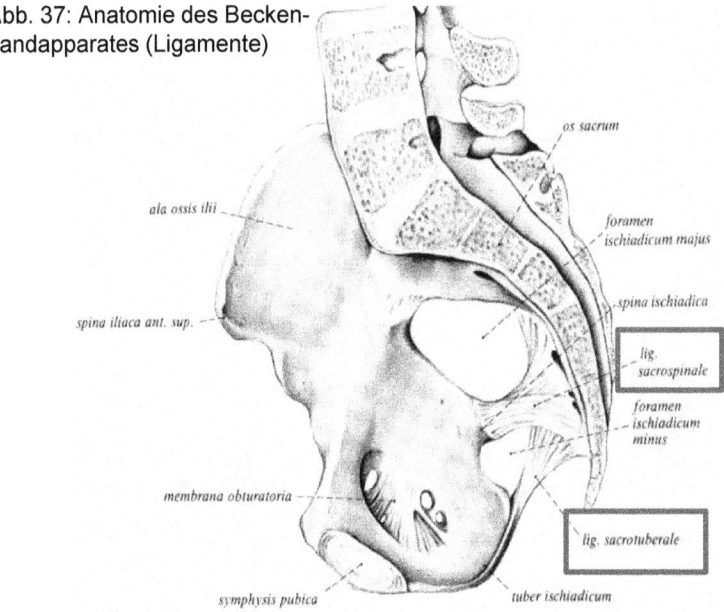

os sacrum

ala ossis ilii

foramen ischiadicum majus

spina ischiadica

spina iliaca ant. sup.

lig. sacrospinale

foramen ischiadicum minus

membrana obturatoria

lig. sacrotuberale

symphysis pubica

tuber ischiadicum

Abb. 38: Bindegewebsräume bei der Richter-Amreich-Operation

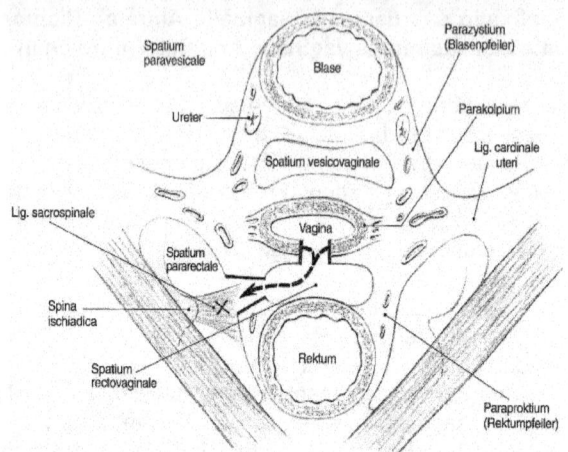

Die Fixierung erfolgt zumeist mit langsam resorbierbarem Nahtmaterial (z.b. PDS) transvaginal, wenn es sich um eine unilaterale Fixierung handelt. Auch eine retrovaginale Stichtechnik ist möglich. Gleichwie führt die Technik der Auflagerung der Scheide auf das Band zu einer Achsendeviation nach kaudal (bleibend) und nach rechts (die sich über die Zeit wieder ausgleicht, indem ein Rezessus nach rechts entsteht (Abb. 38b). Bei der bilateralen Fixierung ist dies nicht möglich, weil das direkte Aufknüpfen der Scheide auf das Ligament zu einer Stenosierung des zwischen den Vaginaefixationspunkten hindurchlaufenden Rektums führen würde.

Hier benutzt man geflochtene nicht-resorbierbare Fäden und bleibt in der Vaginalfaszie streng retrovaginal. (die Fäden kommen nicht an die Oberfläche). Mit einem in der Folge auftretenden Descensus vaginae anterior/einer Enterozele ist bei dieser Technik zu rechnen.

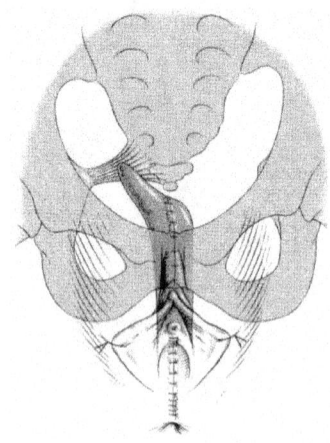

Abb. 38b: Rezessusbildung bei Vaginaefixatio

5.2.2 (bilaterale) Vaginaefixatio sacrotuberalis

Überragt die Scheide in ihrer Länge die Interspinalebene, dann ist die Fixierung des Anteils der Scheide, die diese Ebene (und das dort quer verspannte Band) überragt nicht ausreichend sicher. In all solchen Fällen ist bei vaginaler Sanierung des Deszensus die bilaterale Vaginaefixatio sacrotuberalis (Abb. 39) die Technik der Wahl, weil sie Verziehungen in jegliche Richtung vermeidet und keine Spannung auf die Scheidenhaut bringt. Das weiter kranial gelegene Lig. sacrotuberale ist daher genau für diese Differentialindikation besser geeignet als das leichter zugängliche aber oft auch schwächere Lig. sacrospinale.

Neben der Differentialindikation zwischen infracoccygealer Sakropexie und bilateraler Vaginaefixatio sacrotuberalis, die im Folgenden nochmals zusammengefasst wird:
* Ausmaß der Fixierung des Scheidengrundes
* Ausmaß des anterioren (kranialen) Begleitdefektes
* Ausmaß des posterioren Begleitdefektes
* Länge der Scheide
* Inhalt des Bruchsackes [Blase, Dünndarm, Enddarm]
* Voroperationen, Begleiterkrankungen
* Kohabitationswunsch oder bestehende Kohabitationsstörungen

ergibt sich operationstechnisch folgender in einer Tabelle dargestellter Unterschied zwischen den konkurrierenden Vaginaefixatio-Verfahren:

Vaginaefixatio unilateralis	Vaginaefixatio bilateralis
monofilamenter Faden	multifilamenter Faden
langzeitresorbierbar	nicht resorbierbar
durchgestochen	subepithelial verankert
am Ende der OP geknüpft	vor Komplettierung der posterioren Rekonstruktion geknüpft
Vagina wird dem Ligament angelegt	Faden wird als Schlinge geknotet
Achsendeviation nach rechts Spannung auf der Scheidenhaut Traktion auf die Vorderwand (möglich)	normale Achse keine Spannung kein Zug

Durch eine geeignete, präparierende und darstellende Operationstechnik lassen sich die Komplikationen des Verfahrens praktisch eliminieren. Schlimme Probleme dürften vor allem dann auftreten, wenn der Bandapparat nicht sicher dargestellt, die Schicht verlassen oder zu weit nach kranial präpariert wird. In der Literatur beschriebene Komplikationen der Vaginaefixatio, die man kennen (und vermeiden sollte), sind:

- Transfusionspflichtige Hämorrhagien 2% (Holley et al.'95)
- Typische Verletzungen
- hypogastr. Venenplexus (Monk et al '91)
- A. pudenda (Carey et al. 1994)
- pararektale Venen (Cruikshank et al.'99)
- Darmläsionen (Richter et al'88,...)
- „Buttock pain" [Gesäßschmerz] häufig aber passager (Nichols et al'93)
- Revisionspflichtige Läsion des N. cut. post./- pudendus - ischiadicus

Rezidive nach erfolgter Vaginaefixatio, die abermals vaginal angegangen werden sollen, brauchen einen sehr erfahrenen Operateur, da es vielfach schwierig ist die Narben sicher und ohne Schaden für die Umgebung zu durchtrennen.

Der wesentliche Unterschied zur unilateralen Fixierung liegt (neben der Wahl des Lig. sacrotuberale) in der Verwendung multifiler nicht-resorbierbarer Fäden, die durch die Vaginalfaszie (und nicht durch die gesamte Vaginalhaut) gestochen und in der Tiefe (vor endgültigem Verschluss der Kolpotomie) als Schlingen geknüpft werden (vgl. Tabelle oben).

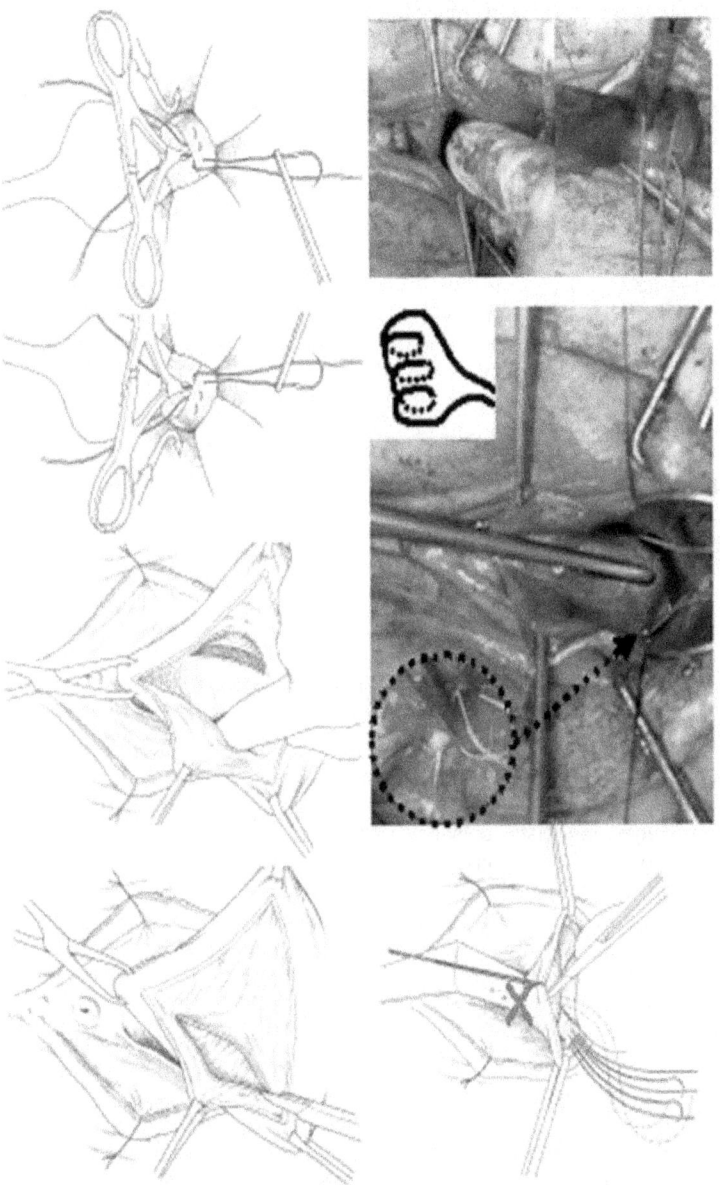

Abb. 39: Vorgehen bei bilateraler Vaginaefixatio. Nach Präparation der beiden sakrotuberalen Bänder werden pro Seite zwei nicht-resorbierbare Fäden eingestochen (oben) und mit der Scheide schlingenverankert (unten).

5.2.3 Vordere Diaphragmaplastik = vordere Kolporrhaphie

Bei der „vorderen Plastik" (Abb. 40) oder „vorderen Kolporrhaphie" wird die Pulsionszystozele unter einer Reihe quergestellter „Raffnähte", die die subvesikale (unter der Blase gelegene) Faszie unter dem Blasenboden doppeln, versenkt. Die überschüssige Scheidenhaut wird entfernt und die Scheidenhautwunde (Kolpotomie) mit Naht verschlossen.

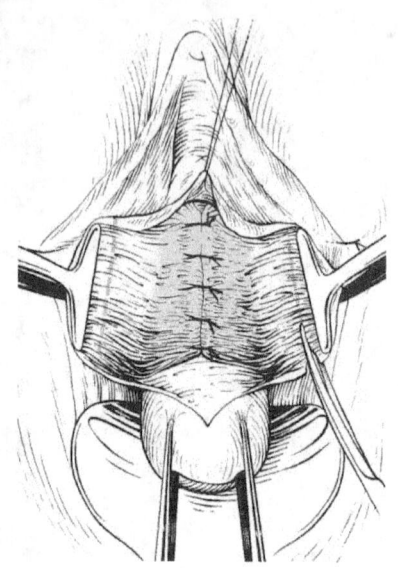

Abb. 40: vordere Plastik

5.2.4 Levator-Damm-Plastik (sog. „Hintere Plastik")

Ziel dieser Technik ist die Raffung des Bindegewebes im Raum zwischen Enddarm und Scheide [Spatium rectovaginale], der sog. perirektalen Faszie, um darunter die Rektozele zu versenken. Da das Bindegewebspolster schwach ist (bei den Senkungspatientinnen in besonderem Maß), findet man hier nur selten ein rechtes Widerlager für die Rektozele. Daher rafft man üblicherweise Muskelgewebe des Levators in der Mittellinie (Abb. 41). Je nach Ausprägung der Levatoren und deren Mobilisierungsfähigkeit kann man beide Seiten bis in eine Höhe von 4-6 cm ab Scheideneingang (Hymenalsaum) in der Mittellinie vereinigen und die Rektozele darunter versenken. Diese Technik führt aber, je weiter nach innen man diese Vereinigung durchführt, zu einer sanduhrförmigen Einengung des Scheidenlumens (Abb. 42 und 43) und damit zur Problemen beim Verkehr. Man ist daher, will man die Kohabitationsfähigkeit erhalten, gezwungen die Medianvereinigung in einer Höhe zu beenden, die einer hohen Rektozele bzw. Enterozele weiter Raum zur Entwicklung lässt.

Im Bereich des Scheideneinganges werden die beiden seitlichen Muskelbäuche (sog. Bulbospongiosusbäuche) in der Mittellinie adaptiert, um einen höheren Damm aufzubauen. Dabei ist auf einen harmonischen Verlauf der Naht der über der Muskelnaht gelegenen Schichten zu achten, um Problemen beim späteren Einführen des Penis im Rahmen des Geschlechtsaktes vorzubeugen.

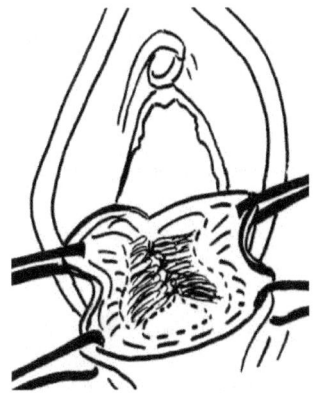

Abb. 41: Levator-Damm-Plastik (hintere Pl.)

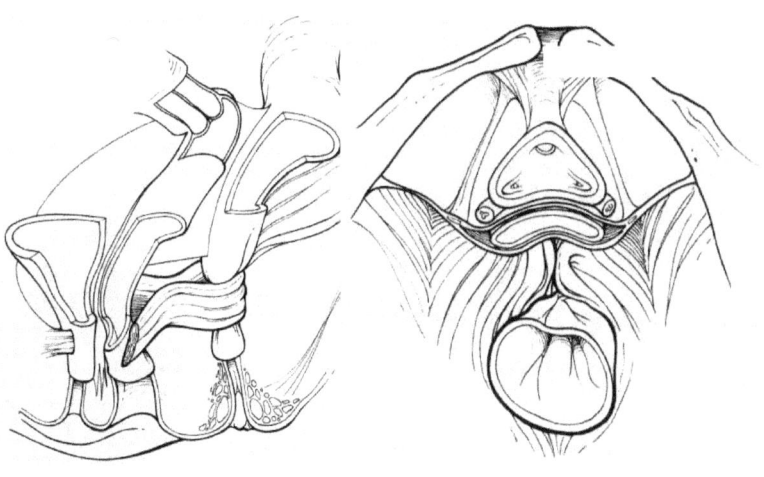

Abb. 42: Levatorvereinigung in der Mittellinie)

Abb.43: Ringbildung um den Enddarm (Rektum)

5.3 Unerwünschte Nebenwirkungen konventioneller Techniken

Tabelle 3 zeigt wesentliche Zusammenhänge zwischen den prinzipiellen Störungen, die konventionelle Eingriffe bei Deszensus und/oder Inkontinenz hervorrufen können. Sie stellt einen Zusammenhang zwischen der durch das Operationsprinzip verursachten Veränderung und der durch die Veränderung hervorgerufene Störung her. Die folgenden Abbildungen (44-48) illustrieren dies für konventionelle Operationsverfahren.

Systemversagen kann das Ergebnis vorangegangener OP's sein...	...diese führen häufig zu:
Spannung, wo keine Spannung nötig ist/sein soll	Urge, Entleerungsstörungen
Strecken der Scheide	Inkontinenz (permanent)
Achsendeviation	Entleerungsstörungen Schmerz, Inkontinenz
Zerstörung der natürlichen Fixation der Scheide	Entleerungsstörungen Inkontinenz F-U-N*-Syndrom
Immobilisation der Scheide (vor allem in der „Zone kritischer Elastizität")	Urge

Tabelle 3: Mögliches Versagen des Gleichgewichts im Beckenbodensystem (nach Petros) nach konventionellen Operationsverfahren
(* Anm.: F-U-N = frequency-urgency-Nykturie)

Abb. 44: unerwünschter Zug nach vorn-oben (ventro-cranial) nach einer sog. Kolposuspensionsoperation [Burch-Cowan; s. d.]

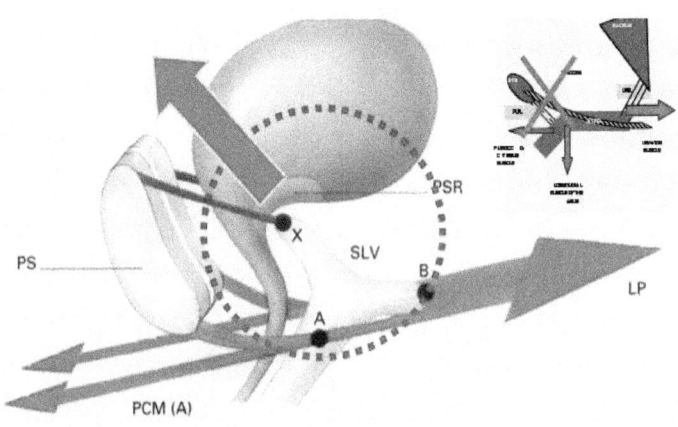

Abb. 45: unerwünschter Zug nach der Seite bei lateraler Vaginopexie nach Richardson (s. d.)

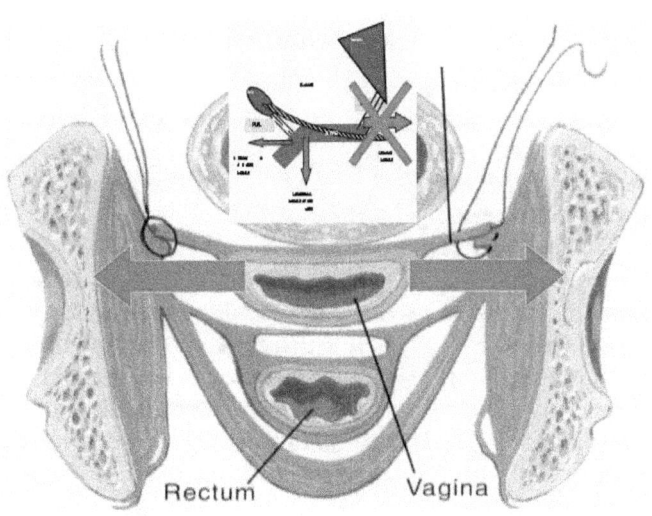

Abb. 46: Unerwünschter Zug nach hinten-oben (dorso-cranial) nach Scheidenfixierung am Kreuzbein (sog. Sakropexie [s. d.])

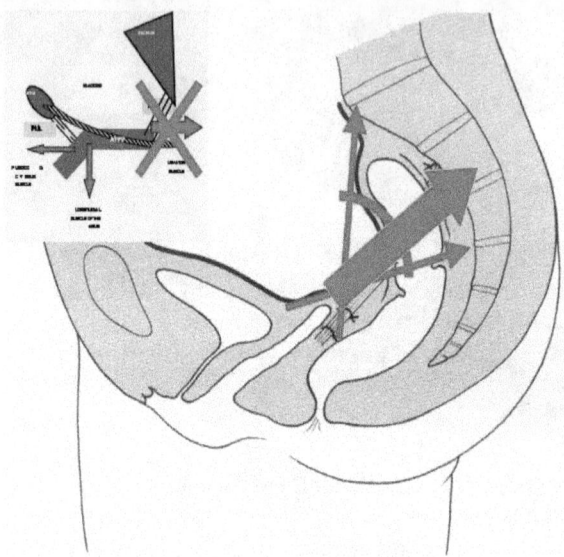

Abb. 47: Unerwünschter Zug nach vorn-oben nach Faszienzügel-Operation (sog. Williams-Richardson-OP [s. d.])

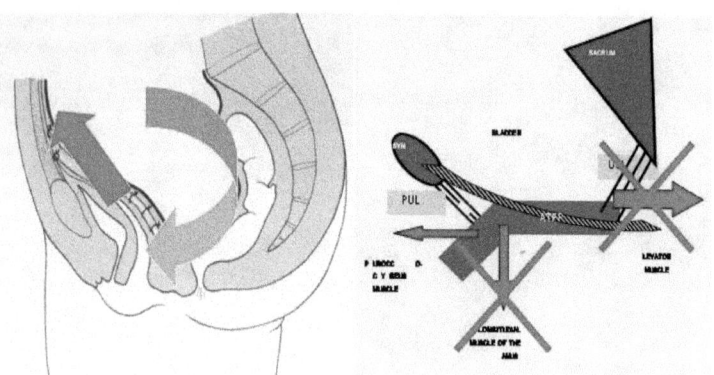

Abb. 48: Unerwünschter Zug nach hinten-unten (dorso-caudal) nach Vaginaefixationstechniken (sog. OP nach Amreich-Richter [s.d.])

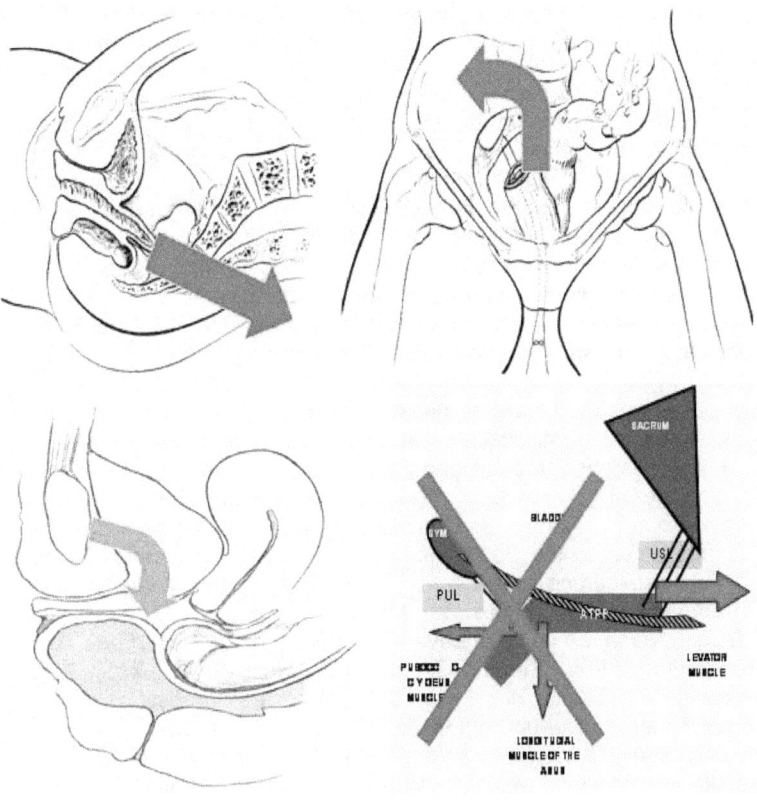

Kapitel 6 Die Verwendung von Implantaten in der Behandlung des Senkungsleidens

In diesem sechsten Kapitel erfahren Sie einiges über die Operationstechniken des Senkungsleidens, bei denen Kunststoffimplantate angewendet werden. Zur Darstellung kommen die in meinen Augen bewährten Techniken, die ich in den vielen Jahren maßgeblich mitentwickeln durfte. Nicht dargestellt sind hier die nach meiner Auffassung sehr stark „experimentell" ausgerichteten Techniken, die [zumeist laparoskopisch [„Schlüssellochchirurgie")] versuchen mit minimalem Materialeinsatz eine ausreichende Stabilität zu erzielen. Das ist zwar in ausgewählten Fällen möglich, in einigen Fällen auch sinnvoll, sollte dann aber an entsprechenden Stellen von der Leserin recherchiert werden, wenn es sich um Techniken handelt, die im individuellen Fall in Frage kämen.

Erkennbar an der Tatsache, dass schon seit vielen Jahren an der Anwendung alloplastischer (netzunterstützter) Verfahren gearbeitet wird, ist, dass mit den autologen Rekonstruktionen (vgl. Kapitel 4) im Bereich des Beckenbodens oft keine dauerhaften Erfolge erzielt werden konnten. Wahren et. al. publizierten z.b. 1988 Ergebnisse von 125 nachuntersuchten Patientinnen nach vorderer Levatorplastik. In der Schlussfolgerung schreiben die Autoren: *Aufgrund vorliegender Ergebnisse und anatomischer Überlegungen wird der Schluss gezogen, dass die vordere Levatorplastik als Routinemethode zur Behandlung von Senkungszuständen abzulehnen ist.".* Der mediane Defekt unter der Blase, der sich als Pulsionszystozele mit verstrichenen Rugae und erhaltenen lateralen Scheidensulci darstellt muss deszensuschirurgisch anders behandelt werden als der laterale Defekt, der mit einer Traktionszystozele einhergeht. Hier sind die sulci laterales verstrichen und die Rugae bei der nicht voroperierten Patientin erhalten (vgl. Kapitel 4.5). Die Rekonstruktion im Bereich des Spatium rectovaginale mit der defekten Faszie und dem ohnehin kaum vorhandenen Bindegewebe wirft gleiche Probleme auf. Die Levatorplastik, wie sie von Lahodny hinsichtlich der Durchführung empfohlen wird, führt, überschreitet man eine gewisse Tiefe, unweigerlich zu Schmerzen, nicht nur beim Geschlechtsverkehr. Zudem kommt es infolge der Muskelverziehung und -vernarbung zu einer Funktionseinschränkung in diesem Bereich.

Die Raffung des subvesikalen Bindegewebes aus dem Raum zwischen Blase und Scheidenvorderwand (Spatium vesicovaginale) unter der Blase hat seine Berechtigung nur im Falle des Vorliegens einer Pulsionszystozele (sog. Mittelliniendefekt [midline-defect]). Hier kommt es an den Seiten zu einer Zugbelastung des Gewebes. Das Rezidiv äußert sich nach vorderen Kolporrhaphien in der Regel als Traktionszystozele (lateral defect) (De Lancey).

6.1 Kleine Materialkunde zu den alloplastischen (Netz-) Materialien

Seit dem Beginn der 60er Jahre finden sich in der gynäkologischen Literatur Beiträge, die sich mit den Ergebnissen alloplastischer Rekonstruktionsmethoden bei Inkontinenz und Deszensus befassen (Übersicht bei Iglesia et. al.). Neben Polypropylen (Prolene, Marlex) fanden und finden Polytetrafluorethylen (Teflon und Gore-Tex), Polyethylen (Mersilene), Polyglycolsäure (Dexon) und Polyglaktin 910 (Vicryl) sowie Kombinationen (Vypro®) Anwendung. Sie unterscheiden sich vor allem im Hinblick auf das Resorptionsverhalten, die Faserstruktur und die Porenstruktur (Tabelle 4). Die Reduktion der Rezidivrate (=erneutes Auftreten der Hernie) der Hernienbildung im Bereich der Entnahmestellen von Schlingenmaterial und eine Vereinfachung des Eingriffs (keine Entnahme von Spendegewebe) sind wesentliche Vorteile. Wesentliche (und anerkannte) Einsatzgebiete alloplastischer Rekonstruktionsverfahren waren und sind die abdominale Sakrokolpopexie und die suburethrale Schlinge. Bei der Wahl der Porengröße ist zu beachten, dass Poren unter 10 µm kleine Bakterien passieren lassen, während Makrophagen und polymorphkernige Leukozyten (Blutzellen der Körperabwehr = „Polizeifunktion") hier nicht durchdringen können. Ferner hängen Porengröße und die Gewebsbindung des Implantats zusammen. Weder Teflon® noch Goretex® wachsen gut in ihre ein. Auch korreliert die Rigidität (Steifigkeit) des Materials mit der Gesamtrate an Implantatverlusten und der Bildung von „Fisteln" (= Umscheidung des Gewebes mit Verbindung zur Oberfläche). Seitens der Wahl des Materials für die alloplastische Deszensuschirurgie schien nach den von Flood 1998 publizierten Langzeitergebnissen mit Polypropylenimplantaten subvesikal (12 Jahre) und den Erfahrungen von Hardiman 1998 zunächst Polypropylen das Material der Wahl (Abb. 49).

Aufgrund der Neigung zu Erosionen im Bereich des Dammes (Perineum) (Abb. 50) und aufgrund von Wundheilungsstörungen im Bereich der Scheidenverschlussnaht (Kolpotomienaht) sowie nach dem Bericht von Klinge (1999) zum Einfluss einer Polyglaktin-Ummantelung des Prolene schien zunächst die Anwendung eines Vicryl-Prolene-Komposit (Vypro®, Fa. Ethicon) vorteilhaft (Abb. 51).

Chemische Komponente	Typ	resorbier-bar?	Poren
Polypropylen (Marlex®, Prolene®)	monofilamentär	nein	irregulär (Marlex) polygonal (Prolene)
Polypropylen (Surgipro®, IVS®)	multifilamentär	nein	mikroporös irregulär
Polytetrafluorethylen (Teflon®)	multifilamentär	nein	zirkulär
ePTFE (Gore-Tex®)	multifilamentär	nein	Fasern und Knoten
Polyethylen (Mersilene®)	multifilamentär	nein	hexagonal
Polyglykolsäure (Dexon®)	multifilamentär	ja	polygonal
Polyglaktin 910 (Vicryl®)	multifilamentär	ja	polygonal
Polypropylen (Biomesh®, Cousin, F)	multifilamentär, gevliest, thermogepresst	nein	irregulär
Porcine Kollagene (Pelvicol®)	dermale Kollagenpräparation	nein	irregulär

Tabelle 4: Netzimplantate

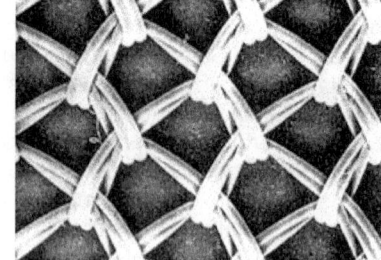

Abb. 49: Prolenestruktur im Elektronenmikroskop

Abb. 50: Netzerosion im Bereich des Scheideneinganges nach hinterer netzunterstützter Senkungskorrektur und das entfernte Netzstück

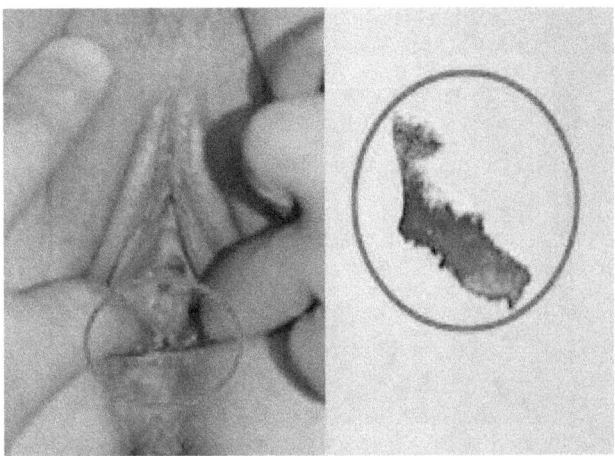

Abb. 51: Vicryl-Prolene-Komposit (Vypro®)

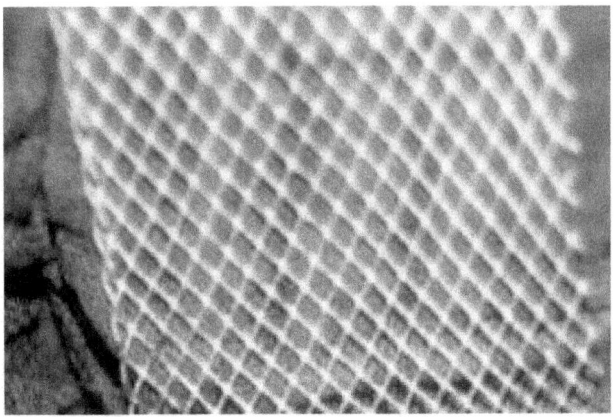

Die Induration und unvorhersehbare Schrumpfung dieser Vicryl-Prolene-Kombinate zeigte deutlich den Weg – es musste ein Polypropylen-Implantat sein, dessen Schrumpfungsrate im Gewebe minimal war (< 10%). Durch thermische Einflüsse gevlieste Polypropylenfasern schienen hier einen Lösungsansatz zu bieten (z.B. Biomesh®, Fa. Cousin, F) (Abb. 52).

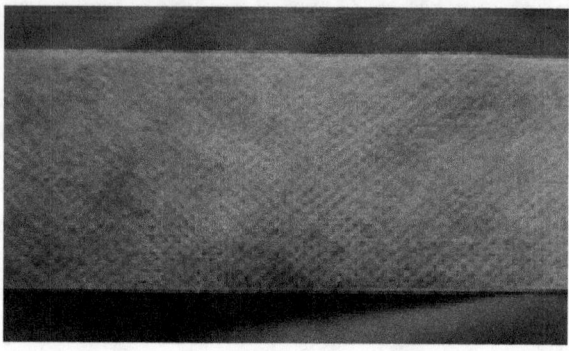

Abb. 52:
Biomesh®

Auch schien die Webart einen Einfluss auf Stabilität und Gewebsverträglichkeit haben (Serapren®-Netz, Serag-Wiessner, D) (Abb. 53).

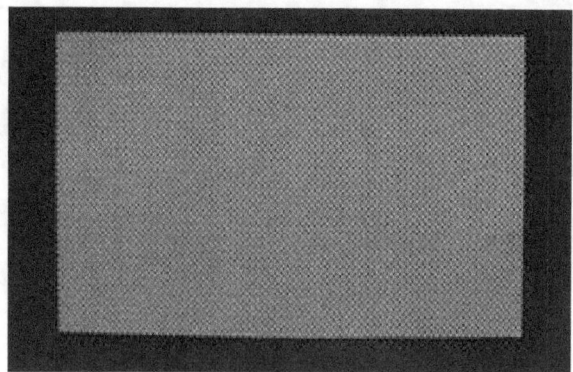

Abb. 53:
Serapren®

Prolenekerne sind stabil und hochelastisch, mit praktisch fehlender Allergenität. Das Material hat sich z.B. in der Klappenchirurgie sehr bewährt. Selbst bei Infektionen bleibt es inert (es beteiligt sich nicht an evtl. Entzündungsreaktionen oder unterhält diese). Prolene wirkt als Matrix (Leitschiene) für das Durchwachsen des Bindegewebes, der Polyglaktinmantel führt im Tierversuch eher zur Ummantelung des Implantates, die Durchwanderung ist weniger intensiv. Das mag das Korrelat für die Reaktion im lebenden Gewebe (in vivo) sein. Im Gewebe führt es zu dieser Bindegewebsreaktion und über eine histologisch „entzündliche" Umgebungsreaktion (Entzündungsabwehrzellen aus dem Blut lagern sich an). Das Narbengewebe, durch Prolene induziert, soll hinsichtlich der Qualität des Kollagens bessere Bio-Eigenschaften haben (Abb. 54). Insgesamt ist nach den Daten der Literatur in ca. 10% der Fälle mit Erosionen über dem Implantat zu rechnen bei einer Verlustrate von 2,7% im Verlauf von fast 600 Eingriffen mit unterschiedlichen Materialien sowie eigenen Daten aus weit über Tausend Implantationen). Seit der Verwendung von teilresorbierbaren Implantaten (z. B. Seramesh PA®) [es handelt sich hier um einen Polypropylenkern, der mit Polyglykol-Caprolacton umhüllt ist) sind Erosions- und Verlustraten deutlich in den Keller gegangen (unter 5% bzw. unter 1%). Über diese Fakten werden Sie vor dem Eingriff aufgeklärt, sollten wir eine Operation unter Netzeinsatz empfehlen. Eventuell auftretende Erosionen lassen sich durch bestimmte Maßnahmen um die Operation herum und nach der Operation weiter minimieren, sollte sie auftreten, sind sie eigentlich immer recht gut durch minimale Interventionen zu beherrschen.

Abb. 54: Polypropylen im
Gewebe (links Seramesh PA)

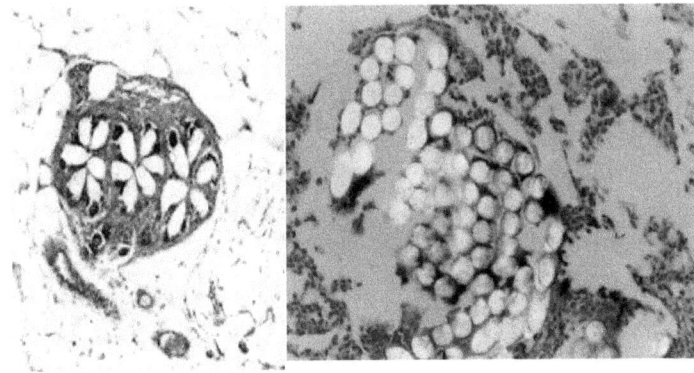

Die Gründe für die Anwendung alloplastischer Verfahren sind folgende:

- Netzinterponate bei Hernien minimieren Rezidivrate deutlich
- die spannungsfreie Operationstechnik mindert postoperative Beschwerden (Schmerzen, Störung von Miktion/Defäkation)
- die posteriore Levatorinterposition (z. B. nach Lahodny)ist nur bis zu einer bestimmten Höhe möglich (Stenose/Schmerzen/ Kohabitationsprobleme [=Dyspareunie])
- Prolenevlies und xenogenes Material sind im gynäkologischen Bereich zwar gut verträglich, haben aber einerseits eine erhöhte Expulsionsrate (Vlies wird ausgestoßen) bzw. eine auf Dauer gesehen doch offenbar gegenüber dem Kunststoff höhere „Abbaurate"
- autologe Interpositionslappen (sog. Brückenplastiken nach Petros) bringen ohne Alteration der Anatomie keine gute Stabilität, deformieren die Scheide (Länge !) und rezidivieren zum Teil früh.
- Nicht-spannungsfreie Techniken bergen ein hohes Risiko der anatomischen Deformierung des Beckenbodens mit resultierender Funktionsstörung, Dyspareunie und Schmerzen.
- Spannungsfreie, der funktionellen Anatomie angepasste Techniken bringen auch in der Inkontinenzchirurgie den besten Effekt
- **Die Verwendung von Seramesh PA bzw. den konfektionierten Implantaten der SerATOM-Gruppe, dessen Prototyp (SerATOM A PA) und wesentliche Modifikationen (SerATOM G PA, SerATOM GII PA) von mir in Rüdesheim entwickelt wurde, legte den Grundstein für eine solide, risikoarme und haltbare Rekonstruktionschirurgie des Beckenbodensystems**

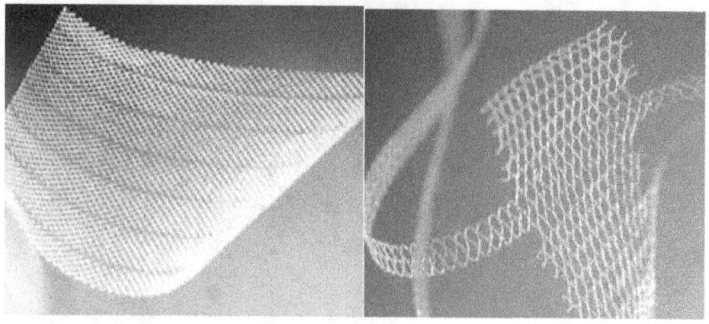

Abb. 55: Seramesh PA   Abb. 56: SerATOM A PA

6.2 Alloplastisch (Netz-) unterstützte Operationstechniken

6.2.1 Anterior vaginal repair (netzunterstützte Vorderwandkorrektur) [Abb. 57]

Nach Präparation der **Pulsionszystozele** (das ist die Indikation) über eine mediane vordere Scheideneröffnung (Kolpotomie), die kaudal nur bis an den Blasenhals reicht, wird ein entsprechend zugeschnittenes Implantat (der Patch wird vor dem Einnähen hinsichtlich der nötigen Größe und Form mit einer Cooper-Schere zugeschnitten) am seitlichen Übergang zwischen Blasenfaszie und Vaginalhautlappen mit Einzelknopfnähten (oder fortlaufender Naht)   fixiert. Die Einstiche liegen etwa 4-5 mm vom Rand des Implantats entfernt. Das Implantat steht hierbei nicht unter Spannung, liegt eher locker in der Schicht zwischen endopelviner Faszie und Scheidenhautlappen. Die Scheide wird über dem Implantat mit Einzelknopfnähten oder fortlaufend spannungsfrei ein– oder, wenn möglich, zweischichtig verschlossen, nachdem sehr sparsam in der Mittellinie überflüssige Scheidenhaut reseziert wurde. Eine Tamponade für 24 Stunden, vergesellschaftet mit einem transurethralen Dauerkatheterismus für diesen Zeitraum ist empfehlenswert. Wichtig ist, bei diesem Eingriff

- die sichere Hämostase (Blutstillung)
- dass keine Spannung auf die Implantatkanten kommt und
- dass der Zug des Haltefadens bei Wahl einer fortlaufenden Nahttechnik gleichmäßig verteilt wird.

Wir führen unmittelbar vor dem Eingriff eine sog. Single-shot Antibiose (Einmalgabe) mit einem Cephalosporin (Cefuroxim) durch.

Abb. 57: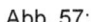

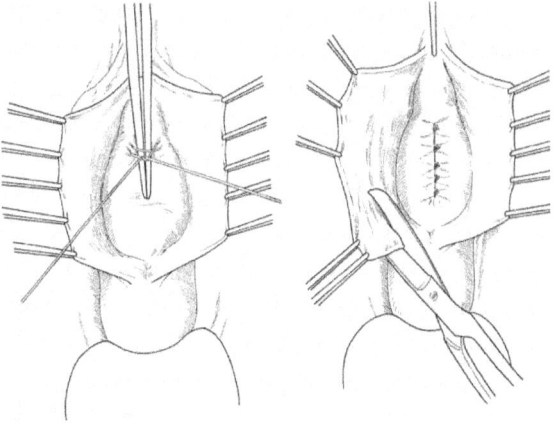

6.2.2 Einfacher posterior mesh repair bei Rektozele [Abb. 58]

Über eine hintere mediane Kolpotomie wird die Rektozele nach beiden Seiten präpariert. Die Präparation reicht hierbei bis maximal an die Insertion der Lamina rectovaginalis der endopelvinen Faszie im Bereich der seitlichen Scheidenwand, dem sog. Levatordach. Nach kranial wird etwas über die Rektozele hinaus präpariert, etwa 6 cm ab Introitus. Bei diesem Eingriff benötigt man einen Patch von etwa 5 cm Breite und ca. 10 cm Länge. Vor dem Einsetzen wird das Material wiederum zurechtgeschnitten. Die Fixierung erfolgt mit durch das seitliche Bindegewebe unter der Scheidenhaut gestochenen Einzelknopfnähten. Kranial kann man eine Einzelknopfnaht in der Mittellinie ausführen, um das Abheben der Scheidenhaut vom Implantat zu verhindern. Im Bereich des Introitus wird der Patch überwendlich quer auf dem Bindegewebe des Perinealkeils in Höhe des Hymenalsaumes fixiert. Die Scheidenhaut wird sparsam reseziert und wieder verschlossen. Rektale Palpationskontrolle, vaginale Tamponade für 24 Stunden und Transurethralkatheter für diesen Zeitraum beenden den Eingriff. Single-shot-Antibiose.

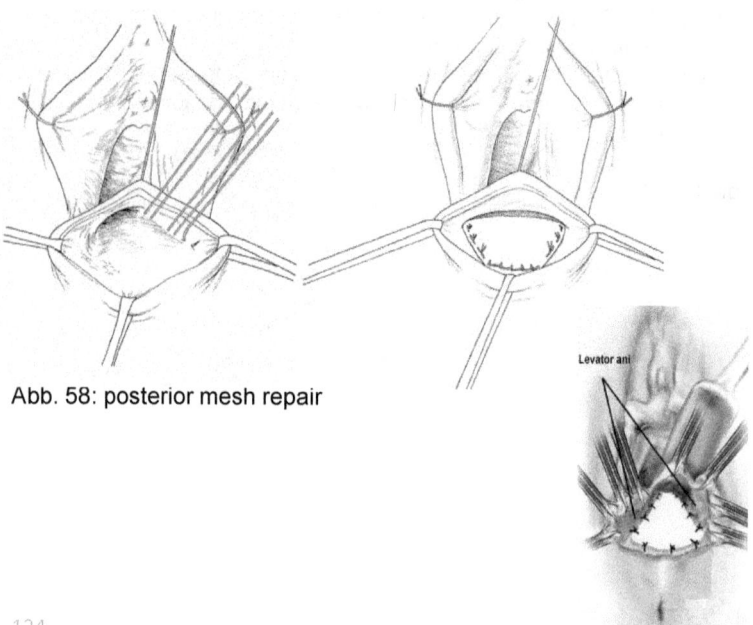

Abb. 58: posterior mesh repair

6.2.3 Hoher posterior vaginal mesh repair mit/ohne Vaginaefixatio (uni- oder bilateralis)

Nach hinterer medianer Kolpotomie wird die Scheidenhaut von der Rektozele abpräpariert. Die Präparation reicht seitlich bis zum Levator, der, analog zur Technik bei der Vaginaefixatio sacrospinalis, auf beiden Seiten durch Eröffnen des Levatordaches freigelegt wird. Ein Durchbohren des Rektumpfeilers in Richtung auf das Ligamentum sacrospinale oder sacrotuberale ist allerdings bei dieser Technik nur dann erforderlich, wenn man das Scheidenende zusätzlich sakrospinal oder sakrotuberal fixieren möchte. Dazu verwendet man PDS-Fäden transvaginal für die unilaterale Fixation. Für die bilaterale Fixation empfiehlt sich die Verwendung eines geflochtenen nicht-resorbierbaren Fadens. Diese Fäden werden dann durch die Vaginalfaszie gestochen (Scheidenepithel unversehrt) vor Verschluss der Scheidenwunde so geknüpft, dass der Apex der Scheide in die gewünschte Position kommt. Die Fäden verlaufen dann als Schlingen (analog zur Cowan'schen Modifikation der Burch-Kolposuspension) und werden bindegewebig ummauert. Ein beidseitiges Anziehen der Knoten zur Herstellung eines direkten Kontaktes des Bandes mit der Scheide wie bei der unilateralen Fixierung ist nicht senkbar, weil sonst das Rektum eingeengt würde. Die rektale Palpation überprüft die ausreichende Weite des Rektums. Eine Abweichung der Scheidenachse aus der Mittellinie ist bei der unilateralen Fixierung nicht zu vermeiden, jedoch nicht dauerhaft. Nach einer gewissen Zeit bildet sich in der Regel ein „Rezessus" nach der Seite aus, die Achse steht oft in der Mittellinie. Bei der unilateralen Fixierung allerdings fehlt der Halt auf der anderen (linken) Seite, obwohl durch die Nachbarschaft zum Rektosigmoid hier oftmals ein Deszensus bestehen bleibt. Es werden nach Vorlegen der Fäden für die Vaginaefixatio die kranialen Levatorenränder dargestellt, häufig ist aufgrund des lockeren Bindegewebes in dieser Gegend auch der M. coccygeus freigelegt. An der Stelle, an der beide Muskeln aufeinandertreffen wird nun auf beiden Seiten ein PDS®-Faden durch den Levatorrand vorgelegt (vgl. Abb. 59 und Abb. 60). Dieser Faden wird vor der Vulva durch die jeweilige Implantatkante gestochen und dann nacheinander auf beiden Seiten geknüpft. Hierbei wird der etwa 4-5 cm breite und 10-12 cm lange trapezförmig vorgeschnittene Patch mit seiner kranialen Kante allenfalls leicht zwischen den kranialen Levatorrändern aufgespannt.

Abb. 59: Lage des Implantats
am Levatormuskel

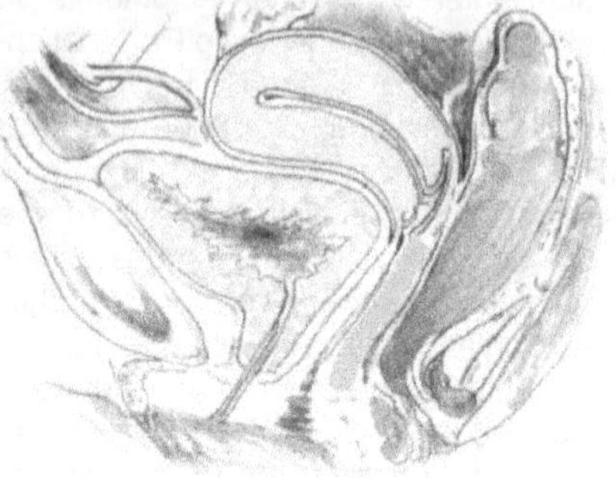

Abb. 60: Lage des Implantats im
Raum zwischen Rektum und
Scheide

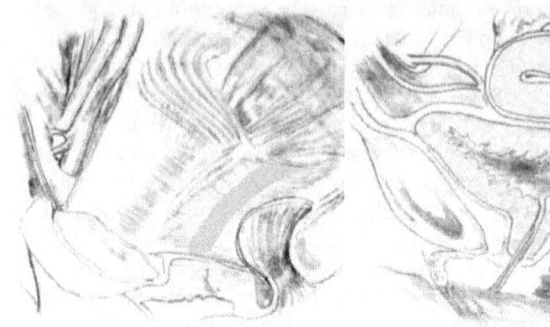

Nun wird mit einem Breisky-Spekulum hinten und einem schmalen
Langenbeck-Haken vorn unter dem Scheidenhautlappen der Levator
bzw. das Levatordach dargestellt und das Implantat entsprechend der
in Abb. 59/60 dargestellten Ebene durch mehrere Einzelknopfnähte (
2-3 pro Seite) oder eine fortlaufende überwallende Naht mit dem
vorgelegten Faden fixiert. Der präparierte Scheidenhautlappen wird
dabei durch eine Kocherklemme am Rand gehalten und nach oben
geklappt. Nach kranial überragt der Patch etwas die kraniale
Levatorkante. Dieser Teil des Implantates wird ausgebreitet und stützt
nach Verwachsung mit dem Peritoneum dieses zusätzlich ab.

Je nach Zuschnitt endet die Naht etwa 1-2 cm vor der
Hymenalsaumebene oder in der Hymenalsaumebene, wobei der
darüber hinaus überschüssige Implantatanteil nun reseziert wird.
Kaudal des Implantates wird auf beiden Seiten der introitusnahe Anteil
der Levatoren sowie der meist auseinandergewichene M.
bulbospongiosus durch 2-3 Einzelknopfnähte in der Mittellinie
adaptiert und anschließend die kaudale Patchkante hier mit einer oder
mehreren Vicryl-Einzelknopfnähten angeheftet. Auf ausreichende
Weite des Introitus und auf die Vermeidung „scharfer Kanten" ist dabei
zu achten. Nun kann man in den Fällen in denen keine sakrospinale
oder –tuberale Fixation vorgenommen wurde, die Scheide mit einer
kranialen Naht auf dem oberen Patchrand fixieren (Abb. 61).

Dieser Faden wird, in Analogie zu den Fäden bei unilateralen Vaginaefixationes ganz am Ende der OP geknüpft. Die mediane Scheidenwunde wird, unter sparsamer Resektion überschüssigen Gewebes bis in Höhe des kaudalen Netzrandes verschlossen. Abschließend Adaptation des Unterhautgewebes und Dammnaht. Da das Rektum auf beiden Seiten von den Levatoren abpräpariert und bei der Fixierung der Netzkante mit dem Breisky-Haken distanziert wurde, ist eine Nahterfassung des Darmes nicht wahrscheinlich. Abschließend wird aber mit dem Finger die Unversehrtheit des Rektums überprüft. Auf eine sorgfältige Blutstillung ist während des Eingriffs zu achten. Vaginale straffe Tamponade für 48 Stunden und aus diesem Grund auch transurethralen Katheter bei OP ohne Vaginaefixatio, mit Vaginaefixatio empfiehlt sich in aller Regel eine suprapubische Zystostomie. Drainagen sind in der Regel nicht erforderlich. Eine perioperative Antibiotikaprophylaxe erfolgt mit einem Cephalosporin der 2. Generation ist sinnvoll

Abb. 61: Vaginaefixatio bilateralis mit posterior mesh repair

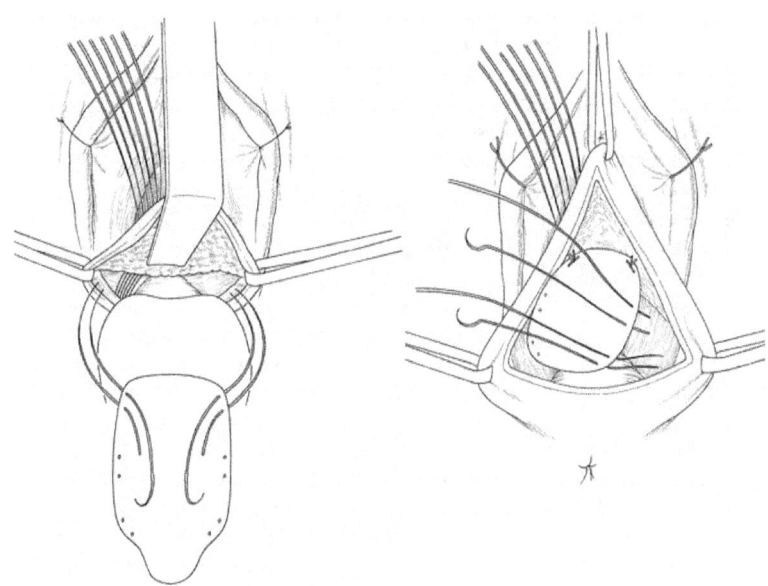

6.2.4 Abdominale netzunterstützte Sakrokolpopexie

Nach einer Pfannenstiellaparotomie und dem Abstopfen des Darmes nach kranial (ggf. auch nach Hysterektomie/Adnexentfernung) (oder im Rahmen eines endoskopischen (laparoskopischen) Eingriffs) wird die Harnblase über der Scheide vom Scheidenapex abpräpariert (das gelingt offen in einem viel umfänglicheren Ausmaß und die Fläche sowie die Befestigung des Implantats unter der Blase ist in den meisten Fällen großflächiger und stabiler) . Ein Instrument, das das Scheidenrohr entfaltet wird währenddessen in die Scheide eingeführt, es verbleibt bis zum Ende der Fixierung des Bandes im Raum zwischen Scheide und Blase (Spatium vesico-vaginale) als Manipulationshilfe in der Scheide. Mit mehreren Einzelknopfnähten wird der Patch zirkulär zungenförmig unter der Blasenbasis fixiert (Abb. 62). Hierbei ist darauf zu achten, dass einerseits die Harnleiter nicht durch die Nähte eingeengt, verzogen oder verschlossen werden. Andererseits sollte aber auch die Präparation seitlich der Scheide nicht zu ausgedehnt sein, um eine Störung der Nervenversorgung der Blase zu vermeiden, was sich z.b. in einer dauerhaft gestörten Blasenentleerungsfunktion nach dem Eingriff bemerkbar machen kann.

Alternativ oder zusätzlich kann ein Patch in analoger Weise auf der Hinterwand fixiert werden. Auch gelingt es bei laparoskopischem Vorgehen die Präparation zwischen Darm und Scheide so weit auszuführen, dass der Streifen auch bis hinab an den Beckenbodenmuskel geführt werden kann. Die Fixierung in dieser Weise entspricht allerdings nicht gang den Überlegungen zur Physiologie des Defäkationszyklus. Hier bietet es sich allerdings bei Scheidenhinterwandefekten an, vaginal mit der Präparation und Fixation eines Hinterwandnetztes zwischen den Beckenbodenmuskels zu beginnen und den oberen Überstand des Implantates dann nach Eröffnung der endopelvinen Faszie und des Bauchfells (Peritoneum) durch den peritonealen Defekt entgegenzunehmen und mit 2-3 Einzelknopfnähten dann noch seitlich beidseits auf die obere Scheidenhinterwand aufzusteppen (Abb. 63). Anschließend wird der Sulcus parasigmoidalis rechts entfaltet und der rechte Ureter (Harnleiter) dargestellt. Spalten des Peritoneum medial des Ureters, falls kein intraabdomineller gynäkologischer Zusatzeingriff erfolgt ist, ansonsten wird von dem bereits existenten Peritonealschlitz ausgehend der Ureter aus dem hinteren Peritonealblatt mobilisiert und nach seitlich hin abgedrängt

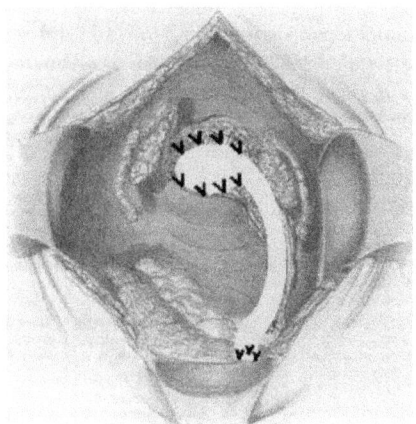

Abb. 62: Das Verbinden eines Implantates, das einerseits auf dem Scheidengrund aufgesteppt und andererseits am Kreuzbein fixiert wurde, bezeichnet man als Sakropexie

Abb. 63: Darstellung des Scheidengrundes und vorbereitetes Netz

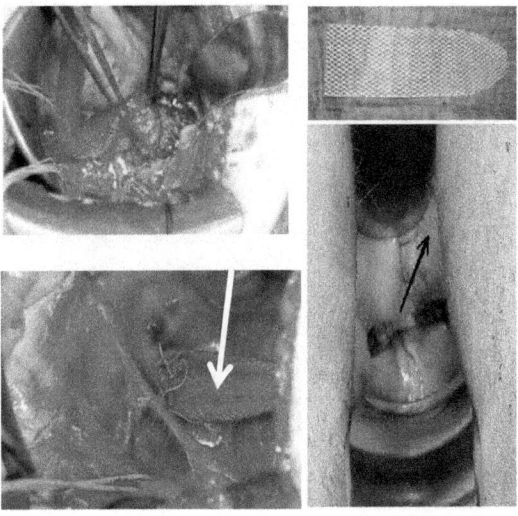

Bild am Ende des Eingriffs vom Bauch her (weißer Pfeil = Netz) und von vaginal, der schwarze Pfeil zeigt, wie schön der paravaginale Sulcus (lateralis) wieder formiert ist

Nun wird das Rektosigmoid nach links beiseite gedrängt und so der Zugang zum Kreuzbein geschaffen. Darstellen der Waldeyer'schen Faszie. Die Auswahl der Höhe der Fixierung am Sakrum entscheidet über die Verlaufsrichtung der Scheidenachse, die in ihrem supralevatoriellen Anteil auf diesem liegen bleiben soll, um hier keine weitere Bruchpforte zu öffnen (Abb. 64). Die Fixierung am Promontorium (technisch leichter zu erreichen) führt zu einer zu steilen Achse. Günstiger ist das Legen der Nähte in Höhe S2/3. Hierbei ist bei der Präparation auf die Vermeidung von Blutungen aus der Waldeyer'schen Faszie zu achten.

Nun legt man 2 – 3 nicht resorbierbare Fäden durch die präsakrale Faszie. Die Verankerung der Fäden muss stabil ist. Wegen der guten Knoteneigenschaften verwenden wir hier Sulene® der Stärke 0 oder 1. Das freie Ende des Patches wird dann so an das Os sacrum gebracht, dass die Scheidenachse physiologisch bleibt und spannungsfrei fixiert werden kann. Nach Kontrolle auf Bluttrockenheit wird häufig subperitoneal eine Robinson-Drainage No. 16 eingelegt und das viszerale Peritoneum hoch verschlossen, so dass der Douglas [wenn auch nur passager] entlastet wird. Es folgt der Bauchdeckenverschluss einschließlich dem Anlegen einer suprapubischen Zystostomie (SPK).

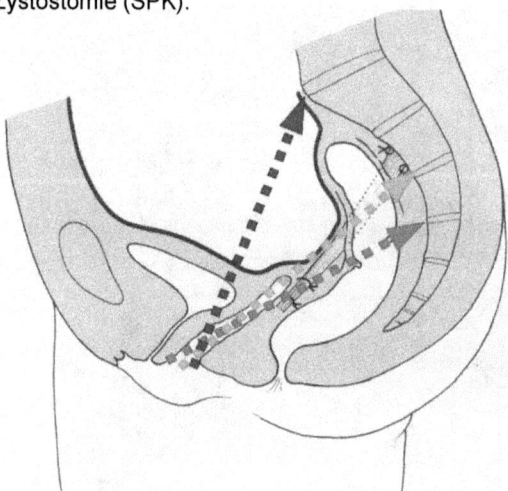

Abb. 64:
Achsenverlauf der Scheide in Abhängigkeit von der bei der Sakropexie gewählten Fixierungsstelle am Kreuzbein

Bei bestehendem ausgedehntem lateralem Defekt wird nach Verschluss des parietalen Peritoneum u.U. ergänzend die laterale Vaginopexie (Richardson, s. d.) angeschlossen. Vom gleichen Zugang aus könnte grundsätzlich einzeitig auch die Kolposuspension nach Burch in Modifikation nach Cowan (hängende Fadenschlinge) angeschlossen werden. Auch könnte grundsätzlich natürlich z.b. im Falle eines deutlich positiven Hustentests nach Abdominalverschluss die Implantation einer mitturethralen spannungsfreien Schlinge angeschlossen werden. Wir bevorzugen es allerdings, eine Entscheidung darüber erst nach einer Beobachtungszeit von 4 Monaten zu treffen, ob die zweizeitige Sanierung mit TVS erforderlich ist (25 % der Pat. mit präop. Belastungsinkontinenz benötigen dies etwa.. Da aber die Wertigkeit eines intraoperativen Tests ebenso wie die Entscheidung zum Zeitpunkt der Deszensusoperation nicht unproblematisch sind (fehlende Elastizität im frisch operierten Gewebe, Ödem um die Urethra oder den Blasenhals,...) sollte mit der Patientin eher ein zweizeitiges Vorgehen besprochen und dokumentiert werden. Vor allem die Manifestation einer Inkontinenz nach Deszensus-OP infolge Aufhebung eines Quetschhahnmechanismus ist vor dem Eingriff aufzuklären und dies sorgfältig zu dokumentieren, weil sich viele Patientinnen an diese Botschaft aus dem Aufklärungsgespräch beim Entlassungsgespräch nicht mehr erinnern können.

Bei massivem Gewebsüberschuss im Bereich der Vorderwand (prolabierende Pulsionszystozele) und Indikation zur abdominalen Sakropexie kann natürlich analog zu dem Vorgehen bei Hinterwanddefekt zunächst vaginal disseziert und das Implantat eingebracht werden, wie dies im Zusammenhang mit dem anterior mesh repair z. B. beschrieben ist. Der kraniale Überstand wiederum wird dann durch einen peritonealen Schlitz nach intraabdominal verlagert und nach Laparotomie entgegengenommen. Überschüssige Scheidenhaut kann so reseziert werden und der vaginale Defekt wird dann (zweischichtig) verschlossen.

Die vaginal vorgelegten Implantate können auch nach Laparoskopie entgegengenommen und laparoskopisch fixiert werden. Den Vorteil gegenüber der ausschließlich laparoskopischen Sakropexie sehen wir in einer technisch einfacheren und doch ausgedehnteren Dissektion des jeweiligen defekten Spatium.

Das Implantat kann großflächig aufgebracht und mit mehreren Nähten an der Vaginalfaszie fixiert werden. Das ist gegenüber der ausschließlich apikalen Fixierung (Abb. 65) ein großer Vorteil. Auch bei laparoskopischem Vorgehen sollte über die Wahl der sakralen Fixierung nachgedacht werden (Abb. 64).

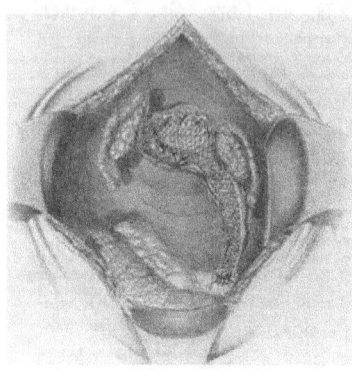 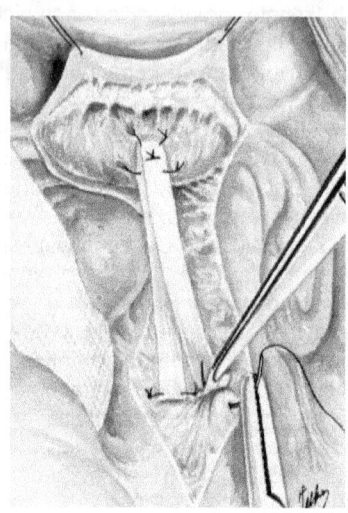

Abb. 65: in beiden Fällen ist das Implantat nur auf den Scheidengrund aufgesteppt.

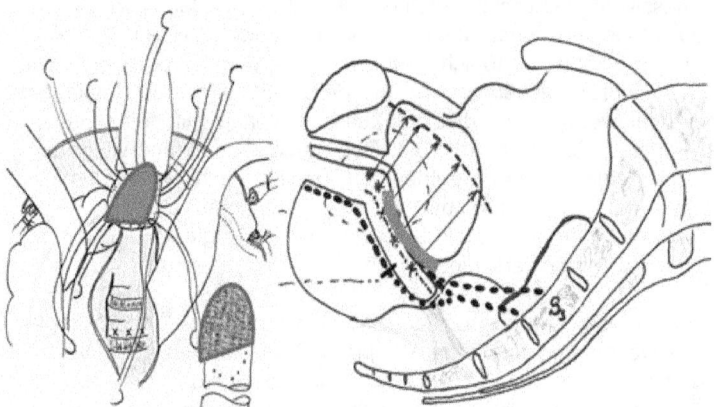

Abb. 66: wir bevorzugen das „zungenförmige" [grau] Einbringen des Netzes unter den Blasenboden (und damit auch die simultane Stabilisierung der Mittellinie [Pulsionszelenprävention].

6.2.5 Die Technik der sog. transobturatoriellen 4–Punkt- und der 6-Punkt-Fixierung (Abb. 67 und 68)

Bei der einfachen **4-Punkt-Fixierung** ist eine tragfähige Zervix uteri vorhanden. Die Implantatanbindung kranial erfolgt an die Zervix. Somit gibt es keine Bruchlücke zwischen Uterus und dem Implantat.
Bei der **4-Punkt-ATOM-unterstützten Sakro(kolpo)pexie** wird, analog zur abdominalen Sakropexie, wie sie oben beschrieben ist, der Netzüberstand von abdominal entgegengenommen und dann am Kreuzbein in Höhe S1 oder S2 fixiert (Abb. 69).
Die **6-Punkt-Fixierung** kommt zum Einsatz wenn der Uterus und die Zervix als zentraler Ankerpunkt fehlen (nach Entfernung, Deszensus uteri) und damit das Risiko einer anterior-kranialen Enterozelenbildung besteht. Die kranialen Ecken des Implantates werden mit Fadenschlingen aus nicht resorbierbarem, geflochtenem Faden (z.B. Sulene®)) an beiden Ligamenta sacrotuberalia fixiert, wobei die erreichte Höhe der Fixierung fast dem bei der abdominalen Sakrokolpopexie angestrebten Areal in Höhe von S3 entspricht.

Die folgenden Schemata erläutern den Ablauf des Eingriffs in mehreren Schritten:
Ist eine 6-P-Fixierung vorgesehen, wird (ggf. nach in gleicher Sitzung vorangegangener oder bereits früher statt gehabter Hysterektomie) zunächst durch posteriore Kolpotomie auf beiden Seiten ein Zugang zum Ligamentum sacrotuberale geschaffen. (Abb. 67A)
Eine scheidengrundnahe quere Kolpotomie empfiehlt sich bei Fällen, bei denen in gleicher Sitzung keine Hinterwandkorrektur durchgeführt werden muss. Im Falle einer gleichzeitigen Korrektur eines Defektes im posterioren Kompartiment sollte mit der hinteren medianen Kolpotomie begonnen werden, von wo aus das Aufsuchen beider Ligamenta sacrotuberalia unproblematisch erfolgen kann.
Auf beiden Seiten wird nun durch Ligament sacrotuberale ein Faden gestochen (nicht resorbierbarer, geflochtener Polyesterfaden der Stärke 1 mit einer MO-6 Nadel). Die Nadelarmierung wird entfernt, der Faden auf beiden Seiten stillgelegt (Abb. 67B).
Danach wird nach Einbringen eines Selbsthaltespekulums eine vordere mediane Kolpotomie ausgeführt, beginnend etwa in Höhe des Blasenhalses bis knapp hinauf zum Apex. Die Inzisionsränder werden gefasst und anschließend die Zele teils scharf, teils stumpf unter subtiler Hämostase von den beiden Scheidenhautlappen bis zum Erreichen des Arcus tendineus abpräpariert. Erst dann entscheidet sich ob eine Überdehnung (häufig) oder eine Ruptur (seltener) des Arcus tendineus der endopelvinen Faszie vorliegt (Abb. 67C).

Abb. 67

[A]

[B]

[C]

[D]

[E]

[F]

[G]

[H]

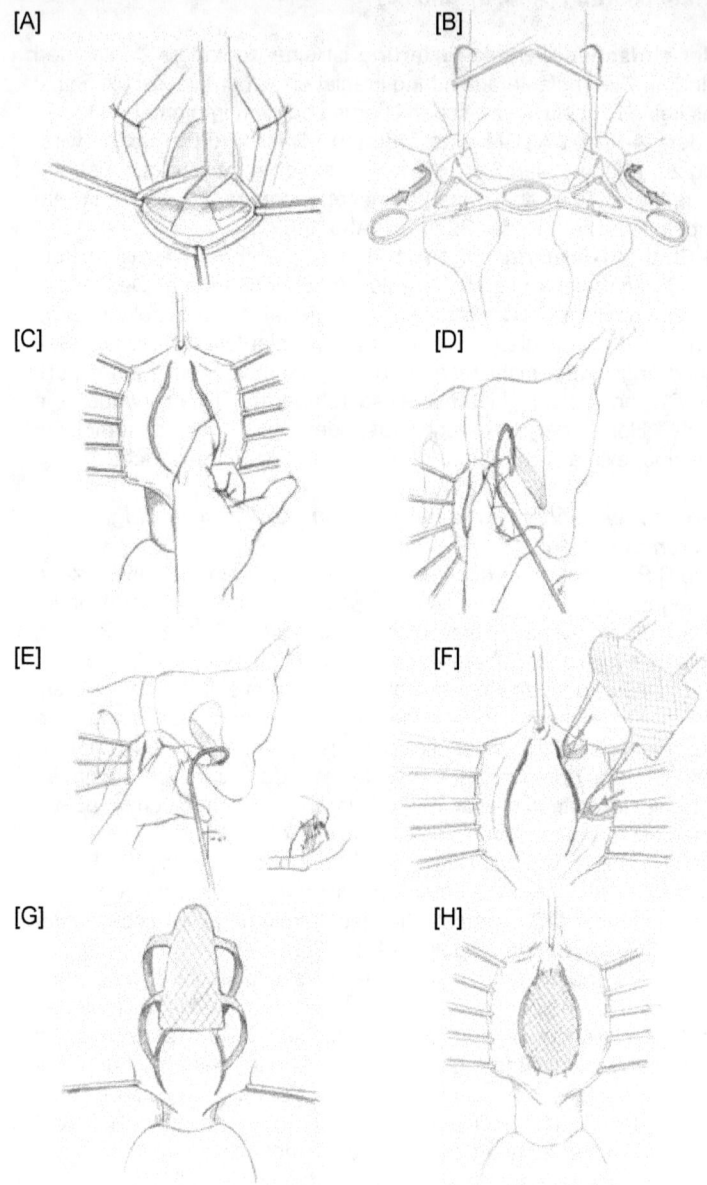

Nach äußerlicher Palpation wird die Inzisionsstelle über dem Foramen obturatum festgelegt. Über der Mitte des Foramens wird nun das Serasis-TO-Instrument eingehängt und durch Faszie und Muskel in Richtung auf den endopelvine Faszie rotiert. Die Faszie wird penetriert bzw. die Spitze der Helix durch den lateralen Fasziendefekt geführt und zum Erscheinen in der Scheide gebracht. Einfädeln des Netzes in das Öhr an der Spitze des Instrumentes und Durchführen des Bandes (Abb. 67 D + E).

Auf der gleichen Seite wird nun mit dem Serasis-TO-XL-Instrument die Membrana obturatoria am tiefsten Punkt des Foramen obturatum (dorsal) penetriert. Das Instrument umläuft jetzt den gesamten M. obturatorius internus an seiner beckenwandnahen, der Membrana obturatoria zugewandten Seite und tritt oberhalb des auf der Spina ischiadica liegenden Fingers mit etwa 1-1,5 cm Distanz von der Spina am kranialen Rand durch den Arcus tendineus bzw. dessen Defekt. Nach erneutem Einfädeln des „Beinchens" des Implantats wird der Vorgang auf der kontralateralen Seite analog wiederholt (Abb. 67 F+G).

Mit atraumatischen Pinzetten wird das Implantat nun im Spatium vesicovaginale ausgebreitet und mit 3 Einzelknopfnähten (PDS Stärke 2x0, SH-Nadel) unter dem Blasenhals in der Mittellinie und beidseits lateral fixiert (Abb. 67 H).

Im Falle der Durchführung einer 4-Punkt-Fixierung simplex erfolgt nun die Fixierung der Implantatmitte kranial auf der Zervix. Auch hier werden 3 Einzelknopfnähte verwendet.
Nach sparsamer Resektion überschüssiger Scheidenhaut wird anschließend die vordere mediane Kolpotomie über dem Implantat verschlossen (Abb. 68).

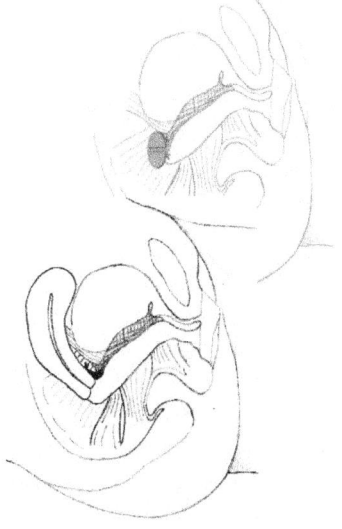

Abb. 68: Fixierung der oberen Kante des Implantats an der Zervix

Bei der 4-Punkt-ATOM-unterstützten Sakro(kolpo)pexie wird, analog zur abdominalen Sakropexie, wie sie oben beschrieben ist, der Netzüberstand von abdominal entgegengenommen und dann am Kreuzbein in Höhe S1 oder S2 fixiert (Abb. 69).

Abb. 69: 4-Punkt-
ATOM-
unterstützte abdominale
Sakropexie – das
Implantat wird am
Kreuzbein fixiert

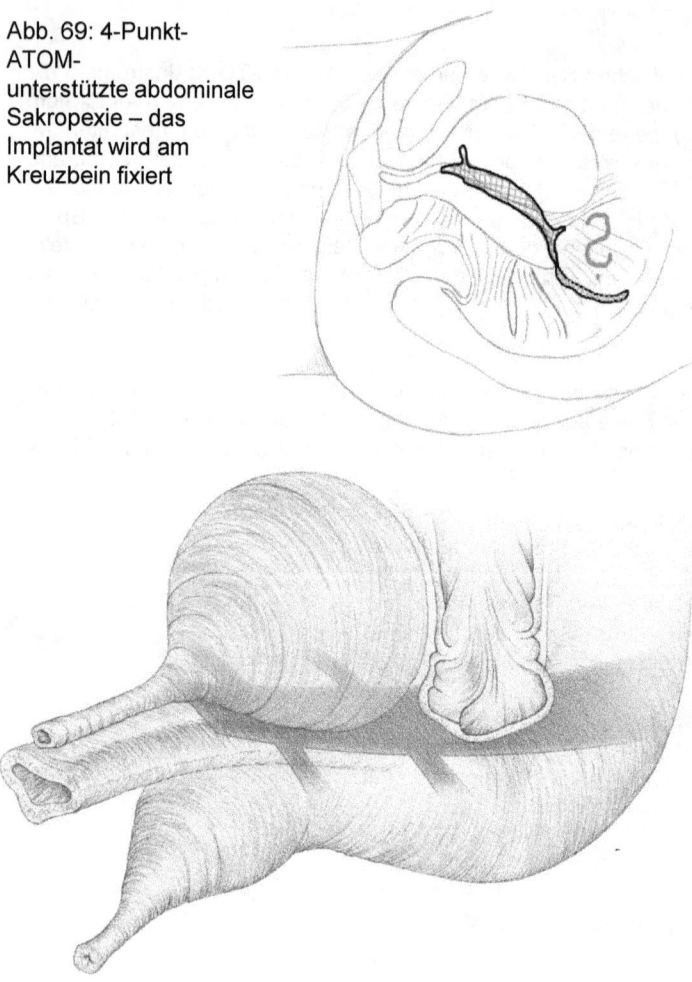

Bei der **6-Punkt-Fixierung** hingegen wird nun der vorgelegte sacrotuberale Faden in das Serasis-V-Instrument eingefädelt. Das Instrument wird an das Ligamentum sacrotuberale herangeführt und wird von hier bis zum Erreichen der endopelvinen Faszie vorgeschoben. Die endopelvine Faszie wird nun mit dem Instrument penetriert oder der Faden durch den lateralen Defekt hindurch nach oben gereicht (Abb. 70 B+ C).

Nach Entfernung des Serasis-V-Instruments wird der Faden beidseits lateral von hinten nach vorn durch die hintere Ecke des Implantates geführt und nach Ausführen auf beiden Seiten werden die geflochtenen nicht resorbierbaren Fäden jetzt zu lockeren Schlingen geknüpft, die die kraniale Implantatkante nach dorsal führen und in ausreichender Distanz vom Rektum fixieren (Abb. 70 D + A).

Die anteriore Kolpotomie wird spannungsfrei verschlossen. Erfolgt kein weiterer posteriorer Eingriff, anschließend auch die quere Kolpotomie hinten. Im Falle eines reparaturbedürftigen Defektes im Bereich des hinteren Kompartimentes wird diese Reparatur nun angeschlossen.

Je nach Länge der Scheidenhinterwand kann diese posteriore Reparatur in einer bilateralen Vaginaefixatio bestehen, u.U. ergänzt durch ein posteriores Meshinterponat, oder in einer Modifikation der Petros'schen infracoccygealen Sakropexie unter Verwendung eines zweiten SerATOM-Interponats, bei dem die hinteren Bänder des SerATOMs („Beinchen") unter Verwendung des Serasis-V-Instrumentes retrolevatoriell um den Levatorkomplex herum nach gluteal ausgestochen werden und der Körper des Seratom als interlevatorielles Interponat nach Entfernung der „Ärmchen" dann beidseits am Levatorkomplex in Höhe des Levatordaches (Übergang Levatormuskulatur/ Scheidenfaszie) fixiert wird (vgl. Abb. 58). Das Interponat wird in den Prozess der Neuformierung des Perinealkeils einbezogen und ist so in der Lage posteriore Enterozele und Rektozele in einem OP-Schritt zu beheben.

Abb. 70: Beendigung der 6-Punkt-ATOM-OP

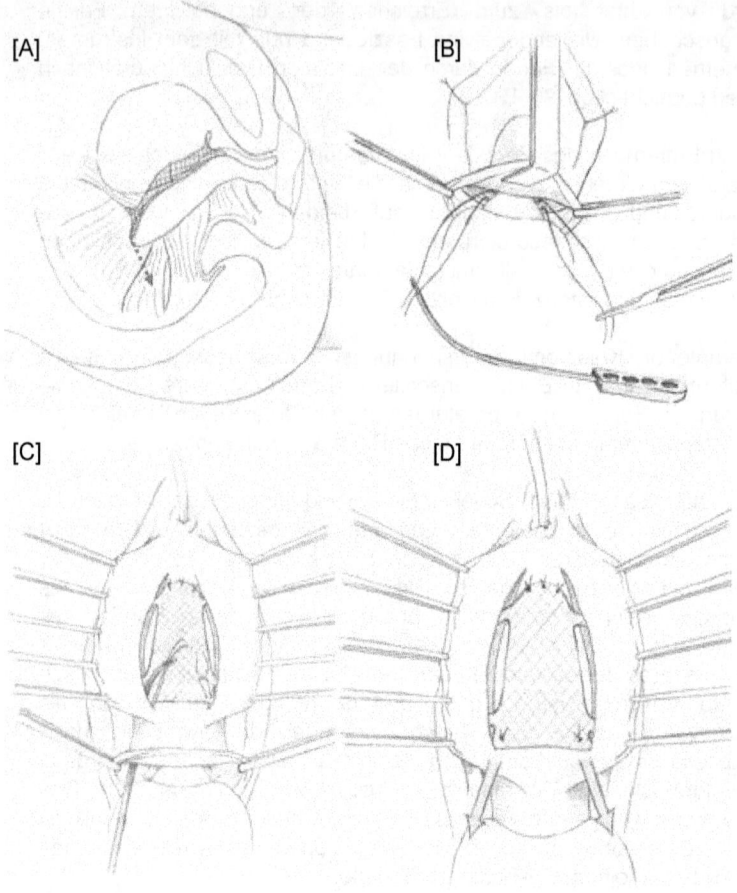

Bei der rein vaginalen Anwendung von ATOM ist unter bestimmten Voraussetzungen keine zusätzliche abdominale Intervention erforderlich. Der Scheidenapex wird dabei, falls stabilisierungsbedürftig, durch Einbringen zweier weiterer sacrotuberaler Fäden stabilisiert und mit Hilfe der gezeigten operativen Verfahren unter Verwendung des Implantates SerATOM A PA der anteriore Descensus bei Traktionszele und der posteriore Descensus bei Rekto-/Enterozele stabilisiert. Beim posterioren SerATOM reicht die Stabilisierung aber nur bis zur kranialen Levatorkante. Alternativ muss die Interponathinterkante vorn sakrotuberal gesichert werden und bei der die kraniale Levatorkante überragender Scheidenlänge der Scheidenapex ebenfalls durch bilaterale sacrotuberale Fixierung in einer stabilen Position gehalten werden.

Bei dieser Operationstechnik kommt es bei sorgfältiger schichtgerechter und atraumatischer Präparation und Bandeinlage zu keinen Blasen-, Ureter-, oder Darmproblemen. Bei minimaler Dissektion kommt es postoperativ kaum zu erwähnenswerten Miktionsstörungen. Die Patienten haben einen sehr niedrigen Analgetikaverbrauch, der durch die vaginale Tamponade oder die sacrotuberale Verankerung verursacht wird und nach Entfernung der Tamponade bereits in den meisten Fällen sistiert.

Allerdings muss mit einer steileren Scheidenachse gerechnet werden, ebenso wie mit auf letztlich 4 Fäden ruhendem abdominellen Druck. Damit sind starke körperliche Belastungsanforderungen an das Operationsergebnis (sowie ein sehr aktives Sexualleben) unter Umständen mit der rein vaginalen Technik nicht ausreichend (lange) stabil zu versorgen.

Kapitel 7   Operationstechniken nach Prof. Petros

In diesem siebten Kapitel lesen Sie über 2 von Prof. Petros, dem geistigen Vater der Integraltheorie, entwickelten Operationstechniken, die in der klinischen Anwendung ersetzt oder weiterentwickelt wurden und isoliert kaum mehr zur Anwendung kommen dürften. In dankbarer Anerkennung all dessen, was ich von Prof. Petros lernen durfte, möchte ich sie hier aber erwähnen.

7.1 Brückenplastik nach Petros

Die Operationsstrategie besteht in einer Präparation der Bindegewebsschichten (Faszien) und Bänder (Stümpfe) und deren Raffung bzw. Ersatz durch das überschüssige, sich vorwölbende Gewebe, das als Polster an die Stelle des defekten Bindegewebes tritt. Umschneidung des überschüssigen Scheidenhautgewebes und belassen des noch gestielten Lappens an der Unterlage (Blase/ Rektum). Deepithelialiserung der Oberfläche (Elektrokoagulation oder chirurgisch). Dieses Polster wird mit Nähten analog den Implantaten fixiert, bedarf aber einiger Zeit der Ruhe, um einheilen zu können. Vaginale Geburten sollten nach solchen Eingriffen nicht mehr erfolgen. Problem ist die Wundheilungsstörung, die das Implantat wieder an die Oberfläche bringt. Dort epithelialisiert es rasch und es lässt sich dann kein Effekt der Operation mehr feststellen. Dies geschieht vor allem dann, wenn ein Missverhältnis vorliegt zwischen Lappengröße nach Deepithelialisierung und zu deckendem Defekt bzw. wenn der Lappen ausreichend groß gewählt wurde, die Scheidenwundränder dann aber nicht mehr spannungsfrei aneinander zu nähen sind. Einschlusszysten konnten nicht beobachtet werden, könnten theoretisch aber auch die Ursache für eine Dehiszenz (Klaffen) der Kolpotomienarbe sein. Diesen Eingriff führen wir praktisch nicht mehr durch, weil meist kein ausreichendes Material zur Verfügung steht und bei zu kleinen Lappen das kosmetische und funktionelle Ergebnis und/oder seine Dauerhaftigkeit sehr viel ungünstiger sind als bei der Verwendung eines teilresorbierbaren Polypropylenimplantates (Seramesh ®).

7.2 Die sog. „Infracoccygeale (Band-)Sakropexie" nach Petros (früher oft kurz „posteriores IVS®" genannt)

Die sog. *infracoccygeale Sakropexie* ist ein Eingriff, bei dem eine Enterozele behoben und das kraniale Ende der Scheide (mit oder ohne Uterus) fixiert werden soll (Indikation gemäß Algorithmus Abb. 30). Um diesen Defekt zu reparieren wird ein Kunststoffband in der Nähe der Steißbeinspitze von perianal her transkutan über die Fossa ischiorectalis eingebracht (Abb. 67) neben dem Enddarm zur Enterozele herangeführt und an der Gegenseite wieder zurück nach außen gebracht. Dazu ist eine kraniale quere Kolpotomie erforderlich. Das Band wird an die Überreste der im Becken verbliebenen Bänder fixiert. Die Bindegewebsreaktion des Körpers um das Band verstärkt es und ersetzt damit die körpereigenen Bandstrukturen. Eine PDS-Hilfsnaht entlastet nach Petros das Band für 6-8 Wochen. Diese wird dann einfach entfernt. Eine Scheidentamponade und ein Katheter sind nur für maximal einige Stunden nach dem Eingriff erforderlich.
Diese Technik birgt das Risiko, dass große Teile der Passage nur digital kontrolliert sind (Abb. 68a). Eine minimale Dissektion beinhaltet zumindest theoretisch eine höhere Läsionsgefahr für Darm und Blase (bei Lateraldefekt!).
Daher bevorzugen wir es die Technik über eine mediane posteriore Kolpotomie anzuwenden (Abb. 68b). Nach Dissektion der Scheidenhautlappen wird die kraniale Levatorkante dargestellt.

Unter visueller Kontrolle [Abb. 70 (a.)] wird nach entsprechender Präparation des Scheidengrundes [b.)] das Instrument unter digitaler Tastkontrolle (Finger auf der Spina ischiadica) [c.)] retrolevatoriell [d.)] bis zu dessen kranialem Rand vorgeschoben [e.)) und penetriert hier die endopelvine Faszie (Abb. 69). Gleiches Vorgehen auf der Gegenseite. Fixierung des Bandes an der kranialen Levatorkante bds. [f.)].
Der so dargestellte Levator kann nun auch völlig unproblematisch für jegliche Form des posterioren repair weiterverwendet werden. Damit hat das Band eine definierte konstante Struktur als Widerlager und kann für die Rekonstruktion des posterioren Kompartimentes herangezogen werden. Problematisch wird dies bei Strukturdefekten des Levatormuskels v.a. im Bereich der kranialen Kante(n).

Abb. 67: Anatomie der perianalen Region beim Einführen des Instruments zur Platzierung des Bandes

Abb. 68a: translevatorielle Führung des Bandes bei der Originaltechnik von Petros

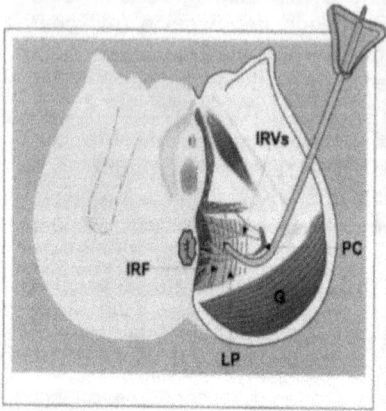

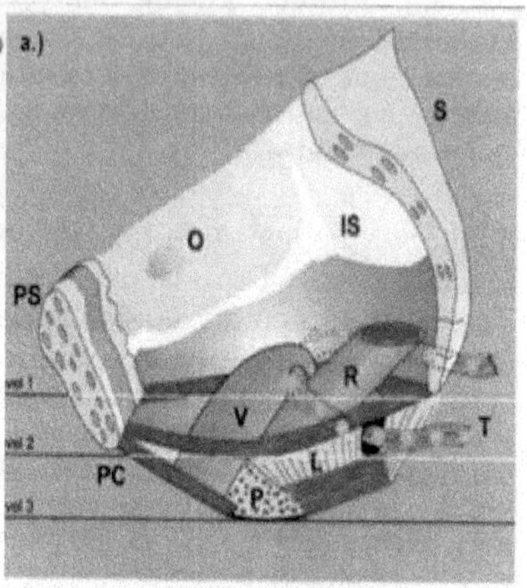

Abb. 68b: Modifikation nach Fischer mit einem extra- bzw. retrolevatoriellen Verlauf des Bandes und Überkreuzen der kranialen Levatorkanten

Abb. 69: extralevatorieller und extrafaszialer Verlauf des Weges des Einführinstrumentes zur Platzierung des Bandes

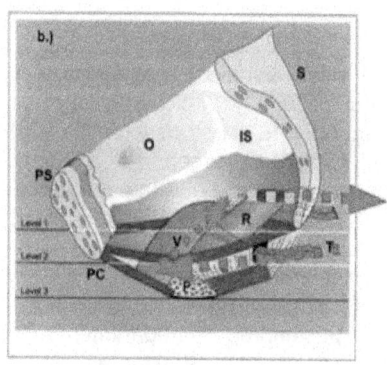

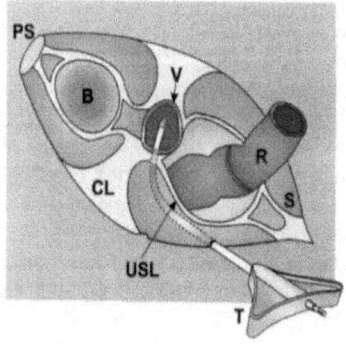

Diese Operationsstrategie wird dann häufig kombiniert mit einer hintern Netzeinlage und daher wurde daraus letztendlich die Implantation eines posterioren SerATOMs unter Verwendung des SerATOM A PA®-Implantates, das das Band und das Netz fertig konfektioniert verbindet (Abb. 71).

Abb. 70: OP-Schritte bei der infracoccygealen Sakropexie (vgl. Text)

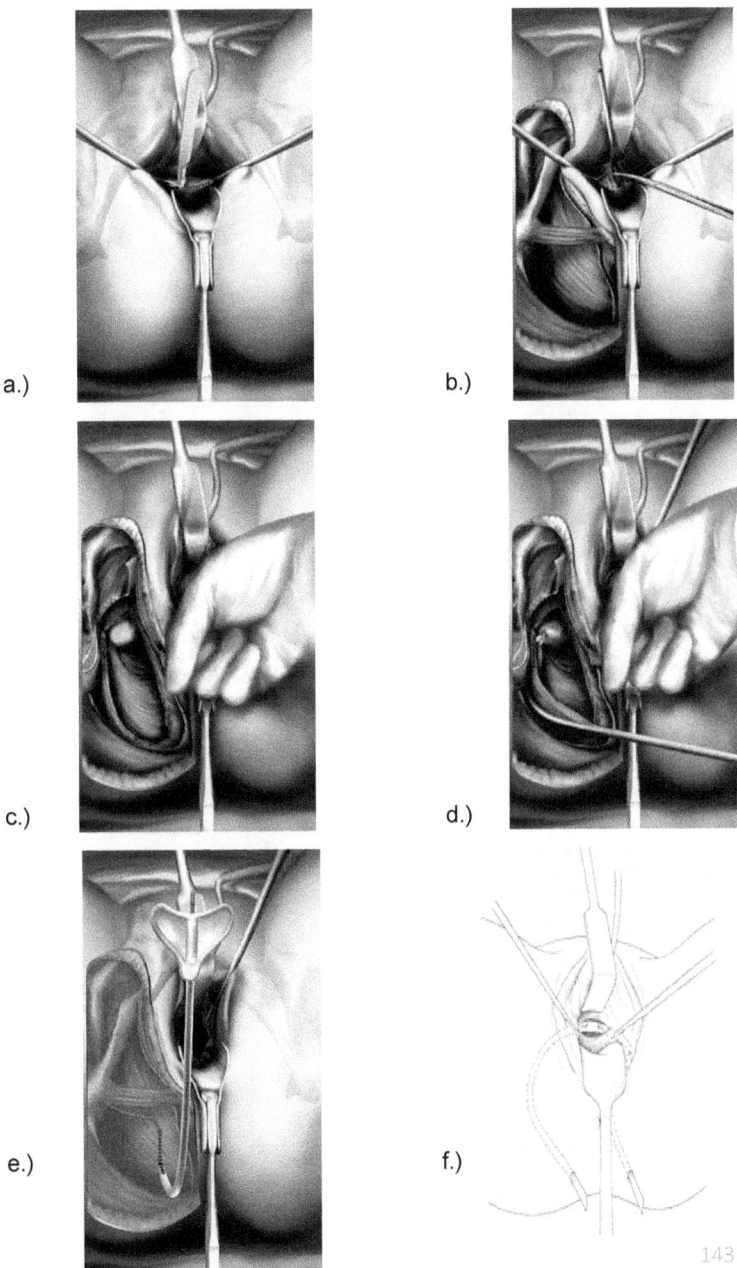

a.)

b.)

c.)

d.)

e.)

f.)

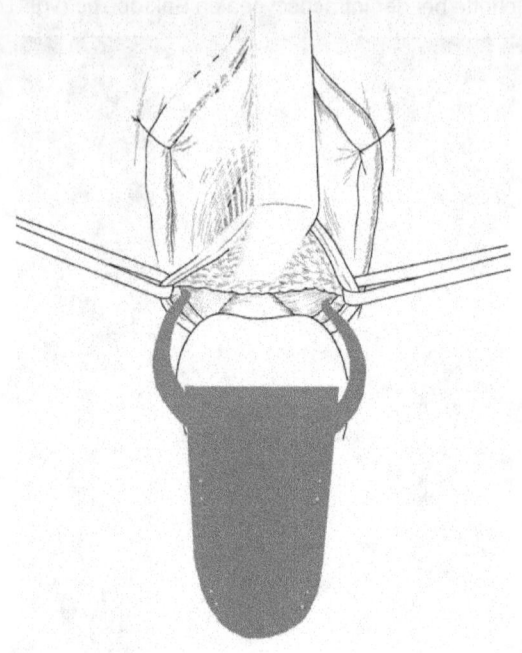

Abb. 71: Kontur des SerATOM A PA-Implantates (die vorderen Ärmchen fehlen hier) als Entwicklung aus der Kombination von einem posterioren Netzpatch mit dem für die infracoccygeale Sakropexie verwendeten Band

Exkurs:
E1 Anterior Transobturator Mesh (ATOM) zur Korrektur eines Vaginalprolaps – vaginal oder abdominal ?

Die Erkenntnis, dass vaginale Plastiken nicht der geeignete Eingriff zur Behebung (aller) vaginaler Senkungszustände sind, setzt sich umso mehr durch, als man Zusammenhänge zwischen morphologischer und funktioneller Defizienz zu verstehen versucht.

Bei diesem Verständnis spielt die Petros'sche Integraltheorie sicherlich eine wesentliche Rolle, weil sie versucht Zusammenhänge zwischen Anatomie und Funktion her- und darzustellen (vgl. auch Kapitel 8).

Bei intakter Anbindung der suburethralen Scheide am M. pubococcygeus im Bereich des paraurethralen Sulcus (vgl. auch Abb. 72) kommt es (reflektorisch) zur Spannung der suburethralen Hängematte bei Zunahme des Blasenvolumens durch Kontraktion des Muskels. Dadurch wird eine Erregung der Druck (=Presso-)rezeptoren unter der Blasenhalsregion verhindert. Diese Region ist somit druckentlastet. Mit zunehmender Blasenfüllung und damit zunehmendem Druck auf die suburethrale Scheide wird (reflektorisch) die Spannung der Hängematte erhöht. Dadurch wird weiterhin eine Erregung der Rezeptoren verhindert.

Es wird deutlich, dass diese Entlastung der Rezeptoren abhängig ist von
• der Elastizität der suburethralen Scheidenwand
• der Anbindung der Hängematte an die Beckenbodenmuskulatur (Arcus tendineus m. lev. ani) (aus zwei Gründen: erstens damit die Kontraktion effektiv sein kann, zweitens, weil durch schlechte Anbindung und Laxität der Hängematte die Effektivität der Kontraktion abnimmt.
• der Kontraktionskraft der Beckenbodenmuskulatur.

Ist die Elastizität der suburethralen Scheide aufgebraucht oder die Kontraktionsfähigkeit der Muskulatur an ihrem physiologischen oder pathologischen Ende angekommen, so wird der Druck der gefüllten Blase auf die Rezeptoren weitergegeben. Diese feuern nun Impulse, die weitergeleitet, den Miktionsreflex bahnen. Dieser läuft nun inkomplett (gehemmt) oder komplett ab. Es kommt zu sensorischen oder motorischen Drangepisoden.

Damit erklärt sich auch, warum Patientinnen mit korrekturbedürftiger Vorderwandsenkung in über 80% über solche „Drangsymptome" klagen: von der Unfähigkeit beim (späten) Verspüren des Harndranges dann noch „gegenzusteuern" und den Urin bis zum sicheren Erreichen der Toilette einzuhalten bis hin zum praktisch völligen Verschwinden der „Vorwarnzeit" – Drang führt zu unmittelbarem Urinabgang. Versuchen wir diesen Frauen mit Parasympatolytika zu helfen, zeigen diese (praktisch) keinen Effekt.

Die Entwicklung operativer Strategien basiert auf dem jeweiligen Verständnis der Pathoanatomie oder Pathomechanismen. Ein gutes Beispiel ist der Zusammenhang zwischen der Enhörning'schen Drucktransmissionstheorie und der Kolposuspension nach Burch als operative Antwort auf diesen theoretischen Ansatz zur Entstehung einer Belastungsharninkontinenz. Noch vor einigen Jahren rückte man die Beckenbodenmuskulatur im Rahmen des (fortgeschrittenen) Deszensus genitalis in den Mittelpunkt. Mittlerweile geht das Verständnis dahin, dass es die endopelvine Faszie ist, die über ihre mangelnd stabile Fixierung an der Levatoraponeurose dem Vorfall der auf der Scheidenvorderwand ruhenden Organstrukturen (Blase, Peritonealsack) den Weg nach draußen ebnet. Eher selten findet man einen Lateraldefekt mit Ruptur der endopelvinen Faszienfixierung an der Aponeurose.

Betrachtet man die Entwicklung der operativen Strategien über die letzten Jahre, dann gilt im Wesentlichen das in der Abbildung auf der folgenden Seite dargestellte. Der Hintergrund der Entwicklung liegt in der Erkenntnis, dass die alleinige Fixierung des apikalen Segmentes der Scheide keine ausreichende Stabilität im Bereich des Lateraldefektes erzielen kann (siehe auch Abb. E1)

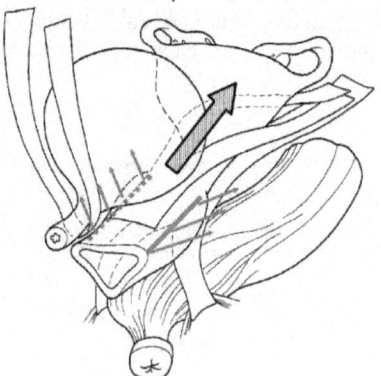

Abb. E1: Fixierung der Vagina
nach oben hinten (dicker Pfeil)
und lateral (kleine Pfeile).

Abb. E2: Entwicklung der Deszensuschirurgie seit den 1990er Jahren

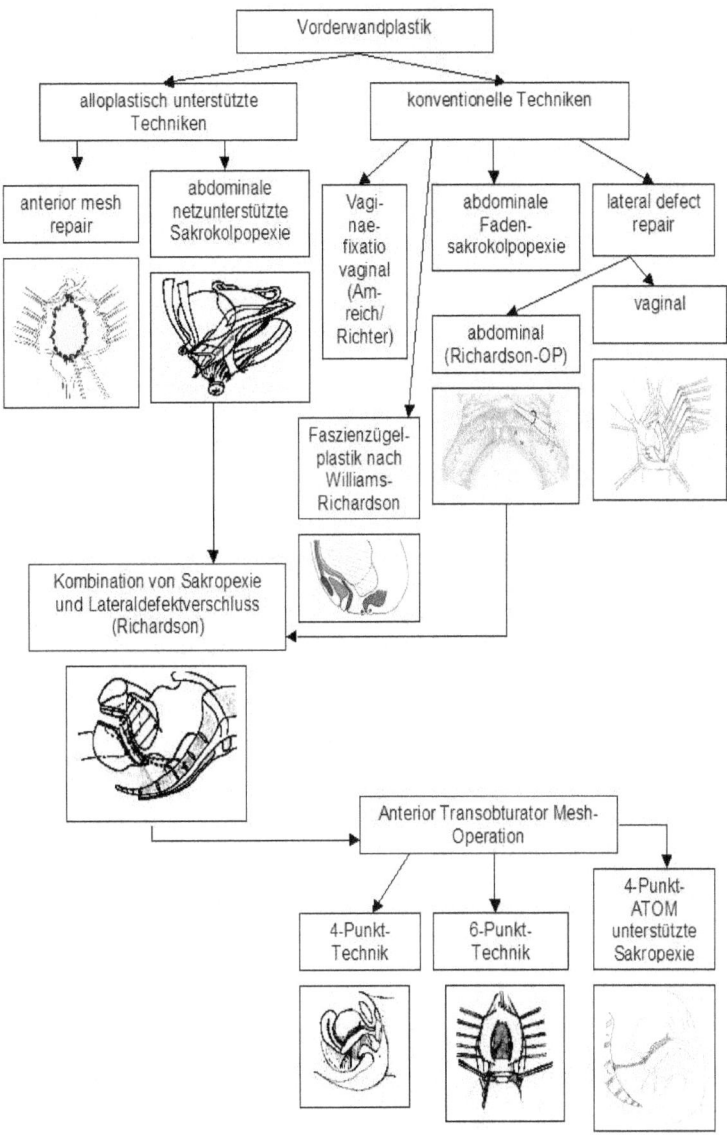

Vorderwandplastik

alloplastisch unterstützte Techniken

konventionelle Techniken

anterior mesh repair

abdominale netzunterstützte Sakrokolpopexie

Vaginaefixatio vaginal (Amreich/ Richter)

abdominale Fadensakrokolpopexie

lateral defect repair

abdominal (Richardson-OP)

vaginal

Faszienzügelplastik nach Williams-Richardson

Kombination von Sakropexie und Lateraldefektverschluss (Richardson)

Anterior Transobturator Mesh-Operation

4-Punkt-Technik

6-Punkt-Technik

4-Punkt-ATOM unterstützte Sakropexie

Damit persistieren wesentliche die Patientin belastende Symptome, vor allem die des harnableitenden Systems (Drang, Restharn, rezidivierende Harnwegsinfekte), im Falle der Vaginaefixatio sacrospinalis bzw. sacrotuberalis muss dabei noch mit einer Zunahme der Vorderwandsenkung im Sinne einer Kompensation bei Achsendeviation nach rechts und dorsal gerechnet werden sowie mit einer relativen Verkürzung der Scheidenlänge durch die Rezessusbildung im Rahmen der Achsenkorrektur, die im Laufe der Zeit erfolgt. Dabei kann die Blase selbst oder aber auch das Peritoneum im Sinne einer anterior-kranialen Enterozele Inhalt der Neubildung der Vorderwandsenkung sein.

Ein weiterer Aspekt, der vor allem bei der Kombination von Sakropexie und lateraler Vaginopexie (Richardson) bedacht werden muss ist

1. die unterschiedliche Traktion auf die Vorderwand (kranial nach dorsal, seitlich im mittleren und kaudalen Segment nach lateral) – dies führt u. U. zu Problemen bei Blasenhalsöffnung (Harnverhalt /Restharnbildung) und -verschluss (permanenter Abgang kleiner Mengen Urin)

2. das Schicksal des durch den Prolaps überstreckten Ureters, der in seinem intramuralen Anteil durch Fixierung des Blasenbodens auf der Scheide nach Reposition des Prolaps einen sigmoiden (siphonartigen) Verlauf hat und dessen Unterlage nun in zwei unterschiedliche Richtungen gezogen und fixiert wird. Damit kann sich dieser siphonartige Verlauf fixieren und es kommt (unter Umständen erst wenige Tage nach dem Eingriff) durch Schwellung/Ödem/Hämatom zu einer möglicherweise nicht reversiblen Nierenstauung. Diese ist dann, da sich retrograd eine Schienung oftmals nicht bewerkstelligen lässt durch ein passageres Nephrostoma und sekundär durch eine Ureterneuimplantation zu behandeln.

Damit ergeben sich für ein erfolgreiches Operationsverfahren zur Behebung des Senkungsleidens für die vaginale Vorderwand folgende Forderungen:

• Sicherer Verschluss des lateralen Defekts zwischen Blasenhals und Apex vaginae
• Keine Beeinträchtigung der Blasenhalsmobilität durch Traktion (spannungsfrei)

- Keine Beeinträchtigung der Scheidenachse (Dyspareunie, kontralateraler Deszensus, Miktionsprobleme)
- Keine Beeinträchtigung der vorgegebenen Scheidenlänge (Kohabitation)
- Keine permanenten Zug auf die ligamentären/ossären Widerlager der Fixation (Schmerz)
- Reposition und Retention der Enterozele bei Belastung
- Keine Beeinträchtigung der Erfolgsaussichten einer ggf. erforderlichen zweizeitigen Inkontinenzsanierung
- Geringes Rezidivrisiko im therapierten Kompartiment
- Keine Behinderung der Defäkation.

Vor allem hier bedarf es einiger zusätzlicher Überlegungen im Hinblick auf den Ablauf des Defäkationszyklus und der daraus limitierenden Beschränkungen für die Fixation von Implantaten, hier vor allem im Hinterwandbereich (Abb.E3):

Im Rahmen der (oftmals gleichzeitig mit dem Vorderwandrepair notwendigen) Hinterwandrekonstruktion wird ein Interponat zwischen die Levatormuskulatur eingebracht. Seine Fixierung erfolgt im Bereich der kranialen Kante des M. levator ani (ileococcygeus), und zwar dort, wo der Levator mit der Vaginalfaszie kommuniziert, denn schließlich soll das Septum rectovaginale rekonstruiert werden. Das apikale Segment der Scheide im Hinterwandbereich lässt sich prinzipiell nur dann suffizient mit fixieren, wenn die Scheidenlänge (natürlich oder durch Voroperationen bedingt) in ihrer Tiefenausdehnung die Interspinalebene nicht überschreitet. In solchen Fällen lässt sich ein Band-Netz-Kombinat in der von Petros beschriebenen Technik der infracoccygealen Sakropexie einbringen und fixieren. In allen anderen Fällen fixiert dem den kranialen Hinterwandanteil, der über die Interspinalebene hinaus ragt separat, z. B. durch eine bilaterale spannungsfreie sakrotuberale Fixation.
Eine Fixierung des Hinterwandinterponats an den Ligg. sacrospinalia beidseits beispielsweise ist unphysiologisch (Abb. E3):

Abb. E3: Defäkation, Rektumbewegung/-ausbreitung und Implantat (Pfeil) im Scheidenhinterwandbereich.

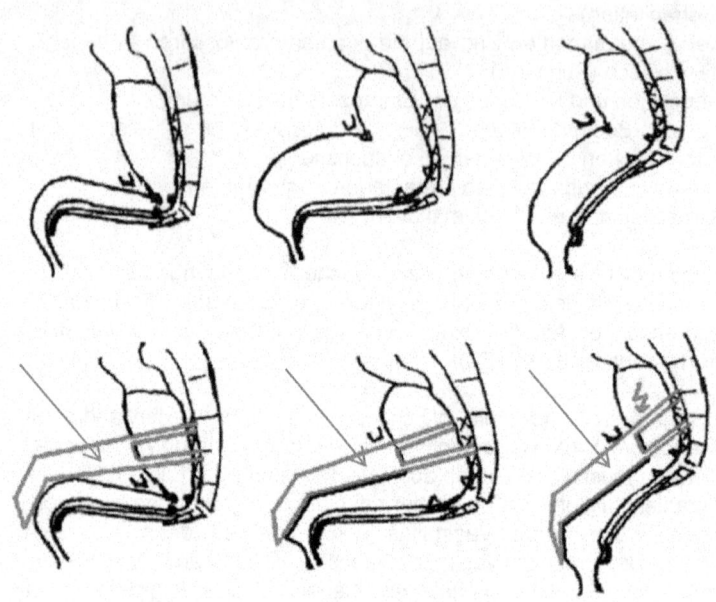

Man ersetzt also mit dem posterioren Implantat (Interponat) das Septum rectovaginale. Es hat physiologischerweise keine Verbindung zu den Ligamenten im Retroperitoneum. Betrachtet man den Defäkationszyklus, so wird klar, warum (Abb.E3: obere Reihe). Die Angulation zwischen sakralem und ampullärem Rektum befindet sich in der Höhe der von ventral einspringenden Ligg. sacrouterina (Rektumpfeiler). Das ampulläre Segment des Rektums wird vom sakralen Segment mit Stuhl befüllt und dehnt sich nach ventral und kranial aus. Zur Entleerung erfolgt dann die Steilstellung des erweiterten ampullären Segmentes unter Einengung seiner Verbindung zum sakralen Segment. Implantiert man nun ein Netz und fixiert es außerhalb des mobilen Systems an knöchernen Fixpunkten, dann stört man damit die Mobilität und Dynamik des Defäkationszyklus (Abb.E3: untere Reihe). Die Ausdehnungsfähigkeit des Rektums ist reduziert, bei der Steilstellung kommt es zu Zug auf die ligamentäre Fixierung.

Daraus resultieren mehrere Entleerungen kleiner Stuhlportionen täglich. Die Verhältnisse werden umso ungünstiger, je mehr das Implantat und seine induzierte Narbe mit der Zeit schrumpfen. Es kommt dann bei gutem Anschluss an den Perinealkeil und an die Ligamente zu einem Zug, der mit Schmerzen verbunden sein kann. Das Defäkationsmuster kann weiter pathologisch werden. Ist das Implantat wirklich nur ein interlevatorielles Interponat kann es sich mit dem System bewegen. Auch dieses limitiert das Füllungsvolumen des Rektums ist aber aufgrund der Beweglichkeit der Ankerpunkte dem physiologischen Effekt des Septum rectovaginale ähnlicher. Die transobturatorische Implantation eines anterioren Meshes (ATOM-OP) lässt viele der aufgestellten Forderungen erfüllen. Die Fixierung des hinteren Armes des Implantates jedoch stellt, soll die Operation ausschließlich vaginal erfolgen, gewisse Anforderungen an die Anatomie. In der Zeit der Anfänge der infracoccygealen Sakropexie wurde von Petros im Hinblick auf die Positionierung des Bandes keinen Wert darauf gelegt den Levatormuskel nicht zu durchstechen. Die postoperativen Verläufe legten, bedingt durch die Kraftwirkung auf das Band, aber schließlich nahe, das Band um die kraniale Levatorkante herum zu platzieren, was abgesehen von einer etwas ausgedehnteren Dissektion keine Probleme verursachte. Es ist nahe liegend mit dem hinteren Arm des Vorderwandimplantats ebenso zu verfahren. Um eine anatomiegerechte Rekonstruktion mit physiologischer Scheidenachse zu erhalten, muss aber im Falle der ATOM-OP der Arm nicht durch oder um den Levatormuskel, sondern um die kraniale Kante des M. obturatorius internus herum geführt werden (Abb. E4).

Dies setzt eine gewisse Stabilität der Struktur voraus, denn sie ist es, die später die Hauptlast der Rekonstruktion (den Druck des Inhalts des Peritonealsackes) tragen muss. Damit ergibt sich aus der Qualität der kranialen Kante des M. obt. int. Die wesentliche Differentialindikation für oder gegen die ATOM-OP bzw. ihre Alternative, die ATOM-unterstützte abdominale Sakropexie.

Damit unterscheidet man 3 verschiedene Formen der ATOM-Operation (Abb. E5 und E6):

Abb. E4:

Anatomie des M. obturatorius internus. Grau markiert sind die Umlenkpunkte für den vorderen und hinteren Arm des ATOM-Implantats

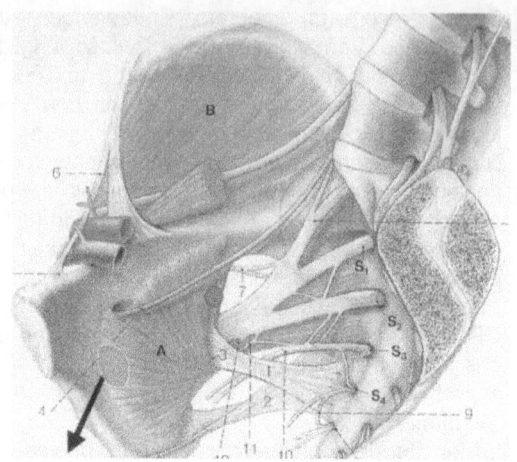

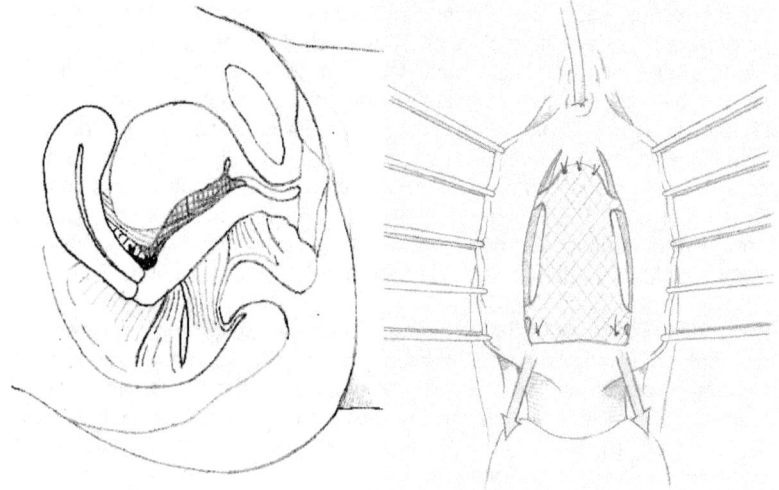

Abb. E5:
Implantat (grau) unterlegt Blasenhals und wird an einer stabilen Zervix kranial angenäht (a)
Zugrichtung (Pfeile) auf das kraniale Netzende beim Knoten der sakrotuberalen Fadenschlingen (b)

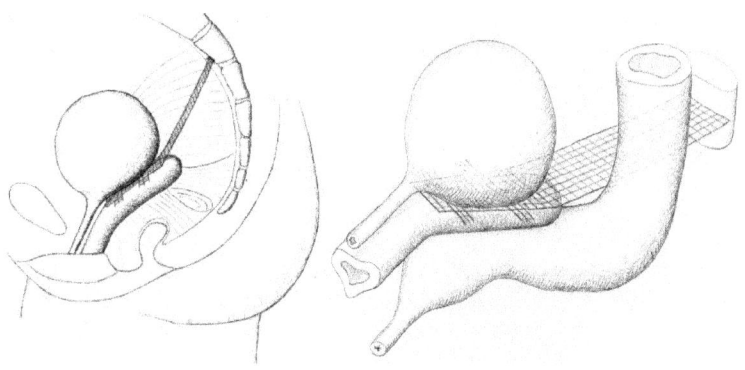

Abb. E6: Die Abb. rechts zeigt die Lage des sog. „SerATOM G"-Implantates bei liegender und Abb. links bei der aufrechten Patientin.

1. Die 4-Punkt-Fixierung des ATOM-Implantats bei guter Qualität der kranialen M. obt. int.-Kante und stabiler Zervix als Ankerpunkt im zentralen Kompartiment
2. Die 6-Punkt-Fixierung des ATOM-Implantats bei guter Qualität der kranialen M. obt. int.-Kante bei instabiler Zervix (zusammen mit der Hysterektomie) oder Z. n. Hysterektomie mit Fixierung der kranialen Implantatkante über Fadenschlingen am Lig. sacrotuberale beidseits
3. Die 4-Punkt-Fixierung des ATOM-Implantats mit kranialer Verlängerung des Implantats bei schlechter Qualität der kranialen M. obt. int.-Kante und dessen Fixierung (offen abdominal oder laparoskopisch) an der Kreuzbeinfaszie (wie bei der klassischen abdominalen Sakrokolpopexie).

Die kraniale Anbindung an die Zervix bzw. die Fixierung der kranialen Kante des Implantats an einer tragfähigen Struktur ist aufgrund der auf die Kante einwirkenden Kräfte bei stehender, laufender und auch belastender Patientin unabdingbar, möchte man nicht riskieren, dass durch die Krafteinwirkung postoperativ, vor hinreichender Fixierung der Ärmchen im Gewebe (die Eigenfixierung durch Friktion, die zunächst besteht, ist hier nicht ausreichend) das Implantat nach kaudal (blasenhalswärts) disloziert und den kranialen Anteil der Bruchlücke wieder freilegt.

Im Rahmen eines interdisziplinären Therapiekonzepts gilt es aber auch zu bedenken, welche Folgen die Aktivität der jeweilig benachbarten Disziplin haben kann:

Die Elevation des den Douglas obstruierenden (vorderen) Prolaps macht den Weg frei für ein eventuell elongiertes Sigma oder den peritonealen Bruchsack. Eine bestehende Absenkung des Rektums gewinnt mehr Raum. Ebenso wichtig ist es zu bedenken, dass die Korrektur einer Rektozele mit Absenkung/Erschlaffung der vaginalen Hinterwand einen anterioren Deszensus fördert/induziert oder aber die Elevation eine den Douglas verlegende Sigma- oder Enterozelenptose (Cul-de-Sac-Syndrom) Im Rahmen des interdisziplinären Therapiekonzepts gilt es aber auch zu bedenken, welche Folgen die Aktivität der jeweilig benachbarten Disziplin haben kann:

Die Elevation des den Douglas obstruierenden (vorderen) Prolaps macht den Weg frei für ein eventuell elongiertes Sigma oder den peritonealen Bruchsack. Eine bestehende Absenkung des Rektums gewinnt mehr Raum. Ebenso wichtig ist es zu bedenken, dass die Korrektur einer Rektozele mit Absenkung/Erschlaffung der vaginalen Hinterwand einen anterioren Deszensus fördert/induziert oder aber die Elevation eine den Douglas verlegende Sigma- oder Enterozelenptose hier dem zentralen oder vorderen Kompartiment Raum zur Lageveränderung gibt, eventuell mit schwerwiegenden Folgen für die Blasenfunktion, die dann nicht, wie häufig beschuldigt neurogen durch Präparation präsakral sondern mechanisch durch Traktion im Bereich der perivaginalen-/urethralen Fixierung bedingt ist. Eine Absprache der Disziplinen ist in jedem Fall sinnvoll.
hier dem zentralen oder vorderen Kompartiment Raum zur Lageveränderung gibt, eventuell mit schwerwiegenden Folgen für die Blasenfunktion, die dann nicht, wie häufig beschuldigt neurogen durch Präparation präsakral sondern mechanisch durch Traktion im Bereich der perivaginalen-/urethralen Fixierung bedingt ist. Eine Absprache der Disziplinen ist in jedem Fall sinnvoll.

E2   Posteriores SerATOM, infracoccygeale Sakropexie oder bilaterale Vaginaefixatio zur Korrektur eines Vaginalstumpfprolaps mit oder ohne Hinterwanddefekt ?

Für die vaginale Korrektur des kranialen hinteren Kompartiments bedeutsam sind
*   die sakrotuberale Vaginaefixatio bilateralis sowie
*   die infracoccygeale Sakropexie nach Petros.

Zur Indikationsstellung und zur Durchführung der Eingriffe gilt Folgendes:

E2.1 Indikationsstellung:

Betrachtet man die Effekte der konventionellen Myorrhaphie (Levator-Damm-Plastik [Abb. E7]):
* Achsendeviation, die Blase und Scheide den abdominalen Kräften aussetzt
* Vertikalisation der Scheide die ihre Bewegungsmöglichkeit nach unten/hinten einschränkt, was für den Erhalt der Kontinenz wichtig ist
* Ersatz eines nach vorn offenen Hufeisens durch einen Muskelring, der den Ablauf der Defäkation stört

so wird klar, dass die Suche nach Alternativen allein durch die theoretischen Überlegungen angezeigt ist.

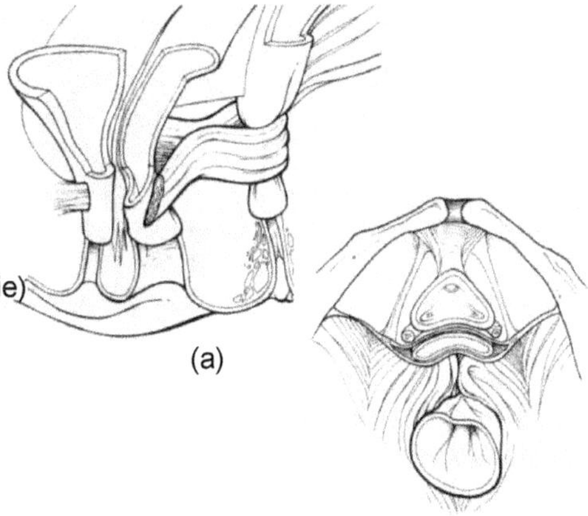

Abb. E7: Darstellung der Rektumeinengung durch die konventionelle Muskelraffung (Myorrhaphie) (Levator-Damm-Plastik). Ansicht von der Seite (a) und von oben (b).

(a)

(b)

Beispielsweise wurden in einer Studie von Kahn/Stanton, im BrJObstetGynaecol 1997 veröffentlicht, 231 Frauen nach konventioneller Levator-Damm-Plastik (Kolpoperineoplastik mit Myorrhaphie) nachkontrolliert. Das Follow-up betrug im Mittel 42,5 Monate. Wesentliche Ergebnisse waren hier:

* perineale/vaginale Enge: 33%
* Stuhlschmieren/Schwierigkeiten bei
* der Reinigung nach Defäkation: 16%
* rektale digitale Ausräumung: 23%
* Inkontinenz für Winde: 19%
* Schmerzen rektal/vaginal: 22%
* Rezidivrate: 8%.

Dennoch wird nach wie vor weitgehend der hintere Defekt mit dieser Operationstechnik saniert, wobei wohl keine der alternativen Verfahren je eine reelle Chance auf Durchsetzung hätte, würden solche Ergebnisse hier publiziert.
Ein weiteres Problem, auf das man im Follow-up klassischer Operationstechniken stößt, ist das des konsekutiven Deszensus in benachbarten Kompartimenten, z.B.: das Problem der „Zystozele" nach Vaginaefixatio. Häufig überweisen mit der Diagnose „Rezidiv" (Wiederauftreten einer bereits behandelten Erkrankung) handelt es sich aber in der Regel um eine Folgesenkung in einem benachbarten Kompartiment, für die Vaginaefixatio ist das die Zystozele bzw. die häufig verkannte „anterior-kraniale Enterozele".

Autor/Jahr	n=	Zeit postop. (Jahre)	Zystozele [%]	Rezidiv- rate [%]
Morley 1990	100	1-13	6	5
Lovatsis 2002	293	1-5	7	2
Lantsch 2001	123	½-4½	8	3,2
Heinonen 1992	25	2,8	14	Ø
Holley 1995	36	2,2-6,5	92	8
Carey 1994	64	½	25	4,6
Sze 1997	1062	peer review	8	3
Paraiso 1996	243	6	37	8,2
Smilen 1998	122	27	11-17	Ø

Während 95% möglicherweise auf eine sehr großzügige Interpretation der erhobenen Befunde im Follow-up zurückgehen dürften sind Zahlen unter 10% in jedem Fall ein Schönreden der Problematik, die durch Achsendeviation nach dorsal und rechts kaudal hervorgerufen wird. Auch bezüglich der Harninkontinenz nach Vaginaefixationes in klassischer Form (unilateralis sacrospinalis) existieren nur uneinheitliche Literaturangaben. Meist erfolgte keine präoperative urodynamische Abklärung (Dannecker et al. Gynäkologe 2002). Die Zahlenangaben liegen zwischen 5,5% (Ozcan et al. '99) und 13% (Morley et al. '90).

Aus der praktischen Umsetzung der im Rahmen der Integraltheorie publizierten zu vermeidenden Operationsfolgen, insbesondere

- Spannung, wo sie nicht benötigt wird
- Streckung der Scheide
- Achsenverlagerung
- Fixierungsverlust
- Immobilisierung (der Z[one] K[ritischer] E[lastizität])

ergeben sich für die operative Sanierung eines posterioren Deszensus die im Algorithmus (Abb. E8 – E10) dargestellten Differential-indikationen.

Abb. E8: Defekte des vorderen Kompartimentes - OP-Optionen

Defekte des vorderen Kompartments:

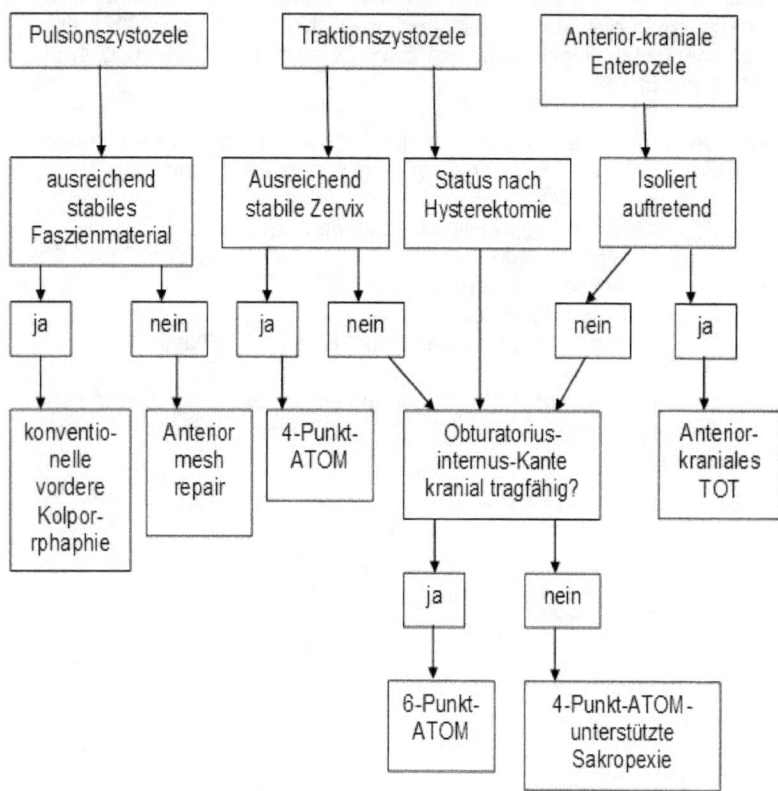

Abb. E9: Defekte des hinteren Kompartimentes - OP-Optionen

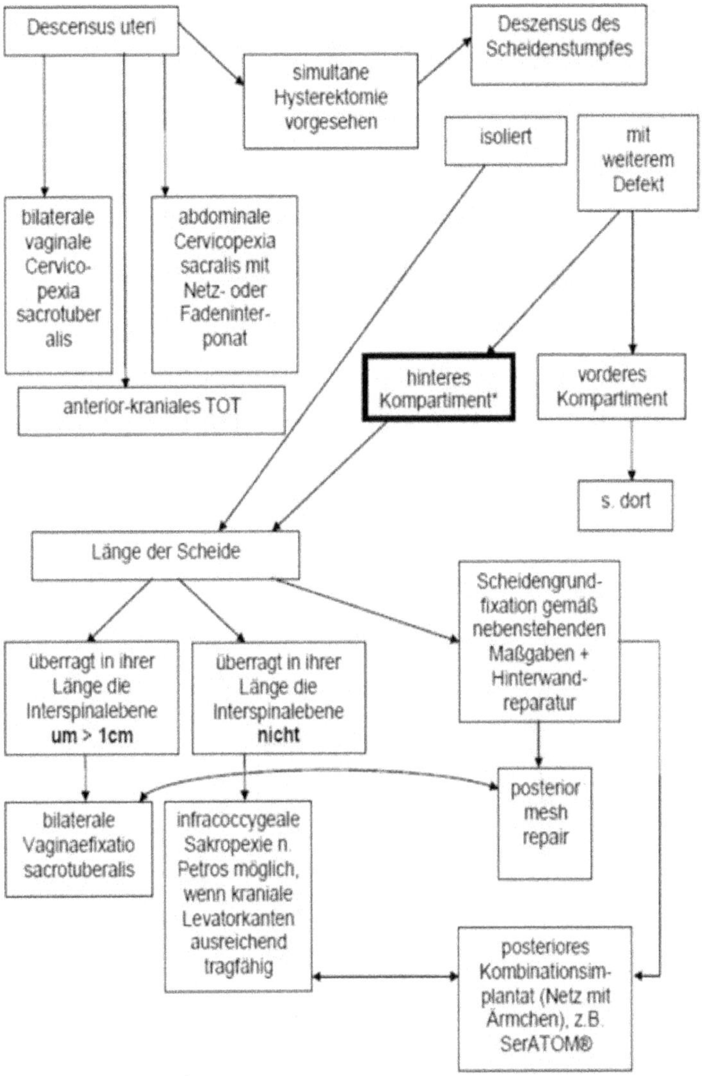

Descensus uteri

simultane Hysterektomie vorgesehen

Deszensus des Scheidenstumpfes

isoliert

mit weiterem Defekt

bilaterale vaginale Cervico-pexia sacrotuberalis

abdominale Cervicopexia sacralis mit Netz- oder Fadeninter-ponat

anterior-kraniales TOT

hinteres Kompartiment*

vorderes Kompartiment

s. dort

Länge der Scheide

überragt in ihrer Länge die Interspinalebene um > 1cm

überragt in ihrer Länge die Interspinalebene nicht

Scheidengrund-fixation gemäß nebenstehenden Maßgaben + Hinterwand-reparatur

bilaterale Vaginaefixatio sacrotuberalis

infracoccygeale Sakropexie n. Petros möglich, wenn kraniale Levatorkanten ausreichend tragfähig

posterior mesh repair

posteriores Kombinationsim-plantat (Netz mit Ärmchen), z.B. SerATOM®

* Regel gilt auch bei ausschließlichem Defekt im hinteren Kompartiment

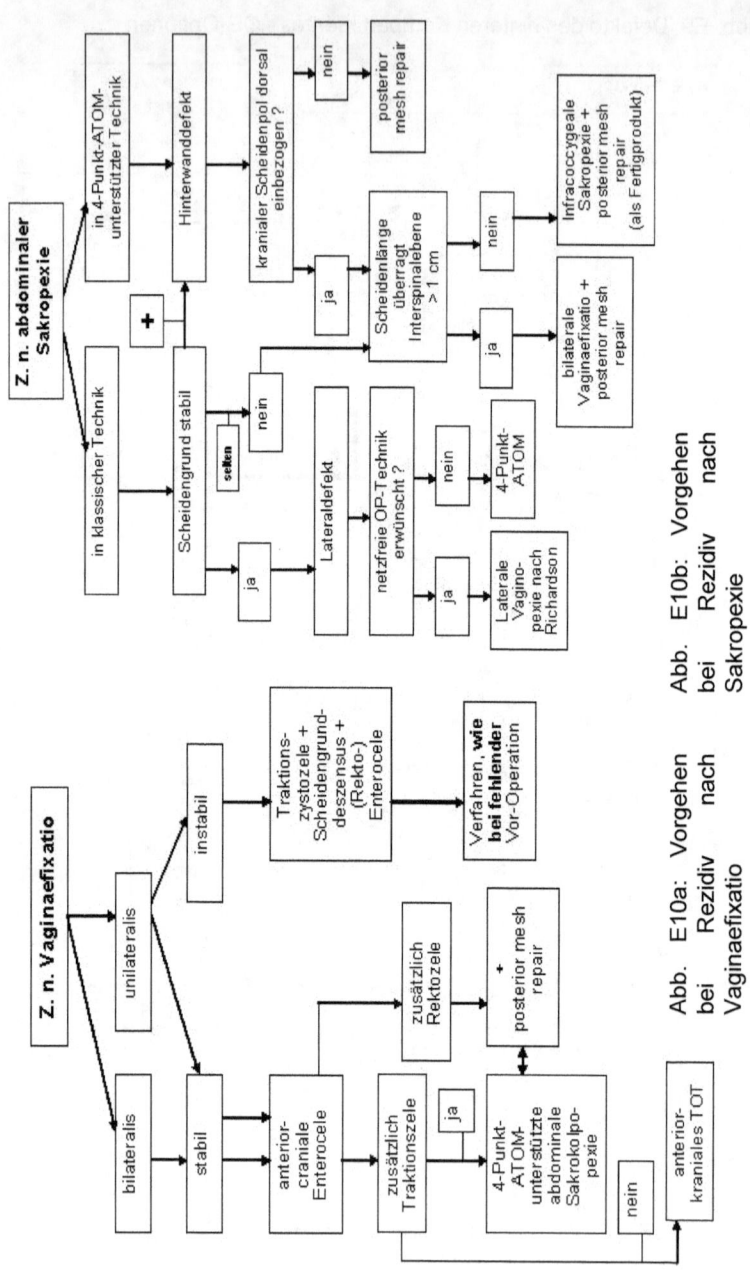

Z. n. abdominaler Sakropexie

- in 4-Punkt-ATOM-unterstützter Technik
- in klassischer Technik

Hinterwanddefekt

kranialer Scheidenpol dorsal einbezogen ?
- nein → posterior mesh repair
- ja → Scheidenlänge überragt Interspinalebene >1 cm
  - nein → Infracoccygeale Sakropexie + posterior mesh repair (als Fertigprodukt)
  - ja → bilaterale Vaginaefixatio + posterior mesh repair

Scheidengrund stabil
- selten
- nein
- ja → Lateraldefekt
  - netzfreie OP-Technik erwünscht ?
    - nein → 4-Punkt-ATOM
    - ja → Laterale Vagino-pexie nach Richardson

Z. n. Vaginaefixatio

- unilateralis
  - instabil → Traktions-zystozele + Scheidengrund-deszensus + (Rekto-) Enterocele → **Verfahren, wie bei fehlender** Vor-Operation
  - stabil
- bilateralis
  - stabil → anterior-craniale Enterocele
    - zusätzlich Rektozele → **+** posterior mesh repair
    - zusätzlich Traktionszele
      - ja → 4-Punkt-ATOM unterstützte abdominale Sakrokolpo-pexie
      - nein → anterior-kraniales TOT

Abb. E10a: Vorgehen bei Rezidiv nach Vaginaefixatio

Abb. E10b: Vorgehen bei Rezidiv nach Sakropexie

160

Kapitel 8 Funktionsstörungen der Harnblase mit Leitsymptom „Drang"

In diesem achten Kapitel erfahren Sie etwas über die Problematik der Dranginkontinenz . Prof. Petros hat in diesem Zusammenhang bei seinen Überlegungen zur Funktion der Beckenbodenorgane interessante Ansätze, die sich auf Architekturstörungen des Beckenbodensystems beziehen entwickelt, um zwei ganz bedeutende Störungen der Blasenfunktion von dieser Seite her zu erklären. Auch das werden wir hier erläutern.

8.1.1 Urge/Urgency – sehr häufiges Wasserlassen

Bei intakter Anbindung der suburethralen Scheide (rosa Balken in Abb. 72) an den M. pubococcygeus im Bereich des paraurethralen Sulcus (blauer Kreis) kommt es (reflektorisch) zur Spannung der suburethralen Hängematte mit Zunahme des Blasenvolumens durch Kontraktion des M. pubococcygeus (graue Pfeile). Dadurch wird eine Erregung der Druck-(Presso)rezeptoren (grüne Ellipse) unter der Blasenhalsregion verhindert. Diese Region ist somit druckentlastet (Abb. 72a).

Mit zunehmender Blasenfüllung und damit zunehmendem Druck auf die suburethrale Scheide wird (reflektorisch) die Spannung der Hängematte erhöht. Dadurch wird weiterhin eine Erregung der Rezeptoren verhindert (Abb. 72b).

Es wird deutlich, dass diese Entlastung der Rezeptoren abhängig ist von

- der Elastizität der suburethralen Scheidenwand
- der Anbindung der Hängematte an die Mm. pubococcygei (aus zwei Gründen: erstens damit die Kontraktion effektiv sein kann, zweitens, weil durch schlechte Anbindung und Laxität der Hängematte die Effektivität der Kontraktion abnimmt (s. Abb.10 und Kapitel 2).
- der Kontraktionskraft der Beckenbodenmuskulatur.

Ist die Elastizität der suburethralen Scheide aufgebraucht oder die Kontraktionsfähigkeit der Muskulatur an ihrem physiologischen oder pathologischen Ende angekommen, so wird der Druck der gefüllten Blase auf die Rezeptoren weitergegeben. Diese feuern nun Impulse, die weitergeleitet, den Miktionsreflex bahnen. Dieser läuft nun inkomplett (gehemmt) oder komplett ab. Es kommt zu sensorischen oder motorischen Drangepisoden (Abb. 72c).

Abb. 72:
Die Bedeutung der
Scheidenschlaffheit
(durch seitlichen
Fixierungsdefekt) für
die Drangentstehung
(nach Prof. Petros)

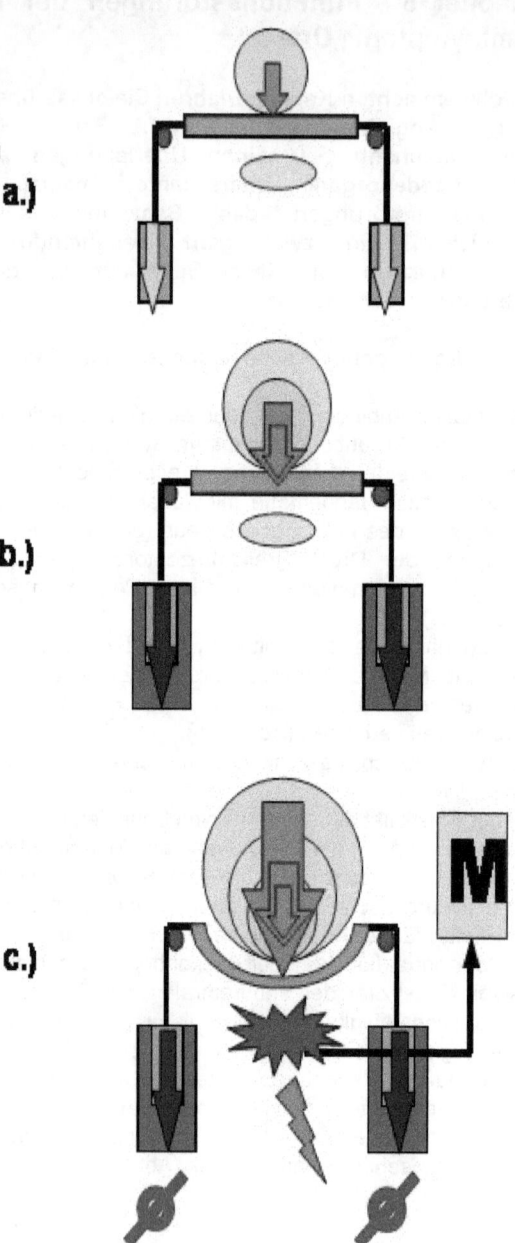

a.)

b.)

c.)

Damit wird deutlich, welche Bedeutung die Integrität der suburethralen Scheide und der Beckenbodenmuskulatur auch für die Entstehung von Urge-Symptomen hat. Es zeigt sich hieran auch, dass bei entsprechend gelagerten Fällen eine Urge-Problematik durchaus chirurgisch angegangen werden muss, um die Symptomatik zu beherrschen. Es wird auch deutlich, warum in solchen Fällen die pharmakologische Behandlung mit Parasympatolytika (= Medikamente, die die Wirkung des parasympathischen Nerven auf den Blasenmuskel hemmen) nur geringe Erfolgsaussichten mit sich bringt.

8.1.2 Nykturie (häufiges nächtliches Wasserlassen)

Bei stehender Patientin mit intakter ligamentärer Fixierung der Scheide im Bereich der Sakrouterinligamente kommt es zu der bereits in den vorangehenden Abbildungen dargestellten Entlastung der Pressorezeptoren (PR) mit Füllung der Blase bis zu einem gewissen Punkt (Abb. 73a).

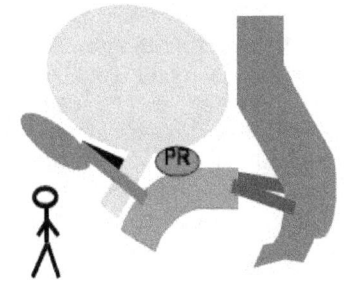

Abb. 73: Entstehung nächtlichen Harndrangs durch Fixierungsdefekt des Scheidengrundes

Legt sich die Patientin mit schlechter sakrouterinligamentärer Fixierung der Scheide hin, dann kommt es in Folge der Lageveränderung auch zu einer Verlagerung der Blase. Die Belastung der Scheide mit Versagen der posterioren Fixierung führt zur Stimulierung der Pressorezeptoren, da die kranialen 2/3 der vorderen Scheidenwand durch ihre Anbindung an die Blase ebenfalls in die Dislokation durch den Lagewechsel involviert sind (Abb. 73b). Auch hier kommt es zu einer prämaturen Aktivierung physiologischer Prozesse. Dies kann durch eine Restitution der posterioren Fixierung der Scheide durch z.B. Pessare oder operative Techniken zumeist rasch behoben werden.

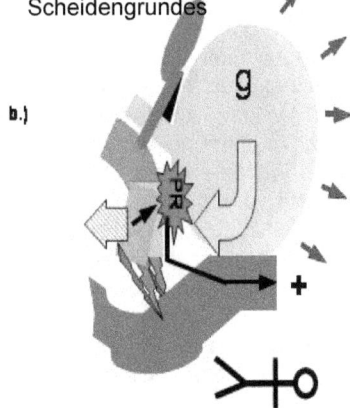

a.) oben: Situation stehend, hintere Fixierung intakt
b.) unten: liegend bei ungenügender Fixierung hinten

8.2. Morphologischer Ansatz von Seite der Blase(nschleimhaut)

Die Studie der morphologischen Grundlagen einer gestörten Blasenfunktion ist sicherlich zum Großteil ein Verdienst von Prof. Hohlbrugger, Dornbirn (A). Die Störungen der **Glykosaminoglykanschutzschicht (GAG)** der Blase werden im folgenden dargestellt. *Das Thema ist sehr komplex und daher leider auch nicht noch vereinfachter darstellbar, wichtig sind die resultierenden Behandlungsoptionen.*

8.2.1 Physiologie

8.2.1.1 Druckgradienten in der Blasenwand

Zwischen Urin und Blut besteht ein Konzentrationsgradient für Kalium und Harnstoff, der für den Aufbau eines osmotischen Druckes für einen Flüssigkeitseinstrom von den Gefäßen in Richtung Blase verantwortlich ist. Dies wird vereinfacht durch den Unterschied im hydrostatischen Druck (niedrig in der Blase, hoch in den Gefäßen). Dabei muss die für den Organismus gefährliche Rezirkulation harnpflichtiger Substanzen verhindert werden (Kalium, Harnstoff, usw.) (Abb. 74). Ferner würde bei 10-fach höherer Kaliumkonzentration im Urin dessen Passage durch das Urothel zur unmittelbaren Depolarisation der Detrusormuskelfasern und damit zur durch endogene Transmitter nicht inhibierbaren Kontraktion führen. Da mit Zunahme des Füllungszustandes der Blase und der Dehnung des Urothels seine Permeabilität zunimmt, muss es einen Mechanismus (im Gefäßniveau) geben, der unter Vermeidung der Reabsorption harnpflichtiger Substanzen ins Blut die Anreicherung und Wirkung am Detrusor zu verhindern in der Lage ist. Dies wird erreicht durch ein arterio-venöses Gegenstromprinzip, vergleichbar dem im Nierenmark, das einen Konzentrationsgradienten für Kalium schafft, um dessen Konzentration im suburethralen und Detrusor-Bereich zu reduzieren. Um wirksam zu sein, benötigt das System:

* einen Konzentrationsgradienten (-unterschied) zwischen afferentem (hinführendem) und efferentem (wegführendem) Gefäßschenkel (submukös/detrusornah)
* ein transversales Konzentrationsgleichgewicht zwischen afferentem und efferentem Gefäßschenkel (gleiche Konzentration bei gleichem Abstand vom Urothel) sowie im Interstitium (Zwischenzellraum)
* langsamen Blutdurchfluss, um dem Austausch genügend Zeit zu lassen.

Dieser so aufgebaute Schutzwall zwischen suburothelialem Gewebe und Detrusorgewebe verhindert den Kontakt hochkonzentrierten Kaliums mit dem Detrusor ohne dass es zu einer Reabsorption zu hoher Konzentrationen nierenpflichtiger Substanzen kommt.

Abb. 74: Urin-Kalium stimuliert die intraurothelialen C-Fasern. Dies bedingt über Reflexbahnen (unbewusst via Rückenmark und Brücke [Pons]) eine *parasympatische Aktivitätssteigerung* mit nachfolgender Detrusortonussteigerung bzw. Detrusorkontraktion. Die A-δ-Fasern (Wahrnehmung des Blaseninnendruckes) übertragen dann die Wahrnehmung des Harndranges an die Großhirnrinde. Drang und/oder Detrusorkontraktion treten umso früher auf, je höher die Konzentration an Kalium im Urin ist. Die negativ geladene GAG-Schicht und das arterio-venöse Gegenstromsystem halten dabei das Kalium vom Blasenmuskel (Detrusor) fern.

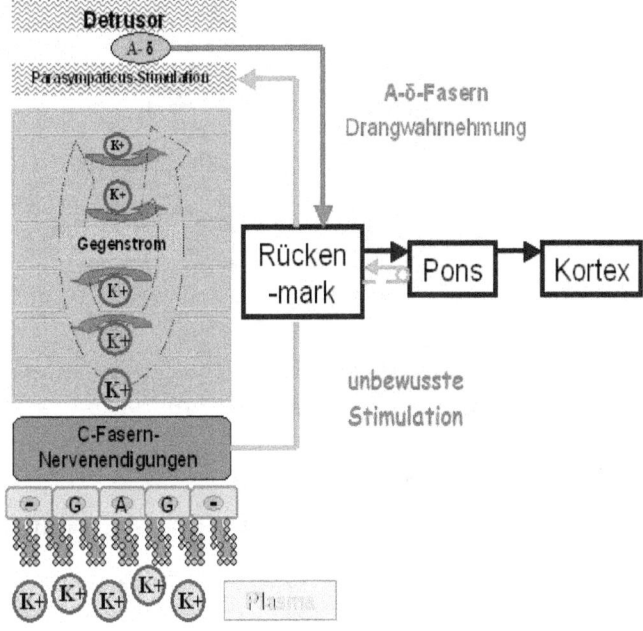

Abb. 74

Die Blasenfüllung, die zur Ausdehnung und Streckung der Spiralarterien in der Blasenwand führt, steigert den Blutdurchfluss hier um das 5-fache. Hierbei ist Kalium für die Steigerung in stärkerem Maße verantwortlich als Natrium (Abb. 75). Diese Durchflusssteigerung führt zur Reduktion der Effektivität des Austauschsystems im Gegenstromprinzip durch Reduktion der Kontaktzeit. Sie induziert aber gleichzeitig eine Steigerung des hydrostatischen Filtrationsdruckes (Wasserausstrom aus den Gefäßen in Richtung Blase), die das Kalium zurückdrängt ("washout-Effekt") und so dem Extrazellulärraum gestattet, seinen Konzentrationsgradienten (zwischen Urothel und Detrusor) aufrechtzuerhalten.

Die Blut-Harn-Schranke der Blase besteht aus der Glycosaminoglykanschicht (GAG-Schicht), dem Urothel und den submukösen Gefäßen.

Abb. 75: Drangkontrolle der Blase im Falle konzentrierten Urins: zusätzlich zur (sympatischen) Reflexhemmung (-inhibition) des Detrusors, bewirkt durch die Willküraktivierung der quergestreiften Beckenbodenmuskulatur, wird die Drangkontrolle

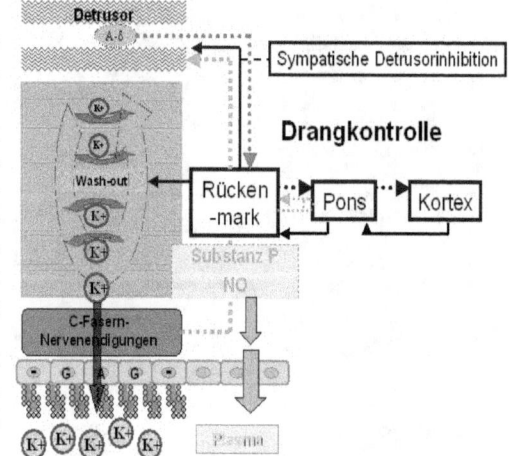

bei konzentriertem Urin durch dessen „reflektorische Verdünnung" unterstützt.

Die Freisetzung einer Substanz (genannt) „P" durch die Nervenendigungen der C-Fasern sowie die Freisetzung von Stickoxid (NO) durch das Urothel steigert die Durchlässigkeit (Permeabilität) der Gefäße und des Urothels sowie die Durchblutung der Blasenwand. Dies führt zu einem Wassereinstrom durch das Urothel hindurch mit Zurückdrängung des Kalium (sog. „wash-out") und damit zur Urinverdünnung unter Reduktion der Kaliumkonzentration im Urin.

8.2.1.2 Detrusorkontraktion

Das Ruhepotential jeder einzelnen glattmuskulären Detrusorzelle charakterisiert Stabilität oder Instabilität des Detrusors. Die maximale Instabilität der Zellmembran als Ausdruck für deren Depolarisation führt zur Kontraktion des Detrusors. Eine geringere Instabilität der Membran steigert den Tonus.
Dafür können verantwortlich sein
• die Dehnung der Wand
• exzessive parasympatische Aktivität gegenüber dem Sympatikotonus
• direkter Kontakt mit Kalium-Ionen

Kalium-Ionen sind verantwortlich für die Erregung (Drang), Kalzium-Ionen sind für die Koppelung Erregung-Detrusorkontraktion bedeutsam. Fehlt Kalzium, findet keine Kontraktion statt, die Erregung (Drang) bleibt bestehen (klinisch: Einsatz von Kalziumantagonisten nach Deafferenzierung der Blase [fehlende Perzeption des Dranges]).

Eine von einer Kontraktion gefolgte Depolarisation kann also sein:
• ein Reflex: parasympatisch induziert,
• ß-adrenerg- oder parasympatolytikum-inhibiert
• direkt induziert: durch Blasenwanddehnung oder Kalium-Kontakt, dann aber medikamentös nicht hemmbar.

Normalerweise ist die Drangsensation zu Beginn der Miktion am stärksten, bedingt durch eine Relaxation der quergestreiften Muskulatur des Blasenverschlussapparates und einer parasympatisch vermittelten Detrusoraktivierung. Der Drang sistiert im Moment größten Detrusordruckes bei entleerter Blase.
Drang und Druck sind zwei völlig unterschiedliche Funktionszustände der Blase, die bisweilen zufällig aufeinander treffen.
Die Wahrnehmung von Drang wird über A-δ-Fasern an die Nn. pelvici weitergeleitet, indirekt über die intraurothelialen C-Fasern an die Nn. hypogastrici. Die Stimulierung der A-δ-Fasern erfolgt durch eine Zunahme der Instabilisierung der Membranpotentiale der glatten Detrusormuskelfaser (Tonussteigerung hier) und nicht über den Druckanstieg (es gibt keine Pacini-Druckkörperchen in der Blasenwand). Die Stimulation der C-Fasern ist zur intravesikalen Konzentration von K+-Ionen proportional.

Jenseits eines gewissen Schwellenwerts der Membranstabilität senden die A-δ-Fasern Signale ans Großhirn (Drang), während im Normalfall die Signale der C-Fasern das pontine Niveau (die Brücke) nicht überschreiten. Konzentrierter Urin verursacht, über die Stimulation der C-Fasern und das pontine Miktionszentrum, einen Anstieg des Parasympatikotonus. Dieser steigert reflektorisch den Detrusortonus und mindert damit die Compliance (Maß für die Dehnbarkeit). Ab einem gewissen Schwellentonus (erste Schwelle der Instabilität des Membranpotentials) senden die A-δ-Fasern die Information der ersten Drangempfindung an die Großhirnrinde (Cortex) (bewusste Wahrnehmung des intramuralen Druckes). Steigt der Druck weiter, wird eine zweite Schwelle der Instabilität des Membranpotentials überschritten, die zur unwillkürlichen Detrusorkontraktion führt, aber durch die Neurotransmitter blockiert (inhibiert) werden kann. Bei konzentriertem Urin kommt es eher zu diesem Drang, bei geringerer K+-Konzentration im Urin später (vgl. auch Abb. 75).

Die willkürliche Kontraktion des vesikalen Sphinkterapparates führt zur sympatisch vermittelten (ß-adrenergen) Detrusorinhibition und zur Steigerung des vesikalen Blutdurchsatzes. Auch die Verdünnung des Urins durch transurotheliale Wasserfiltration (Gefäße → Blasenlumen) interveniert in die willkürliche Blasenkontrolle. Durch freiwerdendes NO und Substanz P im Urothel infolge hoher intravesikaler Kaliumkonzentrationen werden die intraurothelialen C-Fasern erregt. Es kommt zur Permeabilitätssteigerung des Urothels und der Gefäßwände unter Steigerung des Blutflusses. Der Urin wird verdünnt, der Einstrom von Kalium ins Gefäßsystem gering und für die Nierenclearance kompensierbar gehalten. Dies reduziert die Stimulation der C-Fasern und schafft so eine Kapazitätsreserve der Blase bis zum Zeitpunkt der willkürlichen Entleerung.
Bei reichlicher Flüssigkeitszufuhr und gering konzentriertem Urin bleiben die C-Fasern stumm und der Drang wird bei einem größeren Blaseninhalt durch Erregung der Dehnungsrezeptoren vermittelt. Da eine weitere Verdünnung des Urins aber nicht möglich ist, wird der Drang auch in gesunden Blasen sehr schnell schmerzhaft.

8.2.2. Pathophysiologie (Abb. 76, Abb. 77)

Der transurotheliale (= durch die Blasenschleimhaut hindurch) Austausch ist abhängig von

* dem transurothelialen Konzentrationsgradienten
* dem osmotischen Druckgradienten
* dem hydrostatischen Druckgradienten
* der urothelialen Permeabilität
* dem suburothelialen Blutdurchfluss
* der urothelialen Filtrationsoberfläche.

Ein Defekt in der GAG-Schicht bei unverändertem suburothelialen Blutfluss würde eine für das Individuum gefährliche Situation darstellen (K^+-Intoxikation). Da das Überleben wichtiger als die Blasenkontrolle ist, führt die Steigerung der Urothelpermeabilität zu einer Minderung der suburothelialen Durchblutung bis hin zur Ischämie, bedingt durch die perivaskuläre Anreicherung an K^+-Ionen mit konsekutiver Vasokonstriktion. Die Minderperfusion reduziert den wash-out-Effekt (transurotheliale Filtration) und die Effektivität des Gegenstromsystems. Dieses funktioniert nach wie vor, jedoch der massive K^+-Ausstrom, der bei schwacher Filtration nur ungenügend zurückgedrängt werden kann, schwächt seine Rolle als Detrusorschutzmechanismus. Der Anstieg der extrazellulären Kaliumkonzentration führt zu durch Neurotransmitter nicht hemmbare Detrusorkontraktionen und damit zu Drang oder Blasenschmerzen.

Zunächst stimuliert das extrazelluläre Kalium die C-Faser-Nervenendigungen. Dies wird zusätzlich durch frei werdende Tachykinine verstärkt. Dies steigert den Parasympatikotonus. Dann kommt es zur kaliuminduzierten Detrusordepolarisation mit gelegentlicher unwillkürlicher Kontraktion der Blase. Beides setzt den Blasentonus herauf. Dies wird über die A-δ-Fasern dem Kortex als volle Blase vermittelt, obwohl nur geringe Volumina in der Blase gespeichert sind. Diese häufige Miktion bei geringen Volumina führt zu einer Reduktion der urothelialen Austauschoberfläche und damit zu einer Minderung des rezirkulierenden Kaliums und des Kaliums in direktem Detrusorkontakt.

Abb. 76: Das Kalium im Urin agiert normalerweise nur mit den C-Fasern, die über den Parasympatikus (Reflexbahnen) den Tonus der Blasenmuskulatur (Detrusor) mindern. Die stimulierten A-δ-Fasern übermitteln schließlich den Harndrang an die Großhirnrinde. Damit ist die Willkürkontrolle der Blase sichergestellt (linke Seite der Abbildung). Im Falle des „hyperaktiven Detrusor-Syndroms" (overactive bladder, OAB) mit einem Defekt der GAG-Schicht und einer relativen Minderdurchblutung mit Ischämie [Sauerstoffrmangel] im Gewebe unter der Blasenschleimhaut (Suburethelium) aufgrund massiver Reduktion des Blutflusses hier kommt das Urinkalium in direkten Kontakt mit dem Detrusormuskel, da der wash-out-Effekt ineffektiv geworden ist. Dies führt zu einer nicht durch Neurotransmitter inhibierbaren Detrusordepolarisation (= nicht hemmbare Detrusor-aktivierung) und so auch bei kleinen Füllungsvolumina zu starkem Harndrang.

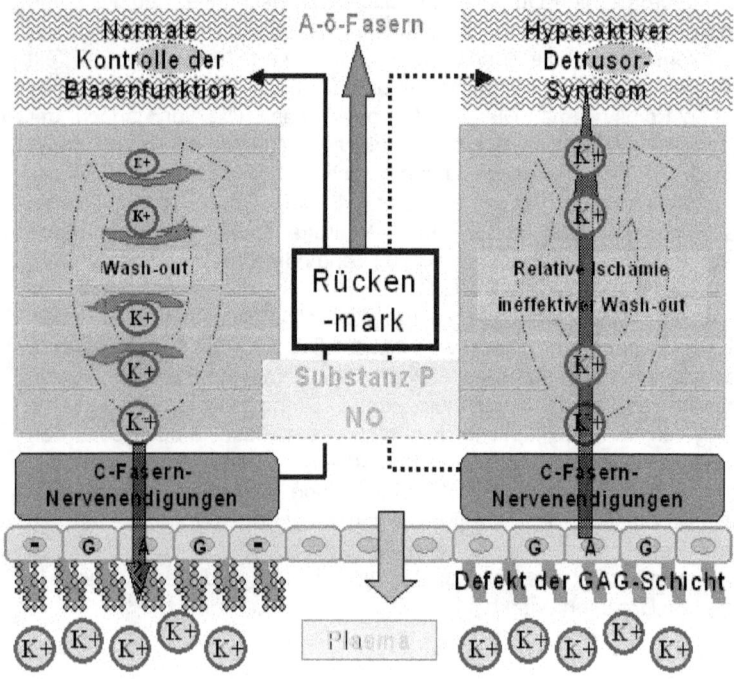

Die Veränderung der GAG-Schicht führt also zu einem wesentlichen Ansteigen der Konzentration an extrazellulärem Kalium. Dieses wiederum führt zu

* einem pathologischen Drang
* einer Reduktion der Blasencompliance durch Tonusanstieg
* einer durch Neurotransmitter nicht inhibierbaren Kontraktion des Detrusors
* einer suburothelialen Vasokonstriktion, die die Alteration der GAG-Schicht verstärkt.

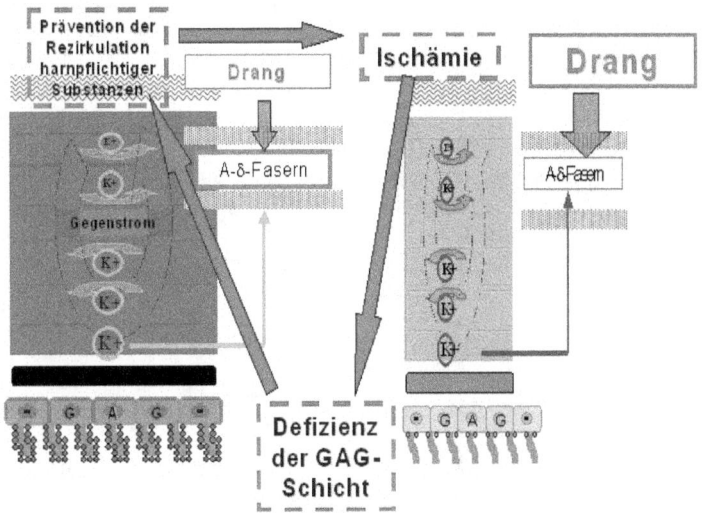

Abb. 77: Im Falle des GAG-Defektes ist die Re-Zirkulation der Ausscheidungsprodukte der Niere durch die Minderdurchblutung der Blasenwand relativ gut unterbunden, die durch die hohen Kaliumkonzentrationen induziert wird. Diese Minderdurchblutung ihrerseits induziert aber wieder eine zusätzliche Alteration (Degeneration) der GAG-Schutzschicht – der Circulus vitiosus ist etabliert.

8.2.3 Klinische Anwendung

8.2.3.1 Diagnostik

Vergleichende Urodynamik (Urodynamik mit NaCl-Lösung 0,15M 50ml/min retrograd und anschließend mit 0,2 M Kaliumchloridlösung ebenfalls 50 ml/min retrograd) [15% Kapazitätsreduktion nach KCl verglichen mit NaCl], Dopplerflussmessung des intramuralen Blutflusses (kein Anstieg des intramuralen Blutflusses bei Instillation von KCl-Lösung) *und Chromozystoskopie* (Adhärenz des Farbstoffes im Bereich der Defekte) stellen Möglichkeiten der Detektion dieser Defekte dar, sie dienen auch der Effektivitätskontrolle einer Therapie.
Es ist zu bedenken, dass durch den Defekt auch eine Miktionsstörung induziert werden kann. Diese kann u.a. bedingt sein durch eine Beckenbodenhyperaktivität (Non-Relaxation). Die Hyperaktivität (Detrusor-Sphinkter-Dyssynergie) kann reflektorisch aber auch durch direkten Einfluss des Kaliums auf den Blasenhals (Kontraktion) zustande kommen (Abb. 78).

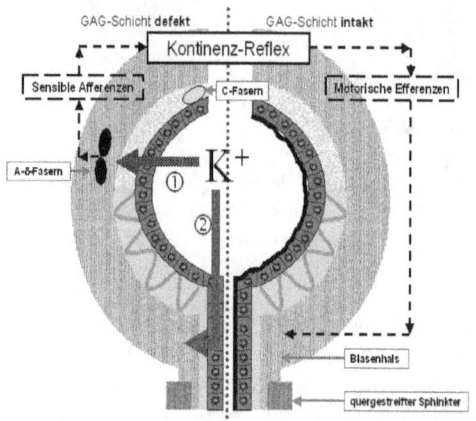

Abb. 78: Kalium stimuliert den Blasenmuskel und provoziert über die A-δ-Fasern einen durch die Kontinenzreflexe (Sphinkterkontraktion) kontrollierten Harndrang. In einer krankhaften Situation kann dies zu einer Beckenbodenkontraktion bei der Miktion führen (sog. Detrusor-Sphinkter-Dyssynergie [DSD]). Auch eine direkte Wirkung auf den glattmuskulären Sphinkter ist denkbar, da nicht in allen Fällen einer funktionellen DSD ein pathologisches Elektromyogramm der Beckenbodenmuskulatur (quergestreifte Muskulatur) ableitbar ist.

Die „spastische Urethra" nimmt bei forcierter Dilatation oder auch bei der Urethrotomie unnötig Schaden.

8.2.3.2 Resultierende Therapieansätze

Therapeutisch sollte versucht werden die Noxen auszuschalten (süße, saure oder alkoholhaltige Getränke, Tee, Kaffee, ...), die hormonelle Situation zu optimieren (lokal Estriol, 2 x 0,5 mg pro Woche), eine bakterielle Kontamination zu beseitigen (Preiselsan® 2—3 x 1—2 Lutschtablette(n)* über 3 Monate, Cranberry-Kapseln 400 mg 2 (-3) x tgl. oder TMP 100 mg 1-0-1 über 6 Wochen) und nach Sicherung der Verdachtsdiagnose eine Behandlung einzuleiten. Es existieren unterschiedliche Therapieschemata (nach Hohlbrugger), die (früher) neben Verapamil (Durchblutungssteigerung, Ca++-Antagonist - nicht mehr verfügbar), einem Kortikoid und Heparin unterschiedliche Substanzen mit Einfluss auf die Blasenwand beinhalten:

• Pentosanpolysulfat
• DMSO (Dimethylsulfoxid)
• Hyaluronsäure

Gute Erfolge werden auch mit Uropol® berichtet, z. B. im Rahmen einer einmal wöchentlichen Instillation in die Blase über 4—8 Wochen. Wir z. B. behandeln zunächst 4 Wochen. Stellt sich eine Besserung ein, dann wird mit der zweiten Hälfte der Behandlung fortgefahren.

Eine weitere Behandlungsform, die sich etabliert hat, ist die sog. **E.M.D.A. – Therapie = Elektro Motive Drug Administration** [E.M.D.A.= « aktive Diffusion »]

Hierbei erfolgt mit Hilfe eines elektrischen Feldes schmerzfrei über einen in die Harnblase eingelegten „Spezial"-Katheter die gezielte Abgabe von in Flüssigkeiten gelösten Medikamenten in tiefere Gewebeschichten der Harnblase - also ein Zusammenwirken von Iontophorese, Elektrophorese und Elektroporation. Die eingesetzten Medikamente richten sich gezielt gegen die Schmerzen und die chronische Entzündung der Harnblasenschleimhaut. Außerdem kann gleichzeitig eine Blasendehnung (Zysto – oder Hydrodistension) zur Vergrößerung der Blasenkapazität erfolgen.

Die E.M.D.A.-Therapie hat positiven Einfluss auf viele Symptome:
*   Miktionsfrequenz und Harndrangsymptomatik
*   Schmerzsymptomatik
*   Blasenkapazität
*   Lebensqualität

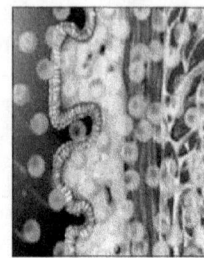

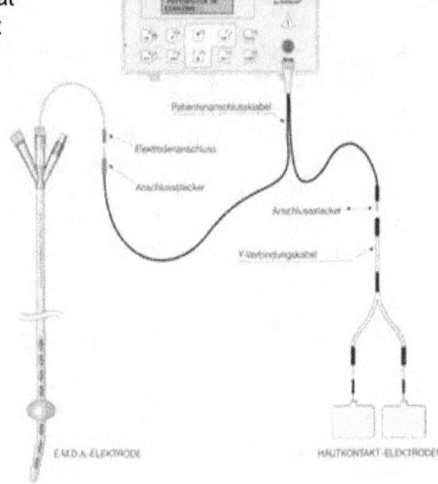

E.M.D.A. = aktive Diffusion

Abb. 79: EMDA-System

Die E.M.D.A. erfolgt im Regelfall in 2 Stufen: zunächst erfolgt eine Zysto-Distension (Blasen-Dehnung) mit Lidocain/Dexamethason zur Kapazitätssteigerung; hiernach in der 2.Stufe Applikation einer Pentosan® 200 mg oder Heparin® 15.000 IE – Lösung zum schrittweisen „Aufbau" der Blasenschleimhaut.

Der positive „Effekt" der Therapie hält im Durchschnitt 3 Monate an, es ist also in der Regel eine Erhaltungstherapie erforderlich.
Vorteil der E.M.D.A. ist die Tatsache, dass hier eine wenig invasive und weitestgehend schmerzfreie Therapie von hoher Wirksamkeit und ohne systemische Nebenwirkungen zur Verfügung steht, die beliebig oft wiederholt werden kann.
Geringe lokale Nebenwirkungen (Hämaturie, Harnwegsinfekt, kurzzeitige Verstärkung der Symptome unmittelbar nach Therapie) sind möglich.
Entscheidend ist auch, das mit dieser Therapie eine gleichzeitige Behandlung aller Hauptsymptome der Interstitiellen Zystitis möglich ist.
E.M.D.A. ist eine etablierte Therapie bei der Interstitiellen Zystitis ist und aufgrund ihrer guten Wirksamkeit und geringen Nebenwirkungen auch als Primärtherapie zu empfehlen.
Wir bieten das Verfahren in Zusammenarbeit mit unseren urologischen Kollegen an. Ebenso wie die Detrusorbehandlung mit Botox.

9 Inkontinenzchirugie – konventionelle Operationstechniken

In diesem neunten Kapitel erfahren Sie et was über die „klassischen" theoretischen Überlegungen zur Blasenfunktion und den aus diesem theoretischen Überbau abgeleiteten „klassischen" Operationstechniken. Diese werden den Integraltheorie-basierten Prinzipien gegenüber gestellt, die dann im 13. Kapitel ausführlich behandelt werden.

9.1 Inkontinenzchirurgische Konzepte

Aus dem theoretischen Hintergrund (vgl. Kapitel 2) heraus lassen sich die gängigen inkontinenzchirurgischen Verfahren in 3 Gruppen (Tabelle 5) einteilen.

Theorie	Operationsverfahren
Drucktransmissionstheorie nach Enhörning	abd. Kolposuspension (Burch) und Modifikationen (z. B. endoskopisch) Nadelsuspensionen (Stamey, Raz,...) Faszienzügelplastik (Narik/Palmrich) minimal-invasive Verfahren mit Knochenanker (Intac®)
Hängemattentheorie nach DeLancey	Fascia-lata-Brückenplastik (W. Fischer, Berlin) transobturatorische mitturethrale Schlingen (TOT)
Integraltheorie nach Petros/Ulmsten	spannungsfreie mitturethrale Schlingen (retropubisch und transobturatorisch)

Tabelle 5: Inkontinenzeingriffe gemäß zugrunde liegender Inkontinenztheorie

9.2 Wirkmechanismus der konventionellen Inkontinenzoperationen

Während die Kolposuspensionstechniken eine vom Blasenmuskel (M. detrusor vesicae) überwindbare subvesikale Obstruktion bewirken und durch die Elevation den Blasenhals in das sog. abdomino-pelvine Gleichgewicht zurückverlagern, wirkt die suburethrale Brückenplastik durch Wiederherstellung des Hängematten-Widerlagers für eine erfolgreiche urethrale Kompression bei Belastung.

175

Hierzu stelle man sich folgendes Bild vor (Abb. 80): der Wasseraustritt aus einem Gartenschlauch soll durch Kompression mit einem Fuß gestoppt werden. Ist der Untergrund morastig, ist dies nicht möglich, weil der Schlauch unter dem Gewicht des Druckes in den Morast gedrückt wird. Legt man ein Brett unter den Schlauch, an der Stelle, an der komprimiert werden soll, ist die Kompression erfolgreich – der Strahl wird unterbrochen.

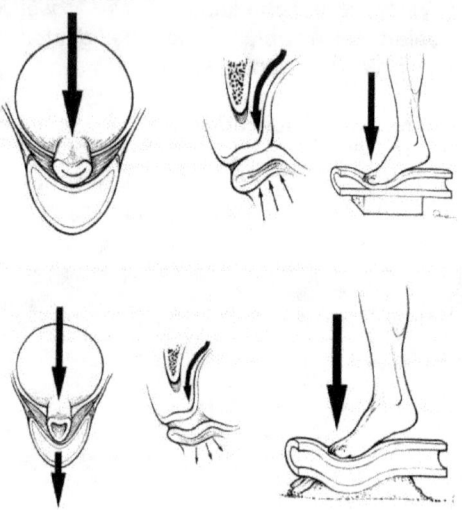

Abb. 80: Erläuterung im Text

Ähnlich wirkt die Schlinge, wobei ihre Lage in der Höhe des Blasenhalses neben der Schaffung des suburethralen Widerlagers auch den Blasenhals anhebt und somit über eine Rückverlagerung desselben in das abdomino-pelvine Gleichgewicht die Kontinenz wieder herstellt.

9.3   Wirkmechanismus   der   spannungsfreien Inkontinenzoperationen - Integraltheorie

Der Wirkmechanismus des alloplastischen, spannungsfrei implantierten und unter der Mitte der Urethra gelegenen Prolenenetzbandes (z. B. TVT®, Seraprenband®) ist neben der „Hängemattenwirkung" des Bandes nach der Integraltheorie noch ein völlig anderer:

9.3.1 Urethrale Mobilität, Senkung und Inkontinenzoperationen
- einige Bemerkungen

Das größte Problem, das es zu lösen gilt, wenn bei Stressharninkontinenz eine Operation ansteht, ist die Wahl der Methode. Die Wahl der richtigen Methode entscheidet in aller Regel über Erfolg oder Misserfolg. Aber nicht nur über Misserfolg, sondern auch über Nebenwirkungen.

Bei der operativen Stressharninkontinenzbehandlung sind die wichtigsten Parameter, auf die geachtet werden muss:

- Urethrale und Blasenhalsmobilität
- Defekte der paraurethralen Fixierung
- gleichzeitig vaginaler Descensus/Prolaps
  - anteriorer Mittelliniendefekt
  - anterior lateraler Defekt
  - zentraler Defekt
  - posteriorer Defekt
- intrinsic sphincter deficiency (hypotone Urethra)
- Trichterbildung des Blasenhalses
- Lockerung der suburethralen Vagina (Hängematte)
- Voroperationen (für Inkontinenz)
- gynäkologische Voroperationen
- Wünsche der Patientin

Die folgenden Tabellen und Algorithmen wurden erstellt, um die Komplexität (und Schwierigkeit), ein richtiges Verfahren [sogar in der Primärtherapie] zu finden, aufzuzeigen, und um die Zusammenhänge zwischen Prolaps- und Inkontinenzbehandlung darzustellen.

Urethrale und Blasenhalsmobilität sind definitiv die wichtigsten Bedingungen, die vor der Operation beurteilt werden müssen, um in der Lage zu sein, eine richtige Entscheidung hinsichtlich der Therapiewahl zu fällen und um Nebenwirkungen (Obstruktion, Verhalt, Drang) möglichst niedrig zu halten.
Räumliches Vorstellungsvermögen ist im Entscheidungsprozess sehr von Nutzen, Perinealsonographie [oder laterales Zystogramm (oder sogar dynamisches MRI)] helfen, von der Mobilität des Blasenhalses und von der Bewegung des Blasengrundes beim Belasten einen guten Eindruck zu bekommen.

Tabelle 6 zeigt die Reihenfolge der verschiedenen Therapiesequenzen auf, wie sie häufig bei Rezidivinkontinenz praktiziert werden. Leider gibt es keine allgemeingültige Regel, die korrekte Sequenz der Therapien betreffend, die aktuell aufgestellt werden könnte. Auf jede Behandlung muss der ganze Algorithmus (Tabelle 8-10) angewendet werden, andere Faktoren, die eine Wirkung auf die Kontinenz haben können, müssen in Betracht gezogen werden und das operative Konzept sollte sich danach ausrichten (vgl. Tabelle 7).

Tabelle 6: Das Dilemma des „was tun wenn ..." führt in der gegenwärtigen Praxis zu einer Reihe von Behandlungsprotokollen, deren Anzahl zum einen die Unsicherheit bei der Methodenwahl widerspiegelt, zum andern aber auch den großen Einfluss, den die Wahl der Methode auf die Lebensqualität der Patientin haben kann

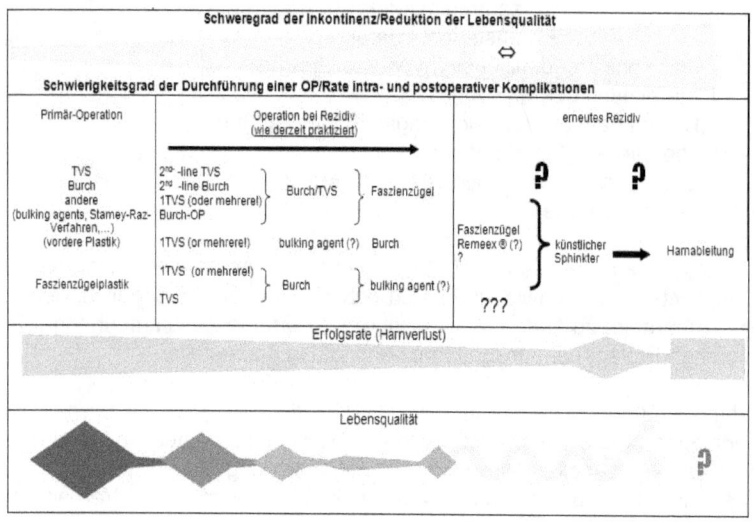

Anm. zur Tabelle S. 178
**ISD = intrinsische Sphinkter-Defizienz (hypotone Harnröhrendrücke)
***SHIK = Belastungsharninkontinenz (Stress-HIK)

	operative Primärbehandlung	...wenn	In Fällen mit ISD**	möglich nach fehlgeschlagenem Burch	möglich nach fehlgeschlagenem Faszenzügel	vergesellschaftet mit einer Paukensystozele	vergesellschaftet mit einer Traktionszystozele	vergesellschaftet mit einer Rektozele	vergesellschaftet mit einem Scheidenblindsackvorfall
Burch (und Modifikationen)	ja*	früherer Goldener Standard für einige Indikationen noch immer Therapie der Wahl*	schlechtere Ergebnisse als FZP – heute eher additiv TVS/Remeex®	Ø	möglich, selten sinnvoll	Pulsionszele ist zu sanieren, evtl. in gleicher Sitzung Kolposuspension - vorsichtige Elevation?	Richardson-Cowan-OP ist eine gute Option bei netzfreier Rekonstruktion, sonst 4-p-ATOM-Technik	verschlimmert Rekto-Enterozele oder induziert eine solche (auch anterior-kranial)	auf latentes/manifestes Kinking achten Scheidengrundinstabilität kann SHIK*** bedingen ⇒ simultane Fixierung ist oft angeraten 1.) Fadensakropexie+ Richardson-Cowan 2.) 4-P-ATOM-Sakropexie 3.) 6-P-ATOM-OP 4.) Vaginaefixatio (bilateralis) sacrotuberalis (+ post. mesh/LDP) 5.) posterior SeATOM-OP
Faszenzügelplastik (FZP)	ja	ISD besteht	früher Goldener Standard bei ISD	ja - aber heute eher Remeex® oder TVS (kann Blase infravesikal obstruierende Wirkung tolerieren?)	Ø	Pulsionszele sanieren, dann abwarten, dann eher TVS oder Remeex®	Ø (es gibt besser Konzepte durch alloplastische Rekonstruktionen)		
retrosymphysäres TVS paraurethrales TVS	ja*	Anwendungskriterien erfüllt sind Differentialindikationen für die 3 Verfahren werden in den Tabellen 8-10 und Abb. 81/82 erläutert	TVS bringt als Schlinge bei ISD rel. gute Ergebnisse bei geringerer Invasivität und weniger Komplikationen als FZP	ja - aber eine gewisse (Rest-) Mobilität von Urethra und suburethraler Scheide sind nötig (sonst Urethrolyse indiziert)	ja - aber (Rest-) Mobilität von Urethra und suburethraler Scheide sind nötig, daher oft Urethrolyse indiziert und oft eher Indikation für Remeex®	nur in Ausnahmefällen einzeitig - hohes postop. Kinking-Risiko und Dislokationsrisiko bei simultaner Implantation	stellt für primäre Band-OP eine Kontraindikation dar	bei asymptomatischer Rektozele kein Problem, bei Interaktion mit der Blasenfunktion ⇒ Sanierung (simultan?) überlegen	
transobturatorisches Band									

Tabelle 7:
* Differentialindikationen für die 3 verschiedenen mitturethralen spannungsfreien Schlingen werden in den Abbildungen 81 und 82 und den Tabellen 6 ff. erläutert
** eine simultane Hysterektomie ist im Rahmen der Deszensus-OP indiziert, wenn bei erfülltem Kinderwunsch der Uterus selbst in das Senkungsgeschehen einbezogen ist (uterine Fixierung defekt) und sich damit die Chance auf eine stabile Sanierung verschlechtert. Ebenfalls entfernt werden sollte er bei cervikaler oder uteriner Pathologie (Myome, Dysplasien, Blutungsstörungen).

Tabelle 8: Chirurgische Therapie der Stressinkontinenz – Algorithmus für die Anwendung spannungsfreier mitturethraler Schlingen (TVS)

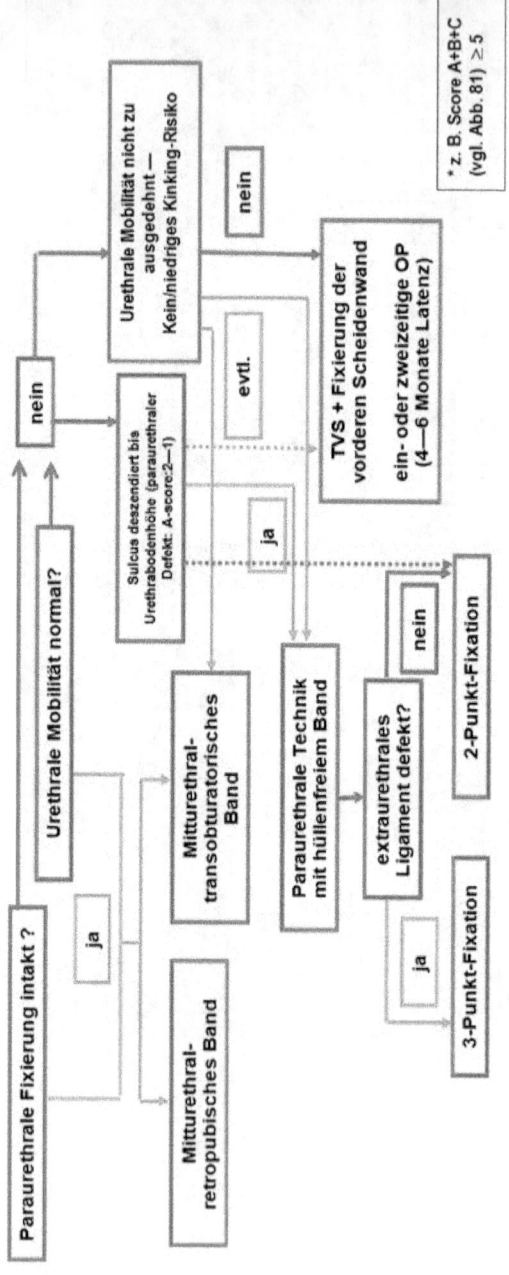

180

Tabelle 9: Chirurgische Therapie der Stressinkontinenz— Algorithmus für die Verwendung konventioneller chirurgischer Verfahren

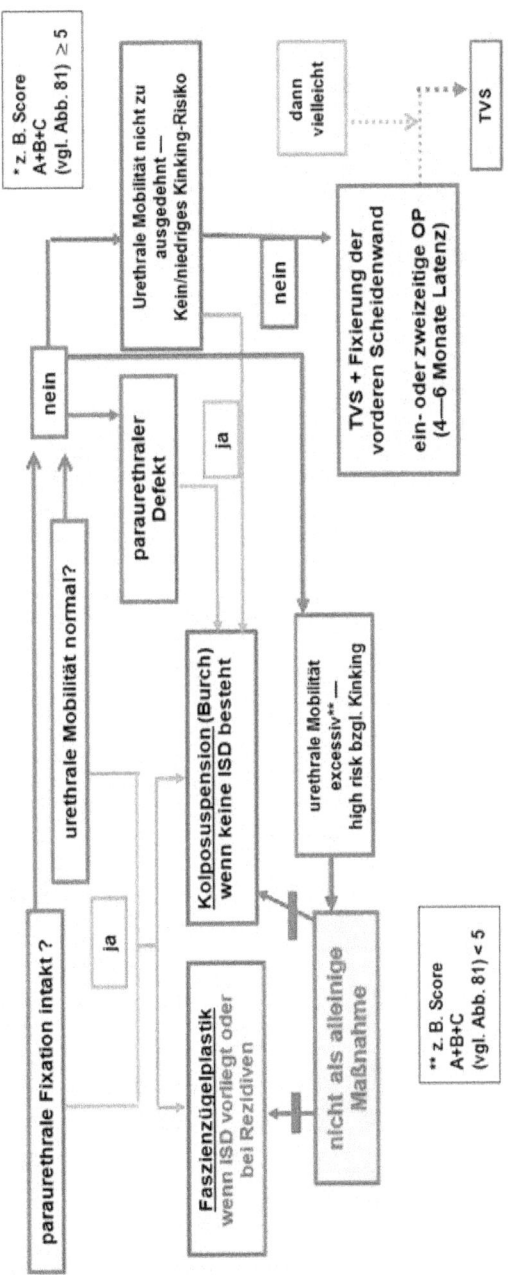

Tabelle 10: Sono-/Röntgenmorphologie und therapeutische Optionen

Pubourethrales Ligament defekt

paravaginale Fixierung noch ausreichend | paravaginale Fixierung insuffizient

paraurethrale Fixierung intakt normale urethrale Mobilität

paraurethrale Fixierung leicht kompromittiert mit leicht gesteigerter urethraler Mobilität

paraurethrale Fixierung deutlich kompromittiert mit deutlich gesteigerter urethraler Mobilität

paraurethrale Fixierung nicht/wenig kompromittiert mit nicht/wenig gesteigerter urethraler Mobilität

paraurethrale Fixierung deutlich kompromittiert mit deutlich gesteigerter urethraler Mobilität

mitturethrales TVS retropubisch oder transobturatorisch

mitturethrales TVS-O

paraurethrales TVS-R

mitturethrales TVS (-R oder –O) + vaginaler paravaginaler repair

paraurethrales TVS-R+ vaginaler paravaginaler repair

Burch-Kolposuspension

TVS-dominierte Indikationen

paravaginaler Defekt

kranialer paraurethraler Defekt	extensiver paraurethraler Defekt	post-Burch Situs	Pulsionszystozele
nur leichte Distension des Pubourethralbandes	die Distension des Pubourethralbandes (PUL) beeinflusst **nicht** die Wahl der OP-Methode	Zustand des PUL nicht evaluierbar	liegt eine Distension des PUL vor ?
Burch-Kolposuspension	Burch-OP und ausgedehnte (abdominale) Korrektur des vaginalen Defekts	Burch- OP + Richardson-OP	?	Zystozelenkorrektur
parauretharales TVS-R + vaginaler paravaginaler repair	alternativ: 6-Punkt-ATOM-OP	alternativ: 6-Punkt-ATOM-OP + TVS-(R) zweizeitig		im Falle einer Inkontinenz (zweizeitiges) TVS-(O)

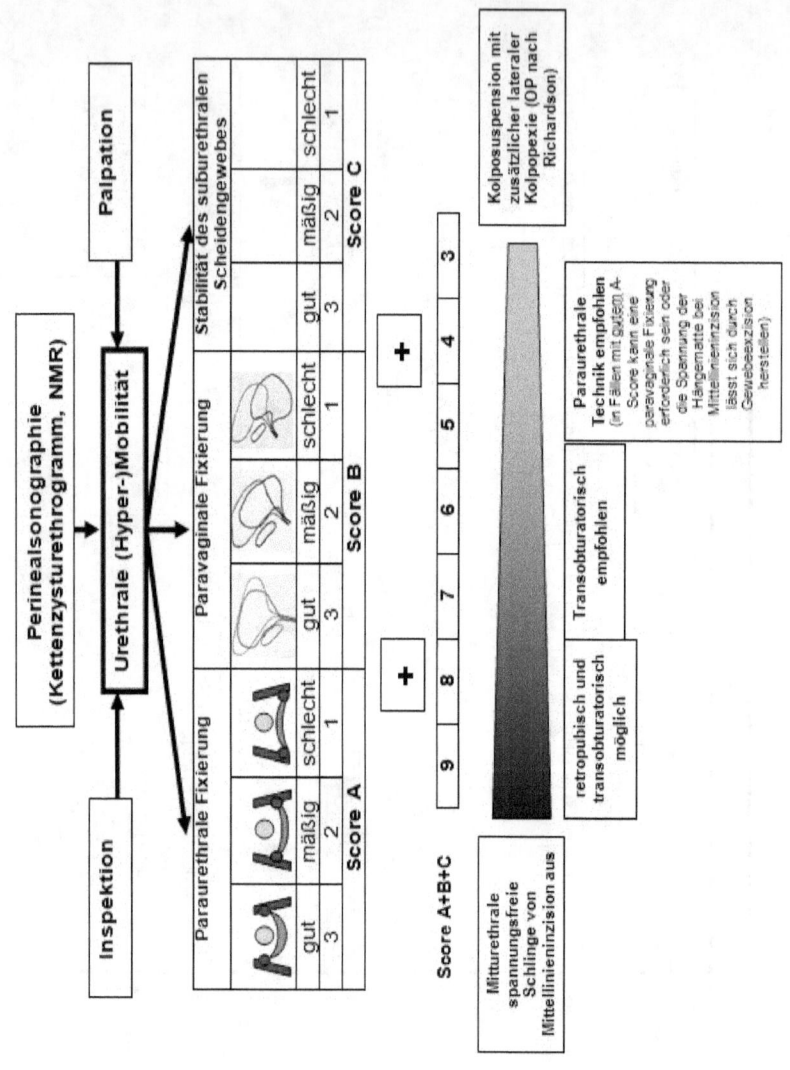

Abb. 81: Evaluierung des Risikos für urethrales Kinking in Abhängigkeit von paravaginaler und paraurethraler Fixierung – mit steigendem Risiko (sinkender Score) sollten mitturethrale Schlingen mit Vorsicht oder gar nicht indiziert werden

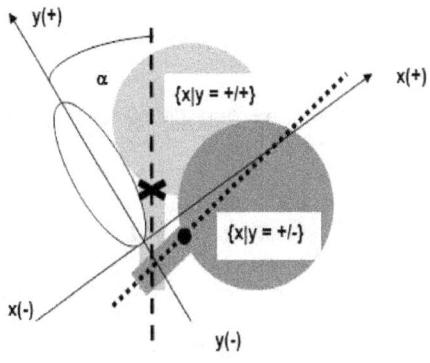

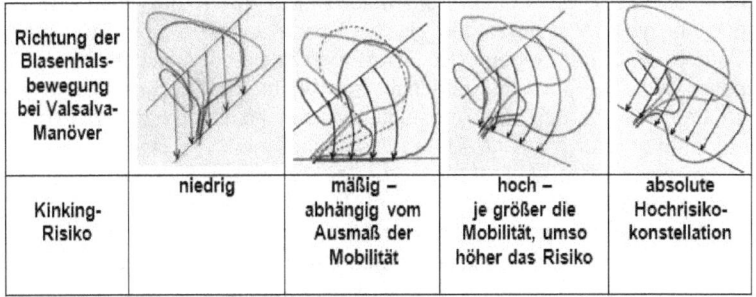

Richtung der Blasenhals- bewegung bei Valsalva- Manöver				
Kinking- Risiko	niedrig	mäßig – abhängig vom Ausmaß der Mobilität	hoch – je größer die Mobilität, umso höher das Risiko	absolute Hochrisiko- konstellation

Mit größer werdendem **Winkel** α steigt das Kinking-Risiko, umso mehr, je kleiner der Wert für x wird.

Abb. 82: Evaluation des Kinking-Risikos bei mitturethralen Schlingen in Abhängigkeit von der Blasenhalsmobilität bei zunehmendem intraabdominellem Druck: Die Beweglichkeit des Blasenhalses kann mit Hilfe eines Koordinatensystems besser beschrieben werden als nur bei Verwendung des Winkels α. Ein Größerwerden des Winkels und kleiner werdende Werte für x und y bei Valsalvamanöver stehen hier für die „high-risk" Situation

9.4 Kolposuspension nach Burch (Modifikation nach Cowan) (Abb. 83)

Die Bäuche des M. rectus abdominis werden mit zwei Roux-Haken im Bereich ihres Ansatzes auseinandergehalten. Stumpfe Dissektion des Cavum Retzii (paravesikaler retropubischer Raum) mit Tupfern. Koagulation von Blutungen. Eingehen mit der linken Hand in die Scheide und Elevation des periurethralen Vaginalgewebes zur Darstellung von Urethra und Blasenhals, die durch den transurethralen Katheter markiert sind. Abdrängen der Blase von der Scheidenfaszie und erneute Koagulation kleinerer Blutungen. Es wird nun im Bereich des Blasenhalses etwa 1 cm paraurethral der erste Suspensionsfaden angelegt. Nach zweimaligem Durchstechen der Scheidenfaszie, ohne dabei die Scheidenhaut zu perforieren, wird der Faden zur lokalen Hämostase geknüpft und klemmenarmiert beiseite gelegt. Etwa einen Zentimeter weiter kranial und lateral wird nun in gleicher Weise der zweite Faden eingebracht. Analoges Vorgehen auf der Gegenseite. Darstellung des Cooper'schen Bandes bds. der Symphyse. Zunächst auf einer Seite anschließend kontralateral werden die vorgelegten Fäden im Cooper'schen Band eingehängt. Der mediane Faden liegt dabei etwa 2,5 cm lateral der Mittellinie, der laterale Faden wird um einen weiteren Zentimeter nach außen versetzt eingebracht. Nach Vorlegen der Fäden wird nun, wiederum auf einer Seite beginnend, unter vaginaler Kontrolle des Ausmaßes der Elevation und der Spannung, von medial nach lateral jeder der vorgelegten Suspensionsfäden geknüpft.

Nochmalige Kontrolle auf Bluttrockenheit. Ggf. Einlegen einer Drainage, die extravulnär nach außen geleitet wird. Darstellung der Faszie. Auffüllen der Blase mit etwa 250 ml Flüssigkeit. Einbringen des suprapubischen Katheters.

Postoperativ zu beachten: Am 2—4. postoperativen Tag kann (nach erfolgreichem Abführen) mit dem sog. „Blasentraining" begonnen werden. Wichtig ist hier im Falle einer nicht sofort in Gang kommenden Miktion dass Sie sich darüber im Klaren sind, dass Spontanmiktionen, vor allem restharnfrei, unter Umständen erst nach Tagen bis Wochen (manchmal auch länger) zustande kommen können. In den ersten Tagen sind die Abflussverhältnisse der Nieren zu kontrollieren.

Abb. 83: Kolposuspensionsoperation

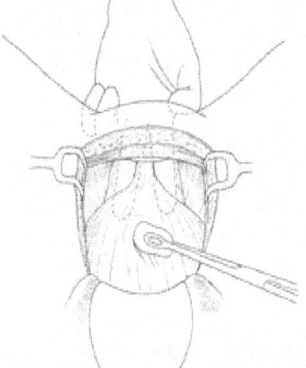 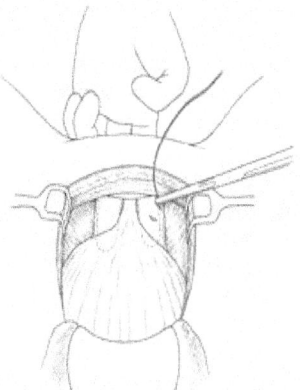

a.) Darstellung des Cavum Retzii   b.) paraurethrale Elevation

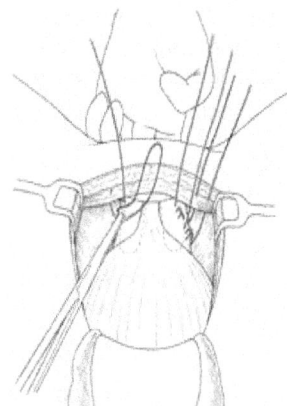 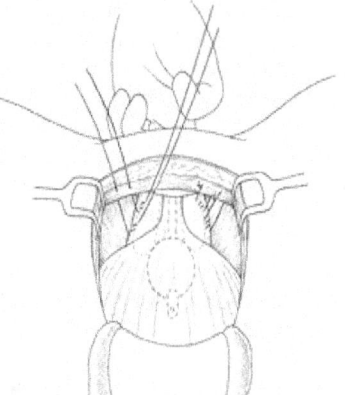

c.) Vorlegen der beiden Fäden   d.) Knüpfen unter digitaler
                                          Kontrolle

e.) Unterschied zwischen der Burch-OP (links) und der Cowan-
Modifikation mit „hängenden Schlingen"

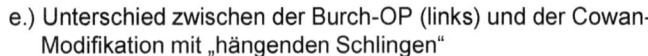
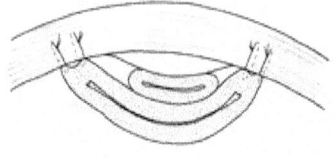 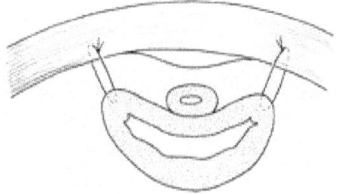

9.5 Faszienzügelplastik nach Narik und Palmrich (Abb. 84)

Zur Gewinnung der Streifen wird ein Pfannenstielquerschnitt angelegt. Die median gestielten Streifen werden dann mit einem Vicryl-Faden (0 bis 2/0) armiert.

Eine vordere Kolpotomie, median oder als Fischmaulschnitt, ist der Zugang zum Diaphragma urogenitale. Die Scheidenhaut wird vom periurethralen Bindegewebe abpräpariert. Das urogenitale Diaphragma wird mit einer Schere perforiert. Anschließend Durchleiten einer Kornzange bis hinauf zum Fasziendefekt unmittelbar retropubisch.

Fassen der Fadenarmierung der Faszienstreifen. Durchziehen der Faszienstreifen rechts und links paraurethral nach vaginal.

Nun werden diese strickleiterartig unter dem Blasenhals vernäht. Dadurch wird durch schrittweises Hochnähen der Grad der Elevation des Blasenhalses bestimmt. Der Faszienzügelstreifen wird in Narbengewebe umgebaut.

Postoperativ zu beachten: Nach Faszienzügel- und anderen Schlingenoperationen sind postoperative Harnverhalte häufiger als nach Kolposuspensionsoperationen.

Ca. am 5. — 7. postoperativen Tag kann mit Blasentraining begonnen werden, Sie sollten aber immer bedenken, dass es auch (viel) länger dauern kann.

Diese Operationstechnik ist in der Urogynäkologie zugunsten der spannungsfreien Schlingen   oder evtl.   der Anwendung einer adjustierbaren Schlinge (vgl. Remeex-OP) verlassen worden.

Abb. 84: Faszienzügelplastik nach Narik und Palmrich

A: Darstellung des Faszienstreifens

B: Darstellung des Akzeptorlagers

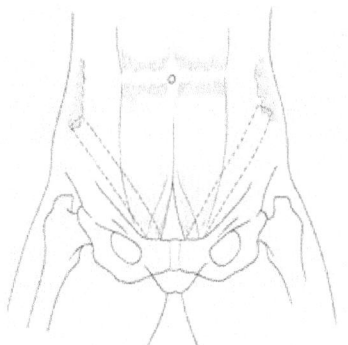

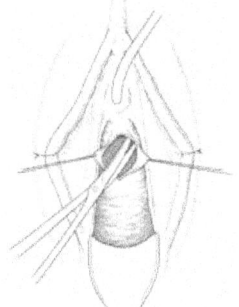

C: Hinunterführen der Faszienzügel

D: Adaptieren der Hinterkante

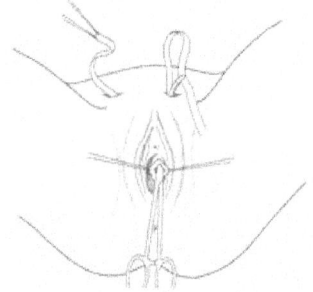

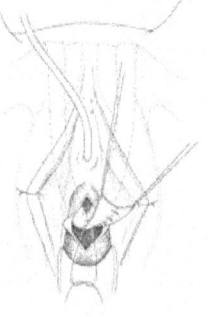

E: Adaptation der Vorderkante

F: Klettern nach oben, bis die Urethra ausreichend eleviert ist

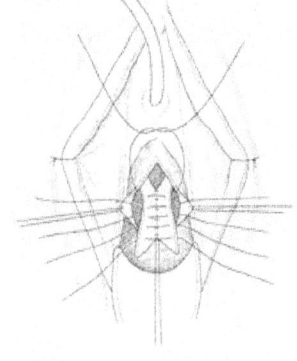

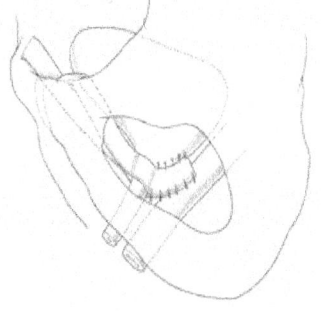

9.6 Anleitungen für das Blasentraining

9.6.1 Sogenanntes "Trockentraining" (fakultativ nach ärztlicher Anordnung) - wird kaum praktiziert:

Am 3. bzw. 4. postop. Tag (den OP-Tag nicht mitrechnen) fangen Sie morgens nach dem Frühstück mit dem „Blasentraining" an. Sie klemmen den dünnen Schlauch vor dem schwarzen Ansatzstück mit Hilfe des weißen Reglers ab. Dann warten Sie ca. 1,5 bis 2 Stunden, in dieser Zeit läuft die Blase langsam voll. Beobachten Sie, ob Sie in dieser Zeit ein "Druckgefühl" bemerken, ob Sie also den Füllungszustand Ihrer Blase schon wieder erkennen können. Spätestens nach Ablauf der 2 Stunden, bei Druckgefühl auch etwas früher, öffnen Sie den kleinen weißen Regler für 15 Minuten und lassen den Inhalt der Blase in den Beutel laufen.

Nach Ablauf dieser 15 Minuten schließen Sie den Regler wieder — ein neuer Zyklus beginnt. Abends dürfen Sie dann Ihre Übung beenden und den Katheter über Nacht wieder offen lassen.

9.6.2 Eigentliches Blasentraining:

Am folgenden Tag (oder meist am Tag nach erfolgreicher Defäkation postoperativ) erfolgt das Toilettentraining. Fangen Sie morgens nach dem Frühstück damit an. Sie klemmen den dünnen Schlauch wieder vor dem schwarzen Ansatzstück mit Hilfe des weißen Reglers ab. Dann warten Sie etwa 2 Stunden, in dieser Zeit läuft die Blase langsam voll. Beobachten Sie auch heute wieder, ob Sie in dieser Zeit ein „Druckgefühl" bemerken, ob Sie also den Füllungszustand Ihrer Blase erkennen können. Spätestens nach Ablauf von 2 Stunden, bei Druckgefühl auch etwas früher, gehen Sie, bei weiterhin geschlossenem Schlauch, auf die Toilette und versuchen, auf normalem Weg die Blase zu entleeren. Lassen Sie sich Zeit, setzen Sie sich entspannt auf die Toilette, vor allem aber versuchen Sie nicht zu drücken, da Sie auf diese Weise die Blase nur fester verschließen. Läuft der Urin schon heute, so ist dies erfreulich, wenn es noch nicht klappt, so wird es in den nächsten Tagen schon werden. In diesem Fall verfahren Sie die nächsten 2—3 Mal genauso, vielleicht klappt es ja schon beim zweiten Mal. Falls nicht, besprechen Sie mit dem Arzt, wie weiter vorgegangen werden soll.

Hat das Wasserlassen funktioniert, so öffnen Sie, wenn Sie fertig sind, den Ablauf unten am Urinbeutel und entleeren den im Beutel befindlichen Urin in die Toilette. Ist dies vollbracht und der Beutel leer, so öffnen Sie den weißen Riegel und lassen nun über 10 Minuten den in der Blase verbliebenen Urin in den Beutel laufen. Nach Ablauf der 10 Minuten schließen Sie den weißen Riegel wieder, ein neuer Zyklus beginnt. Lesen Sie nun den Wert für die im Beutel befindliche Urinmenge ab (die Pflegeperson hilft Ihnen gerne dabei) und tragen Sie den Wert in die Liste, die Sie von der Pflegeperson erhalten haben, ein. Liegen Sie unter 100 ml, so ist das ganz toll, ist der Wert noch größer, so bedeutet dies, dass Sie weiter trainieren müssen, bis der Wert unter 100 ml zu liegen kommt.

Bevor der Schlauch entfernt werden kann, sollten die Werte mehrmals unter 100 ml liegen.

Sollten Sie Schwierigkeiten mit dem Blasentraining haben, scheuen Sie sich nicht, das Pflegepersonal oder den Stationsarzt zu befragen, diese helfen Ihnen weiter.

... es ist noch kein Meister vom Himmel gefallen. Bisweilen dauert es auch ein paar Wochen, bis die Blase wieder richtig funktioniert, vor allem bei großen Bauchoperationen.

Abb. 86: Suprapubischer Katheter

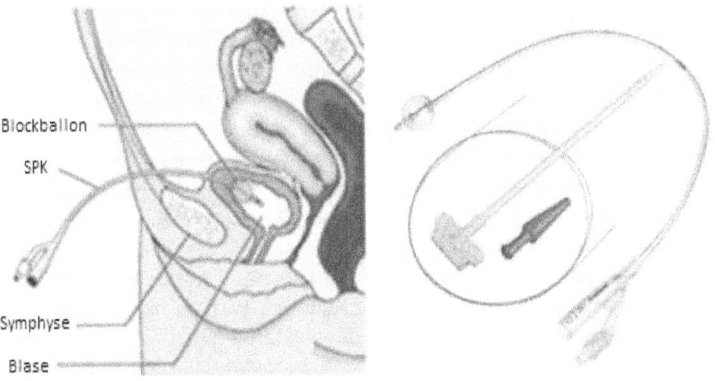

Blockballon

SPK

Symphyse

Blase

10 Beckenbodenphysiotherapie

In diesem zehnten Kapitel erfahren Sie etwas über Beckenbodenphysiotherapie inkl. der (Bedeutung der) vaginalen Tastuntersuchung (Palpation) in der krankengymnastischen Betreuung von Beckenbodenpatientinnen, dessen Inhalt Frau Astrid Landmesser, Physiotherapeutin aus Erkelenz, zusammengestellt hat.

Die Beckenbodengymnastik muss durch eine Physiotherapeutin angeleitet werden. Dabei kommen Einzel- und/oder Gruppenphysiotherapie zur Anwendung.
Im Rahmen der physiotherapeutischen Betreuung ist u. a. in unseren Augen die Beckenbodenbeurteilung durch die betreuende Physiotherapeutin unabdingbar. Zusammen mit entsprechend geschulten Physiotherapeutinnen werden mittlerweile Untersuchungskurse für Krankengymnastinnen angeboten. Eine der Seminar- und Praktikumsanleiterinnen ist Frau Astrid Landmesser aus Erkelenz. Freundlicherweise erklärte sie sich dazu bereit, zur Beckenbodenphysiotherapie allgemein und zur vaginalen Untersuchungstechnik für Beckenbodentherapeutinnen im Speziellen hier einen Beitrag einzubringen. Ihr Mitwirken unterstreicht die Wichtigkeit der engen Kooperation zwischen ärztlichem und krankengymnastischem Bereich.

10.1 Physiotherapie bei Beckenbodenfunktionsstörungen

10.1.1 Einführung

Eine gut funktionierende Beckenbodenmuskulatur ist die Basis der Kontinenz. Aus diesem Grund hat das Beckenbodentraining eine sehr große Bedeutung in der Prophylaxe und Therapie bei Harn- und Stuhlinkontinenz und bei Senkungen der Beckenorgane.
Die Beckenbodentherapie sollte durch eine spezialisierte Physiotherapeutin angeleitet werden. Dabei können Einzeltherapie und Gruppentherapie zur Anwendung kommen.
Leider ist der Beckenboden im Bewusstsein der Frauen kaum oder meist gar nicht verankert. Wenn er funktioniert, wird er nicht bemerkt und demzufolge auch nicht zusätzlich bewusst trainiert.
Wünschenswert wäre, wenn jedes junge Mädchen bereits frühzeitig über die Funktion der Beckenorgane und des Beckenbodens aufgeklärt würde. Viele Spätschäden könnten dadurch möglicherweise erheblich gemindert werden.

Schon in der Schule schleicht sich beispielsweise mit dem Überfüllen der Blase oder auch durch häufiges prophylaktisches Entleeren erstes Fehlverhalten ein, was in beiden Fällen das Füllungsvermögen der Blase negativ beeinflusst.

Häufig werden die Blase und der Darm durch falsche Pressmanöver entleert, weil keine Zeit da ist oder die Schultoiletten nicht zum entspannten Sitzen auf der Toilette einladen. Ebenso kann auch die Obstipation schon eine frühe Ursache für spätere Senkungsprobleme sein.

Fehlerhaftes Toilettenverhalten irritiert den Beckenboden und die Beckenorgane und kann langfristig zu Schädigungen führen.

Gleich zu Beginn soll darauf hingewiesen werden, dass es nicht immer nur der schwache Beckenboden ist, der Training braucht, sondern häufig auch der verkrampfte Beckenboden.

Wenn ein Kind oder eine Frau Angst vor Harnverlust hat, beginnt der Kopf etwas Richtiges anzuleiten, nämlich: den Beckenboden anzuspannen, damit nichts herausläuft.

Wird diese Anspannung dauerhaft praktiziert, führt dies zur Verkrampfung des Beckenbodens, wodurch das komplexe System der Kontinenzsicherung massiv gestört wird. Die häufig noch „zu Trainingszwecken" praktizierte Harnstrahlunterbrechung verschlechtert den Zustand zusätzlich, da während eines Entleerungsvorganges der Beckenboden nicht entspannt, sondern mehrfach angespannt wird. Restharnbildungen und ständiges Dranggefühl sind oft die Folge.

Wichtig ist ein **gut koordinierter Beckenboden**. Bei der Entleerung von Stuhl und Harn muss er gut loslassen können. Um bei Belastungen wie z.b. Husten, Niesen, Heben und Tragen adäquat reagieren zu können, benötigt er darüber hinaus ausreichend Kraft und Koordination.

Auch für die Sexualität ist ein koordinierter Beckenboden wichtig, damit ein lustvolles Zusammensein möglich ist.

10.1.2 Was macht nun ein(e) spezialisierte(r) Physiotherapeut(in) in der Behandlung?

Vorab: Nichts, das nicht im Vorfeld mit Ihnen besprochen wäre und zu dem Sie (im eigenen Interesse für das Kennenlernen des Beckenbodens und der Funktionen sowie zur Verlaufs- und Erfolgskontrolle) Ihre Einwilligung (schriftlich) erklärt haben.

Jede Behandlung startet mit einer ausführlichen **Anamnese**, in der nach den möglichen Ursachen für die Inkontinenz oder Senkung gefragt wird.

Zur **allgemeinen Befundaufnahme** und der daraus abgeleiteten Therapie gehören:

- Das Führen und Auswerten eines Miktions- und Defäkationsprotokolls,
- die Erfragung und Veränderung des Verhaltens auf der Toilette (keine Pressmanöver keine Harnstrahlunterbrechung),
- Wahrnehmen und Erlernen von Beckenbodenan- und -entspannung (z.b. durch Visualisierungsübungen und Vermittlung von Anatomie und Physiologie des Beckenbodens und der Beckenorgane).
- Beurteilung des allgemeinen Haltungs- und Bewegungsverhaltens und der Atmung.
- Durchführung von Belastungstests, die individuell auf die Patienten und auf deren Fehlbelastungen zugeschnitten sind, wie:
  - Seilspringen
  - Hüpfen auf dem Trampolin
  - Aufpusten von Luftballons
  - Stresstest im Stand
  - Pad-Tests
  - Heben und Tragen
- Lebensqualitätsabfrage in einfacher Form (siehe Kasten) oder nach einem validierten Fragebogen, wie z.B. dem „Kings Health"-Fragenbogen.

Vor der Therapie:

☹   1 --- 2 --- 3 --- 4 --- 5 --- 6 --- 7 --- 8 --- 9 --- 10   ☺

Während der Therapie:

☹   1 --- 2 --- 3 --- 4 --- 5 --- 6 --- 7 --- 8 --- 9 --- 10   ☺

Nach der Therapie:

☹   1 --- 2 --- 3 --- 4 --- 5 --- 6 --- 7 --- 8 --- 9 --- 10   ☺

Zur **speziellen Befundaufnahme** gehört zusätzlich ein vaginaler (oder auch anorektaler) Untersuchungsbefund. Dies wird seit einiger Zeit zunehmend auch durch spezialisierte Physiotherapeutinnen praktiziert.

P	Power	Kraft der Beckenbodenmuskulatur (Oxford-Grading, s.d.)
E	Endurance	Ausdauerkraft ca. 10 s halten (slow-twitch-Fasern) mit anschließender Entspannung
R	Repetitions	ca. 5 Wiederholungen der Übung, dann Entspannung
F	Fast Contractions	Schnellkraft (fast twitch fibres) bis zu 10 schnelle Anspannungen
E	Elevation	Blasenelevation: „Lift" des Levator ani
C	Cough Response	Reaktion beim Hustentest, Beurteilung der Kontinenz
T	Transcribe it all	Dokumentation aller Ergebnisse

Die Vorgehensweise bei dieser Untersuchungstechnik wurde nach internationalen Standards durch Referenten der Arbeitsgemeinschaft GGUP (Gynäkologie, Geburtshilfe, Urologie, Proktologie) des Zentralverbandes der Krankengymnasten ZVK entwickelt. Physiotherapeutinnen können in einer entsprechenden Fortbildung diese Technik erlernen.

Die Physiotherapeutin klärt die Patientin über die Untersuchungstechnik auf und lässt die Patientin eine Behandlungszustimmung (Informed Consent) schriftlich bestätigen.

Während der Untersuchung werden die folgenden Kriterien beurteilt:

- Muskeltonus (Hypertonus, Hypotonus, Normotonus)
- evtl. vorhandene Senkungen im Ring of Continence (ROC)
- Muskelkraft (PERFECT-Schema nach Laycock 1994

Die Dokumentation erfolgt über einen Befundbogen, ein Beispiel zeigt die Abb. 87:

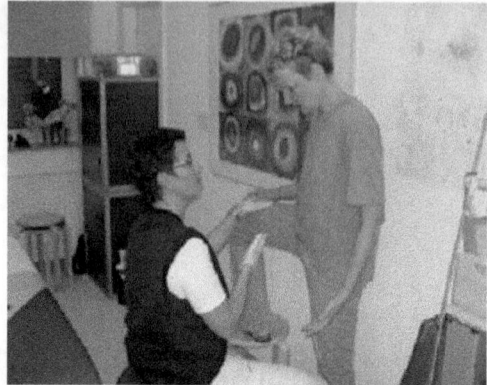

a.) Untersuchung im Stehen I

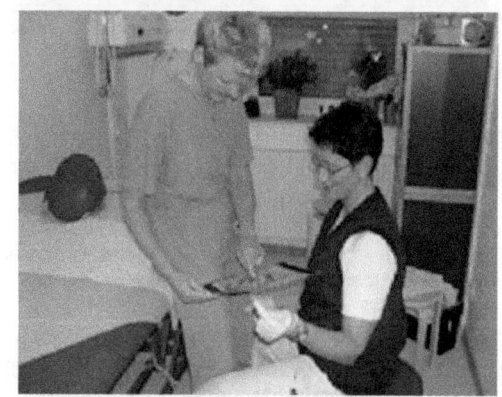

b.) Untersuchung im Stehen II

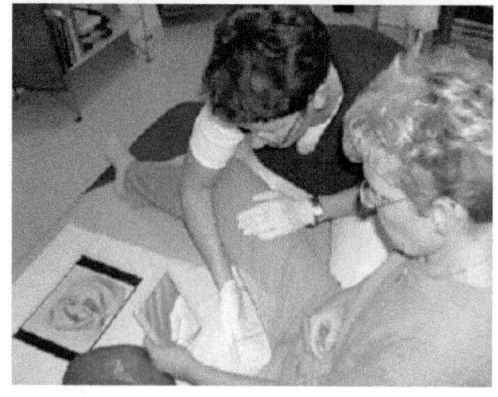

c.) Spiegelkontrolle als Feedback im Sitzen

Beurteilt wird nach dem Oxford-Grading:

Grad	Merkmale
0	keine Kontraktion spürbar
1	kaum spürbare, zuckende Kontraktion, von außen am Damm nicht sichtbar
2	schwache, eindeutig spürbare Kontraktion, leichter Druck am Untersuchungsfinger
3	mittlere Muskelkraft, deutlicher Druck am tastenden Finger, leichter perinealer Lift am Damm erkennbar
4	gute Muskelkraft, deutlicher Druck am Finger, Lift gegen leichten Widerstand möglich
5	sehr starke Muskelkraft, Kontraktion gegen Widerstand möglich, deutlich „einsaugende" Bewegung nach kranio-ventral

In welchen Fällen die vaginale Tastuntersuchung durchgeführt wird, entscheidet sich aus der Anamnese und Befundaufnahme. Um einen genauen Anhaltspunkt über die Art der Schädigung zu erhalten, sollte sie bei folgenden Indikationen durchgeführt werden: Belastungs- und Dranginkontinenz; Harnretention, Stuhlinkontinenz, Konstipation, Operationen, Lageanomalien, Schmerzsyndrome u. a. Kontraindikationen sind für die Physiotherapeuten: Ablehnung durch Patienten, Verdacht auf Missbrauch, Verdacht auf psychische Störungen, Infektionen, Geschlechtskrankheiten, präpartal, unmittelbar postpartal/postoperativ oder nach Bestrahlung.
Wenn Anamnese und Befundaufnahme die Richtung angezeigt haben, müssen die Trainingsziele abgestimmt werden, damit ein optimaler Behandlungsablauf resultieren kann.

10.1.3 Behandlungskonzepte

10.1.3.1 Behandlung bei Belastungsinkontinenz:

Hier muss im Vordergrund stehen, dass die Patientin erlernt, bei Druckbelastungen wie Husten, Niesen, Heben und Tragen den Beckenboden adäquat anzuheben, um dem geschädigten Beckenboden wieder eine bessere Reaktionskraft und -geschwindigkeit zu vermitteln. Die Fast Twitch Fibres müssen bevorzugt gebahnt werden, da insbesondere bei Allergikern oder chronischen Hustenattacken der Beckenboden von massiven Stößen belastet wird.

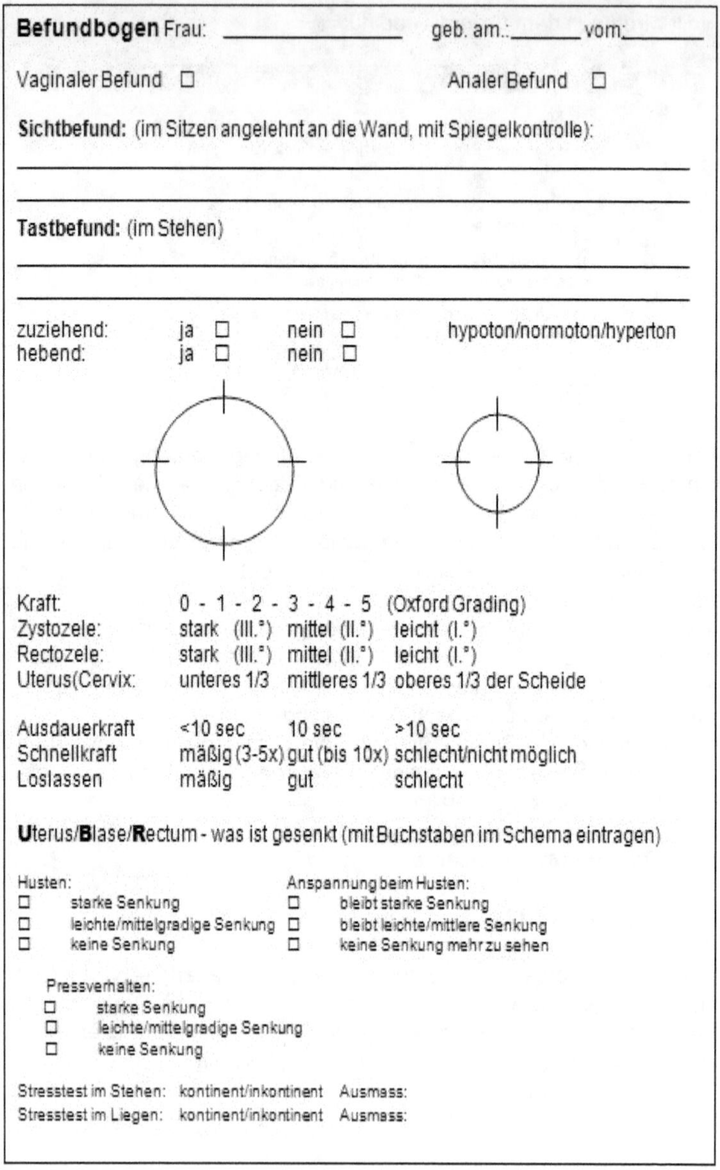

Befundbogen Frau: _____ geb. am: _____ vom: _____

Vaginaler Befund ☐   Analer Befund ☐

Sichtbefund: (im Sitzen angelehnt an die Wand, mit Spiegelkontrolle):

_____

_____

Tastbefund: (im Stehen)

_____

_____

zuziehend: ja ☐   nein ☐   hypoton/normoton/hyperton
hebend: ja ☐   nein ☐

Kraft: 0 - 1 - 2 - 3 - 4 - 5   (Oxford Grading)
Zystozele: stark (III.°) mittel (II.°) leicht (I.°)
Rectozele: stark (III.°) mittel (II.°) leicht (I.°)
Uterus(Cervix): unteres 1/3 mittleres 1/3 oberes 1/3 der Scheide

Ausdauerkraft   <10 sec   10 sec   >10 sec
Schnellkraft   mäßig (3-5x) gut (bis 10x) schlecht/nicht möglich
Loslassen   mäßig   gut   schlecht

Uterus/**B**lase/**R**ectum - was ist gesenkt (mit Buchstaben im Schema eintragen)

Husten: Anspannung beim Husten:
☐   starke Senkung   ☐   bleibt starke Senkung
☐   leichte/mittelgradige Senkung   ☐   bleibt leichte/mittlere Senkung
☐   keine Senkung   ☐   keine Senkung mehr zu sehen

   Pressverhalten:
☐   starke Senkung
☐   leichte/mittelgradige Senkung
☐   keine Senkung

Stresstest im Stehen: kontinent/inkontinent Ausmass:
Stresstest im Liegen: kontinent/inkontinent Ausmass:

Abb. 88: Beispiel für einen physiotherapeutischen Befundbogen

Bei Patienten, die viel heben, müssen auch die **Slow Twitch Fibres** trainiert werden, denn hier fehlt häufig die Ausdauerkraft des Beckenbodens. Der Beckenboden kann max. 10—15 Sekunden anspannen. Danach sollte er wieder entspannen dürfen.

Die Anleitung den Beckenboden zu jeder Zeit anzuspannen (immer anspannen) führt häufig zu Fehlinterpretationen beim Patienten. Wichtig ist es, den Beckenboden bei einer Belastung kurzzeitig anzuspannen, um ihn anschließend wieder zu entspannen. Dies kann z.B. bei starken Niesattacken unter Umständen mehrmals hintereinander der Fall sein.

Diese Belastungssituation trainiert der Patient mit speziellen Übungen und automatisiert die Verhaltensweisen, um auf die alltäglichen Belastungen reagieren zu können (vgl. Abb. 99: Druckbelastung und Reaktion).

Dies erfordert ein hohes Maß an Motivation und Compliance bei den Patienten, da nur ein konsequentes Training auch langanhaltenden Erfolg bringt. Sowohl die WHO wie auch die Arbeitsgemeinschaft Urogynäkologie und plastische Beckenboderekonstruktion (AGUB e.V.) der Dt. Gesellschaft für Gyn. und Geburtshilfe e.V.. Ordnen in ihren Empfehlungen der Belastungsinkontinenz Grad I die konservative Therapie als Behandlungsoption zu, und dazu gehört die (professionell angeleitete) Beckenbodenphysiotherapie.

10.1.3.2 Behandlung bei Drang- /Urge-Inkontinenz

Dranginkontinenz oder die 'überaktive Blase' (OAB) hat unterschiedlichste Ursachen. Diese zeigen sich oftmals in einem Fehlverhalten bei den Toilettengängen. Die Patienten suchen häufig für Kleinstmengen die Toilette auf und verringern somit die Blasenkapazität. Sie reagieren bei ansteigendem Drang oft panisch und rennen zur Toilette. Die Lebensqualität ist dadurch erheblich eingeschränkt (vgl. Abb. 90: Drangsymptomatik).

Die Trink- und Miktionskontrolle ist hier ein wichtiges (und kostengünstiges) Verfahren, um den Patienten die eigene Blasenkapazität bewusst zu machen. Hat der Patient verstanden, dass seine Blase ca. 250—450 ml speichern kann, dann ist schon ein erster wichtiger Schritt geschafft.

Das Abmessen der Harnmenge mit Messbecher ist hier das wichtigste sichtbare Feedback. Die Drangpatienten müssen lernen: „Kontinenz fängt im Kopf an." (Zitat: Prof. Otto; Bad Wildungen)

Sie erlernen den Drang mit An- und Entspannen des Beckenbodens zu regulieren. Auch Entspannungsübungen (z.B. nach Jacobson oder autogenes Training) helfen Barrieren zu überwinden.

Das Geheimnis der Blase besteht darin, den Druck in der Blase vom Gehirn aus zu steuern und nicht darin, schneller laufen zu können.
Zitat: Millard; Vom Drang zur Pein

Hier die wichtigsten Tipps bei Drang (vgl. Abb. 89 f).

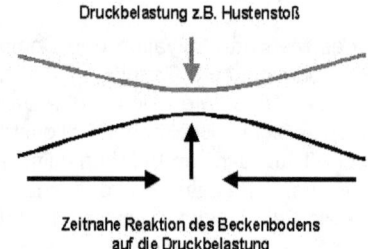

Abb. 89: Druckbelastung und Reaktion

Abb. 90: Drang-Symptomatik

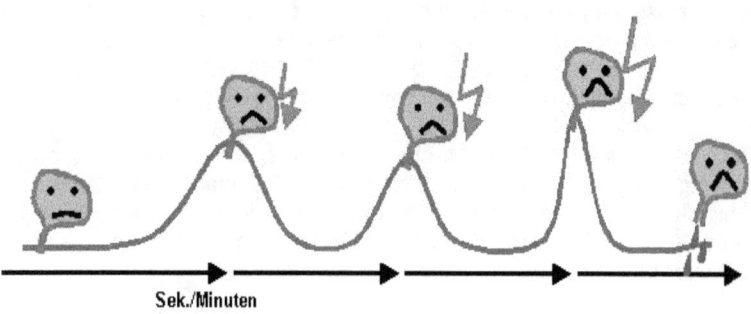

Abb. 91: Tipps zur Eindämmung des Harndranges

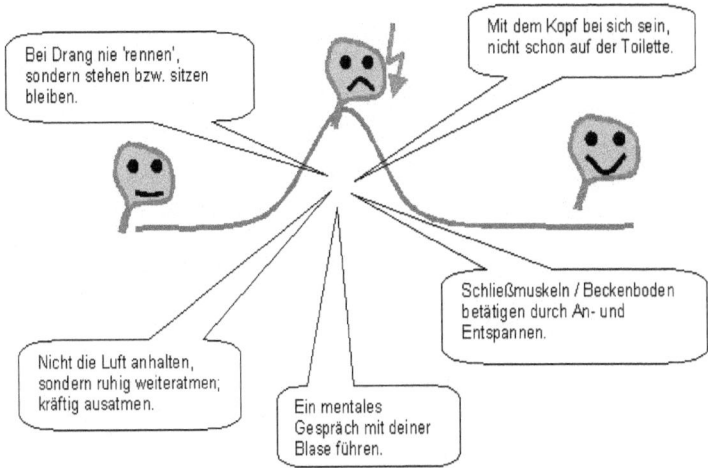

Bei Drang nie 'rennen', sondern stehen bzw. sitzen bleiben.

Mit dem Kopf bei sich sein, nicht schon auf der Toilette.

Nicht die Luft anhalten, sondern ruhig weiteratmen; kräftig ausatmen.

Ein mentales Gespräch mit deiner Blase führen.

Schließmuskeln / Beckenboden betätigen durch An- und Entspannen.

10.1.3.3 Behandlung der Mischinkontinenz

Häufig treten die Drang- und Belastungsinkontinenz gemeinsam auf. Daher vermischen sich dann die Konzepte der Behandlung dieser beiden Inkontinenzformen. Die Behandlung muss auch hier sehr individuell sein.

10.1.3.4 Behandlung bei Senkungen der Blase, des Darms und des Uterus/der Scheide

Wenn eine Senkung noch im Anfangsstadium ist, kann mit der Beckenbodentherapie oftmals der Zustand sehr zufriedenstellend gehalten oder sogar verbessert werden. Da Senkungen von den Patientinnen sehr unterschiedlich wahrgenommen werden und auch der Leidensdruck unterschiedlich ist, muss individuell vorgegangen werden.
In den meisten Senkungsfällen handelt es sich nicht nur um einen Muskelschaden, sondern vielmehr um eine bindegewebige Überdehnung der Scheide.

Die Beckenbodentherapie hilft, die noch vorhandenen Strukturen zu unterstützen/zu halten und sorgt dafür, dass prä- und auch postoperativ die funktionelle Situation der vorhandenen restlichen Muskulatur verbessert wird, um das strukturelle Defizit auszugleichen. Des Weiteren wird die Durchblutung angeregt und damit die Schwellkörperfunktion der venösen Plexus verbessert. Stellt die Physiotherapeutin in der vaginalen Tastuntersuchung fest, dass z.b. eine Zystozele dritten Grades vorliegt, wird sie versuchen durch Spiegelkontrolle der Patientin diesen Zustand zu erklären, ihr aber gleichzeitig vermitteln müssen, dass der Zustand durch Physiotherapie alleine nicht zufriedenstellend rückgängig gemacht werden kann. Unterstützend ist eine physiotherapeutische Behandlung in jedem Fall wichtig, zu bedenken wäre, dass der Levator bei Vorliegen einer prolabierten Zystozele nicht richtig arbeiten = kontrahieren kann, wenn der Weg durch eine Zystozele sozusagen versperrt ist. Hier sollte dann in Zusammenarbeit mit dem Arzt das weitere Vorgehen abgesprochen werden (Pessar, OP).

Hat die Patientin schon präoperativ eventuelles Fehlverhalten beim Wasserlassen und Stuhlgang und im Alltag korrigiert, ist der Erfolg postoperativ eindeutig besser und länger anhaltend. Wichtig ist hier besonders die Haltungs- und Bewegungskontrolle sowie die Miktions- und Defäkationskontrolle der Patientin.

Bei allen Behandlungskonzepten können optional individuelle Trainingshilfen eingesetzt werden. In den Abbildungen 92 a und b sind unterschiedliche Trainingshilfen gezeigt, die von der betreuenden Physiotherapeutin erklärt und kontrolliert werden sollten

(Abb. 92a (links): Loveballs und   Abb. 92b (rechts): Rosenquarz-Eier
Laycock-Elektrode

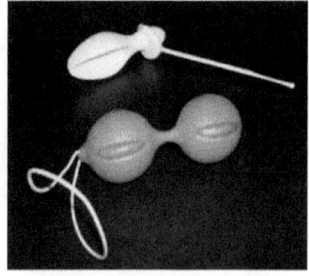 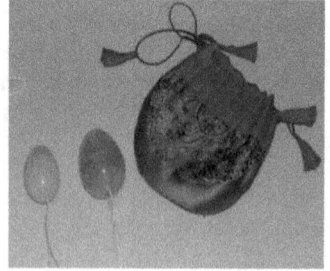

10.1.4 Fazit

Die spezialisierte Physiotherapie ist bei der Therapie von Harn- und Stuhlinkontinenz und bei Senkungsproblemen eine sehr wichtige und sinnvolle Maßnahme. Es ist wichtig, die Patientin durch eine genaue Anamnese und Befundung mit der richtigen Therapieoption für ihre Beschwerden zu behandeln.

Hier sollte durch eine genaue vaginale oder ggf. anorektale Tastuntersuchung das Ziel in der Behandlung konkretisiert werden. Das Feedback der Untersuchung führt zu einer Wahrnehmungsverbesserung beim Patienten.

Ein ausgewogenes Training von Fast- und Slow-Twitch-Fasern und das gezielte An- und Entspannen des Beckenbodens führen zu einer guten Koordination des Beckenbodens. Die begleitende Miktions- und Defäkationskontrolle ist bei allen Behandlungen wichtig, um das Fehlverhalten der Patienten zu verändern.

Zusätzlich muss in einer spezialisierten Therapie die Funktion und Lage der Beckenorgane berücksichtigt werden. Sowohl prä- wie postoperativ sollte die Physiotherapie eingesetzt werden, damit die Fehlfunktionen schon vor der Operation beseitigt werden und dann nach der Operation erst gar nicht mehr auftreten.

Dies ist sicher ein langfristiger Wunsch, aber in meiner Praxis wird dies schon oft von meinen zuweisenden Ärzten unterstützt.

Ein gutes Arzt-Patienten-Therapeuten-Verhältnis ist für die Therapie entscheidend, damit der Leidensdruck der Patienten so gut wie möglich reduziert werden kann.

Daher sollte eine spezialisierte Physiotherapeutin auch gute Kenntnisse über Operations-Techniken, medikamentöse Therapien und Diagnoseverfahren haben.

Welche Vorteile hat die Patientin von einer spezialisierten Kontinenztherapie?

- Die sichere Wahrnehmung und Koordination des Beckenbodens steigert die Motivation und damit die Compliance für das Beckenbodentraining über einen langen Zeitraum.
- Die Patienten haben wieder Spaß an Bewegung, weniger Angst vor Harnverlusten und reduzierten Vorlagenverbrauch.
- Dies führt zu einer verbesserten Lebensqualität mit mehr Selbstvertrauen und einer Aufwertung der Psyche.

Kapitel 11   Urogynäkologische „Basisverorgung"

In diesem elften Kapitel erfahren Sie wichtige Dinge über die urogynäkologische „Basisversorgung", über das, was Ihnen evtl. auch Ihr niedergelassener Frauenarzt oder Urologe als Behandlung bereits anbietet, bevor Sie zu einem Spezialisten überweisen werden oder sich bei diesem vorstellen.

11.1 Hormontherapie

Wichtige und häufig schon sehr erfolgreiche Maßnahme ist die Verbesserung der Hormonsituation von Blase, Harnröhre und Scheide. Alle sind hormonabhängige Gewebe. Der Aufbau der oberflächlichen Zellschichten, die Dicke, die Durchblutung, das Bindegewebs- und Gefäßpolster werden durch die Östrogenwirkung verbessert. Dadurch verschwindet ein hormonmangelbedingter häufiger Harndrang mit Blasenentleerung im Stundentakt. Die Abdichtung der Harnblase durch die Harnröhre wird ebenfalls verbessert. Das Ausmaß der belastungsabhängigen Inkontinenz nimmt ab. Hormonmangelbedingte Scheidenentzündungen werden verhindert. Sie ist auch eine der Grundpfeiler im Falle eines GAG-Schutzschichtdefektes (vgl. Kapitel 8). In der Regel genügen 2 x wöchentlich 0,5 mg Estriol in Form von halben Ovestin®-Tabletten. Ein für die Information der Patientin vorgehaltenes Merkblatt findet sich auf der nächsten Seite).

11.2 Pessartherapie

Bei dem Wort „Pessar" oder „Ring" denken viele Frauen an die „Geräte", von denen sie schon von ihren Müttern und Großmüttern gehört haben (Abb. 93). In manchen Fällen waren sie gut vertragen worden, oftmals verursachten sie Schmerzen, Druckgefühl, Scheidenentzündungen, Ausfluss oder Druckstellen in der Scheide, die sich entzündeten und auch bluten konnten (Abb. 94). Dies stellt keine zeitgemäße Behandlung mehr dar.
Heutzutage finden vor allem zwei Sorten von Pessaren Anwendung. Ihre Anwendungsgebiete unterscheiden sich etwas. Zunächst das Urethra-Ringpessar (seltener Urethraschalenpessare) (Abb. 95A), welches durch Anheben des Überganges von der Blase in die Harnröhre und mittels der Verdickung beim Husten, Heben, Lachen, Gehen gegen den Beckenknochen drückt und so zur Abdichtung beiträgt (Abb. 95C). Gleichzeitig kommt es zu einer durch den mechanischen Reiz bedingten Kräftigung der Vaginalhaut.

Einlage: Merkblatt für Frauen zur lokalen Estrioltherapie

Lokale Östrogentherapie

Sehr geehrte, liebe Patientin,

Wir empfehlen Ihnen ein Östrogenpräparat zur lokalen Behandlung der Scheide und des unteren Harntraktes.

Genital- und Harntrakt sind hormonabhängige Strukturen. Bei Hormonmangel vor allem bei Ostrogenmangel kann es leicht zu Entzündungen des Harn- und Genitaltraktes kommen. Da außerdem die Spannung des Gewebes von Blase und Harnröhre weitgehend verloren geht, tritt häufig eine Streßinkontinenz oder auch eine Dranginkontinenz auf.

Östrogenpräparate gibt es als Vaginalzäpfchen, Tabletten zum Einführen in die Scheide und in Salbenform. Anwendungsform und Dosierung werden individuell angepaßt. Ostrogene gehören zu den weiblichen Hormonen.

Für die örtliche Behandlung wird normalerweise ein Ostrogenpräparat mit einem Ostriol als Wirksubstanz angewendet. Das Östrogen Östriol hat im Gegensatz zum Östrogen Östradiol keine Wirkung auf die Gebärmutterschleimhaut und auf das Knochensystem, so dass normalerweise keine Blutungen auftreten. Allerdings bietet es auch keinen Osteoporoseschutz und hat keinen positiven Einfluss auf den Fettstoffwechsel.

Ostriol verbessert die Durchblutung und den Aufbau des Gewebes und fördert ein normales Scheidenmilieu. Es ist deshalb unverzichtbarer Bestandteil der konservativen Therapie bei Harninkontinenz, zur Vorbeugung von Geschwüren bei z. B. Pessarträgerinnen und zur Vorbehandlung vor einer Inkontinenz- oder Senkungsoperation. Daneben wird die Frequenz der Drangsymptomatik, vulvavaginale Beschwerden (Juckreiz, trockene Scheide), Harnwegsinfektionen und Dyspareunien (Schmerzen beim Geschlechtsverkehr) reduziert.

Es bestehen keine Kontraindikationen bei:
- Bluthochdruck
- Diabetes mellitus
- Krampfaderleiden
- Fettstoffwechselstörung
- Bei Zustand nach Brust- oder Unterleibscarcinomen können diese Präparate in der von uns vorgeschlagenen Dosierung lokal bedenkenlos angewendet werden.

Nebenwirkung:
Da es sich um eine lokale Therapie handelt, sind Reaktionen des Körpers sehr selten. So kann es dosisabhängig bei älteren Frauen zu Widerauftreten von Blutungen kommen. Bei jüngeren Frauen können Zyklusstörungen auftreten. Eine Gewichtszunahme ist nicht zu erwarten.

Wechselwirkungen:
Eine durch Ihren Frauenarzt durchgeführte Hormonersatztherapie (Tabletten, Pflaster, Spritze usw.) kann durch diese lokale Therapie nicht ersetzt werden und sollte in Absprache mit Ihrem

Für die Indikation Senkung verwenden wir vorwiegend Würfelpessare (Abb. 95B). Diese sind durch ihre Konstruktion, die Größe und das Vorhandensein der Saugnäpfe ideal auch zum Zurückdrängen und Halten größerer Vorfälle und zur Vorbehandlung von Narben in der Scheide (Abb. 95D).

Wichtig bei der Pessartherapie ist:

• Das Pessar muss für die betroffene Frau einen raschen und guten Effekt bringen (Kontinenz).
• Die betroffene Frau muss das Einsetzen und Entfernen des Pessars nach der ersten Sitzung beherrschen (Abb. 95E).
• Es muss ein Ansprechpartner im Falle von Schwierigkeiten für die Frau erreichbar sein.

Abb. 93: „klassische" Pessare
(von links nach rechts
Oben: Schalenpessar,
Siebpessare
Unten: Ringpessare

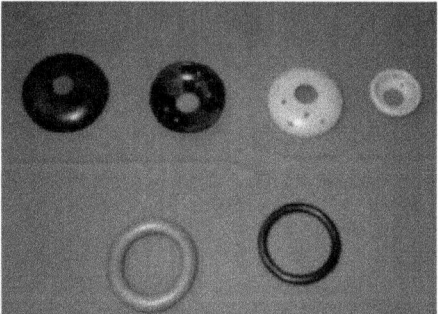

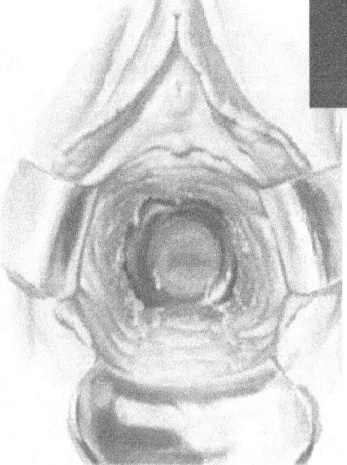

Abb. 94: Ulzerationen und Entzündung – typische Folgen eines „vergessenen" Pessars

Abb. 95: die am meisten verwendeten Pessarformen

A: Sortiment Arabin'scher Urethralpessare
B: Sortiment Arabin'scher Würfelpessare
C: Wirkungsmechanismus des Urethralpessars bei Stressinkontinenz
D: Wirkungsweise des Würfelpessars bei Senkung und Inkontinenz

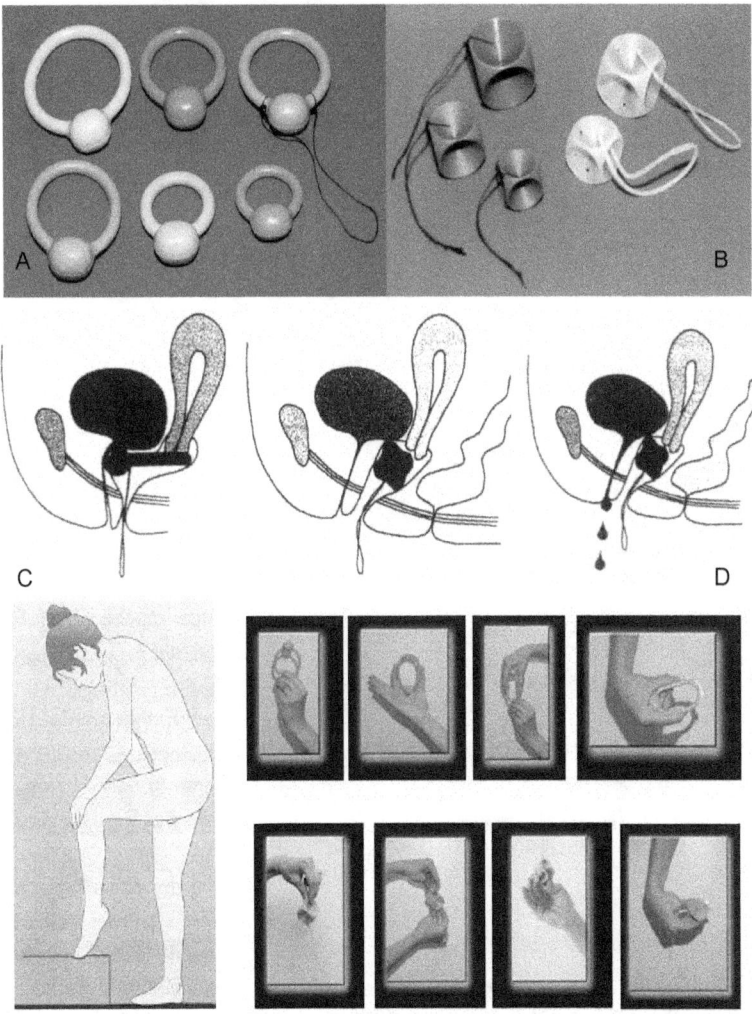

E: Pessareinlage – Position und „Zusammenfalten" der Pessare

Urethralpessartherapie bei Harninkontinenz- bzw. Senkungsbeschwerden

Sehr geehrte liebe Patientin,

Sie leiden unter unwillkürlichen Harnverlust bei Belastung durch körperliche Anstrengung, Husten, Niesen oder Lachen. Je nachdem wurde ein Senkungsleiden festgestellt. Durch Geburten, körperlich anstrengende Tätigkeiten, Veranlagung zu Bindegewebsschwäche und durch altersbedingten Ostrogenmangel kann es zu einer Lockerung des Blasenverschlussapparates kommen. Die Spannung der Scheide unterhalb der Harnröhre spielt neben vielen anderen Faktoren eine besondere Rolle, da diese von unten ein Widerlager gegen die Harnröhre bildet.

Häufig kann man gegen diese „Blasenschwäche" konservativ (d.h. unter Verzicht einer Operation) vorgehen. Neben lokal anzuwendenden Ostrogenpräparaten und Beckenbodentraining kommt ein sog. Ringpessar zum Einsatz mit folgenden Effekten:

- Die Verdickung des Ringes kommt in der Scheide unter der Harnröhre zum liegen und unterstützt die Funktion der Scheidenhaut als Widerlager.
- Dabei wird die Scheidenhaut massiert und somit gekräftigt.
- Die darunter liegende Beckenbodenmuskulatur wird gereizt und dadurch trainiert.
- Eventuell zusätzlich bestehende Senkungszustände werden zumindest gelindert.

Je nach Ausmaß Ihrer Beschwerden können Sie das Ringpessar nur für den Bedarfsfall (z.B. beim Sport, längeren Spaziergängen usw.) einsetzen oder auch den ganzen Tag über verwenden. Auf der Rückseite wird Ihnen die Handhabung anhand Schaubildern nochmals genau erläutert.

Sie sollten innerhalb der nächsten Tage mit uns Kontakt aufnehmen, um uns zu berichten, wie Sie mit dem Pessar zurechtkommen (Tel.-Nummer). Auch sollten Sie den vereinbarten Kontrolltermin wahrnehmen, da überprüft werden muss, ob Druckstellen vorliegen. Meist muss die nach Eingewöhnung auf die nächste Größe gewechselt werden. Wir werden dann auch darüber sprechen, ob, was und wann operiert werden muss oder ob zusammen mit einem Beckenbodentraining vielleicht auch auf eine Operation (vorerst) verzichtet werden kann.

Urethralpessar-Handhabung

Umfassen Sie den Ring so, dass die Verdickung in Ihre Handfläche zeigt. Dann können Sie mit Daumen und Zeigefinger der rechten Hand den Ring seitlich zusammendrücken.

Auf die der Handfläche abgewandten Seite (der Teil des Ringes, der nachher vorangeht) tragen Sie nun die Estriol-haltige Creme auf.

Jetzt können Sie den Ring mit cremebeschichteten Seite unter laufendem Zusammendrücken in die Scheide einführen. Er dreht sich von allein in die richtige Ebene. Geben Sie ihm aber an der Verdickung, die unter der Harnröhre zu liegen kommt, noch mit dem Zeigefinger einen kleinen Stoß nach hinten, damit er auch richtig tief liegt.

Sie tragen den Ring üblicherweise vom Morgen (nach der ersten Miktion, ggf. auch nach dem Stuhlgang) bis zum Abend. Dann wird er entfernt, mit klarem, warmem Wasser gereinigt und anschließend zum trocknen auf ein sauberes Tuch gelegt. So ist er für den nächsten Einsatz bereit. In besonderen Fällen kann der Ring auch einmal 2-3 Tage in der Scheide verbleiben. In der Regel muss der Ring vor dem Geschlechtsverkehr

Würfelpessartherapie bei Senkungsbeschwerden

Sehr geehrte liebe Patientin,

bei Ihnen wurde ein Senkungsleiden festgestellt. D.h. Ihre Scheide bzw. Ihre Gebärmutter ist nicht mehr ausreichend an Ihrem Becken fixiert, so dass die Scheidenhaut aufgrund des Druckes der Darmschlingen und des eigenen Gewichtes aus dem Scheidenausgang herausgedrückt wird. Je nachdem in welchem Maße die Fixierungsbänder ausgerissen oder gelockert sind, drängt bei einem solchen „Deszensus" die Scheidenhaut nur gering, im schlimmsten Fall stülpt sie sich ähnlich einem Strumpf komplett nach außen. Meist lässt sich dieser „Fremdkörper" problemlos zurückdrängen, wird aber dann nach kurzer Zeit wieder in seine unnatürliche Position zurückkehren. Folgende Probleme können u.a. die Lebensqualität bis zur Unerträglichkeit beeinträchtigen:

- Die Scheidenhaut entzündet sich durch das Scheuern an den Oberschenkeln und der Kleidung. Geschwüre und große Schmerzen sind die Folge.
- Noch vorhandene Fixierungsbänder werden übermäßig angespannt, so dass es zu Beschwerden vor allem im Lendenbereich kommen kann.
- Die Entleerung der Harnblase ist erschwert, da die Senkung auf die Harnröhre drückt und diese abquetscht. Oft verbleibt Restharn in der Blase, der dann für die häufigen Blasenentzündengen verantwortlich ist.
- Oft klagen die Patientinnen wegen der Lageveränderung der Blase über ein anhaltendes Dranggefühl, dass auch nachts zu mehrmaligen Aufstehen für den Toilettengang zwingt.
- Auch der Stuhlgang kann erschwert sein, da der Darm sich in die Scheide drückt.

Es muss nicht immer operiert werden. Falls doch ist es erforderlich, die Scheide vor zu behandeln, da diese oft wund und entzündet ist. In beiden Fällen kommen dabei zuerst einmal zwei Dinge zum Einsatz. Zum einen Östradiol (Tabletten, Zäpfchen, Creme, siehe Aufklärungsblatt) zum anderen sog. Würfelpessare mit folgenden Effekten:
- Die seitlichen Mulden saugen sich an der Scheidenhaut fest, so dass der Würfel wie eine Art Grundstein das Scheidengewölbe nach oben fixiert.
- Dabei wird die Scheidenhaut massiert und somit gekräftigt.
- Die darunter liegende Beckenbodenmuskulatur wird gereizt und dadurch trainiert.
- Durch das Nachobendrängen der an der Blase liegenden Scheidenhaut (Zystozele) wird oft das lästige Harndranggefühl reduziert und das oben beschriebene „Quetschhahnphänomen" im wahrsten Sinne des Wortes behoben, so dass eine vollständige Entleerung der Harnblase wieder möglich wird.

Das Pessar wird in der urogynäkologischen Sprechstunde angepasst. Innerhalb der nächsten Tage mit uns Kontakt aufnehmen, um uns zu berichten, wie Sie mit dem Pessar zurechtkommen. Auch sollten Sie einen vereinbarten Kontrolltermin wahrnehmen, da überprüft werden muss, ob Druckstellen vorliegen. In manchen Fällen wird eine bisher unbemerkte Schwäche des Blasenverschlussapparates auffällig und es entwickelt sich eine Harninkontinenz. Je nachdem muss die Größe oder die Art des Pessars umgestellt werden. Wir müssen evtl. auch darüber sprechen, ob, was und wann operiert werden muss, oder ob zusammen mit einem Beckenbodentraining vielleicht auch auf eine Operation (vorerst) verzichtet werden kann.

11.3 Klassische Elektrophysiotherapie

Die Elektrotherapie hat sich als wirksame Therapieform zur Behandlung der Inkontinenz bewährt. Der Einsatz ist bei der Stress- und bei der motorischen Drang-Inkontinenz möglich und sinnvoll. Bei Patienten mit Drang- und Mischinkontinenz kann durch Elektrotherapie ca. 1/3 der Betroffenen geheilt und 1/3 gebessert werden, 1/3 gibt unverändert Beschwerden an. Bei Patienten mit Stress-Inkontinenz kann bei maximal ca. 50% eine Besserung erreicht werden.

Obwohl der Wirkungsmechanismus der Elektrostimulation bei der Inkontinenz noch nicht vollständig geklärt ist, geht man davon aus, dass durch eine direkte Beeinflussung der Nn. pudendi eine Kontraktion der Beckenbodenmuskulatur hervorgerufen wird. Dies führt zu einer Steigerung des Muskeltonus, zu einer Hypertrophie der Muskulatur und zu einer Verbesserung der Kontraktionsfähigkeit des Beckenbodens. Des Weiteren wird eine Normalisierung des Refluxmusters des kontinenzerhaltenden Organs durch die Elektrotherapie diskutiert. Dabei soll die Aussprossung erhaltener Motoneurone gefördert und die Reinnervation verbessert werden. Neben der Beckenbodenkontraktion und Kontraktion des externen urethralen Sphinkters kommt es auch zu einer rein reflektorischen Hemmung des N. pelvicus, was zu einer Relaxation des Detrusors führt.

Zur Elektrostimulation setzt man intrakavitäre Elektroden oder externe Oberflächenelektroden ein, wobei die Wirkung umso besser ist, je näher die Elektroden an den Nn. pudendi liegen. Aus diesem Grund bevorzugt man die vaginale oder anale Applikation mit intrakavitären Elektroden, die einen guten Kontakt zur Schleimhautoberfläche garantieren. Die Elektrostimulation sollte bei Frauen mit einer schwachen Beckenbodenreaktion zum Einsatz kommen, um den Beckenboden zu reinnervieren. Für die Patientin sind die Muskelkontraktionen, die durch die elektrischen Impulse hervorgerufen werden, deutlich spürbar, wodurch die Muskulatur des Beckenbodens bewusst gemacht wird. Aus diesem Grund ist die Elektrotherapie als unterstützende Maßnahme zur Krankengymnastik zu empfehlen. Zur Sicherung des Therapieerfolges sollten die krankengymnastischen Übungen sowie die Elektrotherapie von der Patientin zu Hause fortgeführt werden. Dazu kommen Elektroheimgeräte zum Einsatz, welche zunächst für einen Zeitraum von ca. 3 Monaten verordnet werden sollten. Bei einigen Patientinnen kann eine Dauerverordnung erforderlich sein.

Folgende Kontraindikationen sind bei der Verordnung von Elektrotherapie unbedingt zu beachten:

• Schwangerschaft
• Menstruation, Zwischenblutung
• Entzündungen (Kolpitis)
• Harnwegsinfektionen
• Uterus myomatosus mit Wachstumstendenz
• Harnretention
• Schwere Herzrhythmusstörungen
• Kein Einsatz **hochfrequenter Ströme** bei Patienten mit Herzschrittmacher

11.3.1 Verwendete Stromarten in der Elektrotherapie (vgl. Tabelle 11)

11.3.1.1 Elektrotherapie mit nicht-modulierten mittelfrequenten Strömen

Ältere Patienten, die oft den niederfrequenten Strom als unangenehm empfinden, tolerieren die Anwendung mittelfrequenter Ströme wesentlich besser. Hierbei werden zwei Elektroden suprasymphysär und je eine Elektrode an den Oberschenkelinnenseiten positioniert, so dass der Beckenboden im Kreuzungsbereich der beiden mittelfrequenten Ströme liegt (Interferenzstromverfahren nach Nemec).

Die Stimulation erfolgt täglich 20 Minuten lang mit einer Schwebungsfrequenz von 50 Hz.

11.3.1.2 Elektrotherapie mit hochfrequenten Strömen

Patienten mit Neigung zu Verkrampfungen im Detrusor-Sphinkter-Bereich können mit hochfrequenten Strömen (Kurz-, Mikrowelle) behandelt werden. Die elektromagnetische Energie wird dabei vom Körpergewebe absorbiert und in Joule-Wärme umgewandelt. Diese Wärme bewirkt die Muskelentspannung und Durchblutungsverbesserung. Es sollte eine Therapieserie von 10 Einzelbehandlungen erfolgen. Die Sitzungen werden täglich bis dreimal wöchentlich jeweils 20 Minuten lang mit einem deutlichen Wärmeempfinden durchgeführt (subjektive Dosierung nach Schliephake).

211

Tabelle 11: Anwendung klassischer Stromarten in der Elektrotherapie

Stromart	Anwendung
niederfrequenter Strom	
transkutane elektrische Nervenstimulation (TENS): 10-100 Hz 10-20 Hz: Kurzzeitstimulation 50 Hz: Langzeitstimulation	sensorische Dranginkontinenz Urethralsyndrom, Reizblase idiopathische (motorische) Dranginkontinenz Stressinkontinenz
10-20/50 Hz-Stimulation	Stress- und Dranginkontinenz
mittelfrequenter Strom (Interferenzstrom)	Stress- und Dranginkontinenz, v.a. in höherem Lebensalter
hochfrequenter Strom (Kurz-/Mikrowelle)	Verbesserung der Durchblutung, allgemeine Entspannung und Entkrampfung im Detrusor-Sphinkter-Bereich

11.3.2 Elektrotherapie bei Dranginkontinenz

Therapieziel: Wiederherstellung des Gleichgewichts zwischen hemmenden und aktivierenden Einflüssen durch Reizung der afferenten Fasern des N. pudendus bei nicht neurogen bedingter Hyperaktivität des Detrusors.
In der klinischen Praxis werden kurzdauernde (300 µs) Rechteckimpulse mit einer Frequenz von 10 Hz eingesetzt. Die kontinuierliche Stimulation wird täglich ein- bis zweimal für ca. 20 Minuten lang mit maximal tolerierbaren Stromintensitäten (bis 100 µA) durchgeführt. Moderne Geräte bieten außerdem die Möglichkeit einer Burst-Stimulation. Hierbei werden Gruppenimpulse von je sieben Einzelimpulsen mit einer Frequenz von 5 Hz eingesetzt. Diese Burse-Impulse werden trotz niedriger Frequenz gut toleriert.

11.3.3 Elektrotherapie bei Stressinkontinenz

Therapieziel: Verbesserung der urethralen Verschlussfunktion infolge Reinnervation des Beckenbodens durch eine Aktivitätszunahme der slow-twitch-Fasern.

Abb. 96: Parameter der klassischen Elektrostimulationsbehandlung bei Belastungs- bzw. Dranginkontinenz

Anm.: Elektrostimulationswert „Burst" zur Behandlung der Drang- (Urge-) Inkontinenz

BURST = 7 Einzelimpulse

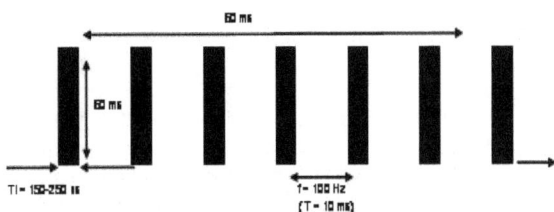

Aufeinanderfolgende BURST

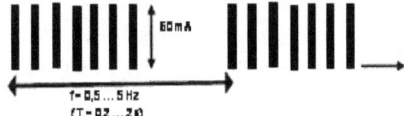

Einzelimpulse

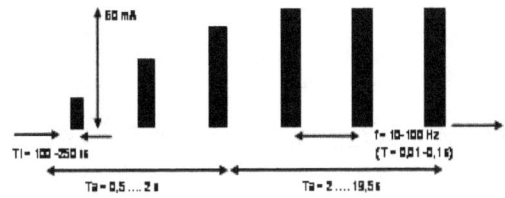

Aufeinanderfolgende Impulsgruppen

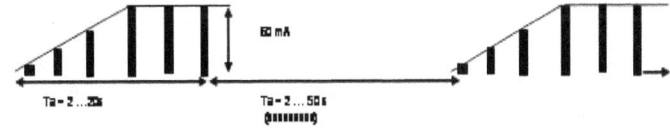

11.3.4 EMG-Biofeedback-Therapie

Neben der Elektrotherapie gibt es als weitere konservative Therapiemöglichkeit das EMG-Biofeedback.

Im Bereich der Inkontinenz lassen sich diese Geräte sowohl bei der Urininkontinenz, gegliedert in:

• Stressinkontinenz (Aufbau der Beckenbodenmuskulatur),
• Dranginkontinenz (Relaxation der Beckenbodenmuskulatur),
• Mischinkontinenz,

und bei der Stuhlinkontinenz als eine einfach zu handhabende Therapie einsetzen.

Biofeedback bedeutet, dass eine Therapie stattfindet „unter Nutzung optisch oder akustisch dargestellter Feedback-Effekte, die einem Patienten das Ergebnis willentlich gesteuerter Aktionen auf das Vegetativum sichtbar machen; die Signale bestätigen dadurch die Eigenkontrolle und die Bestätigung der eigenen Beeinflussungsmöglichkeit und ermöglichen somit ein Biofeedback-Training" [Roche Lexikon Medizin].

EMG ist die Abkürzung für Elektromyographie und bedeutet die „Erfassung und Darstellung der elektronisch erfassten und verstärkten Aktionspotentiale der Muskeln" [Roche Lexikon Medizin]. Dargestellt wird bei einer sogenannten Oberflächen-EMG die summierte Aktivität aller unter der Messelektrode liegenden motorischen Einheiten (gemessen in μV). Da die unterschiedlichen EMG-Biofeedback-Geräte der einzelnen Hersteller die Muskelströme in verschiedenen Frequenzbereichen (breite und enge Filterbereiche) erfassen, erhält man hier unterschiedliche Messwerte bei verschiedenen Gerätetypen.

Zur Messung des EMG-Signals sind zwei aktive Elektroden sowie eine Referenzelektrode als neutraler Bezugspunkt auf Grund des eingesetzten Differentialverstärkers notwendig. Hierbei können die Aspekte der Stärke der Anspannung, Dauer der Anspannung und die Zeit bis zum Eintritt der Anspannung und Ruhelage beurteilt werden, was sich aber je nach eingesetztem Gerät unterscheidet. Bei EMG-Geräten mit zwei aktiven, voneinander unabhängigen Messelektroden (Bimodales Biofeedback) kann zusätzlich die simultane Anspannung der Bauchmuskulatur berücksichtigt werden. Durchgeführt wird diese Therapie und Messung mit Hilfe von intrakavitären Elektroden (vaginal oder rektal) oder alternativ mit Oberflächenelektroden.

214

Die Therapie sollte durch die Patientin selbständig mindestens einmal täglich für ca. 20-30 Minuten durchgeführt werden (wird evtl. von Gerät und Programm vorgegeben). Da die Kontraktion anderer Muskelgruppen und somit ein fehlerhaftes Training durch den Patienten nicht ausgeschlossen ist, sollten die Patienten durch qualifizierte Therapeuten in die Handhabung und in das Training mit einem EMG-Biofeedback eingeführt werden. Eine Vielzahl der heute auf dem Markt befindlichen EMG-Biofeedback-Trainingsgeräte haben die Möglichkeit, die einzelnen durch die Patienten zu Hause durchgeführten Therapiesitzungen abzuspeichern, so dass es sinnvoll ist, die Patienten zu einem Kontrolltermin nach 12 Wochen wieder einzubestellen und mit ihnen eine Auswertung durchzuführen.

Kontraindikationen, bzw. relative Kontraindikationen sind bei dieser Therapie:
• fehlende Compliance,
• unklare Genese, bzw. noch nicht abgeschlossene Diagnostik,
• Menstruation,
• Vorhandensein von Symptomen einer Blaseninfektion,
• Patienten mit mentalen oder physischen Einschränkungen, die das Gerät nicht entsprechend handhaben können.

Die EMG-Biofeedback-Trainingsgeräte (Abb. 97a) werden ebenso wie Elektrostimulationsgeräte (Abb. 97b) zunächst für einen Zeitraum von ca. 3 Monaten verordnet. Bei einigen Patienten/innen kann eine Verlängerung der Verordnung indiziert sein, ggf. auch eine Dauerverordnung.

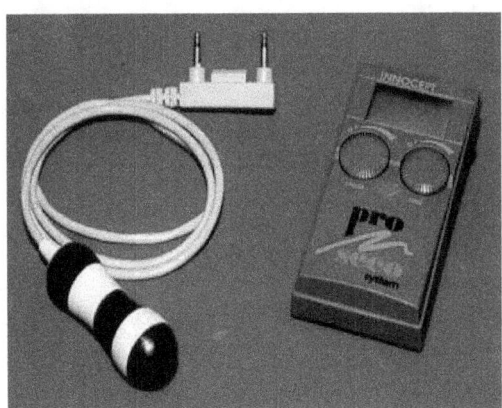

Abb. 97a: Modell-
Beispiel eines
Heimgerätes

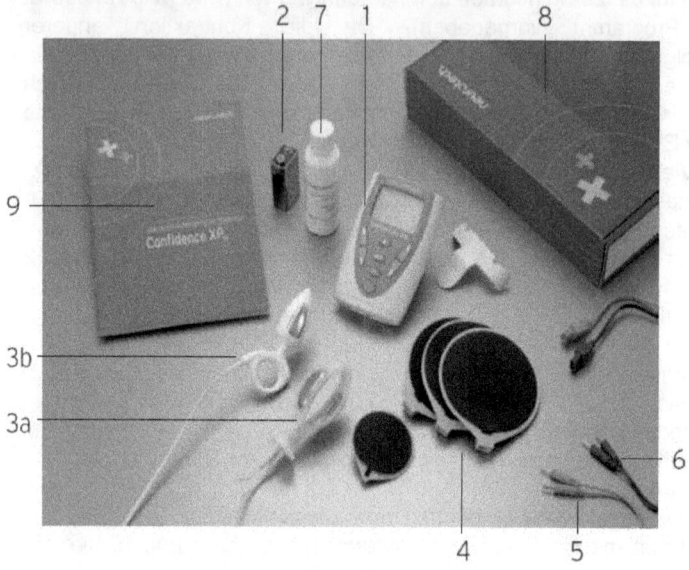

1. 1 x Confidence XP$_{®}$
2. 1 x 9 Volt Batterie
3. 1 x Sonde optional, je nach Verordnung Vaginal- (a) oder Rektalsonde (b)
4. 1 x 4 Dauerelektroden
5. 1 x Kabel (hellblau)
6. 1 x Kabel (dunkelblau)
7. 1 x Elektrodengel optional, nur bei Einführelektroden
8. 1 x Versandkarton
9. 1 x Bedienungsanleitung

11.4 EEMA – Externe Elektrische Muskuläre Aktivierung – ein neues Konzept in der Elektrotherapie des Beckenbodens

Training mit Strom ist im Augenblick in der Welt der Fitness-Studios und Trainingszentren sehr angesagt und wird immer beliebter, das sog. „Stromtraining" verbreitet sich immer mehr. Was aber macht EMS Training (Elektrische Muskel Stimulation) oder auch Reizstromtraining genannt, allgemein so populär? Und was könnte es für den Bereich der Beckenbodenfunktionsschwäche ebenso attraktiv machen?

Wir leben in einer hochtechnisierten Welt, in der die meisten Menschen wenig Zeit haben und für ihre Probleme unkomplizierte, schnelle Lösungen wünschen. Genau das bietet diese Form des Trainings. In einem solchen „EMS Studio" ziehen Sie den „EMS-Anzug" (vergleichbar einem Triathlon-Anzug) über und werden mit einem Gerät verkabelt. Das dauert insgesamt höchstens 3-5 Minuten und schon geht das Training los. Es folgen 20 intensive Trainingsminuten, während denen fast alle Skelettmuskeln zur Anspannung gebracht werden können. Je nach Trainingsziel in unterschiedlichen Rhythmen. So können auch gezielt bestimmte Muskelgruppen effektiv trainiert werden, wie in unserem Fall zum Beispiel der Beckenboden. Aber es gibt da einen **aber entscheidenden** Unterschied.
Der „Kenner" der Materie achte auf die verwendeten Stromfrequenzen. Hierin liegt dieser entscheidende Unterschied.

Zwar propagieren auch die sog. „EMS-Studios", dass dieser Effekt zu erzielen sei, doch sind diese Geräte und die von ihnen „hergestellte" Stromform für unseren tief im Körper gelegenen Beckenboden ungeeignet. Der Stimulationseffekt der von uns präferierten Stromform (modulierte Mittelfrequenz) beruht auf einer direkten Ansprechbarkeit der Muskelfasern auf den Stromimpuls auch dann, wenn die neuro-motorische Integrität (zum Beispiel nach Geburten) gestört ist.
Während des Trainings kann/sollte man sich bewegen. Je nach Trainingsziel muss man es aber nicht. *Für den Beckenboden ist es aber offensichtlich recht wichtig, dass man hier (unter individueller Anleitung) in der Bewegung trainiert.* Der Anwender kann grundsätzlich einfach dastehen und das EMS-Gerät das Training „durchführen" lassen. Bereits nach fünf Minuten spürt man den Trainingseffekt deutlich.

Der Körper fühlt sich nach der EMA- Fitness gestrafft, leicht und fit an, vorausgesetzt, man trainiert mit moduliertem Mittelfrequenzstrom. Man fühlt sich weder „kaputt" noch überanstrengt, aber das Körpergefühl ist gut. Beim niederfrequenten EMS-Strom kommt es häufig zu mehr oder minder unangenehm empfundenem Muskelkater, wie man das auch aus dem normalen Training kennt. Anders ausgedrückt: haben Sie nach Ihrem Training Muskelkater, dann waren Sie sehr wahrscheinlich am falschen Gerät.

Was sind die häufigsten Trainingsziele?

•Lästige Pfunde loswerden
•lästige Rückenschmerzen loswerden
•lästige Gelenkprobleme in den Griff bekommen
•fitter und gesünder werden, wieder belastbarer
•Muskelaufbau und Körperformung, Steigern Ihrer Lebensqualität.
•Beckenbodenleistungsfähigkeit steigern

Wer mit dieser Form des Trainings beginnt, tut das in der Regel nicht aus Freude am Sport oder wegen der Lust auf ein neues Hobby sondern um ein ganz bestimmtes persönliches Ziel zu erreichen. Und das geht hervorragend mit diesem modernen, zweckorientierten und zeitsparenden Training. Besonders der geringe Zeitaufwand gepaart mit der enormen Effektivität machen das Stromtraining so attraktiv. In den 20 Minuten, die das Training dauert, absolviert man ein hochintensives und wenn gewünscht sogar ganzkörperliches Muskeltraining, das die vorhandene Muskulatur optimal „fit" macht und zudem Muskelmasse aufbaut.

11.4.1 (E)EEMA und EMS – der große „kleine Unterschied"

EMS bedeutet ‚elektrische Muskelstimulation'
EMA bedeutet ‚elektrische Muskelaktivierung'.

Grundsätzlich geht es in beiden Fällen darum, mit Strom Muskelkontraktionen zu bewirken.

Tut man dies mit sogenanntem „Reizstrom" (also niederfrequentem Strom) dann bezeichnet man das traditionell als „EMS". Hier werden die motorischen Nerven gereizt, was schließlich zur Muskelkontraktion führt. Klassisch benutzen wir diese Therapieform zum Beispiel unter Verwendung von Vaginalsonden oder sog. präsakralen Schmetterlings(klebe)elektroden durch die Haut bei Drangblasenproblemen.

Nutzt man hochwertigen **Mittelfrequenzstrom** (dessen „Herstellung" technisch aufwendiger ist und daher sind diese Geräte teurer, weniger verbreitet und vor allem nicht ohne weiteres als Heimgeräte anwendbar) spricht man bevorzugt von „**EMA**". Die *Modulation der Mittelfrequenz* erlaubt es Muskelzellen quasiphysiologisch zu aktivieren und so zur Kontraktion zu bringen, ohne die Nerven zu reizen. EMA hat aber weitere Vorteile gegenüber den herkömmlichen EMS Geräten. So zum Beispiel die Zellaktivierung (Anwendungsgebiet hier sind z. B. Wundheilungsförderung bzw. die Anwendung bei Wundheilungsstörungen) sowie eine Tiefen- und Volumenwirkung (in der klinischen Anwendung bei neurologischen und/oder muskulären Problemen sowie in der Schmerztherapie).
So dienen die Begriffe EMS und EMA als Abgrenzung. EMA ist letztlich auch eine Form von EMS, somit kann man für EMA-Training mit mittelfrequentem Strom beide Begriffe grundsätzlich nutzen – während für das Training mit niederfrequentem Reizstrom nur der Begriff der „EMS" benutzt werden kann (da es keine Muskelaktivierung ermöglicht, sondern nur eine „Reizung"; am Blasenmuskel z. B. führt die Nerven"reizung" zu deren Entspannung). Da die Technik des niederfrequenten Reizstroms bekannter ist, ist auch die Bezeichnung EMS deutlich mehr verbreitet als die fachliche Definition EMA. Wir sollten hier aber aufgrund des hohen Qualitäts- und Effektivitätsunterschiedes sehr genau differenzieren.

11.4.2 EEMA Training - Tiefenwirkung, Volumenwirkung und Zellaktivierung

Aktivieren statt reizen: Diese gesunde strombasierte Trainingsmethode für Praxis oder Studio in einem Ganzkörpertrainingssystem behandelt über das Generieren eines Impulses aus modulierter Mittelfrequenz, über eine Stromform, mit der quasiphysiologische Impulse in fast jedes Gewebe gesetzt werden können und somit eine optimale Tiefenwirksamkeit erreicht werden kann.

Tiefenwirkung - Trainiert auch die Tiefenmuskulatur

Dieser mittelfrequente Strom besitzt auch in der Tiefe des Körpers eine Signalreinheit, die es erlaubt – je nach Einstellung durch den Elektrotherapeuten - tiefsitzende motorische Nerven zu erreichen, oder die Kontraktion direkt in den Muskeln auszulösen. Die Wissenschaft spricht daher von der „quasi-physiologischen" Wirkung der modulierten Mittelfrequenz. Somit können mehr Muskelgruppen erreicht und trainiert werden als beim EMS Training mit anderen Stromformen oder einer transvaginal oder transanal applizierten Sonde und EMS-Strom.

Volumenwirkung - Kraftvolle Reichweite

In der Behandlung mit modulierter Mittelfrequenz (MET = mittelfrequente Elektrotherapie) genügen wenige Elektrodenpaare (Ausgänge). Durch die Aktivierung aller durchströmten Gewebearten entsteht eine breite Feldwirkung. Zum Beispiel können zwei Arm-Elektroden ausreichen, um den gesamten Oberkörper anzusprechen, die Muskeln zur Kontraktion zu bringen und die Körperzellen im durchströmten Gewebe zu aktivieren.

Zellaktivierung - Gesunde Impulse für den Körper

Die modulierte Mittelfrequenz, durchströmt sämtliches Gewebe (u.a. Haut, Muskel, Fett) und aktiviert deren jeweiligen Zellen. Das bedeutet, dass der Strom die Zellen in einen Zustand versetzt, der dem Zustand kurz vor der Zellteilung ähnelt. Die Zellen sind voller ‚Leben', der Stoffwechsel ist erhöht, Nährstoffe können von den Zellen besser aufgenommen werden, aber auch die Abfallprodukte werden schneller abtransportiert. Das ist wichtig, wenn man an die Anwendung bei Wundheilungsproblematik denkt.

11.4.3 Der Strom - die „Modulierte Mittelfrequenz"

Die Geschichte und Basis der Therapiegeräte
Die therapeutisch genutzte modulierte Mittelfrequenz ist eine Entwicklung, die ein Team von Fachleuten in Deutschland seit der Wende stringent verfolgte (vgl. „(R)evolution in der Elektrotherapie", 2011)[1].

---

1 elektro-medizin.de Band 1: (R)evolution de Elektrotherapie, 10 Jahre MET-Forschung, Forschung und Praxis im Dialog; hrsg. Von Ulrich Knop et al. Wolfsheim/Rhh.: Eigenverlag M.E.M. e.V. 2001/2004 (Grundlagen, Forschung, Klinik, Praxis der modulierten Mittelfrequenz-Elektro-Therapie); ISBN 3-8311-4112-6

Man wusste bereits vor der Wende, dass in Russland eine Stromform genutzt wird, die eine sehr effektive Muskelwirkung erreichen kann, während im Westen Mittelfrequenz überwiegend entweder in Form der Interferenz genutzt wurde oder mit Modulationen, die der Nervenstimulation dienten.

Nach der Wende wurde es möglich, endlich auch die sogenannte ‚Russische Stimulation' zu untersuchen und in der logischen Konsequenz wurde dann das erste EMS-Gerät geschaffen, das beide Modulationsformen – die in Russland genutzte wie auch die westliche - in einem Gerät vereinte. Der AmpliMed war entstanden. (federführend: wissenschaftlicher Arbeitskreis MET'A eV).

Prof. SENN wies die außergewöhnliche Muskelwirkung der Mittelfrequenztherapie nach und grenzte zum ersten Mal die Interferenztherapie in seiner Arbeit „ELEKTROTHERAPIE (Thieme-Verlag)[2] eindeutig gegenüber der Mittelfrequenztherapie [MET] ab: „... Die Muskelfasern weisen eine ganz besonders hohe Ansprechbarkeit auf mittelfrequente Ströme auf und eine eher mäßige auf niederfrequente Ströme." (SENN (1990):90)

Prof. LANGE betonte in der Folgezeit immer wieder, dass die Mittelfrequenztherapie jenseits der Interferenztherapie einzuordnen sei - besonders durch die echte Amplitudenmodulation - und diese Besonderheit offenbart die MET-Methode, die im AmpliMed genutzt wird. Daher wurde sie 2002 von LANGE in das Standard-Lehrbuch PHYSIKALISCHE MEDIZIN (Springer [3]), aufgenommen - mit dem Hinweis, dass die MET als Konzept der synchronen Verwendung zweier Stromformen (Hüllkurven) völlig neu und einmalig ist und dass diese Therapieform - erstmalig in der MET realisiert – durch die Konstruktion des AmpliMed möglich wurde.

Der AmpliMed wurde über die Jahre dann sehr erfolgreich neben dem Leistungssport auch in der Therapie zum Beispiel von Schlaganfallpatienten und in der Veterinärmedizin bei unterschiedlichen Erkrankungen eingesetzt. Die Ergebnisse wurden in Studien publiziert.

2 Edward Senn: Elektrotherapie: Gebräuchliche Verfahren der physikalischen Therapie - Grundlagen, Wirkungsweisen, Stellenwert; Thieme-Verlag (1990); ISBN 3137437016, 9783137437017

3 Armin Lange: Physikalische Medizin; Springer-Verlag (2003); ISBN 3540413065, 9783540413066

Seit ca. 1998 gibt es in Deutschland die sogenannte „Ganzkörper-EMS" oder auch „EMS-Training" genannt. Die ersten Systeme, die für diese neue Trainingsform entwickelt wurden, arbeiteten ausschließlich mit niederfrequentem Reizstrom. Dies war nicht zuletzt den technischen Möglichkeiten der damaligen Zeit geschuldet. Da EMS-Training auch in der Sportmedizin und im Leistungssport immer gefragter wurde, erschien es folgerichtig, das hochwirksame Stromkonzept des AmpliMed auch für Ganzkörpertraining zu nutzen. Darum wurde es immer weiter entwickelt.

11.4.3.1 Das Stromkonzept:

Der vom Therapiegerät zur Verfügung gestellte Strom ist eine modulierte Mittelfrequenz die sich dadurch auszeichnet, dass sie mit einer 2kHz Trägerwelle (auch diese ist grundsätzlich veränderbar) arbeitet die auf zwei unterschiedliche Weisen moduliert werden kann. Die Trägerwelle selbst zeichnet sich mit einer absolut synchronen Rechteckwelle aus, die nicht nur echte Tiefenwirkung garantiert sondern zusätzlich auch Impulsreinheit.

Diese Trägerwelle ist dann wahlweise mit einer Myomodulation und/oder einer Neuromodulation zu versehen. Damit nutzt man die Vorteile von drei Stromformen in einem – ohne eventuelle Nachteile der jeweils einzelnen Stromform in Kauf nehmen zu müssen.

11.4.3.2 Myomodulation (Myo = Muskel):

Die Myomodulation ermöglicht das Auslösen der Muskelkontraktion direkt in der Muskelzelle. Das bedeutet, dass der elektrische Impuls nicht über den Nerven an die Muskelzelle geht, sondern den motorischen Nerv „in Ruhe" lässt und seine Wirkung direkt am Sarkolemm ansetzt, einer dünne Faszie (bindegewebige Hüllschicht), die die Muskelzelle umgibt. Da das Sarkolemm keine Markscheide hat, somit hier auch keine saltatorische Reizweiterleitung möglich ist, findet die Übertragung deutlich langsamer statt als vergleichsweise am motorischen Nerv. Es braucht daher auch andere Impuls-Geschwindigkeiten sowie auch eine andere Impulsformen für eine optimale Anpassung. Genau darum arbeitet MET-Strom mit einer Myomodulation in Schwellform, bzw. Trapezform. So wird eine ‚quasi-physiologische' Muskelwirkung (Prof. SENN) möglich.

11.4.3.3 Neuromodulation (Neuro = Nerv):

Die sogenannte Neuromodulation setzt ihre elektrischen Stimulationsreize auf die motorischen Nerven. Wissenschaftlich wurde diese Modulationsform auch NF-Modulation genannt, da ja die sogenannte Niederfrequenz (NF) genau das tut – sie reizt motorische Nerven. Der Unterschied zur Neuro-Modulation der MET liegt darin, dass die Neuromodulation auf das mittelfrequente Trägersignal aufmoduliert wird und daher nicht nur oberflächlich liegende motorische Nerven anspricht, sondern auch alle motorischen Nerven in der Tiefe.

Hinzu kommt, dass die Neuromodulation neben der Einstellbarkeit der Schwingungsfrequenz [Hertz] auch noch eine Modulationstiefe von 1 bis 100 % erlaubt. Somit kann man steuern, wie viel Stress man den motorischen Nerven zumuten will/muss und man kann zusätzlich verhindern, dass die motorischen Nerven zu stark belastet werden. Somit ist die Neuromodulation kein Zwangsdiktat sondern eine Reizung, die der Körper gut verträgt.

11.4.4 Das EMA-Gerät (Abb. 98)

Neben den vorab eingespeicherte Trainingsprogrammen, kann das MET-Gerät zudem individuell programmiert und für alle denkbaren Funktionen gesperrt oder freigeschaltet werden. Gespeicherte Daten eines Trainings können ausgelesen werden. Ein Farbdisplay erleichtert ein übersichtliches Trainieren und Bedienen.

Die Stromflussrichtung kann frei gewählt und an die jeweiligen Bedürfnisse angepasst werden. Das Gerät misst die Trainingsintensität an jedem Ausgang sowie den Trainingsindex (im Körper fließende Gesamtstrommenge), um jederzeit einen persönlichen Trainingsüberblick zu gewähren.

Von uns wird MET mittlerweile ganz gezielt medizinisch zur Behandlung von Beckenbodenproblemen eingesetzt. Synergien gibt es natürlich hier auch in der Behandlung der Adipositas mit der EMA-Methode. Steigerung des Zell- und Fettstoffwechsels sowie Muskelaufbautraining (Myohypertrophie), welches letztlich über eine Steigerung des Grundumsatzes die Energiebilanz des Körpers verbessert und so zu einem vermehrten Verbrauch an Kalorien beiträgt, führen über eine Gewichtsreduktion zu einer Verbesserung der Beckenbodenfunktionen (Belastungs- und Drangharninkontinenz, Stuhlinkontinenz) und zu einer Verringerung der Beckenbodenbelastung (Senkung).

Die anregende Wirkung auf die Beweglichkeit des Darmes (Darmmotilitätssteigerung) wirkt sich auch positiv auf das vor allem bei Frauen vielfach geklagte Obstipationssyndrom (Obstipative Defäkationsstörung = ODS) aus. Häufig wird bei uns diese seit 11/2014 an weit mehr als 140 Patientinnen (Stand 12/2015) angewendete Behandlungsform mit anderen (alternativen) Behandlungsmethoden (wie Pessare, Spezialtampons, etc.) kombiniert. In Einzelfällen geht sie auch einer geplanten, gewünschten oder nicht vermeidbaren operativen Behandlung vorbereitend voraus, um deren Ergebnis durch Auftrainieren der muskulären Strukturen des Beckenbodens erfahrungsgemäß anatomisch besser und auch dauerhafter haltbar werden zu lassen verglichen mit nicht vorbereiteten Beckenböden.

11.4.5 Eine häufiger gestellte Frage : „Zellaktivierung" – macht das Krebs?

Jede Zelle im menschlichen Körper hat eine (gesunde) Eigenschwingung – oder anders formuliert eine Frequenz. So wie jede Zelle ein sog. Ruhemembranpotential hat. Diese Grundspannung der Zelle ist notwendig und sozusagen ein grundlegendes Vitalzeichen. Durch Belastung, Ermüdung, Erkrankung verliert die Zelle an Spannung bzw. verändert sich ihre Frequenz. Dies ist seit Jahrzehnten Gegenstand der Forschung und es gibt schon diverse erfolgreiche Versuche um an diesem System „heilend" einzuwirken. So etwa konnte durch Studien belegt werden, dass Magnetfelder gezielt eingesetzt die Knochenheilung positiv beeinflussen können. Auch konnte man feststellen, dass Menschen die sog. „heilende Hände" haben im Moment der Therapie von ihren Händen Schwingungen im Bereich von +/-8Hz ausgehen. Auch gibt es inzwischen in der alternativen Therapie viele Verfahren die auf dem Prinzip der Schwingung aufbauen. Dabei seien Klangschalen genannt, Klangliegen, Musiktherapie, das Singen von Mantras im Ayurveda und vieles mehr. Aber auch die klassische westliche Medizin nutzt Frequenzen und Schwingungen auf vielfältige Weise. Nicht nur in der Diagnostik, sondern auch zur Behandlung.
Die MET bedient sich eines mittelfrequenten Trägersignals als Basis. Die Forschungen zu diesem speziellen Strom haben in der Vergangenheit gezeigt, dass diese Stromform zwei wesentliche Vorteile hat:

Sie ist tiefenwirksam, durchströmt also alle menschlichen Gewebe, und das Signal wirkt zellaktivierend durch eine Dauerdepolarisation der Zellmembranen.

Das bedeutet, dass immer wenn der Strom des MET fließt – auch wenn noch keine Muskelkontraktionen entstehen – er dennoch zellaktivierend wirkt. Die Energie des Stromes wird sozusagen der Zelle zur Verfügung gestellt um sich in ihrer Eigenschwingung und Grundspannung zu regenerieren. Das bedeutet in der Konsequenz, dass die Zelle wieder eine gesunde Zellspannung aufbauen kann, dadurch wieder besser am Stoffwechsel teilnimmt und somit wieder besser durchblutet wird und auch der Abtransport von Zellabfall wieder besser funktioniert. Therapeutisch wird dies zum Beispiel in der Behandlung von Wundheilungsstörungen beim diabetischen Fuß-Syndrom oder bei Verbrennungswunden, aber auch in der Heilung von Sportverletzungen eingesetzt.

Der Begriff Zellaktivierung bringt bei vielen Menschen die Frage auf den Tisch, ob denn dann nicht auch Krebszellen aktiviert werden. Wesentlich ist hier das Verständnis, dass Krebszellen keine „normalen" Zellen sind, sondern Zellen, die „autoaggressiv" geworden sind. Sie haben sich so verändert, dass sie nun den eigenen Organismus angreifen Diese Tumorzellen haben einen anderen Stoffwechselweg als gesunde Zellen. Krebszellen leben von einer sog. anaeroben (ohne Sauerstoff) Zuckervergärung – ein Stoffwechselweg der im Zellplasma abläuft und wie der Name schon sagt keinen Sauerstoff benötigt. Dahingegen ist der „gesunde" Zellstoffwechsel ein aerober, also immer mit Sauerstoff verbunden, und findet in den Mitochondrien statt. *Wer mehr dazu wissen möchte kann die Arbeiten von Frau Dr. Budwig oder Dr. Coy lesen, die diesen Ansatz schon sehr lange verfolgen um bessere Krebstherapien zu entwickeln (sie sind über die META e.V. [Arbeitskreis zur Anwendungsforschung der Mittelfrequenz-Elektrotherapie (MET), 1988 gegründet] über www.elektrotherapie.de zu beziehen).* Wichtig für Sie ist hierbei, dass die „Zellaktivierung" durch die modulierte Mittelfrequenz (MET) die Durchblutung der Zellen verbessert , der Zelle hilft wieder mehr Sauerstoff zu bekommen und ihren ursprünglichen, gesunden Stoffwechsel wieder herzustellen - oder einfach zu erhalten. Die MET hilft den Zellen also eher, sich gegen Angreifer wie Krebszellen zu wehren indem sie den Körper dabei unterstützt gesund zu bleiben.

Hinzu kommt, dass es immer mehr Untersuchungen und Studien gibt die deutlich zeigen, dass eine kräftige und aktive Muskulatur deutlich hilft, nicht an diversen Zivilisationserkrankungen zu erkranken – darunter auch Krebs. Das heißt, die muskelaufbauende und muskelaktivierende Wirkung der MET wirkt somit gleich zweimal positiv für die Gesundheit ... und die zellaktivierende Wirkung der MET ist eher ein „Feind" der Krebszellen, indem sie die gesunden Zellen des Körpers stärkt.

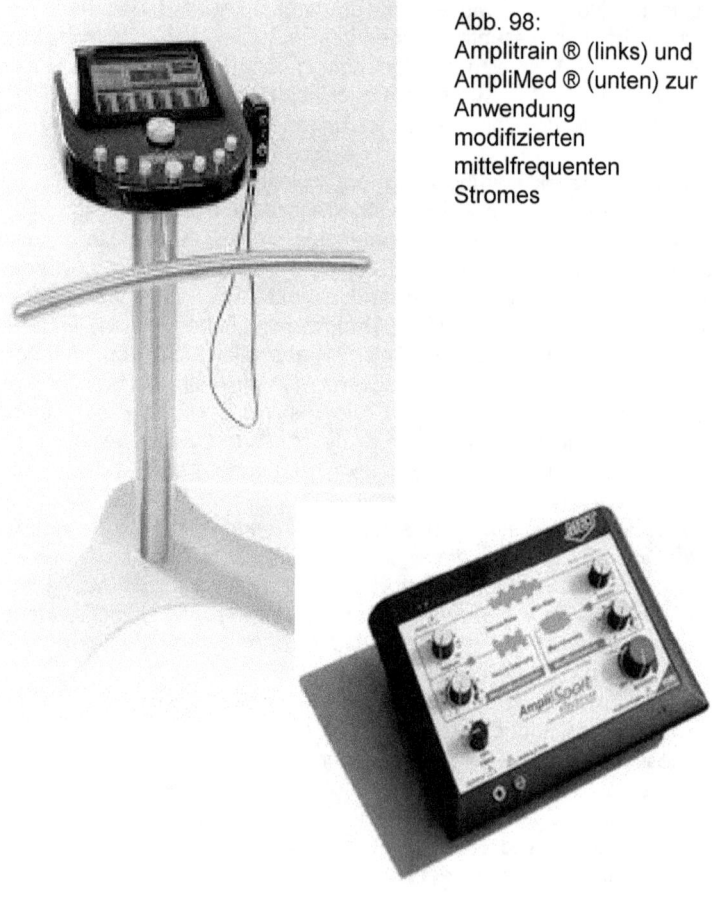

Abb. 98:
Amplitrain ® (links) und AmpliMed ® (unten) zur Anwendung modifizierten mittelfrequenten Stromes

11.5 Contam-Tampons – eine Kombination aus Pessar und saugendem Hilfsmittel

Bei den Contamprodukten handelt es sich um ein saugfähiges Pessar zur Wiederverwendung aus einem weichen schaumstoffartigen Kunststoff in klassischer Tampon- oder Würfelform für die vaginale Anwendung. Die Analtampons für Analinkontinenz haben entsprechend den anderen anatomischen Anforderungen andere Formen.

Der Tampon erreicht über die Positionierung im Vaginalbereich, dass durch sanften Druck der Blasenhals in seine Ursprungsposition zurückgeführt wird. Der Schließmuskel kann seine ursprüngliche Funktion wieder wahrnehmen. Der Vaginaltampon unterstützt die Aktivierung der Beckenbodenmuskulatur. Durch die Verwendung von Contam®; können gegebenenfalls Gebärmuttervorfälle zurückgeführt und somit Operationen verzögert, in manchen Fällen sogar verhindert werden. Contam® führt die Trägerfunktion für lokale Positionierung von heilungsunterstützenden Substanzen (bei Pilzinfektionen, Hormonbehandlungen) aus. Große Größen helfen evtl. auch einen weiter fortgeschrittenen Prolaps zurückzuführen.

Die Vorteile sind hierbei:
• angenehm weich und geschmeidig und trotzdem elastisch
• nicht sichtbar
• passgerecht
• geruchsverhindernd
• mehrfach verwendbar.

Contam® Vaginaltampons sind als Hilfsmittel anerkannt und zugelassen (Hilfsmittel-Nr. 15.25.21.2004). Lassen Sie sich von Ihrem Arzt Contam® verordnen. Die Kosten werden von den Krankenkassen übernommen! Ihr Rezept können Sie in der Apotheke und/oder Sanitätshaus einreichen. Sollte es nicht möglich sein, die Verordnung über die Apotheke/Sanitätshaus einzulösen, senden Sie das Rezept an Med.SSE-System GmbH. Hier kümmert man sich um die Abwicklung mit der Krankenkasse und liefert Ihnen nach Genehmigung direkt in neutraler Verpackung nach Hause..

Zu Verfügung stehende Tamponformen:

1.) Klassische Form

Therapiemöglichkeit bei Belastungsinkontinenz (unfreiwilliger Harnverlust bei Lachen, Husten, Niesen, etc.) sowie zur Stärkung / Aktivierung der Beckenbodenmuskulatur. Auf vorgesehene Eingriffe wie Hysterektomie mit Plastikaufbau kann durch wirkungsvolles Therapieren mit Contam evtl. (passager) verzichtet werden.

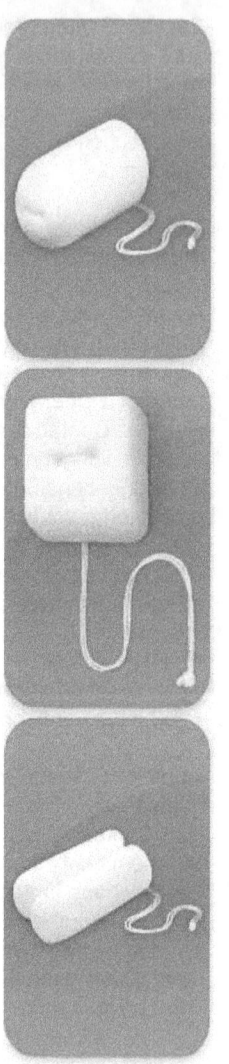

2.) Würfelform

Mit dem Contam® Vaginaltampon in Würfelform können verschiedene Grade der Scheiden- und Gebärmuttersenkung sowie ebenfalls eine Harninkontinenz behandelt werden. Die Flexibilität bzw. Elastizität des angewandten PVA-Schaumstoffs ermöglicht die einfache Selbstbehandlung.

3.) Contam Duo

Einsatzmöglichkeit wir Normalausführung - bietet jedoch durch seine Doppelform einen besseren Sitz und Wirkungsweise. Es wird Druck auf das die Harnröhre umschließende Gewebe abgegeben und führt dadurch zu einem natürlichen Verschluss. Dadurch wird ungewollter Harnverlust verhindert. Zusätzlich bringt die Verbindung der Tampons einen Stabilitätseffekt zum leichteren Einführen.

4.) Contam Spezial

Contam Spezial Produktleistung wie Normalausführung - bietet zusätzlich durch die rillenförmige Oberfläche in den Vertiefungen Depotmöglichkeiten für Salben / Creme (u.a. hormonhaltige Salben). Die in den Vertiefungen der Tamponoberfläche aufgetragenen heilungsunterstützenden Substanzen werden beim Einführen kaum abgestreift.

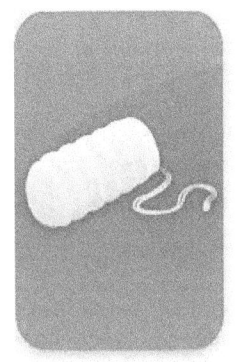

5.) Contam Med

Dieser Tampon leistet eine Trägerfunktion für die lokale Versorgung mit medizinischen, heilungsunterstützenden Substanzen. Er ist auch als Hilfsmittel zu verwenden wenn keine Belastungsinkontinenz vorliegt, denn die beidseitig vorgeformte Harnröhrenausbildung übt keinen bzw. kaum spürbaren Druck auf die Harnröhre auf.

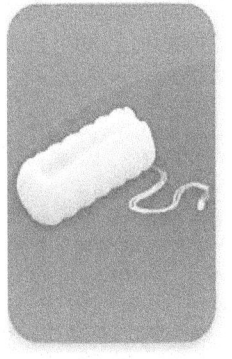

6.) PVA-Analtampons

PVA-Analtampons bei Stuhlinkontinenz werden in verschiedenen Formen und Größen gefertigt. Sie sind aus Polyvinylalkohol (PVA)-Schaumstoff, dieser ist toxikologisch und dermatologisch unbedenklich. Individuelle Größen sind nach Absprache möglich. PVA-Analtampons sind als Hilfsmittel anerkannt und zugelassen. Lassen Sie sich von Ihrem Arzt PVA-Analtampons verordnen. Die Kosten werden auch hier von den Krankenkassen übernommen

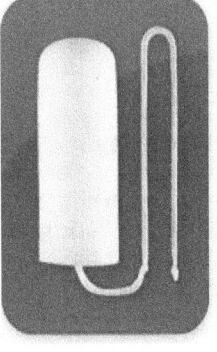

6a.) Zylinderform

Einsatz wenn noch eine Restfunktion
des Schließmuskels vorhanden, jedoch
durch zu schwache Ausbildung keine
Abdicht-   und   Haltefunktion
gewährleistet ist. Sie entsprechen den
gynäkologischen Tampons.

6b.) Konkavform

Verwendung bei konvexer Ausformung
(normale   Anatomie)   des
Schließmuskels. Die taillierte Form
ermöglicht daher gute Abdicht- und
Haltefunktion.

6c.) Kugelform

Anwendung bei keinerlei Restfunktion
des Muskelgewebes. Die kugel-förmige
Kuppe   dichtet   ähnlich   einem
Kugelventil im Bereich in dem sich der
Stuhl sammelt (Ampulla recti) ab.

6d.) Spiralform

Bietet durch gerillte Oberflächenstruktur
optimalen Halt bei Vorliegen einer
leichten bis mittelschweren Diarrhoe.
Entstehender   überhöhter   Gasdruck
wird   durch   an   der   Oberfläche
befindliche Rillen abgeleitet

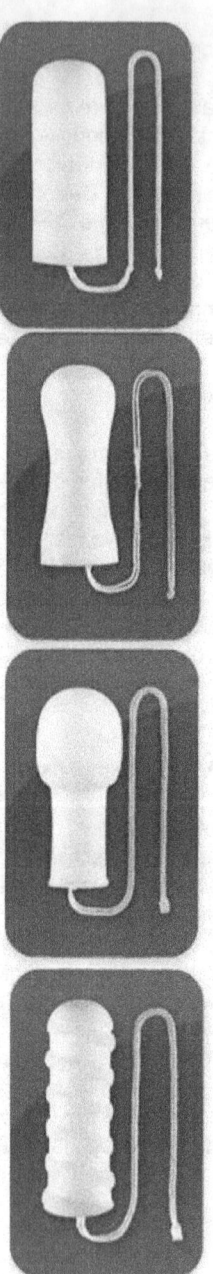

6 e.) Kegelform

Verschließt ähnlich wie ein Kugelventil den Enddarm, dichtet durch seine Verdickung im Mittelteil den Analkanal ab und passt sich durch die Verjüngung optimal der Anatomie an.

6f.) Konvexform

Diese Form verhindert unkontrollierten Stuhlabgang, aktiviert bei evtl. vorhandener Restfunktion den Schließmuskel. Der konvex geformte Tampon wird auch bei stark zurückgebildetem Muskelgewebe verwendet.

6g.) Analsicherung

Selbsthaftend durch latexfreien Klebstoff. Zusätzliche Sicherung, um bei bewegungsaktiven Betroffenen (z.B. Rollstuhlsport) das Herausgleiten des Tampons zu vermeiden.

6h.) Applikatoren

Zum besseren Einführen des im feuchten Zustand instabilen Analtampons.

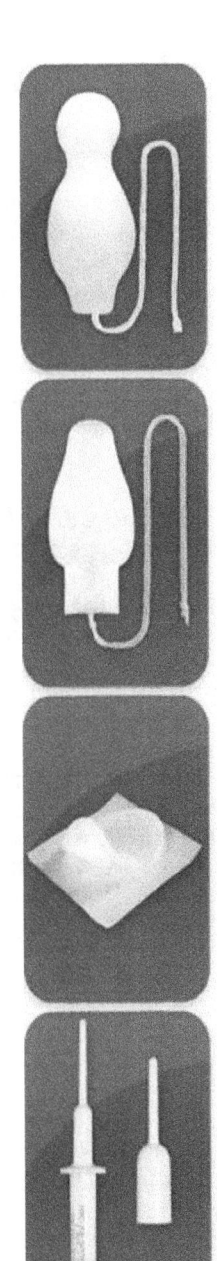

11.6 Verordnung von Inkontinenzmitteln (Tabelle 12)

11.6.1 Allgemeines
Der Versicherte hat nach § 33 SGB V einen Rechtsanspruch auf die Ausstattung mit Körperersatzstücken, orthopädischen und anderen Hilfsmitteln, die im Einzelfall erforderlich sind, um den Erfolg der Krankenhausbehandlung zu sichern oder eine Behinderung auszugleichen, soweit sie nicht als allgemeine Gebrauchsgegenstände des täglichen Lebens anzusehen sind.

11.6.2 Rechtsanspruch
Liegen die medizinischen Voraussetzungen für die Versorgung mit einem Hilfsmittel vor, so hat der Versicherte einen Rechtsanspruch auf Leistung.

11.6.3 Gesetzliche Einschränkung
Die Spitzenverbände der Krankenkassen bestimmen Hilfsmittel, für die Festbeiträge festgesetzt werden. Dabei sollen in ihrer Funktion gleichartige oder gleichwertige Mittel in Gruppen zusammengefasst werden. Die Landesverbände der Krankenkasse und die Verbände der Ersatzkassen legen für ein Land einheitliche Festbeträge fest (§ 36 SGB V). Ist für ein erforderliches Hilfsmittel ein Festbetrag festgesetzt, trägt die Krankenkasse die Kosten bis zur Höhe des Betrages.

11.6.4 Zuzahlung bei Hilfsmitteln
Nach Inkrafttreten des Gesundheitsmodernisierungsgesetzes vom 01. 01. 2004 unterliegen auch Hilfsmittel der gesetzlichen Zuzahlung. Zuzahlungen, die Versicherte zu leisten haben, betragen 10% des Abgabepreises, mindestens jedoch 5 Euro und höchstens 10 Euro; allerdings jeweils nicht mehr als die Kosten des Mittels. Die Zuzahlung bei zum Verbrauch bestimmten Hilfsmitteln (z. B. Saughilfen) beträgt 10% je Packung, höchstens jedoch 10 Euro für den Monatsbedarf je Indikation.

11.6.5 Hilfsmittelverzeichnis
Hilfsmittel können zu Lasten der gesetzlichen Krankenversicherung verordnet werden, wenn eine Leistungspflicht der Kasse gegenüber dem Patienten besteht. Das Hilfsmittelverzeichnis gemäß § 128 SGB V stellt keine Positivliste der von der gesetzlichen Krankenkassen umfassten Hilfsmittel dar, vielmehr handelt es sich beim Hilfsmittelverzeichnis um eine unverbindliche Auslegungshilfe, an welche die Krankenkassen nicht gebunden sind.

Die Hilfsmitteleigenschaft ergibt sich folglich nicht allein aus dem Hilfsmittelverzeichnis. Soweit die Hilfsmitteleigenschaft vorliegt, ist ein Produkt verordnungsfähig und fällt unter die Leistungspflicht der gesetzlichen Krankenkasse.

11.6.5.1 Inhalt der Hilfsmittelverordnung:
Der Arzt ist verpflichtet, die Verordnung für ein Hilfsmittel sorgfältig und leserlich auszustellen. Eine eigenständige Hilfsmittelverordnung gibt es nicht. Hilfsmittel sind daher grundsätzlich auf dem Arzneimittelverordnungsblatt zu verordnen, das hierfür besondere Spalten oder für die Auftragung der Hilfsmittel Positionsnummern enthält. Dem Arzt ist es dabei freigestellt, ob er lediglich die Produktart oder aber ein spezifisches Einzelprodukt verordnet.

11.6.5.2 Voraussetzung für die Verordnung von Inkontinenz-Hilfsmitteln:
Die Verordnung von Inkontinenz-Hilfsmitteln zu Lasten der gesetzlichen Krankenversicherung kommt dann in Betracht, wenn
• diese im direkten Zusammenhang mit einer Behandlung einer Krankheit (bei Harn- und/oder Stuhlkontinenz z. B. im Rahmen einer Dekubitusbehandlung, Dermatosen oder als Operationsfolge) notwendig werden,
• neben der Harn- und/oder Stuhlkontinenz schwere Funktionsstörungen vorliegen, so dass ohne Einsatz von Inkontinenzhilfen der Eintritt von Dekubitus oder Dermatosen droht,
• die Betroffene die Harn- und/ oder Stuhlkontinenz nicht kontrollieren und sich auch insoweit nicht bemerkbar machen kann,
• nur durch den Einsatz von Inkontinenzmitteln das allgemeine Grundbedürfnis einer Teilnahme am gesellschaftlichen Leben befriedigt werden kann.

Ist eine der genannten Voraussetzungen erfüllt, besteht Leistungspflicht der gesetzlichen Krankenkassen unabhängig davon, ob sich die Betroffene in häuslicher Umgebung aufhält oder in einem Alten(pflege)-heim untergebracht ist.

11.6.6 Budgetrelevanz:
Hilfsmittel fließen nach § 84 SGB V nicht in das Arznei- und Heilmittelbudget ein.

Heilmittel-Richtlinien, zweiter Teil, 1. Maßnahmen der Physikalischen Therapie (Beschluss Bundesausschuss 6. Februar 2001)

3.4 Erkrankungen der Nieren, Harn- und Geschlechtsorgane

Tabelle 12: Hilfsmittelverordnung

Indikation			Heilmittelverordnung im Regelfall	
Diagnose	Leitsymptomatik: Schädigung, Funktionsstörung	Ziel der physika- lischen Therapie	A. vorrangige Heilmittel B. optionale Heilmittel C. ergänzende HM D. standardisierte Heilmittelkombi- nationen	Verordnungsmengen je Diagnose weitere Hinweise
Harnin- kontinenz Stuhlin- kontinenz	funktionelle Störung der Beckenbodenmus kulatur	Muskeltonus verbessern und erhalten	A. Krankengymnastik B. Übungsbehandlung C. Elektrotherapie	Erst-Verordnung (VO): bis zu 6x/VO 1. Folge-VO: bis zu 6x 2. Folge-VO: bis zu 6x Langfrist-VO: keine Frequenzempfehlung: 2-4x Ziel: Erlernen eines Eigenübungsprogrammes

12 Medikamentöse Behandlungsmöglichkeiten

In diesem zwölften Kapitel erfahren Sie einiges über die medikamentöse Behandlung der Blasenfunktionsstörungen Drang- und Belastungsinkontinenz

12.1 Verordnung und Wirksamkeit von Antispasmodika (Parasympatolytika/Anticholinergika/Spasmolytika)

Bei der Behandlung der Reflexinkontinenz im Rahmen der neurogenen Blasenfunktionsstörung ist es ein anerkanntes Therapiekonzept die Detrusoraktivität medikamentös vollständig zu unterdrücken und die Patienten anzulernen, ihre Harnblase intermittierend mit Selbstkatheterismus zu entleeren. Dieses Konzept wird durch viele prospektiv-randomisierte klinische Studien unterstützt. Die Drang- und Reflexinkontinenz wird durch Antispasmodika positiv durch die Erhöhung der Detrusorelastizität, der Detrusoraktivität und der Kontraktilität beeinflusst. Dieses ist eindeutig durch urodynamische Untersuchungen belegt.

Es werden vor allem Anticholinergika vom Typ der tertiären und quartären Amine eingesetzt. Die Deutsche Kontinenzgesellschaft e. v. (GIH) bezeichnet diese modernen Spasmolytika als hochwirksame Medikamente. Bestrebung der KGV, SVdGKV und dem BMG, alle urologischen Spasmolytika als Medikamente mit umstrittener Wirkung einzustufen, um sie aus dem Arznei- und Hilfsmittelbudget herauszunehmen, werden daher von der GIH sowie der Deutschen Gesellschaft für Urologie abgelehnt. Deren Forderung ist, dass auch in der Zukunft die Antispasmodika auf Kosten der GKV verordnungsfähig bleiben.

12.2 Moderne Parasympatolytika in der Behandlung der hyperaktiven Blase

Das weit verbreitete Symptom des Dranges bzw. der Dranginkontinenz kann das Leben der Betroffenen stark beeinflussen. Es handelt sich um ein deutlich altersabhängiges Krankheitsbild. In der Altersgruppe der Menschen mit 75 Jahren liegt die Prävalenz der gesamten Bevölkerung bei 30—40 %. Ein großes Problem stellt die hohe Zahl der unbehandelten Patientinnen dar, die meist aus Schamgefühlen heraus nur zu 30% mit Ihrem Arzt über die Beschwerden sprechen.

Drang und Dranginkontinenz die auf eine Überaktivität des Detrusor vesicae zurückzuführen sind, werden heute vor allem mit der Stoffgruppe der **Anticholinergika** behandelt. Diese erreichen eine Dämpfung der hyperaktiven Blasenmuskulatur und erhöhen die Blasenkapazität. Ihr Wirkort ist der Muskarinrezeptor.

Im menschlichen Organismus werden 5 verschiedene muskarinerge Rezeptoren unterschieden.

Vor allem Muskarinrezeptoren Typ 2 und 3 werden auf Detrusorzellen nachgewiesen. M2-Rezeptoren hemmen die ß3-adrenerg vermittelte Detrusorrelaxation, sie führen daher indirekt zu einer Detrusorkontraktion. Bei Patientinnen mit overactive bladder werden vermehrt M2-Rezeptoren gefunden. Bei Patientinnen mit neurogenen Blasen können die instabilen Kontraktionen durch M2-Rezeptoren vermittelt sein.

Für die Kontraktion und somit die Blasenentleerung sind aber vor allem M3-Rezeptoren, die 20% der Rezeptoren auf den Detrusorzellen stellen. Die Rolle der M2-Rezeptoren ist noch nicht letztlich geklärt, sie scheinen aber die Wirkung der M3-induzierten Kontraktion zu verstärken.

Mit dem Ziel, die Verträglichkeit dieser Substanzen zu steigern, werden selektive Anticholinergika eingesetzt.

Das Wissen über die Verteilung der Rezeptorsubtypen an verschiedenen Organen erklärt das Auftreten von Nebenwirkungen.

Ob die Gabe eines überwiegend M3- Rezeptoren hemmenden Anticholinergikums eine höhere Effektivität bewirken kann, ist derzeit noch nicht hinreichend belegt.

Hinsichtlich der rezeptorvermittelten Nebenwirkungen kann durch Selektivität des Anticholinergikums das Nebenwirkungsprofil begünstigt sein.

Die Erfahrung zeigt, dass bei Unverträglichkeit eines Anticholinergikums, sei es selektiv oder unselektiv, ein Präparatewechsel den eventuellen positiven Effekt am Detrusor weiterhin gewährleisten kann, bei geringeren Nebenwirkungen.

Anticholinergika können auch transdermal appliziert oder intravesikal instilliert werden. Retardpräparate und Präparate, die leberunabhängig verstoffwechselt werden sind ebenfalls erhältlich.

Nebenwirkungen der Anticholinergica sind nach Absetzen der Therapie rasch reversibel.

Häufig auftretende Nebenwirkungen sind **Mundtrockenheit, Obstipation, Akkomodationsstörungen sowie Tachykardie**. Bei Glaukompatientinnen sollte die Behandlung nur nach Rücksprache mit dem betreuenden Augenarzt eingeleitet werden. Die Patientin sollten vor Behandlungsbeginn eingehend über diese möglichen Symptome informiert werden.

Alle Substanzen gehören entweder zu der Gruppe der sog. tertiären Amine oder aber zu den quartären Ammoniumverbindungen. Quartäre Ammoniumionen besitzen eine positive Ladung und verhalten sich damit im Gegensatz zu den tertiären Aminen, die als lipophil zu bezeichnen sind, hydrophil. Da lipophile Substanzen durch die Blut-Hirn-Schranke hindurch in den Liquorraum gelangen können, sind hier zentralnervöse Nebenwirkungen wie Schlafstörungen, Gedächtnisstörungen, Halluzinationen oder Verwirrtheitszustände möglich. Quartäre Ammoniumverbindungen als hydrophile Substanzen mit positiver Ladung können die Blut-Hirn-Schranke nicht in nennenswertem Umfang überwinden; auch ihre Resorption aus dem Magen-Darm-Trakt ist deutlich geringer als bei den tertiären Aminen.

Die für den Abbau der Wirkstoffe verantwortlichen Leberenzyme (Zytochrome) können durch eine Vielzahl von Substanzen in ihrer Aktivität beschleunigt oder gehemmt werden. Bei gleichzeitiger Einnahme in Kombination mit anderen Medikamenten ist damit eine Wirkverstärkung oder ein Wirkverlust möglich.

Die Verdachtsdiagnose der Blasenhyperaktivität wird bestätigt durch die Verbesserung der Situation unter Therapie. Ein Auslassversuch nach ansprechender Therapie kann nach sechs Monaten versucht werden. Bei Wiederauftreten der Symptome ist dann eine längerfristige Therapie indiziert.

12.2.1 Verwendbare Substanzen

12.2.1.1 Belladonna-Alkaloide und Verwandte

Das bekannteste Anticholinergikum dieser Gruppe ist das Atropin, ein Alkaloid, das in der Tollkirsche (Atropa belladonna) enthalten ist. Es wird in der Augenheilkunde als Mydriatikum und bei Koliken der Gallen- und Harnwege sowie in der Gastroenterologie bei Magen-Darm-Krämpfen verwendet. Inzwischen hat Butylscopolamin (bekannt als Buscopan ®) bei diesem Einsatzgebiet das Atropin weitgehend verdrängt.

Ipratropiumbromid, Glycopyrronium und Tiotropiumbromid werden in der Medizin als bronchialerweiternde Wirkstoffe bei chronisch-obstruktiven Lungenerkrankungen (COPD) eingesetzt. Trospiumchlorid wird bei überaktiver Blase eingesetzt. Da es kaum abgebaut, sondern weitgehend unverändert über den Urin ausgeschieden wird, bedeutet dies einen Zugriff auf das Zielorgan nicht nur über den Blutweg, sondern auch auf direktem Weg über die Blasenschleimhaut, die gewebsständige Acetylcholinrezeptoren enthält. Scopolamin wird in Form von Pflastern (TTS), die hinter das Ohr geklebt werden, gegen Übelkeit verwendet.

12.2.1.2 Anticholinergika ohne Ähnlichkeit zu Belladonna-Alkaloiden

Tolterodin, Darifenacin und Solifenacin gehören zu den Anticholinergika, die wegen ihrer entspannenden Wirkung auf die glatte Muskulatur zur Behandlung der Harninkontinenz, der Dranginkontinenz sowie einer erhöhten Miktionshäufigkeit eingesetzt werden. Die letzten beiden Wirkstoffe, die erst kürzlich in den Handel kamen, sollen eine besonders hohe Selektivität zu den M3-Cholin-Rezeptoren besitzen, was sich jedoch enttäuschenderweise nicht in Form einer dadurch verbesserten Verträglichkeit auswirkte. Glycopyrroniumbromid wird in der Narkoseeinleitung eingesetzt, um den Speichelfluss und die Sekretion des Bronchialsystems herabzusetzen sowie Bradykardien zu blockieren. Das Tropicamid hat das Atropin in der Augenheilkunde als Mydratikum weitestgehend abgelöst, da es eine kürzere Wirkdauer besitzt. Biperiden, Metixen und Trihexyphenidyl kommen beim Morbus Parkinson zur Anwendung.

12.2.1.3 Neurotrop-muskulotrop wirkende Anticholinergika

Diese Anticholinergika, haben sowohl eine anticholinerge als auch eine papaverinartige direkt spasmolytische Wirkung auf die glatte Muskulatur. Hierzu gehören Oxybutynin und Propiverin, die für die Behandlung der überaktiven Blase oder Harndranginkontinenz zugelassen sind. Denaverin wird bei Spasmen des Gastrointestinaltraktes und Urogenitaltraktes verwendet und Mebeverin bei irritablem Kolon. Bei Spasmen im Magen-Darm-Trakt kommt auch Pipenzolat zum Einsatz

12.3 Behandlung mit ß³-Sympatomimetika

Betmiga enthält den Wirkstoff Mirabegron. Dieser Wirkstoff entspannt die Harnblasenmuskulatur (so genannter Beta-3-Adrenozeptoragonist), verringert dadurch die Aktivität einer überaktiven Blase und bessert die damit verbundenen Symptome. Es ist seit Dezember 2012 zugelassen.

Betmiga wird angewendet zur Behandlung der Symptome einer überaktiven Blase bei Erwachsenen. Dazu gehören:
• plötzlicher Harndrang; auch imperativer Harndrang genannt: der Zwang, die Blase sofort zu entleeren
• häufigerer Harndrang als gewöhnlich; auch häufigere Miktionsfrequenz (Blasenentleerungen) genannt
• fehlende Kontrolle über die Blasenentleerung; auch Harn-(Drang)-Inkontinenz genannt.

Betmiga darf nicht eingenommen werden,
• wenn Sie allergisch gegen Mirabegron oder einen der weiter unten genannten sonstigen Bestandteile dieses Arzneimittels sind.

Warnhinweise und Vorsichtsmaßnahmen
Bitte sprechen Sie in den folgenden Fällen mit Ihrem Arzt bevor Sie Betmiga einnehmen:

• wenn Sie Schwierigkeiten haben, Ihre Blase zu entleeren, oder wenn Sie einen schwachen Harnstrahl haben oder wenn Sie andere Arzneimittel zur Behandlung der überaktiven Blase wie anticholinerge Arzneimittel einnehmen;

• wenn Sie eine Nieren- oder Lebererkrankung haben. Möglicherweise muss Ihr Arzt Ihre Dosis verringern, oder er wird Ihnen sagen, Betmiga nicht einzunehmen, besonders, wenn Sie weitere Arzneimittel wie Itraconazol, Ketoconazol, Ritonavir oder Clarithromycin einnehmen. Informieren Sie Ihren Arzt über andere Arzneimittel, die Sie einnehmen.

• wenn Sie einen sehr hohen und nicht mit Arzneimitteln eingestellten Blutdruck haben;

• wenn Ihr Elektrokardiogramm (EKG, Aufzeichnung der Herzaktivität) eine Anomalie zeigt, die QT-Verlängerung genannt wird, oder wenn Sie Arzneimittel einnehmen, von denen bekannt ist, dass sie eine QT-Verlängerung verursachen, wie beispielsweise:
  • Arzneimittel gegen Herzrhythmusstörungen wie Chinidin, Sotalol, Procainamid, Ibutilid, Flecainid, Dofetilid und Amiodaron;
  • Arzneimittel, die bei allergischer Rhinitis angewendet werden; Arzneimittel gegen psychische Erkrankungen (Antipsychotika) wie Thioridazin, Mesoridazin, Haloperidol und Chlorpromazin;
  • Arzneimittel gegen Infektionen wie Pentamidin, Moxifloxacin, Erythromycin und Clarithromycin.

12.3.1 Was sind mögliche Nebenwirkungen?

Wie alle Arzneimittel kann auch dieses Arzneimittel Nebenwirkungen haben, die aber nicht bei jedem auftreten.
Die schwerwiegendste Nebenwirkung ist ein unregelmäßiger Herzschlag (Vorhofflimmern). Dabei handelt es sich um eine nur gelegentlich auftretende Nebenwirkung (kann 1 Behandelten von 100 betreffen oder weniger). Wenn diese Nebenwirkung auftritt, müssen Sie die Einnahme sofort beenden und sich dringend mit einem Arzt in Verbindung setzen.

Weitere Nebenwirkungen sind:

Häufige Nebenwirkungen (bei 1 bis 10 % der Behandelten)
- beschleunigte Herzfrequenz (Tachykardie)
- Harnwegsinfektion* (*: s. n. S.)
- Übelkeit.

Gelegentlich auftretende Nebenwirkungen (bei 1 bis 10 ‰ der Behandelten)
Harnblaseninfektion* (Zystitis), spürbares Herzklopfen (Palpitationen), Scheideninfektion, Störungen des oberen Verdauungssystems (Dyspepsie), Magenschleimhautentzündung (Gastritis), Gelenkschwellungen, Juckreiz im Bereich von Vulva oder Scheide (vulvovaginaler Pruritus), erhöhter Blutdruck, Anstieg der Leberwerte (GGT, AST und ALT), Juckreiz, Ausschlag oder Nesselausschlag (Urtikaria, Ausschlag, makulöser Ausschlag, papulöser Ausschlag, Pruritus).

Seltene Nebenwirkungen (bei 1 bis 10 Behandelten von 10.000) Schwellung des Augenlids (Augenlidödem), Schwellung der Lippen (Lippenödem), Schwellung der tieferen Hautschichten, die durch Flüssigkeitsansammlungen hervorgerufen wird, die jeden Körperteil inklusive Gesicht, Zunge oder Rachen betreffen kann, und die zu Schwierigkeiten beim Atmen führen kann (Angioödem), kleine rote Flecken auf der Haut (Purpura), Entzündung kleiner Blutgefäße, vorwiegend im Bereich der Haut (leukozytoklastische Vaskulitis).

Betmiga® kann die Wahrscheinlichkeit erhöhen, dass Sie nicht in der Lage sind, Ihre Blase vollständig zu entleeren, wenn Sie unter einer Blasenausgangsobstruktion (Verengung/Verlegung des Blasenausgangs) leiden oder wenn Sie andere Arzneimittel zur Behandlung der überaktiven Blase einnehmen. Informieren Sie sofort Ihren Arzt, wenn Sie nicht in der Lage sind, Ihre Blase zu entleeren.

12.3.2 Studienlage:

Mirabegron ist ein selektiver Agonist des humanen β-3-Adrenozeptors (β-3-AR), welche im menschlichen Musculus detrusor vesicae dominant ist. Die Aktivierung des β-3-AR im Trigonum vesicae bewirkt eine Elongation und Abflachung des Fundus vesicae und somit eine Begünstigung der Urinretention.

Mirabegron wurde in drei internationalen, multizentrischen, randomisierten, doppelblinden, placebokontrollierten Phase-III-Studien geprüft, eine Studie war zudem zusätzlich aktiv kontrolliert (der aktive Komparator war Tolterodin). Die Daten konnten für eine Gesamtanalyse gepoolt werden, da sie ähnlich aufgebaut waren und dieselben koprimären Endpunkte hatten. Diese waren die Änderung der Anzahl der Inkontinenzepisoden und die Änderung der Anzahl der Miktionen.

Insgesamt wurden in den drei Studien 1978 Patienten randomisiert (27,8 % Männer, 72,2 % Frauen). Das mittlere Alter war 59,1 Jahre, 5 % der Patienten (100/1978) hatten eine Operation und 47,8 % eine vorausgegangene Pharmakotherapie wegen OAB in der Anamnese.

Alle Mirabegron-Therapiegruppen zeigten in den primären Phase-III-Studien eine Verbesserung der Drangsymptomatik und eine Verminderung der Anzahl der Dranginkontinenzepisoden und der Episoden mit Drangsymptomatik Grad 3 oder 4 im Vergleich zu Placebo.
Ein indirekter Vergleich mit bereits verfügbaren Arzneimitteln zur Behandlung der OAB (Fesoterodin, Oxybutinin, Solifenacin, Tolterodin, Trospium) zeigte eine vergleichbare Effektivität von Mirabegron.
Basierend auf diesen Daten stellt Mirabegron eine zusätzliche Behandlungsoption der OAB dar, die sich jedoch von den bisher verfügbaren Wirkstoffen nicht wesentlich unterscheidet.

Ancova-Modell	Placebo (n=291)	Mirabegron 50mg (n=293)	Mirabegron 100 mg (n=281)	Tolterodin 4mg (n=300)
Adjustierte mittlere Änderung der Inkontinenzepisoden pro 24 Stunden (SF*)	-1,17 (0,113)	-1,57 (0,113)	-1,46 (0,115)	-1,27 (0,112)
p-Wert	-	0,003	0,01	0,11
Adjustierte mittlere Änderung der Miktionsanzahl pro 24 Stunden (SF*)	-1,34 (0,110)	-1,93 (0,111)	-1,77 (0,110)	-1,59 (0,111)
p-Wert	-	< 0,01	0,05	0,11

*SF = Standardfehler

Tabelle 13: Studienergebnisse zu Mirabegron

12.4 Pharmakotherapie der Stressinkontinenz

12.4.1 Duloxetin
Der Wirkstoff Duloxetin-HCL ist in Deutschland als neuer Wirkstoff zur medikamentösen Behandlung der Belastungsharninkontinenz seit Herbst 2004 erhältlich.

12.4.1.1 Pharmakologie
Die Wirkung von Duloxetin ist dosisabhängig. Die Dosis, die für die Phase-III-Studien eingesetzt wurde, lag bei 2x 40 mg pro Tag.
Die Halbwertszeit von Duloxetin ist bei Patientinnen $\geq$ 65 Jahre um 4,3 Stunden verlängert.

Auch wenn eine Dosisanpassung bei unseren älteren Patientinnen nicht notwendig erscheint, sollte doch eine hohe Aufmerksamkeit bei der Behandlung dieser Patientinnen erfolgen. Die Eliminationshalbwertszeit beträgt dosisabhängig etwa 12 Stunden. Ein steady-state wird nach 3 Einnahmetagen erreicht.

12.4.1.2 Wirkmechanismus (Abb. 99-100)

Duloxetin-HCL wirkt im zentralen Nervensystem und sorgt im Blasenzyklus in der Verschluss- und Speicherphase für eine bessere Harnröhrenabdichtung. Die Speicherung von Urin in der Blase wird durch zwei periphere Nervensysteme — dem sympatischen und dem somatischen Nervensystem — ermöglicht.

Der sympatische Nervus hypogastricus und sein Neurotransmitter Noradrenalin sorgt für eine über Rezeptoren vermittelte Relaxation der glatten Detrusormuskulatur und über □1-Adrenorezeptoren für eine Kontraktion des glatten urethralen Muskels.

Der Wirkmechanismus von Duloxetin im somatischen Nervensystem basiert auf einer Wiederaufnahmehemmung zentraler Neurotransmitter ins präsynaptische Neuron in einem Kerngebiet im Rückenmark auf Höhe S2—S3 von Motoneuronen des Nervus pudendus, dem sogenannten Onuf'schen Nucleus.

Die erhöhte Konzentration dieser Neurotransmitter sorgt für eine vermehrte Aktivität im postsynaptischen Neuron und bewirkt eine verstärkte Kontraktion von quergestreifter Harnröhrensphinktermuskulatur durch den Transmitter Acetylcholin, welcher am nikotinergen Rezeptor der Rhabdosphinktermuskulatur wirkt.

Die Wirkung von Duloxetin HCL ist in tierexperimentellen Studien nachgewiesen worden. Bei Katzen zeigte sich eine verstärkte EMG-Aktivität der Sphinktermuskulatur.

Die Frage, warum Duloxetin in der Speicherphase des Blasenzyklus den Rhabdosphinkter stärkt, aber in der Entleerungsphase den Urinfluss in keiner Weise beeinträchtigt, wird durch die Rolle des Neurotransmitters Glutamat erklärt. Glutamat aktiviert den Nervus pudendus in der Speicherphase des Blasenzyklus'. Dadurch erst wird die rezeptorvermittelte Wirkung eines erhöhten Noradrenalin- und Serotoninspiegels ermöglicht. Gibt das pontine Miktionszentrum dem sakralen Miktionszentrum Impulse die zur Hemmung der Pudendusaktivität führen, geschieht diese Hemmung ebenfalls glutamatvermittelt.

Diese Theorie wird tierexperimentell gestützt indem man feststellte dass es bei der Gabe von Duloxetin bei Ratten in Anwesenheit von Noradrenalin und Serotonin es zu keiner erhöhten Pudendusaktivität kommt bis zur Gabe von Glutamat. Wird allerdings nur Glutamat injiziert — ohne Noradrenalin und Serotoningabe — bleibt ebenfalls ein Pudenduseffekt aus.

Duloxetin blockiert die Wiederaufnahme von 5-HT (Serotonin) und NE (Noradrenalin) und verstärkt somit die Rezeptoraktivierung der postsynaptischen Zielzelle (hier am Beispiel der NE-Wiederaufnahmehemmung):

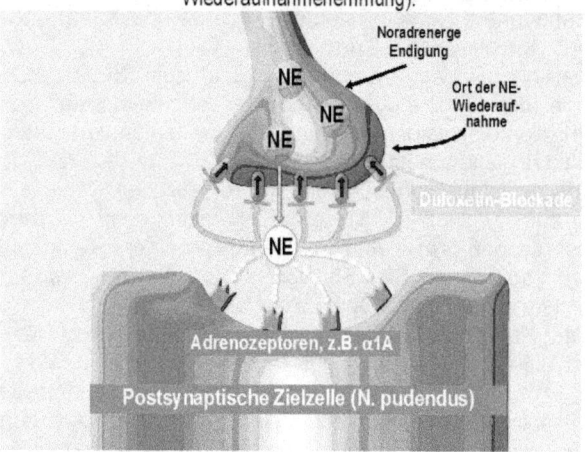

Bymaster F et al. Neuropsychopharmacology 2001;25:871-880.

Abb. 99: Im Diagramm wird schematisch die Wiederaufnahmehemmung von Noradrenalin gezeigt. Normalerweise wird Noradrenalin nach der Abgabe in den synaptischen Spalt wieder aufgenommen (Recycling). Durch die Duloxetin-Blockade der Wiederaufnahme von Noradrenalin steigt die Noradrenalin-Konzentration im synaptischen Spalt.
Es erfolgt eine verstärkte Rezeptoraktivierung der Zielzelle (hier Nervus pudendus, der den Sphinkter innerviert) und damit eine verstärkte Sphinkteraktivität. Nun kann auch der bei Belastung (Husten, Niesen) entstehende intraabdominale Druck durch den Duloxetin-verstärkten Sphinktertonus kompensiert werden. Der Urin wird gehalten.

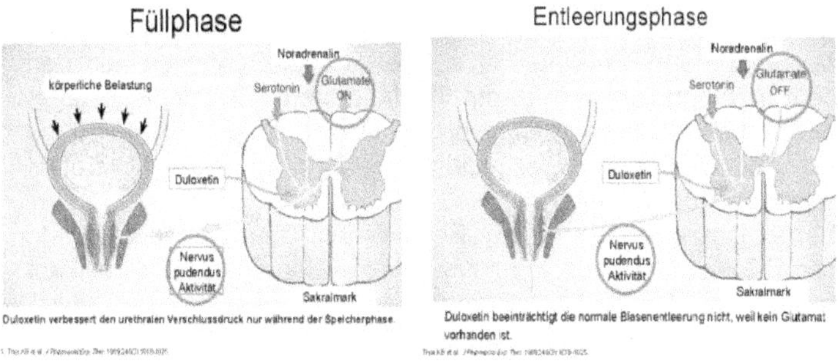

Füllphase   Entleerungsphase

Abb. 100: Nur wenn Glutamat während der Füllphase vorhanden ist, kann der Serotonin-/Noradrenalin-Wiederaufnahmehemmer Duloxetin zu einer stärkeren Kontraktion des Schließmuskels beitragen.
Modellbeispiel Radio: Ist der Einschaltknopf (hier Glutamat) aktiviert, kann man mit den Lautstärkereglern (hier Duloxetin) die Lautstärke (hier die Aktivität des N. pudendus) erhöhen/verstärken.
Während der Entleerungsphase ist Glutamat nicht vorhanden. Daher kann Duloxetin (obwohl vorhanden) nicht verstärkend wirken. Damit kann die Entleerung ungestört verlaufen.

Der klinische Effekt bei Belastungsharninkontinenz durch Duloxetin-HCL am Menschen ist durch internationale Phase-II- und -III-Studien belegt (s.u.).
Auch wenn die placebokontrollierten Studien einen guten Plazeboeffekt mit Senkung der Inkontinenzepisodenzahl von 41% zeigten, ist die Wirkung von Duloxetin signifikant (Reduktion von Inkontinenzepisodenzahl von 64%).
Auch im eigenen Patientinnenkollektiv können wir die Wirksamkeit mit einer Reduktion des Vorlagenverbrauches im ersten Einnahmemonat bei über 60% der Patientinnen feststellen.

12.4.1.3 Dosierung

Die Dosis die für die Phase-III-Studien eingesetzt wurde lag bei 2x40 mg pro die. Eigene Erfahrungen zeigten, dass zu Beginn der Behandlung mit 2x40 mg die Nebenwirkungsrate wie Übelkeit und Erbrechen bei mehr als 20% der Patientinnen auftraten. Mittlerweile hat sich eine einschleichende Dosierung durchgesetzt:

Der Hersteller empfiehlt die initiale Gabe von 2 x 20 mg für 14 Tage, anschließend dann 2x40mg Gabe. Persönlich empfehlen wir den Beginn der Behandlung mit 20 mg für die ersten 4 Behandlungstage, dann 2x20 mg für 4 Tage gefolgt von der Dosis 20 mg morgens 40 mg abends, und ab dem 12 Behandlungstag 2x40 mg des Wirkstoffes (sog. Rüdesheimer Schema). Durch die Dosisreduzierung zu Beginn der Therapie ließ sich in unserem Patientinnenkollektiv die Nebenwirkungsrate signifikant reduzieren.

12.4.1.4 Indikationen

Die Indikationsfrage muss individuell gestellt werden, auch wenn Leitlinien generell den Einsatz von Duloxetin-HCL bei Belastungsharninkontinenz vor jedem operativen Eingriff aufzeigen. Es ist durchaus möglich, dass eine multimorbide Patientin, die schon eine Vielzahl Medikamente einnehmen muss, durch eine minimalinvasive einmalige Inkontinenzprozedur zuweilen unter Lokalanästhesie einen größeren Benefit erzielt als durch die Langzeiteinnahme von Duloxetin.

Ein weiterer Aspekt ist der Wunsch der Patientin, die einen hundertprozentigen Erfolg ohne Inkontinenzepisoden erwartet, was Duloxetin meist nicht zu Leisten vermag. Auch wenn minimal-invasive Operationsverfahren diesen Erfolg nicht garantieren können, ist die Erzielung von Trockenheit wahrscheinlicher. Ob es eine Differentialindikaton gibt hinsichtlich eines Therapierfolges, die eher für die Therapie von Duloxetin-HCL spricht als für minimal-invasive Methoden, ist noch unklar. Eine Deszensussituation mit Inkontinenz, bei der alleinige operative Inkontinenzverfahren zu einer Miktionsstörung führen könnten, wäre als solche Differentialindikation denkbar.

Im Hinblick auf Therapieschemata muss auch eine Umkehr des empfohlenen Regimes möglich sein, nämlich die Gabe von Duloxetin-HCL bei einer Inkontinenzoperation ohne suffizienten Effekt.

Für eine Duloxetineinnahme spricht, dass im Gegensatz zu jeder operativen Therapie keine Miktionsstörungen bekannt sind, und dass es zu keinem Qualitätsverlust an elastischem Gewebe kommen kann, welchen z.B. Operationen induzieren. Auch eine von einigen gefürchtete Langzeiterosionsneigung von bei Inkontinenzeingriffen eingesetzten Materialien ist nicht möglich.

Vorteilhaft an der Duloxetintherapie ist, dass nach Beginn der Therapie ein Erfolg relativ kurzfristig in Erscheinung treten muss. In klinischen Studien zeigen unter den Respondern 100% eine positive Wirkung nach spätestens 15 Tagen.

Bei fehlender Verbesserung der Situation nach 4 Wochen schleichen wir den Wirkstoff bei unseren Patientinnen im umgekehrten Rüdesheimer Schema wie oben beschrieben aus.

12.4.1.5 Nebenwirkungsspektrum (Abb. 101)

Eine Abhängigkeit der Nebenwirkungen von dem Patientinnenalter wird diskutiert. Klinische Studien zeigen eine ähnliche Verträglichkeit bei jüngeren und älteren Patientinnen.

12.4.1.6 Ergebnisse

In einer Phase II-Dosisfindungsstudie und einer Phase-III-Studie randomisiert, doppelblind, plazebokontrolliert wurde die Wirksamkeit und Sicherheit von Duloxetin ermittelt. In einer Metaanalyse wurden die Ergebnisse dieser Studien bezüglich der Dosierung 2x40 mg vs. Placebo verglichen. Die Metaanalyse zeigte folgende Ergebnisse (1913 Probandinnen): Die mediane Reduktion der Inkontinenzepisoden betrug 52% im Vergleich zu 33% bei den Patientinnen in der Plazebogruppe. Dieser Unterschied ist statistisch signifikant (p< 0,001). Die Untersuchung der Lebensqualität mittels I-QOL-Score zeigte einen mittleren Anstieg im I-QOL-Fragebogen um 9,2 Punkte und damit ebenfalls eine signifikante Erhöhung der Lebensqualität versus Plazebo.

In der Gesamtbetrachtung berichteten 64,6% der Patientinnen über eine Verbesserung der Gesamtsituation bezüglich der Harninkontinenz (PGI-I-Fragebogen). Bei den Nebenwirkungen wurde die Übelkeit als häufigste Nebenwirkung angegeben. 23,2% der Patientinnen in der Verumgruppe verspürten Übelkeit versus 5% in der Plazebogruppe. Die Intensität der Übelkeit wurde bei 92% der Probandinnen als leicht bis mäßig angegeben. Mundtrockenheit und Müdigkeit traten bei etwa 13,4 bzw. 12,7% der Probandinnen auf. Weitere Nebenwirkungen waren unter anderen Kopfschmerzen 9,7% und Schwindel 9,5%.

Nebenwirkungen > 5%

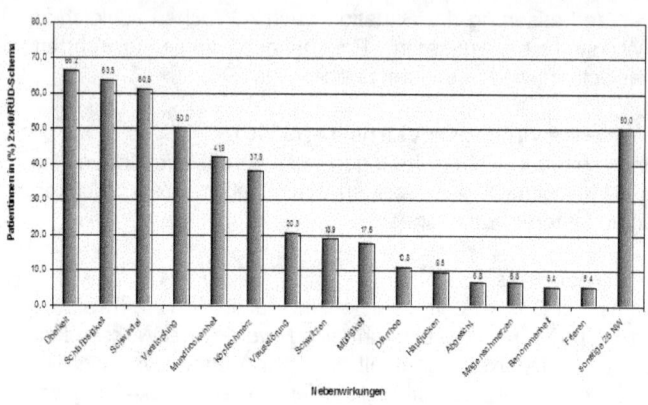

Abb. 101: Nebenwirkungen von Duloxetin

12.4.1.7   Eigene Erfahrungen mit Duloxetin (Abb. 102)

Die Betrachtung der Nebenwirkungen (qualitative Analyse), die bei mindestens 5 % der Patientinnen in beiden Behandlungsgruppen zu je 100 Patientinnen (erste Gruppe: ab Therapiebeginn volle Dosis; zweite Gruppe: Behandlung nach dem RÜD-Schema [s.o.] auftraten zeigt, dass **Übelkeit** die am häufigsten angegebene Nebenwirkung ist. Die weiteren Nebenwirkungen, die bei mehr als 60% der Patientinnen auftraten sind Schlaflosigkeit und Schwindel. Verstopfungen, die der Therapie zugeschrieben werden beklagten 50% der Frauen. Mit 41% ist die Mundtrockenheit das am häufigsten beklagte Symptom gefolgt von Kopfschmerzen die 38 % der Patientinnen als Symptom der Therapie zuordneten. Eine Visusstörung wurde von 20% der Patientinnen beschrieben. Weitere Nebenwirkungen sind Schwitzen bei 20% und Müdigkeit bei 18% der Frauen. Diarrhoe, Hautjucken, Abgeschlagenheit, Magenschmerzen und Benommenheit mit 5%   sind weitere Nebenwirkungen. Ereignisse die von weniger als 5% der Patientinnen beschrieben wurde sind 26 genannt. Eine dieser Nebenwirkung war eine Halluzination.

Übelkeit

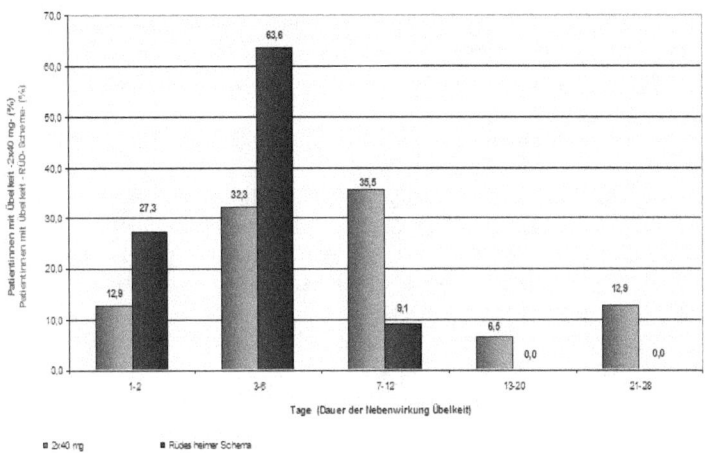

Tage (Dauer der Nebenwirkung Übelkeit)

□ 2x40 mg   ■ Rüdesheimer Schema

Abb. 102: Nebenwirkungsspektrum von Nebenwirkungsverhalten am Beispiel der Übelkeit bei initialer Volldosis vs. Anwendung des „Rüdesheimer Schemas [RÜD-Schema]"

Die nach Einnahmemodus betrachteten Ergebnisse zeigen, dass die Übelkeit bei Volldosis in 78% und bei einschleichender Therapie nur in 50% der Fälle auftrat. Das Maximum der Übelkeit findet sich am 2. Therapietag (63% der Patientinnen die Übelkeit verspürten merken sie zu diesem Zeitpunkt). Bei Applikation nach dem RÜD-Schema trat sie am 5. Tag auf. Die Häufigkeitsverteilung zeigt, dass selbst bei Erreichen der Volldosis deren Nebenwirkungshäufigkeit nie erreicht wird. Nebenwirkungen finden sich vor allem in den ersten Tagen der Therapie und innerhalb der ersten 28 Behandlungstage werden sie immer seltener beschrieben. Die Frage, wie lange die einzelne Patientin mit dem Andauern einer Nebenwirkung rechnen muss, lässt sich zumindest für die untersuchten Kollektive beantworten: bei 90% der Patientinnen nach RÜD-Schema tritt die Übelkeit über max. 6 Tage auf, während 54% der Patientinnen der Volldosis die Übelkeit mehr als 7 Tage verspürten.

Schwindel trat in der Volldosis-Gruppe bei 52,3% und bei 31,8% der Patientinnen der RÜD-Schema-Gruppe auf, Schwindel empfanden am ersten Tag der Behandlung 44% Patientinnen der Volldosisgruppe und 23% der RÜD-Schema-Gruppe. Wieder zeigt sich, dass auch bei Erreichen der Volldosis kein Anstieg der Nebenwirkungsrate auftritt. Schwindel nimmt in beiden Behandlungsgruppen im Verlauf der Therapie fast stetig ab und tritt ab dem 20 Behandlungstag kaum noch auf. Länger als 12 Tage hatten in der RÜD-Gruppe 14,3% der Patientinnen Schwindel, in der Volldosisgruppe 24%.

Ähnliche Ergebnisse liegen bezüglich der Wahrscheinlichkeit, dass eine Patientin zu einem bestimmten Zeitpunkt der Behandlung eine bestimmte Nebenwirkung aufweist vor: eine fast zu jedem Zeitpunkt der Behandlung reduzierte Nebenwirkungsrate bei einschleichender Einnahme (vgl. Abb. 159). (Auftreten der Nebenwirkung während 28 Tage getrennt nach Therapieschema: Schlaflosigkeit 67,5% vs. 45,5%; Kopfschmerz 37,5 vs. 36,4 %).

Abbrüche der Therapie erfolgten in der Gruppe, die die Volldosis erhielt, bei 21,6% der Patientinnen und bei 11,1% der Patientinnen in der RÜD-Schema-Gruppe. Eine ärztliche Behandlung aufgrund der Nebenwirkungen erfolgte nicht.

In der Betrachtung der Effektivität der Therapie anhand der individuellen Vorlagenreduktion zeigt eine Vorlagenreduktion bei 61,2% der Patientinnen, keine Reduktion gaben 38,8% der Patientinnen an. Um die Effektivität weiter zu beschreiben wurde ausgewertet, welches Ausmaß die Reduktion annahm. Mehr als 60% Reduktion der Vorlagenanzahl hatten 65% der Patientinnen, die eine Reduktion angaben.

Auch interessierte, ob Patientinnen die ein Dranggefühl bei nicht voller Blase verspürten (keine Dranginkontinenz!), eine Reduzierung desselben empfanden. Diese Frage beantworteten 52% als positiv. Die Lebensqualität wird von mehr als 50% der Patientinnen als besser bzw. wesentlich besser eingestuft. 4% bezeichnen sie als gut und 26,7% als unverändert.

Eine Fortführung der Therapie wünschen 63% der Patientinnen der RÜD-Schema- Gruppe und 50% der Volldosisgruppe. Leider machten zu dieser Frage 14,8 Prozent der RÜD-Schema-Gruppe keine Angabe (2% der Volldosisgruppe).

12.4.1.8 Kritische Bewertung

Aufwand, Effektivität und unerwünschte Wirkungen müssen in einer vernünftigen Relation zueinander stehen. Eine Therapie mit einer sehr guten Erfolgsrate, aber einer hohen Anzahl Nebenwirkungen ist ebenso wenig erwünscht wie die nebenwirkungsfreie Behandlung ohne Effektivität. Wird Harninkontinenzoperationen eine gute Effektivität bei geringer Komplikationsrate zugeschrieben, so sind hier die Probleme zu sehen in dem Aufwand einer stationären Therapie inkl. Narkose, ggf. in dauerhaften Veränderungen durch Narben und der Erzeugung unphysiologischer Gewebeverhältnisse sowie Versagern (TVT < 13%) mit verringerter Wahrscheinlichkeit des Erreichens einer restitutio ad integrum.

Die Ergebnisse der medikamentösen Therapie der Harninkontinenz mit Duloxetin zeigen bezüglich der Gesamtnebenwirkungsraten beider untersuchten Kollektive eine doch recht hohe Anzahl von Nebenwirkungen [NW], inkl. kumulierter Nebenwirkungen (bei ein und der selben Patientin). Demgegenüber steht eine Effektivität (gemessen an der individuellen Vorlagenreduktion) von immerhin 60%. Diese Relation bewertet jeder anders (Patientinnen, Therapeuten, Industrie). Die Bewertung wird aber besser ausfallen, wenn die die Nebenwirkungsrate sinkt. Durch Einschleichen kann dieses Ziel erreicht werden, ohne das Resultat der Behandlung zu beeinflussen, sieht man davon ab, dass unter Umständen die Effektivität des Wirkstoffes schneller bei Gabe der Volldosis eintritt. Eine Patientin, die über lange Zeit unter Harninkontinenz gelitten hat, wird sicherlich ein paar Tage länger auf den therapeutischen Effekt warten können, wenn sie dafür eine verträgliche Therapie erhält. Die Ergebnisse beider Kollektive zeigen, dass die meisten Nebenwirkungen zu Beginn der Behandlung eintreten, allerdings je nach Therapiemodus auf einem deutlich reduzierten Niveau beim Einschleichen des Wirkstoffes. Die Nebenwirkungszeitprofile zeigen eine Angleichung der Häufigkeit einer NW im Verlauf der Behandlungstage auf niedrigem Nebenwirkungsniveau. Die Nebenwirkungsraten der Volldosistherapie weichen deutlich von denen des Herstellers in den durchgeführten Phase-III-Studien (1913 Patientinnen) ab. Hier wurden z. B. nur bei 25,1% der Patientinnen Übelkeit im Zusammenhang mit der Therapie beklagt (Müdigkeit 10,1%, Schlaflosigkeit 13,7%, Schwindel 11%).
Es gibt aber auch bei diesen Studien eine Subgruppe (Patientinnen mit schwerer HIK, die vor einer Operation standen)) in der z. B. 45,5% Übelkeit und 27,3 % Kopfschmerz angaben.

Inwiefern die Pharmakokinetik hierbei eine Rolle spielt, kann diskutiert werden. Zumindest ist das Studienkollektiv der Metaanalyse mit 53,7 Jahren um durchschnittlich 7 Jahre jünger als das von uns untersuchte Gesamtkollektiv. Klinische Herstellerstudien zeigen, dass für Patientinnen älter 65 Jahre eine vergleichbare Verträglichkeit besteht wie für die Gesamtstudienpopulation der Metaanalysen. Dennoch bleibt festzuhalten, dass ein Einfluss der Halbwertszeit der älteren Patientinnen gegenüber dem Gesamtkollektiv festgestellt wurde. Dass das Alter in unseren Studienkollektiven nicht für die Nebenwirkungsrate verantwortlich gemacht werden kann, zeigt die zufällige Übereinstimmung der Altersmediane von 60,9 Jahren. Allerdings unterschieden sich die Kollektive hinsichtlich des BMI: der höhere BMI gehört zu der Gruppe mit einschleichender Dosierung. Der Einfluss des BMI auf die Pharmakokinetik von Duloxetin ist uns nicht bekannt. Eine von der Herstellerempfehlung abweichende Dosierung wurde von uns kritisch diskutiert und erst nach Rücksprache mit Kollegen aus dem psychiatrischen Fachgebiet, die seit vielen Jahren klinische Erfahrung mit Serotonin- und Noradrenalinwieder-aufnahmehemmern haben und nach umfassender Aufklärung der Patientinnen verantwortet. Hinsichtlich des Einschleichens hat der Hersteller insofern reagiert, als eine SGGB-Studie unter Einschluss von 512 Patientinnen durchgeführt wurde die unsere Ergebnisse und das von uns vorgeschlagene Einschleichen bei Duloxetin bestätigte.

Ereignisse, die von weniger als 5% der Patientinnen beschrieben wurden, sind 26 genannt. Da diese z. T. nur einmal genannt wurden und auch unter rationalen Gesichtspunkten eher nicht der Therapie zugeordnet werden können (Rückenschmerzen), wird auf diese nicht näher eingegangen. Dennoch sollte eine Nebenwirkung nicht unerwähnt bleiben: eine Patientin hatte am vierten Tag der Therapie der Volldosis eine Halluzination während einer Autofahrt beschrieben. Unerwähnt sollte diese NW vor allem nicht bleiben, weil sie für die Patientin unter Umständen schwere Folgen hätte haben können (Autounfall mit Fußgängerbeteiligung). Der verordnende Arzt muss als forensische Konsequenz die Frage beantworten, ob seine Aufklärung adäquat erfolgte. In jedem Fall muss jede schwere Nebenwirkung, die unter Einnahme eines Medikamentes auftreten kann und auch mit Wahrscheinlichkeit mit dieser Einnahme in Verbindung steht, dem Hersteller gemeldet werden. Dieser wird die Fälle prüfen und ggf. Warnhinweise verfassen.

Die Empfehlung der WHO hinsichtlich der Durchführung einer Duloxetintherapie im Rahmen eines Behandlungsschemas muss kritisch gesehen werden. Zum einen erfolgte diese Empfehlung aufgrund weniger Studien zu einem Zeitpunkt, zu dem es noch zu wenig Anwendungserfahrung gab (vgl. Ereignis „Halluzination", welches laut Angaben des Herstellers erst zweimal europaweit auftrat) und noch viele Fragen offen waren (zum Beispiel nach einem einheitlichen Schema zum Ausschleichen der Behandlung oder die Antwort auf die Frage, ob ein Behandlungserfolg durch Absetzen der Behandlung nachlässt oder mit der Zeit ein Gewöhnungseffekt eintritt und der Wirkstoff an Effektivität einbüßt). Ganz zu schweigen von Langzeitnebenwirkungen, die zwar von ähnlichen Wirkstoffen bekannt sind, aber eben nicht von Duloxetin in der verwendeten Dosierung. In jedem Fall muss eine individuelle Therapieentscheidung getroffen werden. Es sollte nicht prinzipiell nach einem starren, vorgegebenen Schema vorgegangen werden. Es ist durchaus möglich, dass eine multimorbide Patientin nach Abwägung einen größeren Nutzen durch eine Inkontinenzoperation (minimal-invasiv durchgeführt) hat, als durch eine insgesamt belastendere medikamentöse Therapie mit geringerer Effektivität. Auf der anderen Seite kann auch nach einer fehlgeschlagenen Inkontinenzoperation eine Duloxetineinnahme versucht werden.

Es gibt keine Standardempfehlungen, wie im Einzelnen mit Nebenwirkungen (NW) umgegangen werden soll. Die Übelkeit unter Duloxetin gilt als relativ behandlungsresistent. Wann bei Nichterfolg eine Therapie abgebrochen werden kann/sollte, ist auch nicht eindeutig zu sagen. Die Erfahrung bei Behandlungsfällen auch außerhalb des beschriebenen Kollektivs lassen vermuten, dass wenn nach 4 Behandlungswochen keine Veränderung eingetreten ist, die Behandlung beendet werden kann, da durch eine längere Einnahme keine Verbesserung mehr erreicht wird. Welche Patientinnen überhaupt prospektiv von einer Behandlung profitieren, ist noch nicht geklärt. Bis jetzt gilt bezüglich der Therapie das Prinzip des „Ausprobierens". Eine individuelle — am Wohl des Patienten orientierte - Behandlung berücksichtigt auch, dass Patientinnen beim Auftreten von Nebenwirkungen unter Umständen im häuslichen Umfeld ohne Ansprechpartner sein können. Um auch solchen Patientinnen gerecht werden zu können, sollte eine enge Patientenführung erfolgen, ggf. auch unter stationären Bedingungen, im Wissen, dass die meisten NW in den ersten Tagen der Behandlung auftreten.

Eine Sozialanamnese ist zu erheben, ebenso eine Medikamentenanmnese, beide sind zu dokumentieren. Wegen der nicht vorhersagbaren NW sollte z. B. bei Patientinnen vor bevorstehender Autofahrt oder vor einer Prüfungssituation eine solche Therapie nicht eingeleitet werden.
Bei rationalen Überlegungen bezüglich der Harninkontinenzentstehung sollten es vor allem die Patientinnen sein, die ein muskuläres Defizit im Bereich der periurethralen Muskulatur haben. Ob eine Stimulation bei normaler muskulärer Aktivität eine Kompensation anderer defizitärer Kontinenzmechanismen erreicht, ist noch zu untersuchen.

12.4.1.9 Schlussbetrachtungen

Die Weltgesundheitsorganisation empfiehlt schon kurz nach Einführung des Medikamentes Duloxetin, dieses als festen Bestandteil eines Behandlungsschemas für Harninkontinenz aufzunehmen. Im Rahmen des konservativen Therapiespektrums kann mit Yentreve® in einigen Fällen ein Erfolg in der Behandlung der Symptome der Belastungsharninkontinenz erzielt werden. Das Medikament ist zu Beginn der Behandlung nicht nebenwirkungsarm, allerdings kann eine einschleichende Behandlung die Nebenwirkungsrate deutlich reduzieren. Eine medikamentöse Therapie sollte individuell ohne unkritische Übernahme von starren Behandlungsschemata erfolgen. Dabei ist vor allem auch auf das Nebenwirkungsspektrum der Therapieformen zu achten. Im Einzelfall ist auch eine Umkehr der von den verschiedenen Fachgruppen (ICS, WHO, AGUB) vorgeschlagenen/empfohlenen Schemata zu erwägen, zum Beispiel bei Misserfolg einer Inkontinenzoperation.
Unsere hier reportierten persönlichen Erfahrungen mit dem Wirkstoff sollen dazu beitragen, ein tieferes Verständnis für diese Therapie und ihre pharmakodynamischen Eigenschaften zu entwickeln. Dabei soll ein spezieller Schwerpunkt auf den Nebenwirkungen liegen, denn eine neue Therapieform sollte nicht nur an den Erfolgsraten gemessen werden, sondern auch der potentielle Schaden den sie verursacht, muss mit erwogen werden. Nur die Einsicht in unerwünschte Wirkungen einer Therapie ermöglicht uns Ärzten dem §8 der Musterberufsordnung gerecht zu werden, nämlich der ... rechtzeitigen und vollständigen Aufklärung über Risiken, Nebenwirkungen, Unverträglichkeiten, Dosierung, usw.

Kapitel 13 Operative Behandlung der Belastungsharninkontinenz – „moderne" Verfahren

In diesem dreizehnten Kapitel erfahren Sie etwas über die modernen operativen Behandlungsformen der Belastungsinkontinenz. Es werden die Operationsverfahren mit ihren typischen Risiken und Komplikationsmöglichkeiten, sowie ihren Nebenwirkungen dargestellt. Sie sind die heute vordergründig angewendeten Verfahren und stehen damit den klassischen Verfahren (vgl. Kapitel 9) gegenüber.

13.1 Allgemeines

Eine Operation ist **niemals** die erste Maßnahme bei weiblicher Stressharninkontinenz: Östrogene, Beckenbodenphysiotherapie, Ausschluss eines motorischen Drangs, Elektrostimulationstherapie wo nötig müssen den operativen Maßnahmen vorangehen, um zu heilen oder die Symptome zu bessern.
Die Gründe, um stressinkontinent zu werden, sind zahlreich, genauso wie die Defekte, die auftreten **können**. Aber nicht alle Defekte werden enthüllt oder werden vom Untersuchenden erkannt, sogar in einer sehr genau ausgeführten Untersuchung.
Die als Patientin müssen sich bewusst sein, dass der Erfolg in einer Inkontinenzoperation nicht unbedingt das Erreichen einer kompletten Kontinenz bedeutet. Besserung ist auch ein Erfolg, besonders wenn ein Ausbruch der Drangsymptome als ein Nebeneffekt vermieden werden kann.
Nach einer nicht erfolgreichen konservativen Behandlung wie auch in Fällen von unzulänglichen Effekten derselben kann es sein, dass eine Operation seitens der Patientin gewünscht wird. Die präoperative Bewertung der Ausprägung der Inkontinenz, vorausgegangene operative und konservative therapeutische Maßnahmen, urologische, gynäkologische und andere physische Störungen oder Begleitumstände, z.B. auch die tägliche oder unregelmäßige pharmakologische Behandlung einer Begleiterkrankung, könnten den der Patientin gegebenen Rat beeinflussen.
Bei **gemischter Inkontinenz** müssen relevante Gründe für die Drangsymptome zuerst überprüft werden, eine probatorische pharmakologische Behandlung der Drangsymptome ist ratsam. Gibt es einen anatomischen Defekt, welcher den Ausbruch der Drangsymptome erklären könnte? Auch diese Frage wäre zu klären.

13.1.1 Zugangswege

• Vagino-abdominal retropubisch
unterhalb der endopelvinen Faszie im Bereich der Scheide gelegen, penetriert das Implantat die endopelvine Faszie im Bereich des Arcus tendineus auf beiden Seiten und gelangt so in den retropubischen Raum (Cavum Retzii). Entlang der Rückseite des Os pubis penetriert es dann die Bauchwand im Bereich der Faszie und angrenzenden Rectus-abdominis-Muskulatur. Durch das Fettgewebe gelangt es schließlich in den Bereich der Hautinzisionen suprasymphysär.

• Abdomino-vaginal retropubisch
hier wird der gleiche Weg in umgekehrter Reihenfolge beschritten.

• transobturatoriell „outside-in"
nach der Penetration von Haut und Körperfaszie am Übergang Labia maiora/Schenkelbeuge am Übergang des kranialen zum mittleren Drittel der vorderen palpablen Zirkumferenz des Foramen obturatum durchläuft das Implantat folgende Strukturen: M. gracilis, M. adductor brevis, M. obturatorius internus, Membrana obturatoria, unter oder durch den M. obturatorius internus, periurethrale endopelvine Faszie (darunter = ohne Beziehung zum Cavum Retzii, darüber = durch den Boden des Cavum Retzii – hier besteht bei einem lateralen Defekt der endopelvinen Faszie mit einer vesikalen Rezessusbildung lateral im Bereich des Blasenbodens Perforationsgefahr für die Blase) dissezierter Raum zwischen Vaginalhaut und endopelviner Faszie zur Inzision unter der Mitte der Urethra

• transobturatoriell „inside-out"
hier wird grundsätzlich der gleiche Weg in umgekehrter Reihenfolge beschritten.

Verlaufsrichtung und Traktionsvektor der Implantate sind im Vergleich zu den retropubischen Verfahren somit etwas unterschiedlich: das retropubische Band liegt u-förmig, das transobturatorielle v-förmig unter der Mitte der Urethra. Die kritischen Strukturen (Vasa obturatoria) liegen ausreichend weit entfernt vom Stichkanal.

13.1.2 Anästhesie

Lokalanästhesie ist möglich, ebenso eine Form der Regionalanästhesie (z.B. Spinalanästhesie). Aufgrund der kurzen Eingriffsdauer (für retropubische unkomplizierte Operationen 15—20 Minuten, für transobturatorielle Eingriffe 5—10 Minuten Schnitt-Naht-Zeit) ist eine (Larynx-)Maskennarkose (z.B. Propofol/Rapifen) möglich. Möchte man auf einen intraoperativen Hustentest nicht verzichten, so ist die Kombination von Lokalanästhesie mit Analgosedierung zu bevorzugen.

13.1.3 Notwendige präoperative Diagnostik

*   Laborparameter, EKG und Röntgen-Thorax gemäß lokalen Standards
*   Obligat: Ausschluss einer Harnwegsinfektion sowie Ultraschalluntersuchung der Nieren (Harnstau?)
*   Kontrolle auf suffiziente (lokale) Östrogenisierung
*   Ausschluss einer Kolpitis
*   Ausschluss einer Hautaffektion im Operationsgebiet (z.B. Infektion, Neoplasie)
*   Ausschluss einer Neoplasie (z.B. Genitale, Blase)
*   Beurteilung der Anatomie (Inspektion, Palpation, Funktionstests, bildgebende Diagnostik [abdominaler und perinealer Ultraschall, um zu erkunden die Mobilität, Position, Trichterformung des Blasenhalses und Beckenbodenreaktion zum Kneifen und Pressen Manöver ausreichend) und Abklärung einer Bedürftigkeit nach einem Zusatzeingriff (deszensuschirurgische Maßnahmen)
*   Ultraschall der Nieren
*   Videourodynamiken sind nicht überall möglich und deswegen kann es nicht zum generellen Standard in der Diagnostik der Stressharninkontinenz werden (vor der Operation). In vielen Fällen sind genaue konventionelle Urodynamik und ein guter Standard in dem perinealen Ultraschall (oder Introitussonographie) ausreichend.
*   MRI-Studien sind sehr hoch entwickelt, aber auch teuer. Deshalb sollten sie beschränkt werden auf die Fälle, in denen die Entscheidung für das Verfahren abhängig von dem MRI-Befund ist.
*   Urodynamik zum Ausschluss einer Detrusorproblematik incl. Restharnbestimmung
.

- Die Standards überall auf der Welt sowie die Möglichkeit, eine urodynamische Studie präoperativ anfertigen (lassen) zu können, bevor man eine inkontinente Frau operiert, variieren erheblich und lokale medico-legale Protokolle sollten respektiert werden, um Ärger durch (möglicherweise gerechtfertigte?) Beschuldigungen von unzufriedenen Patientinnen zu vermeiden. Urodynamiken sind für die Patientinnen unangenehm, aber man sollte nicht die Schuld auf die Patientin schieben, wenn eine falsche Entscheidung zu einer Behandlung auf einer nicht durchgeführten Urodynamik vor der Operation basiert.
- Ausschluss einer Dranginkontinenz
- Ruhe- und Stressprofil der Urethra macht postoperatives Monitoring einfacher, Valsalva Leak Point Pressure in einigen Fällen nützlich
- Inspektion und Palpation der Vagina und des Beckenboden inklusive Stresstest (Untersuchung muss mit gefüllter Blase stattfinden)
- Uroflowmetrie (optional)

fakultativ: Bewertung der Funktionalität der Beckenbodenmuskulatur (mit schlechter werdender Kontraktilität der Muskulatur verschlechtert sich die Aussicht auf Erfolg mit einer spannungsfreien Technik, deren Wirkprinzip unter anderem die Kontraktilität der Beckenbodenmuskulatur impliziert).

13.1.4 Notwendige intraoperative Diagnostik
Bei den retropubischen Techniken ist die intraoperative Zystoskopie obligat, bei den transobturatoriellen Techniken ist sie bei übersichtlicher Anatomie und unkomplizierter Operation ohne Verdacht auf Blasenläsion verzichtbar.

13.1.5 Patientenaufklärung und spezielle Risiken
Nach aktueller Datenlage ist das Risiko für Blasenperforationen und postoperative Blutungen bei den retropubischen Verfahren gegenüber den transobturatoriellen Techniken erhöht bei zumindest Äquieffektivität im Hinblick auf die erzielte Kontinenzrate. Das Vermeiden der Passage des Cavum Retzii erhöht somit die Sicherheit der Methode ohne starke Einbußen hinsichtlich der Ergebnisse. Mit der Zeit zeigte sich aber, dass größere Lageinstabilität und Knochenhautirritationen/Erosionen der Scheidenhaut am knöchernen Umlenkpunkt bei der TOT-Methode bei vielen Operateuren der retropubischen Methode zur Bevorzugung von retropubischen Bändern [TVS(r)] führten.

Die Alternative entfällt, wenn die Indikation zur Anwendung der paraurethralen Technik gestellt wird. Überkorrektur mit Retention bis hin zum völligen Unvermögen, die Blase zu entleeren, sowie die Induktion einer Drangsymptomatik bzw. die Manifestation einer durch schwere zusätzliche Stressinkontinenz maskierten Detrusorinstabilität sollten erwähnt werden. Ebenso die Möglichkeit des Versagens (in Abhängigkeit von Befund und Voroperation(en) in 5—40%). Selten Einwandern des Materials in die Blase oder Urethra oder infolge primär übersehener intraluminaler Bandlage. Nach den vorliegenden Berichten ist das Risiko der Läsion des N. obturatorius offensichtlich geringer als das der Läsion von Beckenwandgefäßen bei den retropubischen Techniken.

13.1.6 Vor Beginn der Operation

Single-shot Antibiose (z. B. Cephalosporin 2. oder 3. Generation, Gyrase-Hemmer)

13.1.7 Postoperativ

• Postoperative Behandlung: Wenn eine Drainage im Cavum Retzii liegt oder eine vaginale Tamponade, wird diese normalerweise nach 24 Stunden entfernt. Blasentraining mit Miktionsprotokoll am 3—5. Tag beginnend. Ziehen des suprapubischen Katheters, wenn der Restharnwert unter 50 cm³ liegt. Ein Nierenultraschall sollte durchgeführt werden, bevor die Patientin entlassen wird. Antibiose gemäß dem klinischen Standard.

• Postoperativ: Vermeiden von schwerem Heben und anstrengender Arbeit für mindestens 6 Wochen, kein Geschlechtsverkehr für ungefähr 2—4 Wochen abhängig vom vaginalen Heilungsstatus.

• TVS:

   ▪ Transurethraler Katheter und Tamponade bis zum Morgen des ersten Tages postoperativ, dann Entfernung und sonographische Restharnkontrollen. In der Regel spätestens Entlassung am 2. Tag nach der OP

   ▪ Nach 1—2 Wochen können wieder alle normalen Aktivitäten fortgesetzt werden (außer dem Heben und Belasten).

• Bei Allergiepatientinnen saisonale Besonderheiten bei der Terminwahl beachten

13.2 Spannungsfreie mitturethrale retropubische Schlingen (TVS) – Typ" TVT®" (Abb. 102)

13.2.1 Wirkmechanismus

Der Wirkmechanismus des alloplastischen spannungsfrei implantierten und unter der Mitte der Urethra gelegenen Prolenenetzstreifens (z. B. TVT®, SPARC®, Uretex®, Serasisband®) ist neben der „Hängemattenwirkung" des Bandes nach der Integraltheorie noch ein völlig anderer:
- *die Ligg. pubourethralia werden in ihrer Funktion nachgeahmt/ersetzt*
- *die zu lockere Scheide unter der Urethramitte wird ersetzt*
- *die bindegewebige Verbindung zwischen*
  - *Urethra*
  - *Scheidenwand*
  - *Bandapparat*
  - *Beckenbodenmuskulatur*
wird induziert und zu (erneutem) Zusammenwirken gebracht (Abb. 103).

Bei außerhalb des „abdomino-pelvinen" Gleichgewichts gelegenem Blasenhals (also unter der Beckenbodenebene) wird nach erfolgreicher Implantation Kontinenz erreicht, ohne den Blasenhals wieder über die Beckenbodenebene und damit in den Bereich des abdomino-pelvinen Gleichgewichts zu heben.

13.2.2 Indikationen
- Reine Stressinkontinenz (i. d. R. nach erfolgten nicht-operativen Therapieversuchen) – primär oder im Rezidivfall infolge urethraler Hypermobilität und/oder intrinsischer Sphinkterinsuffizienz vorausgesetzt, die Urethra ist noch hinreichend mobil (vgl. bildgebende Diagnostik)
- Mischinkontinenz, wenn
  - die Urgekomponente (medikamentös) erfolgreich unterdrückt werden kann
  - die Urgekomponente (wahrscheinlich) in einer Insuffizienz der Pubourethralligamente (periurethrale Fixierung) begründet liegt
  - Urgeinkontinenz, die (wahrscheinlich) in einer Insuffizienz der periurethralen Fixierung begründet liegt
- larvierte Stressinkontinenz, die nach Senkungsoperationen auftritt (in gleicher oder einer weiteren Sitzung).

Abb. 102: mitturethrale spannungsfreie Schlingentechnik mit
Mittellinieninzision vaginal

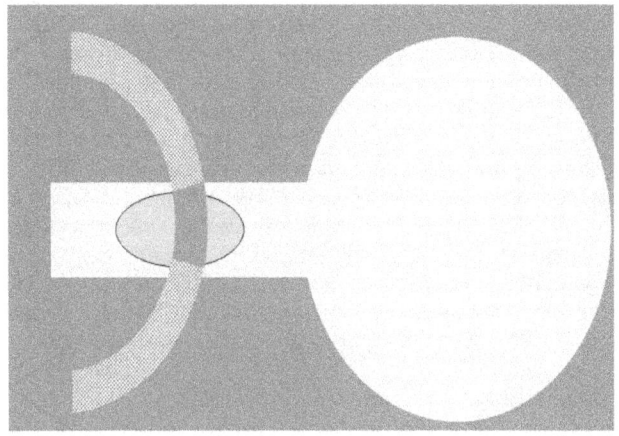

Abb. 103: Wirkungsmechanismus der spannungsfreien mitturethralen
Schlingen nach der Integraltheorie von Petros/Ulmsten

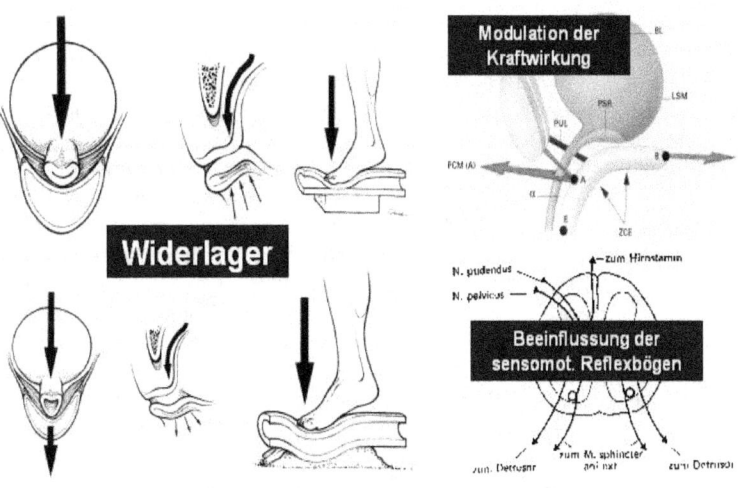

Es ergeben sich zunächst die gleichen Indikationen für die retropubischen wie für die transobturatoriellen Verfahren. Es gibt allerdings derzeit noch nicht genügend Daten darüber, bis zu welchem Schweregrad des paraurethralen Fixierungsdefektes der Scheide die transobturatorielle Technik in der Lage ist, diesen in ausreichendem Maß mit zu beheben und damit die Zahl paraurethraler retropubischer Eingriffe zu reduzieren, z.B. in Fällen geringer oder mittelschwerer paraurethraler Defekte. Auch gibt es noch nicht genügend Daten zu der Frage, ob Frauen mit intrinsischer Sphinkterdefizienz (ISD) vom retropubischen oder transobturatoriellen Band mehr profitieren unter der Prämisse, dass beide Verfahren das Band spannungsfrei/-arm unter der mittleren Urethra platzieren und nicht nach dem Ergebnis eines intraoperativen Hustentests (was zu Obstruktion und/oder Drang führt/führen kann, wenn der spannungsfreie/-arme Bereich verlassen wird, um einen negativen intraoperativen Hustentest zu erzielen).

13.2.3 Nachbetreuung

Die Miktion sollte, bei normaler Flüssigkeitszufuhr, binnen der folgenden zwei bis drei Stunden nach Katheterentfernung erfolgen. Das Pflegepersonal überwacht die Vitalparameter und achtet auf einen evtl. Miktionsversuch nach Ablauf dieser Zeit. Da in den allermeisten Fällen nach Verlegung der Patientinnen aus dem OP ohne Katheter höhere bis hohe Restharnwerten beobachtet werden (bis 250 ml und mehr) und sich diese im Laufe des OP-Tages nicht immer sicher auf normale Werte reduziert, sind wir (wie sonst nur bei den Fällen, bei denen es im Laufe der postoperativen Phase nicht zur Spontanmiktion kam) dazu übergegangen, die Patientin mit einem transurethralen Katheter (14 Charr.) aus dem OP zu verlegen und diesen bis zum folgenden Morgen zu belassen. In fast allen Fällen kommt es am ersten postoperativen Tag zu einer (praktisch restharnfreien) Spontanmiktion. In den Fällen, wo der Restharn erhöht ist, ist sonographisch und palpatorisch besonders gründlich nach einem möglichen periurethralen Hämatom zu fahnden. Empfohlen wird generell die kurzstationäre Durchführung des Eingriffs (1-2 tage postop. stationär zur Miktionsüberwachung). Bei Frauen ohne Katheter ist bei fehlender Spontanmiktion nach ca. 3 Stunden auch an eine leere Blase infolge des Volumenmangels durch Nüchternheit vor der OP zu denken. Man sollte diese Fälle dann per Ultraschall auf den Füllungszustand der Blase hin kontrollieren und bei wenig Ausscheidung diese durch mehr Trinken/eine Infusion anregen.

Eine analgetische Therapie ist in der Regel postoperativ nicht erforderlich. Die Patientinnen erhalten, bei Fehlen entsprechender Kontraindikationen, auf Station ein Diclofenac Suppositorium (100 mg). Selten ist die Gabe stärker wirksamer Analgetika (Paracetamol, Novaminsulfon, Tramadol) erforderlich.

Hinsichtlich der postoperativen Verhaltensmaßregeln werden die Patientinnen folgendermaßen aufgeklärt (Auszug aus dem Aufklärungsbogen für Patientinnen mit TVS-Operation):

„In der Regel sollten zwei Wochen Krankschreibung genügen. Die Zeitspanne hängt natürlich mit von der Arbeit ab, die Sie verrichten müssen. Besprechen Sie die Details mit Ihrer/-m Ärztin/Arzt. Während der Zeit der Krankschreibung sollten Sie nicht mehr als 2—3 kg heben. Wird die Bauchdecke falsch belastet, kann es zu einem Verrutschen des Bandes und damit zu einem Wiederauftreten der Undichtigkeit kommen (vorübergehend oder andauernd).

Vollbäder und Geschlechtsverkehr sollten für ca. 3—4 Wochen unterbleiben, um der Scheide ausreichend Zeit zum Abheilen zu geben. Ihren gewohnten Aktivitäten können Sie nach ca. 6-8 Wochen wieder nachgehen.

Nach einigen Wochen (ca. 4—6 Wochen) werden sich die Scheidennähte auflösen und als kleine Stückchen Faden aus der Scheide kommen. Dies sollte Sie nicht beunruhigen. Während dieser Zeit können Sie auch etwas vermehrt Ausfluss haben, das sollte Sie aber auch nicht stören. Duschen ist jederzeit erlaubt. Vermeiden sollten Sie neben Vollbädern selbstverständlich auch Schwimmbad- und Saunabesuche. Während des ersten Vierteljahres ist die Östrogengabe lokal bei vielen Patientinnen empfehlenswert (alle 4—5 Tage 0,5 mg Estriol lokal sind ausreichend und sinnvoll)."

13.2.4 Komplikationen und Folgeerscheinungen (vgl. Tab. 14)

13.2.4.1 Intraoperative Phase
13.2.4.1.1 Blasenperforation (Abb. 104 A—C)

Mit einer Blasenperforation ist in bis zu 5% der Fälle zu rechnen, zu Beginn der Lernkurve etwas häufiger. Sie ist nicht signifikant häufiger bei voroperierten Patientinnen. Wohl kann aber die Obliteration des Cavum Retzii nach Vor-OP wie Burch oder Faszienzügel-OP die Passage hier erschweren. Die Anwendung einer Katheterführung verhindert die Punktion der Blase im Bereich der Basis und damit ureternah nicht sicher, wir verwenden seit vielen Jahren keine mehr. Weitgehend vermeiden lässt sich die Perforation, wenn die Nadeln beim retropubischen Durchführen immer in engem Kontakt mit dem Periost bleiben und als Ausstichstelle ein Punkt ca. 2 cm lateral der Mittellinie und etwa 1—1,5 cm unter der der Projektion der Oberkante des Os pubis im rechten Winkel auf das Hautniveau entsprechenden Linie gewählt wird (Abb. 105)

Wurde perforiert, so bestehen zwei grundsätzliche Möglichkeiten:

- die Perforation wurde bei noch im Kanal steckender Nadel im Rahmen der Zystoskopie bemerkt. Dann wird die Nadel auf dem Stickkanal zurückgezogen, die Blase entleert, die gleiche Nadel etwas weiter lateral durch das Cavum Retzii gestochen und erneut zystoskopiert.

- die Perforation wird bei der Zystoskopie nicht gesehen/übersehen. Das kann auch bei sorgfältiger Videozystoskopie vorkommen, v.a. bei trotz 250 ml Volumen noch schlaffen Blasenwänden, die die typische Region der Perforation, nämlich zwischen 10 und 12 oder 12 und 2 Uhr nahe dem Meatus internus, nicht entfalten. Daher sollte in jedem Fall darauf geachtet werden, die Nadel nach der Zystoskopie bei noch gefüllter Blase nach außen zu ziehen. So wird der Defekt etwas größer und Wasser tritt entweder aus der vaginalen oder aus der abdominalen Wunde aus (oder aus beiden). Eine blutfreie Aspiration von Blaseninhalt oder ein fehlender Flüssigkeitsaustritt sind aber kein Ersatz für die sorgfältige Zystoskopie und nicht zwingend im Falle einer Perforation zu beobachten. Flüssigkeitsaustritt oder blutiger Urin sind n jedem Fall ein Grund, **nochmals** gründlich zu zystoskopieren. Man wird dann das Band wahrscheinlich doch erkennen können. Die Nadel muss abgeschnitten und das Band zurückgezogen werden, wenn es sich um eine fixierte Kombination handelt. Auch hier wird die Prozedur wiederholt. Zur besseren Identifizierung sind viele Bänder heute (blau) eingefärbt.

In Fällen einer Perforation erhält die Patientin zwingend bis zum kommenden Tag einen transurethralen Katheter. Weitergehende Probleme haben wir bislang nicht gesehen., insbesondere keine Fistelbildung.

Komplikation	n=	%	Bemerkungen
Blasenperforation	18	4,5	Nicht signifikant häufiger bei Vor- oder Kombinationsoperationen
Blutungen - akut	3	0,75	Einlegen einer Redondrainage
Blutungen bis 24 Stunden postop. auftretend	2	0,5	1 x kreislaufwirksamer Hb-Abfall innerhalb der ersten 8 Stunden: operativ revidiert. 1 x über einen liegenden SPK durch blutigen Urin auffällig ⇨ langsamer Hb-Abfall, wegen des Kombinationseingriffes Revision
Hämatombildungen Cavum Retzii – operativ revidiert	3	0,75	Revision wegen Schmerzen im Bereich der Leiste und Beckenwand
Hämatombildungen Cavum Retzii – konservativ therapiert	4	1,0	Blutung (dunkelrot) aus der vaginalen Wunde (1) bzw. Miktionsstörung (3). Zwei mit Drainage in Lokalanästhesie behandelt, Rückbildung aller (bis frauenfaustgroßen) Hämatome der Beckenwand innerhalb der ersten 3 Monate. Kein negativer Einfluss auf Kontinenzergebnis
Postoperative Zystitiden	10	2,5	trotz intraoperativer Antibiose postoperative Zystitiden ohne Katheter nach OP – var. Keime
Infektionen des Bandes	0		
Sekundärheilungen vaginal	0		
Unverträglichkeiten	0		
Miktionsstörungen (< 24 Std.)	26	9	(peri-)urethrale Anschwellung und/oder kleine Hämatome
Miktionsstörungen (> 24 Std.)	10	3,5	6 der 7 Hämatome ⇨ SPK für 3 – 5 Tage. 2 SPK für 5 Tage ohne erkennbare Ursache. 2 Überkorrekturen, die nach 6 Wochen durchtrennt wurden wegen ausbleibender Spontanmiktionen
Pathologische Miktionsmuster (Drang, lange Entleerungszeiten, Stakkatomiktionen,..)	8	2	6 x funktionell obstruktive Miktionsstörungen ohne anatomisches Korrelat (Hegar 8 passiert frei und ohne Stufenbildung) 2 x Drangsymptome, davon 1 x nach 1 ½ Jahren, 1 x nach 6 Monaten
Therapierefraktärer Drang > 6 Monate nach OP	11	2,75	Nach ineffektiver parasympatolytischer Therapie wird bei einigen Patientinnen noch eine Niederfrequenz-Elektrotherapie angeschlossen. Bei weiter Ineffektivität TVT-Durchtrennung vorgesehen
Anatomische Überkorrekturen	3	0,75	Stufenbildung beim Einführen eines Hegarstiftes No. 8 – alle TVT's in dieser Gruppe wurden durchtrennt
Summe der Durchtrennungen aus eigenem Kollektiv	9	2,25	5 reine TVT-OP's 4 Kombinationen mit anderen Eingriffen (3 x Deszensus, 1 x Blasen-Scheiden-Fistel)
Summe	**107**	**26,75**	

Tabelle 14: Komplikationen nach klassischem TVT®

265

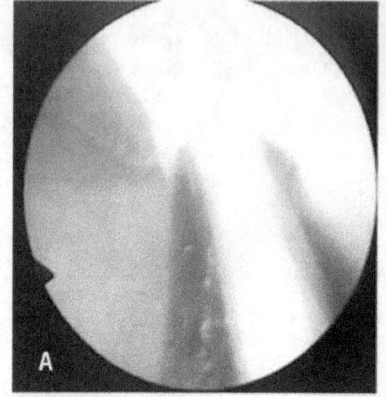
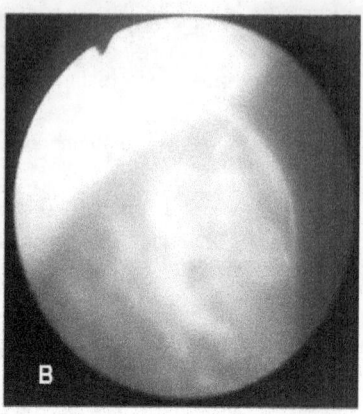
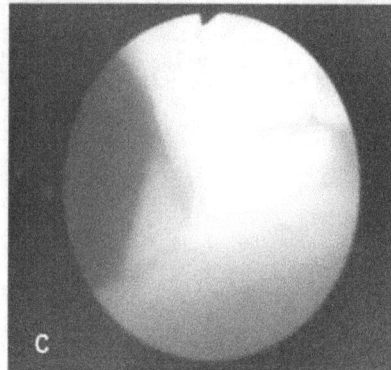

Abb. 104: Komplikationen bei TVS

A: Metallspieß in der Blase
B: behülstes Band in der Blase
C: IVS-Plastikspieß (blau) in der Blase
D: Hämatom im Cavum Retzii (US)
E: Verrutschtes und unter Spannung
   stehendes (und daher abgerundetes)
   Band unter dem Blasenhals

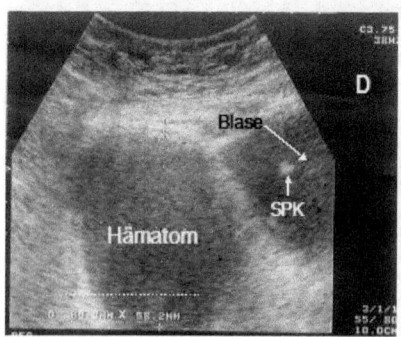
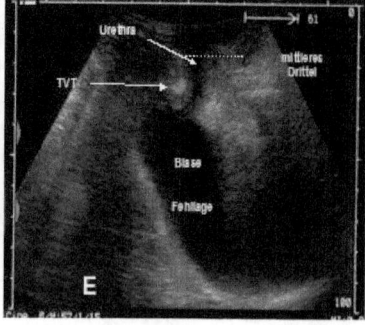

13.2.4.1.2 Blutungen

Kommt es bei dem Eingriff zu etwas vermehrtem Blutverlust, so kann in das Innengewinde einer verwendeten Hohlnadel, mit dessen Hilfe der Handgriff angekoppelt wird, ein Redon No. 8 vor Durchziehen der Nadel eingesteckt und mit der Nadel durch das Cavum Retzii gezogen werden. Bei Verwendung von Serasis® V-Nadeln kann ein Redon No. 16 aufgesteckt werden. Nach entsprechendem Einkürzen des Schlauches kann das Cavum Retzii dann für 1—2 Tage drainiert werden. Bei Blutungen auf beiden Seiten kann dies im Bedarfsfall auch seitengetrennt erfolgen. Dies war bei uns in 0,75% der Fälle erforderlich. Intraoperativ aufgetretene Blutungen, die zur unmittelbaren Revision führten, kamen bislang bei uns nicht vor. Es ist allerdings bekannt, dass v. a. bei unsachgemäßem Handling, Perforationen der Beckenwandgefäße auftreten können. Hierbei ist zu bedenken, dass
• die Nadel jederzeit während ihrer Passage durch das Spatium retropubicum in Knochenkontakt sein muss und dass
• eine geringe Bewegung am Handgriff aufgrund der gebogenen Form der Nadel zu einem großen Ausschlag im Bereich der Nadelspitze führt.

Verlorener Knochenkontakt und ca. 10° Auslenkung nach lateral im Bereich des sonst optimalerweise 90° zur medianen Sagittalachse stehenden Handgriffs genügen, um die Beckenwandgefäße, etwa 3—5 cm von der optimalen Ebene nach cranio-lateral entfernt, zu verletzen. Auch der N. obturatorius kann von einer Läsion hier betroffen sein. Einzelfälle von Darmperforationen, v.a. nach radikaler Beckenchirurgie, sind ebenfalls beschrieben.

13.2.4.2 Intermediäre Phase

13.2.4.2.1 Infektionen
Infektionen i.s. einer postoperativen Zystitis sind selten. Aufgrund der Manipulationen prä- und intraoperativ (Urodynamik, Zystoskopie, Füllen und Entleeren der Blase) ist, wie bei anderen (urogynäkologischen) Eingriffen auch, die Gefahr der Kontamination der Blase gegeben. Reichlich Flüssigkeitszufuhr prä-, peri- und postoperativ sowie eine Single-shot-Antibiose vor Beginn der OP lassen aber die Rate an Infektionen sehr gering halten.

.

Infektionen des beim Einführen noch hülsengeschützten Bandes konnten wir bislang nicht beobachten. Es ist aber in Einzelfällen eine nekrotisierende Fasziitis aufgetreten. Steriles Arbeiten, der Tatsache, ein alloplastisches Permanentimplantat einzubringen Rechnung tragend, sollte dies verhindern. Aus diesem Grund halten wir zur Vermeidung einer Kontamination des Bandes konsequente Desinfektion, Abdeckung und VIDEO-Zystoskopie für unabdingbar.

13.2.4.2.2 Unverträglichkeiten

Es wurden bislang keine Unverträglichkeiten gegenüber dem Implantat bekannt. Wohl forensisch unvermeidbar ist die Notwendigkeit, die Patientin darauf hinzuweisen, dass es Arbeiten aus dem Bereich der alloplastischen Hernienchirurgie gibt, die eine chronische Gewebsreaktion i.S. einer Entzündungsreaktion um Polypropylenimplantate noch Jahre nach der Implantation nachweisen konnten. Das Ausmaß der Reaktion dürfte von der implantierten Menge des Fremdmaterials abhängen. Diese Menge ist bei TVT gering. Expulsionen infolge einer solchen Reaktion sind ebenfalls bislang nicht bekannt geworden.

13.2.4.2.3 Miktionsstörungen

Vor dem Wechsel von der 8mm starken zur 5mm starken Nadel beim Original-TVT® waren postoperative Miktionsstörungen i.s. einer funktionellen subvesikalen Obstruktion Einzelfälle und praktisch auf die Anfangsphase des Arbeitens mit TVT beschränkt oder kamen im Rahmen der Kombinationsanwendung bei gleichzeitiger Deszensussanierung vor. Der von der Nadel gebildete Stichkanal ließ dem umhüllten Band ausreichend Spielraum. Seit der Umstellung bietet der Durchmesser der Nadel dem etwas mehr als doppelt so breiten Band deutlich weniger Raum. Das Band liegt nahe der Nadelenden praktisch gedoppelt aufeinander. Diese räumliche Enge im Stichkanal (Diaphragma- und Faszienperforation), das Falten des Bandes in seiner Mittellinie und die hohe Rigidität des Hülsenkunststoffes führen zu einer enorm höheren Reibung, vergleicht man dies mit dem alten Set. Diese Reibung wirkt sich beim Hülseziehen so aus, dass es zu einem Aufbrauchen der durch die netzförmige Webart des Bandes bedingten Elastizitätsreserve kommt, erkennbar an einer bleibenden Streckung des Bandes beim Ziehen. Diese Elastizität des von der Hülse befreiten Bandes ließ dem Band und damit auch dem einsprießenden Gewebe die Möglichkeit, in geringem Umfang ein etwas zu straffes Anziehen bei aufrechter Position der Patientin zu kompensieren.

Dies ist bei engem Stichkanal nicht der Fall. Es kommt bei manchen Frauen bereits zu postoperativen Schwierigkeiten bei der Miktion (von Flowreduktion bis hin zum Harnverhalt). Beim Hülseziehen muss mit einem „Nachstraffen" des Bandes gerechnet werden. Dieser Tatsache muss beim Legen des Bandes Rechnung getragen werden. Es darf durchaus noch ein deutlich erkennbarer Tropfen Urin beim Husten aus der Urethra austreten. Gleichzeitig gilt es zu beachten, dass durch den hohen Reibungswiderstand beim Ziehen der Hülsen vor der Implantation bereits der 5 cm betragende Überstand der beiden Hülsen auf 2—3 cm reduziert und die Überlappungsstelle mit einer kleinen Halsted-Klemme gesichert wird. Die Hülsen sollten seitengetrennt gezogen werden, wobei ein erneuter Hustentest nach Ziehen der ersten Seite sinnvoll erscheint. Aufgrund der Rigidität der Hülsen und der Enge im Stichkanal kommt es zu Aufwerfungen des Materials periurethral mit einer hülsenbedingten Kompression der Urethra von lateral, die einen falsch negativen Hustentest vorspiegelt. Ist die Hülse gezogen, ist unter Umständen der Hustentest so positiv wie vorher. Eine Nachjustierung ist jetzt kaum mehr möglich. Daher zieht man die zweite Hülse besser in 2 Etappen. Zunächst etwa 3 cm, bis sicher kein Hülsenkunststoff mehr periurethral eine solche Kompression verursachen kann – eine Nachjustierung ist dann aber noch möglich und schließlich mit unterliegender Schere den Rest (Cooper-Schere nicht Lexer- oder Metzenbaum-Schere!). Die neueren hülsenfreien Bänder sind hier wesentlich vorteilhafter, weil sie auch nach Verschluss der Inzision durch intraurethrale Einlage eines Hegarstiftes gelockert werden können.

Dennoch kommt es in einigen Fällen zu Problemen bei der Miktion.

In der Reihenfolge der Häufigkeiten sind hierfür verantwortlich:

13.2.4.2.3.1 Vorübergehende Schwellungen urethral oder periurethral – hier helfen abschwellende Maßnahmen (Diclofenac o.ä.), ggf. auch ein transurethraler Dauerkatheter bis zum folgenden Morgen (ca. 5% der Patientinnen). Nicht unterscheiden lassen sich hiervon die Störungen bedingt durch antrainiertes Fehlverhalten im Rahmen der Miktion (Bauchpresse), hier muss die Patientin geduldig vom Pflegepersonal angeleitet werden und sich ein Pressen zur Induktion und Unterhaltung der Miktion abgewöhnen

13.2.4.2.3.2 Periurethral/um den Blasenhals gelegene Hämatome in der Regel geringer Ausdehnung (zwischen 3 und 5 cm Ausdehnung), die zur Kompression führen. Hier kann eine suprapubische Zystostomie bis zur Resorption des Hämatoms erforderlich werden (zwischen 3 und 5 Tagen). Wir rechnen in 2% der Fälle mit solchen Störungen. In jedem Fall ist sonographisch und palpatorisch bei all den Frauen, die nach Entfernung des bis zum Folgetages eingelegten Dauerkatheters aufgrund bereits initial erschwerter/unmöglicher Spontanmiktion oder zu hohen Restharnmengen (> 200 ml) auffällig geworden sind, besonders intensiv nach Hämatomen zu fahnden.

13.2.4.2.3.3 Größere Hämatome (Abb. 104D) führen nach unseren Beobachtungen neben Miktionsstörungen häufig zu Druck/Schmerzen im Bereich des Leistenbandes, Beschwerden seitens des Obturatorius-Innervationsgebietes, Druck in der Scheide oder Blase oder Schmerzen hier, vor allem bei sich füllender Blase oder im Sitzen/bei Lagewechsel. Stakkatomiktionen können hierbei die selbständige Blasenentleerung möglich machen. Diese Hämatome sind ausnahmslos vaginal gut zu tasten, erreichen bisweilen auch Frauenfaustgröße und benötigen bis zu 3 Monate bis zur kompletten Rückbildung. Unterstützen kann man die Resorption medikamentös. Gelegentlich zwingt auch nach gewisser Latenz der Schmerz/Druck zur Revision. Mit einem kleinen suprapubischen paramedianen schräggestellten Aponeurosenwechselschnitt können die Koagel abgesaugt werden. Blutungsquellen finden sich in der Regel. Ein Redondrain kann erforderlich sein. Eine Miktionsproblematik wurde postoperativ nicht (mehr) gesehen.

Hämatome können sich auch in der Zeit nach der stationären Betreuung entwickeln. Eine Vorstellung der Patientin beim niedergelassenen Kollegen mit entsprechender Untersuchung ist sinnvoll.

13.2.4.2.3.4 Überkorrekturen bei TVT können auf zwei verschiedene Arten angegangen werden. Zeigt sich bereits in den ersten Tagen nach Implantation eine Restharnbildung oder Retention, dann bringt die urethrale Dilatation/Bougierung und das Nach-unten-Drücken des Bandes mit einem intraurethralen Hegarstift oder Zystoskop aufgrund der Elastizität des Bandes, die größer ist als die Beweglichkeit der suburethralen Scheide, in aller Regel nichts, verwendet man entsprechende sehr „elastische" Bänder. Bei Implantaten wie dem Serasis®-Band ist nach Hegarstift-Dehnung in der Regel das Problem mit der ersten Miktion nach Lockerung beseitigt. Selten muss der Vorgang ein zweites Mal wiederholt werden. Die perinealsonographische Begleitung des Manövers ist u. U. sinnvoll.

Im Falle der Persistenz (elastisches Band, stark zusammengerolltes Band im Perinealschall erkennbar) kann eine Kurznarkose, Eröffnung der Naht unter der Urethra und vorsichtiges Lockern der Schlinge häufig den gewünschten Erfolg bringen. Fälle, die erst nach einer größeren Latenz vorstellig werden, sollten zunächst mit entsprechender Geduld beobachtet und behandelt werden. Kommt es ohne erkennbares Hämatom bei einer präoperativ restharnfrei miktionierenden Patientin zu Harnverhalt, einem extrem schwachen Harnstrahl oder hohen Restharnmengen, so kann (ggf. auch bei liegendem SPK) das Einheilen des Bandes in den folgenden 6 Wochen abgewartet werden. Nach dieser Zeit ist die seitliche periurethrale Verankerung des Bandes so stabil, dass bei einer Durchtrennung des Bandes suburethral in der Mittellinie ohne Präparation nach den Seiten die Obstruktion aufhebt, ohne die erzielte Kontinenz zu gefährden. Die obstruktive Miktionsstörung bzw. Restharnproblematik Die Durchtrennung kann in Lokalanästhesie erfolgen. Entweder durch praktisch faserweises Durchschneiden des Bandes über einem in der Urethra liegenden Hegarstift (7-8), der die Urethra etwas entgegendrückt. Oder nach Unterminierung des Bandes mit einer kleinen Halsted-Klemme und der Durchtrennung mit einer feinen Schere über der leicht gespreizten Klemme. In beiden Fällen wird die Scheidenwunde mit Naht verschlossen. Bleibt die Urethra unverletzt, so ist kein Katheter erforderlich. Eine urethrale Läsion wird nach den Kriterien der Urethraldivertikelresektion nachbehandelt. Ebenso behandelt man dislozierte Bänder (Abb. 109E).

13.2.4.2.3.5   Revisionsbedürftige Blutungen mit Hb- oder Kreislaufwirksamkeit treten in 0,5% der Fälle auf. Die Ursache der Blutungen ist unterschiedlich

- Periostgefäß
- Blasenwandgefäß
- Vene im Bereich der Wände des Cavum Retzii
- Durchtritt durch Diaphragma, Muskel und Subcutangewebe
- Vaginalhautgefäß
- andere Blutungsquellen

13.2.4.2.4 Drangentwicklung (Tabelle 15)

Mit einer de-novo-Induktion einer motorischen Urgency bei korrekt positioniertem und spannungsfrei liegendem Band muss nicht gerechnet werden. Hier handelt es sich um Einzelfälle. In der Gruppe der Drangsymptome sind Patientinnen über 70 Jahre präoperativ mit 25% Inzidenz um 10% häufiger als die unter 70 (Tabelle 16). Es handelt sich um Drang unter optimaler Östrogenisierung. TVT behebt in allen Fällen die Stresskomponente erfolgreich. In der Gruppe der älteren (über 70-jährigen Frauen) konnten 3 der 4 motorischen Dranginkontinenzen parasympatolytisch unterdrückt werden, eine Patientin war nach 3 Monaten sogar nicht mehr parasympatolytikum-pflichtig. Bei den Jüngeren waren 3 der 6 dokumentierten Motorurge-Fälle postoperativ geheilt. Eine Patientin wurde mit Tolterodin beschwerdefrei. Damit wird aber deutlich, dass das Problemkollektiv die sensorischen Drangfälle sind oder, besser formuliert, die urodynamisch nicht nachweisbaren Detrusorinstabilitäten. 7/9 der nachgesorgten Frauen über 70 Jahre gehören diesem Kollektiv an, für 3 Patientinnen konnten wir keine Heilung/Besserung der Drangsymptome durch Medikamente erzielen, eine Patientin hat mit Niederfrequenzstimulation eine Besserung erfahren. In der Gruppe der Jüngeren ist 1/3 der weiterverfolgten Frauen mit OP-Nachsorge > 18 Monaten (=17/29) persistierend drangkontinent. Auch hier führen wir eine Niederfrequenzstimulation durch, hier profitierte 1/3 der Frauen. Eine Dislokation des Bandes konnte in allen Fällen ausgeschlossen werden. Auch hier kann die Durchtrennung versucht werden.

Allerdings ist es genau dieses „Risikokollektiv", das auch oder gerade durch Operationsverfahren wie die Kolposuspension, die das Risiko der Motorurge-Induktion birgt (was bei TVT nicht der Fall ist), hinsichtlich der Stressinkontinenzbehandlung nicht besser abschneidet. Zurückhaltend mit der Indikationsstellung sollte man sein, wenn die Patientin, unabhängig von der Urodynamik, anamnestisch abgibt, den Urin auf dem Weg zur Toilette nicht sicher halten zu können. Dieser Indikator für eine Detrusorinstabilität in Kombination mit einer Beckenbodenmuskelinsuffizienz ist im „Drang-Risikokollektiv" überrepräsentiert. Andererseits ist die erfolgreiche Therapie einer Drangsymptomatik (mot. oder sensorisch) durch TVT, v.a. im Kollektiv der Frauen mit präoperativ darstellbarem Trichter im Bereich des Blasenhalses erfreulich.

Beckenbodenstudie (n=125 reine TVT-OP's > 18 Monate) Drangkollektiv (n$_D$=23)	
> 70 Jahre (n=25) (n$_D$ =10)	
Mischinkontinenz	6 (24%)
davon sensorisch : motorisch	17% : 7%
motorische Urgency postoperativ behoben	2 (8%)
motorische Urgency postoperativ persistierend	1 (4%)
sensorische Urgency postoperativ durch Parasympatolytika behoben	2 (8%)
sensorische Urgency durch Parasympatolytika gebessert	1 (4%)
postoperative Manifestation einer sensorischen Urgency	2 (8%)
postoperative Persistenz einer präoperativ bestehenden sensorischen Urgency	1 (4%)
De-novo Motorurge postoperativ	1 (4%)
< 70 Jahre (n=100) (n$_D$ =13)	
Mischinkontinenz	16 (16%)
davon sensorisch : motorisch	12% : 4%
primär geheilte sensorische Urgency	4%
mit Parasympatolytika supprimierte Urgency	1%
primär geheilte motorische Urgency	2%
mit Parasympatolytika gebesserte sensorische Urgency	2%
persistierende sensorische Urgency	3%
persistierende motorische Urgency	1%
De-novo Motorurge postoperativ	1%

Tabelle 15: Drangsymptome nach TVT-Implantation

13.2.4.2.5 Ineffektivität

Ein Ausbleiben des Effektes in der Behebung der Stresskomponente ist selten und betrifft vielfach Frauen, die aufgrund ihrer (multiplen) Voroperationen eine dadurch bedingte Immobilisation der Urethra aufweisen und bei denen die „Hängemattenkomponente" des Wirkmechanismus nicht mehr zum Tragen kommen kann. Daher sehen wir in der (perineal-)sonografischen Nachweisbarkeit einer immobilen Urethra unter effektiver Bauchpresse eine relative Kontraindikation für die Implantation von TVT, wenn eine entsprechende Operationsanamnese vorausgeht. Relativ deshalb, weil auch bei diesen Patientinnen subjektiv eine Besserung eintreten kann, die sich mit objektiven Parametern allerdings nicht verifizieren lässt. Ob man einer praktisch kontinenzchirurgisch ausbehandelten Patientin eine letzte Möglichkeit vorenthält, wenn man die TVT-Implantation ablehnt, muss allerdings von Fall zu Fall entschieden werden.

13.2.4.2.6 Seltene Komplikationen, Vermeidung von Komplikationen

Zwar nur vereinzelt, aber immer wieder, hört man von Läsionen der Beckenwandgefäße im Rahmen der Implantation. Dies scheint relativ sicher vermeidbar, wenn man mehrere Dinge beachtet (Abb. 105):

1. Man markiere sich zu Beginn des Eingriffs das Ausstichs-Zielgebiet. So kann man es beim Durchführen der Nadel sowohl in der sagittalen als auch in der transversalen Achse anvisieren. Man vermeidet so, zu weit in Richtung Beckenwand mit der Stichrichtung abzuweichen.

2. Die Lagerung der Patientin ist zur Vermeidung einer Kontusion der Beckenorgane sehr wichtig. Eine leichte Abduktion und ein Beugungs-Winkel von ca. 60° zur Horizontalen lassen den Becken(wand)strukturen und dem Operateur ausreichend Platz.

3. Nach Penetration des Diaphragma urogenitale (kleiner Widerstandsverlust) mit der Nadelspitze ist der Unterrand des Os pubis mit der Nadelspitze aufzusuchen. Dann tastet man sich vorsichtig um die untere Hinterkante herum und lässt jetzt die dem Knochen zugewandte Konvexität der Nadel immer in Kontakt mit dem Os pubis, bis die Nadel die Faszie erreicht hat. So reduziert man nicht nur die Anzahl der Blasenperforationen, sondern auch das Abweichen in die Tiefe.

4. Der Handgriff - in welcher Form auch immer - darf im Verlauf seiner Querachse (die Horizontale) nie wesentlich verlassen, da sonst die Abweichung im Bereich der Nadelspitze durch den langen Hebelarm sehr groß ist. So erreicht man rasch die Beckenwandgefäße.

5. Nadelspitze möglichst „unspitz"

Abb. 105: Typischer TVT-Komplikationen und Möglichkeiten zu deren Vermeidung (Erläuterung s. Text)

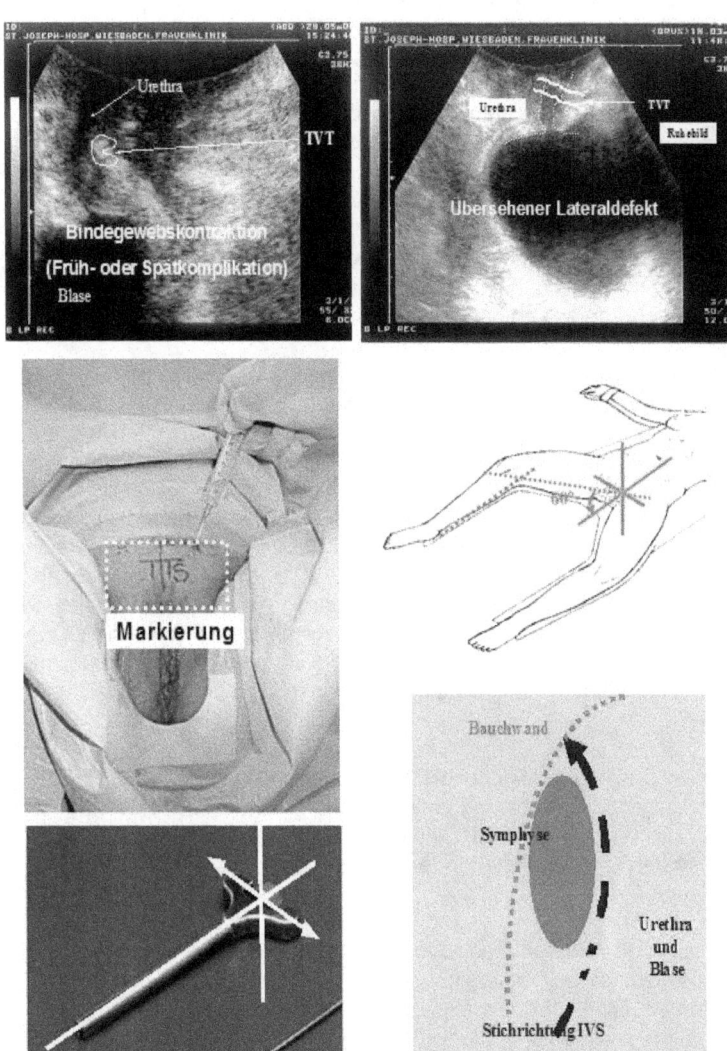

Dennoch ist eine solche Läsion eine ernste, für die Patientin lebensbedrohliche Situation. Besonnenes und rasches Handeln, Aufsuchen des Gefäßes, atraumatisches Abklemmen des geschädigten Areals und Rekonstruktion der Gefäßbahn, ggf. unter Hinzuziehen eines Gefäßchirurgen, können den Schaden begrenzen.

Die Präparation in der falschen Schicht, nämlich unmittelbar unter dem Vaginalepithel anstatt unter der vaginalen Faszie, führen zu einer Verziehung der Scheide beim Einrichten des Bandes in Richtung hinter das Os pubis. Diese Verziehung verursacht Schmerzen und Miktionsstörungen. Eine operative Revision mit Explantation des TVT ist erforderlich. Das Risiko, den abdichtenden Effekt zu verlieren, ist damit groß. Epithelnahes Polypropylen führt u.U. zu Erosionen/Wundheilungsstörungen, die ein sekundäres Decken des Defektes erforderlich machen.

Ambulantes Operieren und TVT: die langsame Blutung in das lockere Cavum Retzii, bedingt durch kleinere Gefäßschäden (unter Umständen auch im Zusammenhang mit der erhöhten Fragilität der Gefäße im Alter) stellt eine häufiger anzutreffende Kondition dar. So sind letztlich auch letale Ausgänge bei aufgrund internistischer Zusatzerkrankungen eingeschränkter Kreislaufreagibilität denkbar. Die konsequente Überwachung der Patientin über 4 Stunden postoperativ hinaus muss daher sichergestellt sein. In diesem Zusammenhang erscheint es wichtig festzuhalten, dass die Übergabe dieser Verantwortung an Familienangehörige sehr problematisch sein kann. Bei dem Ansinnen, TVT ambulant zu implantieren, muss die Selektion des Patientengutes sehr sorgfältig und mit größter Zurückhaltung erfolgen.

Auch an Darmperforationen mit einer entsprechenden Latenzzeit im Hinblick auf die Entwicklung einer Symptomatik (Ileus, Peritonitis) ist zu denken, vor allem bei im kleinen Becken voroperierten oder gar vorbestrahlten Patientinnen oder Leisten- bzw. Schenkelhernien (in der Anamnese).

Insgesamt ist zu bedenken, dass es sich bei diesem Verfahren um einen Beckeneingriff handelt, der, da das Vorschieben der Nadeln nicht unter Sichtkontrolle erfolgen kann, ein deutliches Risikopotential hinsichtlich möglicher Nebenwirkungen hat. Das Beherrschen des Komplikations- und Nebenwirkungsspektrums durch den Anwender der Methode muss sichergestellt sein.

13.2.5 TVS-R (retropubische Schlingen) und Beckenbodenfunktion

Die Lebensqualität ist bei den nach der Implantation beim Hustentest stresskontinenten Patientinnen durch eine Drangsymptomatik stark beeinträchtigt. Die Patientinnen geben als Auslöser für den Urinverlust entweder

* das Aufstehen aus dem Sitzen an, wobei im Sitzen das Gefühl der vollen Blase fehlt oder
* das Verlieren von Urin auf dem Weg zur Toilette, selbst wenn es nicht zu Wartezeiten kommt.

Eine präoperativ stressinkontinenzbedingte reduzierte maximale Blasenkapazität (wird weiter gefüllt, geht beim Husten Urin in großen Mengen ab, ohne Reaktion des Detrusors) sowie einen recht frühen ersten Harndrang lassen an eine Drangsymptomatik denken. Polyurie (frequency), Nykturie und das Gefühl eines „Zusammenziehens" im Unterleib mit Dranggefühl in der Urethra wird hingegen vor allem bei den Patientinnen mit motorischer Urgency angegeben. Vor allem hinsichtlich der Nykturie postoperativ unterscheiden sich die beiden Gruppen. Sie liegt in der sensorischen Gruppe im Mittel zwischen 1 und 3 Mal, in der motorischen Gruppe durchschnittlich zwischen 3 und 7 Mal.

Das Problem postoperativer Drangsymptome findet oft nur eine marginale Würdigung. Dieses entspricht aber nicht der klinischen Wertigkeit der Symptomatik. Von geringerer klinischer Bedeutung sind die passageren Drangsymptome, die vor allem bei den schwer stressinkontinenten Frauen auftritt, wenn, bedingt durch die Verbesserung der Kontinenz, das Mehr an Blasenkapazität solange als Drang empfunden wird, bis die Patientinnen sich an diesen neuen Zustand gewöhnt haben. Dies nimmt im Allgemeinen 4—6—8 Wochen in Anspruch und kann in Fällen ausgeprägteren Leidensdruckes sehr effektiv mit z.B. Tolterodin behandelt werden. Es muss hier mit einer Inzidenz zwischen 2 und 6% gerechnet werden.

Auch weit weniger problematisch sind die Frauen, bei denen es aufgrund einer Fehllage (zu blasenhalsnah) infolge Dislokation oder zu hoher Implantation oder aufgrund einer zu starken Bandspannung infolge primär zu starker Spannung oder sekundär infolge Bindegewebsüberreaktion zu Drangsymptomen (bzw. einer Kombination mit obstruktiven Miktionsbeschwerden) kommt. Hier kann die Durchtrennung des Bandes die Symptomatik in den meisten Fällen beheben, die Kontinenz hingegen bleibt in über 80% erhalten.

Probleme mit erheblicher Reduktion der Lebensqualität haben die Frauen, bei denen keine der vorgenannten Ursachen zu finden und demzufolge auch keine einfache Therapie anzuwenden ist. Parasympatolytika führen zu kaum/keinem spürbarem Erfolg und auch eine Durchtrennung des Bandes behebt den „Drang" nicht. Die Zystoskopien sind ebenso unauffällig wie die Kalibrierung der Urethra. Allen gemeinsam ist letztlich die desolate Situation der Beckenbodenmuskulatur. Sie fällt beim sog. „Testing" der Beckenbodenmuskelfunktion auf und lässt sich durch elektrische „Pelvimetrie" in Zahlen fassen. Die kontraktile Insuffizienz der Muskulatur aufgrund schlechter Muskelleistung, nicht die insuffiziente Kontraktion aufgrund pathologischer Anatomie stellt einen ungünstigen prognostischen Faktor für die Effektivität einer TVT-Implantation dar. Bei der Befragung der Patientinnen kommt es darauf an zu versuchen eine Differenzierung der Störung durch gezielte Fragen herauszuarbeiten.

Das Kollektiv der Patientinnen mit einem schlechten Testing (EMG-Summenpotentialwerten unter 10 µV) und den entsprechenden anamnestischen „Risikofaktoren":

- Urinverlust bei gefüllter Blase auf dem Weg zur Toilette, ohne diesen halten zu können
- Urinverlust beim Aufstehen ohne vorher das Gefühl der vollen Blase gehabt zu haben

ist bezüglich der Indikationsstellung zur TVT-Implantation mit großer Vorsicht zu behandeln.

Vorschaltung (elektro-)physiotherapeutischer Behandlungsmethoden ist hier ratsam:
- Testing schlecht (< 4µV im EMG): 8 Wochen Reizstrom, danach Biofeedback, anschließend konventionelle Physiotherapie
- Testing mäßig (4—8µV im EMG): 8 Wochen Biofeedback, anschließend konventionelle Physiotherapie oder EEMA (20 x) Erst nach Besserung der Beckenbodenfunktion (Anstieg der EMG-Werte, besserer Palpationsbefund [Testing]) erscheint TVT sinnvoll.
- Testing gut (> 12 µV im EMG): Beckenbodenfunktion für primäres TVT ausreichend.

Ich empfehle und implantiere mittlerweile retropubische Bänder nur noch, wenn ich davon überzeugt bin, dass die Beckenbodenfunktion ausreicht, damit die Abdichtungsfunktion von der Wiederherstellung der Möglichkeit der Druckübertragung auf die Harnröhre auch tatsächlich profitieren kann.

Ein weiterer interessanter Aspekt ergibt sich aus der Tatsache, dass Petros, Inaugurator der Integraltheorie und Mitentwickler von TVT, in seinen Vorstufen nachweisen konnte, dass die Kombination der suburethralen Bandimplantation mit einer Straffung der suburethralen Hängematte und einer Verkürzung der extraurethralen Ligamente zu einer leichten Verbesserung der Ergebnisse, vor allem aber zu einer Reduktion von Überkorrekturen und obstruktiven Miktionsbeschwerden führt und damit ein insgesamt besseres Ergebnis erzielt werden kann. Das bedeutet, dass eine Differenzierung zwischen Einpunktfixierung durch Mittellinien-TVT bis hin zu einer Dreipunktfixierung mit paraurethralem Zugang bds. und Raffung der extraurethralen Ligamente erfolgen muss. Dies gilt für die Patientinnen mit einer suburethralen Hypermobilität der Scheide und gelockerten extraurethralen Ligamenten.

Aufgrund der Dominanz der nach hinten gerichteten Kräfte kommt es zu einem späteren Umschlag von positivem zu negativem Hustentest, da die Muskelmasse, die nach hinten und unten wirkt einfach bedingt durch das Volumen wesentlich größer ist als ein (geschwächter) M. pubococcygeus, der für den Blasenhalsverschluss zuständig ist. Dies birgt die Gefahr einer relativen Überkorrektur, ein zu straffes Band führt zum Drang, weil die Traktion der nach hinten gerichteten Öffnungsmuskeln, gegen das fixierte suburethrale Scheidensegment ziehend, die Nervenendigungen suburethral stimuliert und damit eine falsche Aktivität in die Wege geleitet wird (Bahnen des Miktionsreflexes mit dem sog. „Funneling", dem trichterförmigen Aufklaffen der Blasenausflußbahn).

13.3 Die nächste Generation spannungsfreier Scheidenbänder

Die nächste Generation spannungsfrei einzulegender vaginaler Bänder wird von verschiedenen Herstellern angeboten (Tabelle 16):
Zweifelsfrei stellt die spannungsfreie Einlage eines (Kunststoff-) Bandes unter die Mitte der Urethra eine enorme Bereicherung auf dem Sektor weiblicher Inkontinenzchirurgie dar. Die intensive Auseinandersetzung mit der dahinterstehenden Theorie, die von Petros und Ulmsten Anfang des vergangenen Jahrzehnts publiziert worden ist, sowie die Beobachtung der erzielten Ergebnisse lassen einen kritischen Umgang mit dem Verfahren zu.

Gerade die intensive Beschäftigung mit dem theoretischen Hintergrund aber ist es, die viele Kritiker (aus gynäkologischen, vor allem aber aus urologischen Fachkreisen) für nicht erforderlich hielten. Diejenigen, die das Verfahren kennen und schätzen gelernt haben, weil es ja auch ohne dessen Kenntnis gut funktioniert. Seine Gegner, weil es bequemer ist, sich auf die Aufzählung aufgetretener Komplikationen (über die in der Literatur spärlich berichtet wird) zu beschränken oder sich auf den Standpunkt zu stellen, das sei ja ohnehin das Gleiche wie damals die Zödlerbänder und man erinnere sich noch gut an deren zum Teil gravierende Komplikationen. Trotz dieser in der Einführungsphase heftigen Diskussionen konnte die Technik des spannungsfreien Bandes überzeugen und hat sich durchgesetzt.

Bei all den Vorteilen, die diese Operationstechnik bietet, gibt es aber Fälle, wo durch die Implantation des Kunststoffbandes für den Miktionsablauf Nachteile entstehen. Drangsymptome und/oder funktionelle Obstruktionsbeschwerden vor allem resultieren aus der Maßgabe, das Band intraoperativ unter Hustentest so lange zu justieren, bis der Hustentest (praktisch) negativ ist. Dabei soll auf eine spannungsfreie Lage des Bandes geachtet werden. Als Anwender aber weiß man, dass gerade dies in der Praxis nicht immer ohne weiteres zu realisieren ist. Es gibt eine Zahl von Frauen, bei denen man das eine oder das andere verwirklichen kann, aber nicht beides. Ungeachtet dessen gibt es auch Stimmen, die verkünden, der Hustentest sei ohnehin nicht erforderlich, liege das Band spannungsfrei (und was das bedeute, wisse man ja aus Erfahrung), sei die Patientin auch kontinent oder solche, die behaupten, suprasymphysärer Druck mit der Faust auf die volle Blase bei der in Allgemeinnarkose befindlichen oder mit gut sitzender Spinalanästhesie versorgten Patientin sei ausreichend und könne den Hustentest ersetzen. Nach vielen Jahre der Anwendung haben wir die Erfahrung machen konnten, dass es tatsächlich richtig ist, dass man keinen intraoperativen Hustentest benötigt (wegen der potentiellen Gefahr der Überkorrektur verwenden wir aber ein hülsenfreies Band, das so zugstabil ist, dass man es in den ersten Tagen nach der Implantation ohne Probleme und ohne neuerlichen Eingriff etwas lockern kann, sollte es zu Restharnbildungen kommen).

Der „Faustschlag" ist tatsächlich ohne Aussagewert. Im Gegenteil, diese vermeintliche „Hustentestsimulation" mit der Faust birgt deutliche Risiken der Überkorrektur, da der physiologische Ablauf der mit dem Husten in Gang gesetzten (reflektorischen) Beckenbodenmuskelaktivitäten umgangen wird.

Veränderungen im Management brachten hier also die Seraprenbänder®, die aufgrund ihrer Stabilität einer intra- und postoperativen Lockerung wesentlich besser zugänglich sind als das Original (TVT®).

Man kann aber beobachten, dass bei absolut spannungsfreier Lage des Bandes die Zahl der Frauen, die postoperativ kontinent sind (< 2g Urinverlust/24 Stunden) abnimmt bzw. um ein gleich gutes Gesamtergebnis zu erzielen, ist es erforderlich, bei einer Reihe der Frauen das Band fester anzuziehen, was sich dann wiederum in einem Anstieg der postoperativen Miktionsbeschwerden und Drangsymptome widerspiegelt. Petros, der Initiator der von ihm und Ulmsten publizierten „Integral Theory", begründet diese Beobachtungen mit dem Spannungsverlust nicht nur im Bereich der Pubourethralligamente sondern auch der sogenannten suburethralen Hängematte und des den Meatus urethrae externus fixierenden extraurethralen Ligamentes, das bei inkontinenzchirurgischen Maßnahmen bis dato völlig unberücksichtigt blieb. Die insuffiziente Vorspannung des Rohres „Urethra" und der mit ihr verbundenen bindegewebigen Hängematte bedarf aufgrund eines schlechteren Wirkungsgrades bei der Kontraktion der am Blasenhalsverschluss wirksamen Muskeln einer stärkeren Anspannung und Elevation des pubourethralen Ersatzligaments (Abb. 106).

Ebenso ist es möglich, die Inkontinenz von Frauen zu beseitigen, wenn man ausschließlich Hängematte und evtl. extraurethrale Ligamente strafft. Dieser Effekt ist aber aufgrund der Qualität der entstehenden Narben nicht von Dauer und führt in etwa 50% der Fälle zum Rezidiv nach etwa 3 Monaten. Aus diesem Grund wurde die Implantation eines aus Kunststoff bestehenden Neoligaments eingeführt.
Somit ist es nicht so sehr allein die Erweiterung der Produktpalette, sondern die Weiterentwicklung der Operationstechnik durch Petros, die offensichtlich unter Reduktion der Nebenwirkungen zu einer Verbesserung der Langzeitergebnisse führt, vor allem seit der Umstellung von Nylon auf Polypropylen als Implantatmaterial für Neoligament und Narbeninduktion.

Während es sich bei TVT® um den „Prototypen" des Systems handelt, haben die Neuentwicklungen, abgesehen von IVS® und Serasis®, kein erweitertes Indikationsspektrum. Das Seraprenband, das mit dem Serasis®-Applikatorsystem ausgeliefert wird, ist formstabiler, jedoch weniger elastisch als die anderen verfügbaren Produkte. Es bedarf, bei guter Nachjustierbarkeit in beide Richtungen, daher auch keiner Hülse. Entsprechend kann es nicht zu einer Dislokation beim Ziehen der Hülsen kommen.

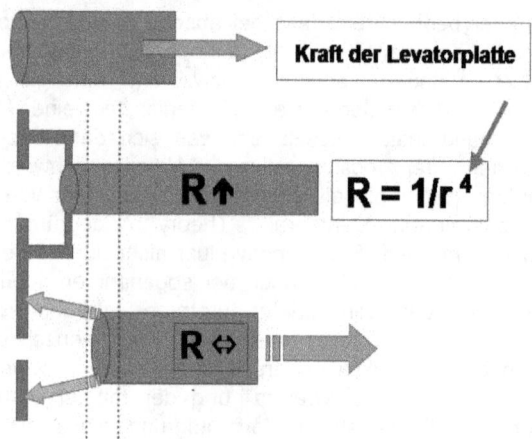

Abb. 106:

Abb.107: Frage nach der Elastizität des Materials

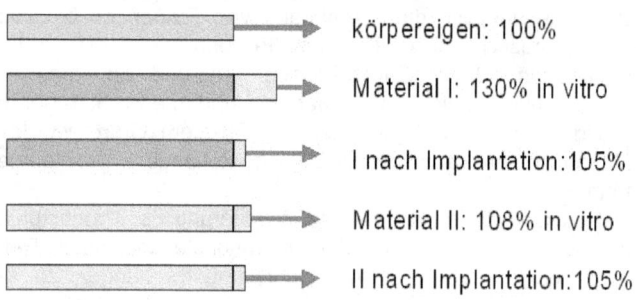

körpereigen: 100%

Material I: 130% in vitro

I nach Implantation:105%

Material II: 108% in vitro

II nach Implantation:105%

Aber: die Anatomie limitiert die Ausdehnung möglicherweise mehr als die Elastizitätsveränderung des Materials nach der Implantation !

Produkt	Zugang	Applikations-richtung	Applikator	Spitze	Band	Hülse	Zystoskopie	Band-Applikator-Verbindung	andere Anwendung
TVT*	vaginal Mittellinie	vag.-abd.	5 mm Stahlnadel mit Handgriff	konisch spitz Stahl	Prolene gewebt 11 mm makroporös-multifilamentär	ja	1-2x	fixiert	keine
IVS*					wegen des mikroporösen multifilamentären Materials aus dem Handel				
Sparc*	vaginal Mittellinie oder paraurethral	abd.-vag.	2mm Stahlapplikator mit Konnektorspitze	abgerundet, wirkt eher spitz Stahl	wie TVT, jedoch mit zentralem Faden, um Nachkorrekturen vornehmen zu können, nachdem die Hülse entfernt wurde makroporös-multifilamentär	ja (mitgelieferte "Zystoskopierhilfe")	ja	Band wird durch nicht-lösbare Steckverbindung "angedockt"	alle retropubischen Varianten möglich
Serasis*	vaginal Mittellinie, paraurethral, Schenkelbeuge	vag.-abd., abd.-vag. transobturatorisch	Serasis-V-"Ahle"	abgeflachte, abgerundete Spitze	makroporös-multifilamentär	nein	bei den retropublischen Wegen ja	Nadelöhr	alle Varianten
Monarc*	Schenkelbeuge	transobturatorisch	2mm Stahlapplikator mit Konnektorspitze	spitz	wie Sparc*	nein	nur bei Perforationsverdacht	Band wird durch nicht-lösbare Steckverbindung "angedockt"	keine
Serasis-TO*	Schenkelbeuge	transobturatorisch	helixförmiger modifizierter Deschamps mit Öhr	abgeflachte, abgerundete Spitze	wie Serasis*	nein	nur bei Perforationsverdacht	Nadelöhr	anterior-kraniales TOT

Tabelle 16: unterschiedliche Produkte als „spannungsfreie Schlinge"

Das IVS®-Band hat sich bei uns in über 200 Anwendungen vorn und hinten aufgrund seiner infektionsanfälligen Textur (mikroporös-multifilamentär) bei uns nicht bewährt. Andere Anwender berichten ähnliche Erfahrungen. Es ist mittlerweile auch nicht mehr erhältlich.

Fokus der Diskussion ist häufig die Frage nach der Elastizität des verwendeten Materials (Abb. 107). Das Beispiel zeigt, dass die Elastizität letztlich nur solange eine Rolle spielt, bis die bindegewebige Durchbauung diese limitiert bzw. reduziert. Damit rückt das Problem der Dislokation des Bandes (Nachspannen) durch Reibung und Hülsenzug in den Vordergrund. Dieses lässt sich durch Verwendung stabiler Bänder (hülsenfrei) vermeiden, die einen weiteren Vorteil in der eventuell erforderlichen Lockerung des Bandes haben.

Weiterentwicklungen der Operationsstrategie sind ebenfalls erst durch die Produktion hülsenfreier Bänder möglich geworden. Vor allem bei der paraurethralen Technik ist die Verwendung hülsenfreier Bänder fast obligat, will man keine Lockerung des eingerichteten Bandes beim Ziehen der Hülsen über 2 getrennte Zugänge riskieren. Um so mehr, als ein Nachjustieren nach Entfernung der Hülsen aufgrund der Bandtextur nicht zu empfehlen ist. Die Mehrpunktfixierung macht zudem aufgrund der Veränderung an mehreren Stellen des Abdichtungssystems und der damit hustentestunabhängigen Bandeinlage eine Operation in Allgemein- oder Regionalanästhesie möglich, ohne dass dadurch Nachteile für das Ergebnis resultieren. SPARC® kann durch den eingeflochtenen Faden nach Entfernung der Hülsen in einem bestimmten limitierten Ausmaß noch gelockert werden, bei den anderen beiden (TVT® und Urotex®) ist dies nicht möglich.

13.3.1 Paraurethrale Technik

Sie wird ebenfalls zur Korrektur von Harninkontinenz eingesetzt, bessert gelegentlich auch eine leichte Stuhlinkontinenz (wie die midline-Schlinge auch), hierin ist aber keine Indikation zu sehen!

Inkontinenz entsteht unter anderem durch eine Lockerung und/oder Überdehnung des sogenannten „Pubourethralen Bandes", das die Harnröhre am Schambeinknochen fixiert (infolge Schwangerschaft, Belastung, Alter). Darum fehlt das Gegengewicht zum Zug der Beckenbodenmuskeln nach hinten, die die Harnröhre vor allem bei Belastung (Husten, Niesen, Heben, usw.) öffnen (Abb. 103). Ferner kann die Lockerung der Unterlage (Auflagefläche) der Harnröhre zu einer vorzeitigen Aktivierung des sog. Miktionsreflexes (Miktion = Wasserlassen) führen. Hieraus resultieren unter Umständen Drangsymptome und häufiges Wasserlassen. Die Qualität der Fixierung der paraurethralen Scheide im Bereich des M. pubococcygeus ist entscheidend für die Auswahl des Verfahrens (Abb. 111).

Aus diesem Grund wurde neben der mitturethralen Schlinge von der Mittellinieninzision ausgehend (Abb. 102) eine zweite Form der mitturethralen spannungsfreien Schlingen-Operation inauguriert: die „paraurethrale" TVS (transvaginale Schlinge) mit zwei kleinen Schnitten neben der Harnröhre in der Scheide und zwei kleinen Schnitten im Bereich des Schamhügels. Hier wird zusätzlich die Scheide unter der Harnröhre gestrafft und der Harnröhrenausgang neu in der Mittellinie fixiert (durch Kürzung eines kleinen Bandes neben der Harnröhrenöffnung) (Abb. 109), (Abb. 110).
Grundsätzlich wird ein Proleneband eingeführt, unten in einem Tunnel um die Harnröhre herumgeführt und aus den kleinen Einschnitten im Bereich des Schamhügels wieder herausgeleitet. Dieses Band führt zu einer bindegewebigen Reaktion, das als künstliches Band die alten Bänder ersetzt. Bei der „paraurethralen" Technik wird zusätzlich das sog. extraurethrale Band gerafft, die unter der Harnröhre gelegene Scheide gestrafft und dabei an die vordere/obere Beckenbodenmuskulatur (sog. Pubococcygeus-Muskel) mit einer Naht fixiert. Der Eingriff erfolgt in Allgemeinnarkose oder Spinalanästhesie. Ein Hustentest ist nicht erforderlich, da die Lage des Bandes in jedem Fall spannungsfrei sein muss und kann, Vorsicht ist bei der Straffung der suburethralen Scheide geboten. Diese hängt sehr vom Abstand der Stiche auf der Vaginalfaszie vom Wundrand ab (je weiter entfernt, desto straffer). (Abb. 110).

Abb. 108: Mehrpunkt-TVS

Abb. 109: Schema zum Extraurethralligament

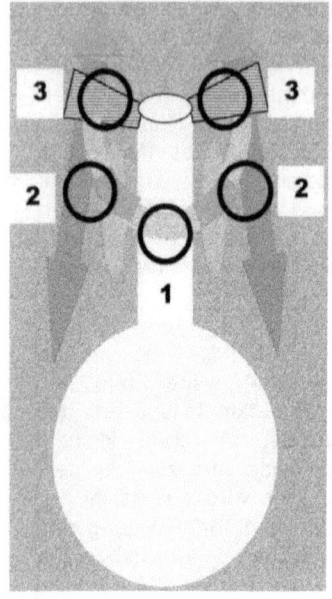

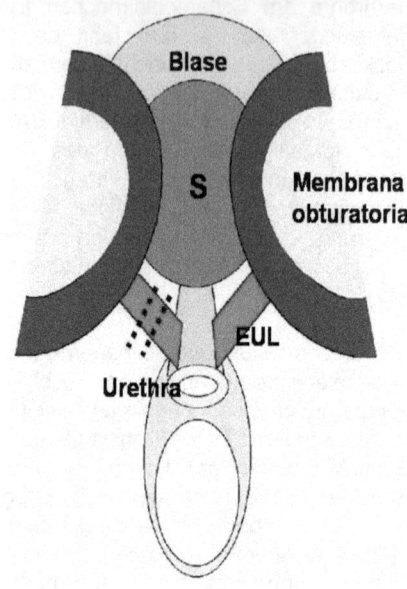

Legende:
1: mitturethrale Schlinge
2: paraurethrale Inzision und Fixierung der suburethralen Hängematte
3: Raffung der überdehnten Extraurethralligamente (vgl. Abb.109)

Abb. 110: Prinzip der paraurethralen Fixierung bei Mehrpunkt-TVS

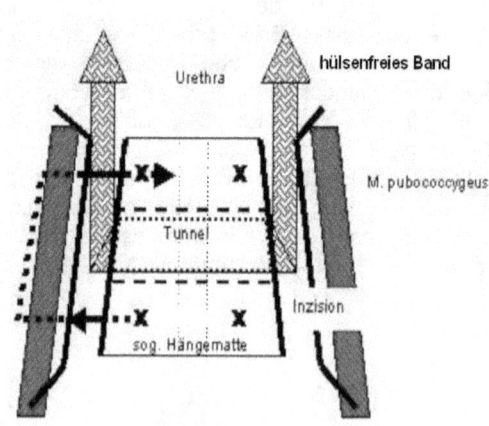

13.3.1.1 Komplikationen

• Infektion: hier kann eine Antibiotika-Behandlung notwendig werden, Abszesse z.B. müssen eröffnet und drainiert werden. Das macht eine weitere Operation erforderlich, sie sind bei multifilamenten und vor allem mikroporösen Bändern deutlich häufiger;
• Nachblutung: ebenfalls selten, kann auch eine operative Revision bedingen;
• Darm– oder Blasenverletzung: sie kann auftreten, wenn das kranke Gewebe präpariert wird (dünn oder narbig), ist aber in aller Regel harmlos, weil sich die Verletzungen in aller Regel gut versorgen lassen. Defekte in der Darmwand bei der Präparation der Senkung können im Einzelfall eine (vorübergehende) Anlage eines künstlichen Darmausganges erforderlich machen, um eine Ausheilung sicherzustellen;
• Abszesse müssen ebenfalls eröffnet und drainiert werden und können Folge einer solchen Darmverletzung sein. Auch Dünndarm kann in den Bruchsäcken verletzt werden. Bemerkt man die Verletzung, ist in der Regel ein Bauchschnitt zur Nahtversorgung nötig. Unbemerkt führt sie zu Fieber, Schmerzen, Darmverschluss, Bauchfellreizung/-entzündung und muss dann ebenfalls chirurgischerseits versorgt werden. Es kann theoretisch zu einer Fistelbildung (unnatürliche Verbindung zwischen zwei Organen) kommen. Auch hier sind in der Regel größere Folgeoperationen erforderlich;
• Thrombose und Embolie: sie können nach jeder Operation auftreten. Wegen der möglichen frühen Mobilisation sind sie bei diesem Eingriff eher seltener;
• Abstoßung verwendeten Fremdmaterials: kommt bei Prolene, wie wir es verwenden, praktisch nicht vor (makroporös, monofilament);
• Harnverhalt: selten kann die Blase nach Eingriffen in diesem Gebiet schlecht, nicht oder nicht restharnfrei entleert werden. In manchen dieser Fälle muss ein kleiner Plastikschlauch über die Bauchdecke in die Blase eingeführt werden, um den Abfluss zu gewährleisten und die Restharnmengen zu kontrollieren. Selten ist eine erneute Operation zur Korrektur erforderlich;
• Blasenperforation: Durchstechen der Blase mit dem Einführgerät ist selten. Wenn sie sofort erkannt wird (daher auch die Blasenspiegelung während des Eingriffs), wird das Einführinstrument entfernt und neu platziert. Die Verletzung der Blasenwand heilt folgenlos aus (so wie nach Entfernung eines Bauchdeckenkatheters in der Blase);

• Fistelbildung: sie kommt extrem selten vor, vor allem, wenn aus irgendeinem Grund das durch die Blase gelegte Band nicht als solches erkannt werden konnte. Dann muss das Band entfernt und die Fistel verschlossen werden. In der Regel macht dies einen Bauchschnitt erforderlich. Die Blase heilt dann, unter Katheterschutz, in 8—10 Tagen ab.

Abb. 111: Auswirkung einer intakten, reduzierten oder fehlenden paraurethralen Fixierung (Erklärung s. Text)

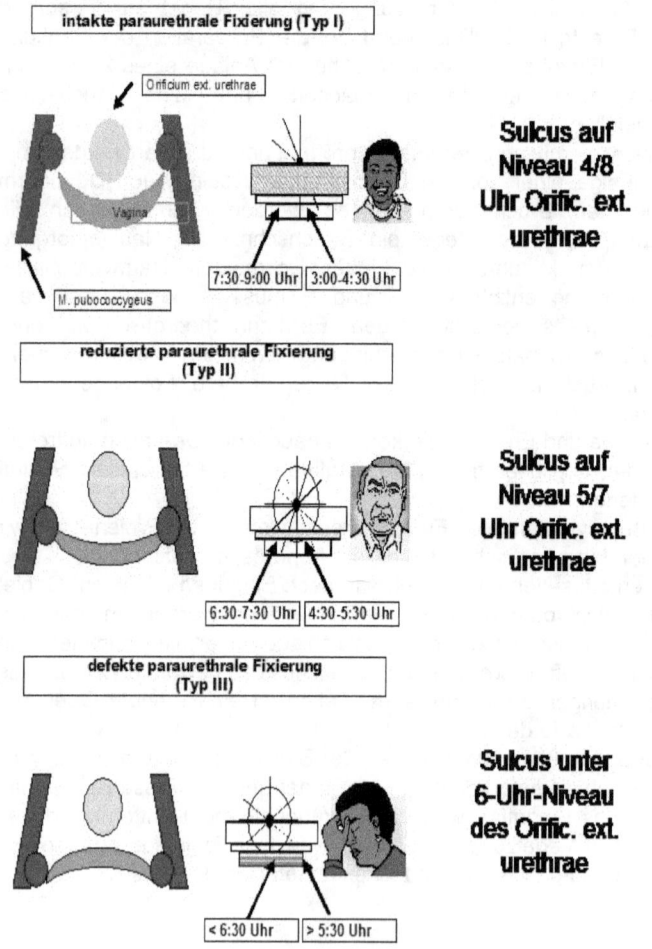

13.4 Transobturatorielle Systeme

Die in Deutschland erhältlichen transobturatoriellen Systeme unterscheiden sich in der Bandstruktur (Polypropylenvlies mit und ohne Silikonauflage suburethral – Porgès, Frankreich; Polypropylengewebe monofil, monofilament mit Adjustierungsfaden und Hülse – AMS, USA; Polypropylenband monofil, monofilament. Hülsenfrei – Seraprenband®, Serag-Wiessner, D) sowie in der Art des Einführinstrumentes (Hakenform – Porgès, helixartig mit Rundnadel – AMS, helixartig mit breitem modifiziertem Deschamps – Serag-Wiessner) (Abb. 112).

Verlaufsrichtung und Traktionsvektor der Implantate (Abb. 113) sind im Vergleich zu den retropubischen Verfahren unterschiedlich. Während die retropubischen Systeme Diaphragma urogenitale, Cavum Retzii und die Bauchwand passieren müssen, treten die transobturatoriellen Systeme durch die endopelvine Faszie, die Membrana obturatoria und die Körperfaszie in der Schenkelbeuge. Dabei liegt das erste Band u-förmig, das letztere flach v-förmig unter der Mitte der Urethra. Hier nämlich findet sich kein Unterschied – auch die transobturatoriellen Verfahren sind mitturethrale spannungsfreie Schlingenverfahren.

Der Hintergrund der transobturatoriellen Vorgehensweise ist unterschiedlicher Natur:

• zum einen kommt es bei der Passage durch Foramen und Membrana obturatoria (Abb. 114) typischerweise nicht zu Blutungen und nicht zu Perforationen der Blase. Die transversale Verlaufsrichtung schützt das Band relativ gut vor Abgleiten nach vorn oder hinten in Richtung Blasenhals. Der Canalis obturatorius ist von der Durchtrittsstelle des Instruments hier übrigens ebenso weit entfernt wie die Beckenwandgefäße bei der TVT-Technik (Abb. 115),

• zum anderen schafft die transversale Verlaufsrichtung des Bandes, das mit der suburethralen Scheide verwächst, eine Anbindung der Scheide an die Beckenbodenstrukturen, insbesondere eine Anbindung an den M. pubococcygeus. Damit lassen sich zumindest die nicht zu schweren Fälle paraurethraler Fixierungsdefizienz (Abb. 111B) beheben, ohne die aufwändigere paraurethrale retropubische Technik anwenden zu müssen.

Es ist allerdings nicht ganz klar zu definieren, bis zu welchem Ausmaß eines paraurethralen Defektes dieser ohne die paraurethrale Refixierungsnaht nur mit dem transobturatoriellen Band behoben werden kann, und welche Formen der mit mitturethraler Schlinge behandelbaren Stressinkontinenzen eher einer retropubischen Schlinge bedürfen (urethrale Ruhedruckkurve ausschlaggebend?). Ungeeignet für jegliche Form der Schlinge ist der ausgedehnte paraurethrale und paravaginale Defekt mit (potentieller) Ausbildung eines Quetschhahnmechanismus' an der Bandhinterkante. Hier bedarf es komplexerer Vorgehensweisen [wie z. B. einer Richardson-Cowan-OP (s. d.)].

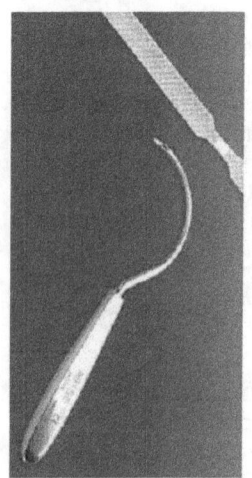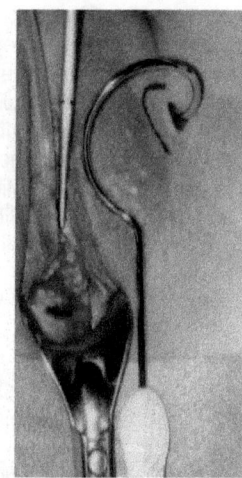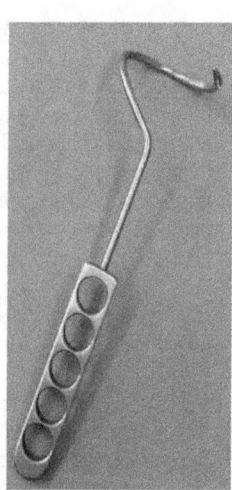

Abb. 112: von links nach rechts: Uratape ® (Porgès), Monarc ® (AMS) und das von uns verwendete Serasis TO ® (Serag-Wiessner)

Abb 113: unterschiedliche Verlaufsrichtung retropubischer und transobturatorischer Bänder

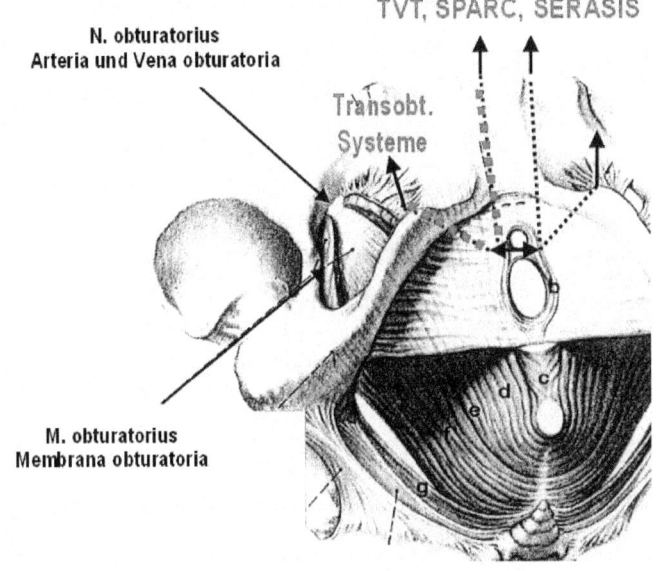

Abb. 114: Topographie der Umgebung des Foramen obturatum

Abb.115: Distanz Durchstich (Punkt)durch die Membran zum N. obt. (grauer Pfeil) = 3-4 cm

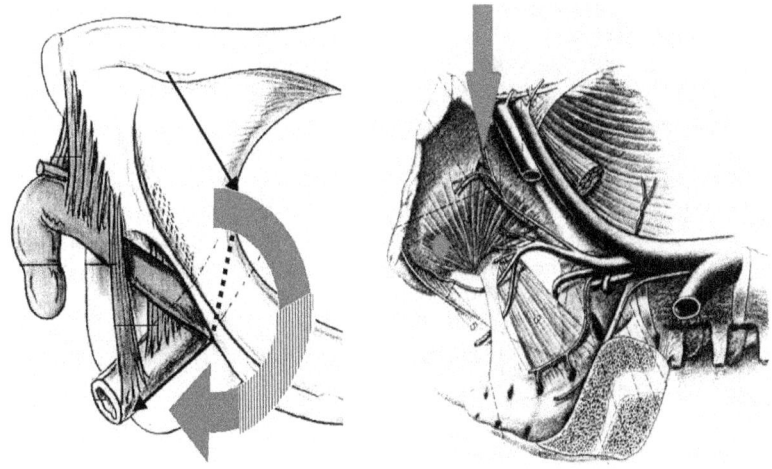

13.5. Die einzelnen Standard-Operationen Schritt für Schritt

13.5.1 Retropubische Technik

13.5.1.1 Mitturethraler Zugang — vagino-abdominaler Weg

13.5.1.1.1 Operationsprinzip:

> Lagerung (ggf. Lokalanästhesie)
> Vaginale Inzision und Dissektion
> Instrumentelle Penetration
> Zystoskopie
> Bei behülsten Bändern: Justierung des Bandes
> Wundverschluss vaginal
> Bei hülsenfreien Bändern: Justierung des Bandes
> Resektion der Bänder abdominal und Wundverschluss

13.5.1.1.2 Die Schritte im Einzelnen (Abb. 116)

Desinfektion von Vulva und Vagina sowie der Haut im Bereich des Unterbauches und der Oberschenkel. Steriles Abdecken. Einlegen eines 16 Charr. Blasenverweilkatheters. Blase entleert. Lokalanästhesie abdominal. Einbringen des Selbsthaltespekulums und vaginale Lokalanästhesie.

Anhaken der Scheide mit einer Kocherklemme einen Zentimeter distal des Orificium externum urethrae und Inzision der Scheidenhaut über gut einen Zentimeter in der Mittellinie nach kranial. Ablösen der Scheidenhaut vom suburethralen Bindegewebe.

Mit der Schere Dissektion des paraurethralen Bindegewebes nach beiden Seiten im Sinne einer Tunnelung in Richtung auf die endopelvine Faszie. Es wird nun zunächst die rechte Nadel in die Vaginalinzision eingeführt. [Fakultativ: Gleichzeitig wird durch die Assistenz der Katheter mit Hilfe der Führung zur Seite gehalten. Der Handgriff der Führung wird dazu auf die rechte Seite gezogen. Dadurch weichen Urethra und Blasenhals nach links aus. Alternativ: Nach Penetration des Diaphragmas Nadelachse parallel zur Urethra ausrichten und eng am Knochen bleiben.] Entfernen des Spekulums. Digital kontrolliertes Durchleiten der Nadel paraurethral durch das Diaphragma urogenitale und an der Rückseite der Symphyse entlang durch die Muskelfaszie.

Herausleiten durch die rechte Inzision. Entfernung des Einführhandgriffs. Zystoskopie mit unauffälligem Befund. Entleerung der Blase. Ausstechen der Nadel und Stilllegen.
Gleiches Vorgehen auf der linken Seite, wobei darauf geachtet wird, dass das Band nicht torquiert wird. Zystoskopie: unauffälliger Befund. Bei behülstem Band: wird zwischen Urethra und Band eine Präparierschere eingeführt. Sie hält das Band distant von der Urethra. Straffen durch Herausziehen des Bandes an den Nadeln oben. Entfernen der Nadeln. Anklemmen der Hülsen auf beiden Seiten mit Hilfe je einer Kocherklemme.
Feineinstellung der Bandspannung durch Hustentest bei der mit 300 ml vorgefüllten Blase. Es gehen dabei gerade eben noch einige kleine Tröpfchen Urin ab.
In-Position-Halten des Bandes suburethral mit der Cooper-Schere, während von abdominal her die Hülsen nacheinander und mit zwischengeschalteten erneuten Hustentests gezogen werden. Das nun in Urethramitte platzierte Band liegt stabil. Bei unbehülstem Band: Band unter die Scheidenhaut einziehen. Bei beiden: Verschluss der Scheidenwunde mit Vicryl 3-0 EKN. Bei unbehülstem Band: Nun wird ein Hegarstift (7-8) in die Urethra eingeführt, das Band der Urethra (und dem Hegarstift) angelegt und der Hegarstift ein wenig nach unten gedrückt, so dass sich das Band von der Urethra distanziert (spannungsfrei!).
Abschneiden der Bandenden gerade eben unter Hautniveau und Verschluss der Haut mit 2 EKN. Urethrasondierung mit Hegar 8 – keine Stenose, freie Passage, mobiler Blasenhals. Entleerung der Blase (Urin klar). Kein DK.
Die Patientin erhält eine single-shot-Antibiose. Pflasterverband über die Inzisionen.

Abb. 116: mitturethrales Band

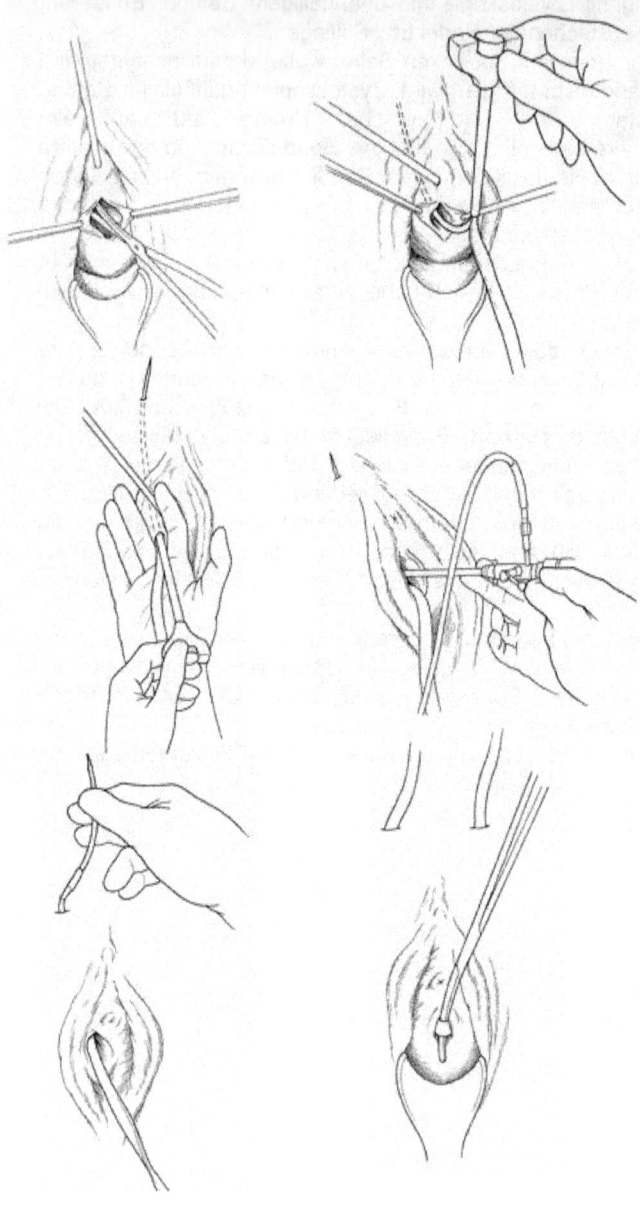

13.5.1.2 Paraurethraler Zugang – vagino-abdominaler Weg

13.5.1.2.1 Operationsprinzip

➤ Lagerung
➤ falls in Lokalanästhesie: Durchführung der Infiltrationsanästhesie
➤ Vaginale Inzision und Dissektion
➤ Instrumentelle Penetration
➤ Zystoskopie
➤ Banddurchführung durch den suburethralen Tunnel
➤ paraurethrale Fixierung durch Naht
➤ Spannung der suburethralen Scheide
➤ Wundverschluss vaginal
➤ Justierung des Bandes
➤ Resektion der Bänder abdominal und Wundverschluss

13.5.1.2.2 Die Schritte im Einzelnen (Abb. 117-118):

Lagerung, Desinfektion, sterile Abdeckung. Entleerung der Blase. Beidseits paraurethrale Inzision sowie Tunnelung suburethral in der Mitte der Urethra über 1 cm Breite. Penetration des Diaphragma urogenitale mit der Präparierschere. Zunächst links Durchleiten des Tunnelers in permanentem Kontakt mit dem Os pubis. Über der Austrittsstelle Inzision mit dem 11-er Skalpell. Belassen des Mandrins nach Entfernung der Spitze. Gleiches Vorgehen auf der Gegenseite. Auffüllen der Blase mit 300 ml Kochsalzlösung. Urethrozystoskopie unauffällig. Einfädeln des Prolenebandes in den Obturator links. Durchziehen des Bandes. Durchleiten des Bandes durch den Tunnel, wobei darauf geachtet wird, das Band nicht zu torquieren. Einführen des Bandes in den rechten Obturator, der nach Entfernung des Mandrins mit Spitze verblieb. Auch hier wird auf Vermeidung einer Torsion geachtet. Nun wird die Inzision im Sulcus paraurethralis rechts soweit ausgeführt, dass das Ligamentum extraurethrale auf dieser Seite durchtrennt wird. Mit einer Naht (PGA Stärke 1) wird das Band jetzt gerafft und adaptiert. Anschließend wird der mediane Schnittrand der vaginalen Inzision etwas von der Blase befreit und eine u-förmige Naht mit PGA durch den Rand und den M. pubococcygeus gelegt.

Diese Naht, die den Wundrand evertiert, wird dann, nach Durchführung der gleichen Schritte auf der Gegenseite, geknüpft, nachdem der Verschluss der vaginalen Inzision mit PGA 3-0 erfolgte. Die suburethrale Hängematte wird so gestrafft. Nun wird ein Hegarstift No. 7,5 in die Urethra eingeführt. Das Proleneband wird so angezogen, dass es dem Stift (und damit der Urethra) anliegt, ohne zu ziehen. Entleerung der Blase. Hautnaht

Abb. 117 : paraurethrales TVS-Band (2-P-TVS)

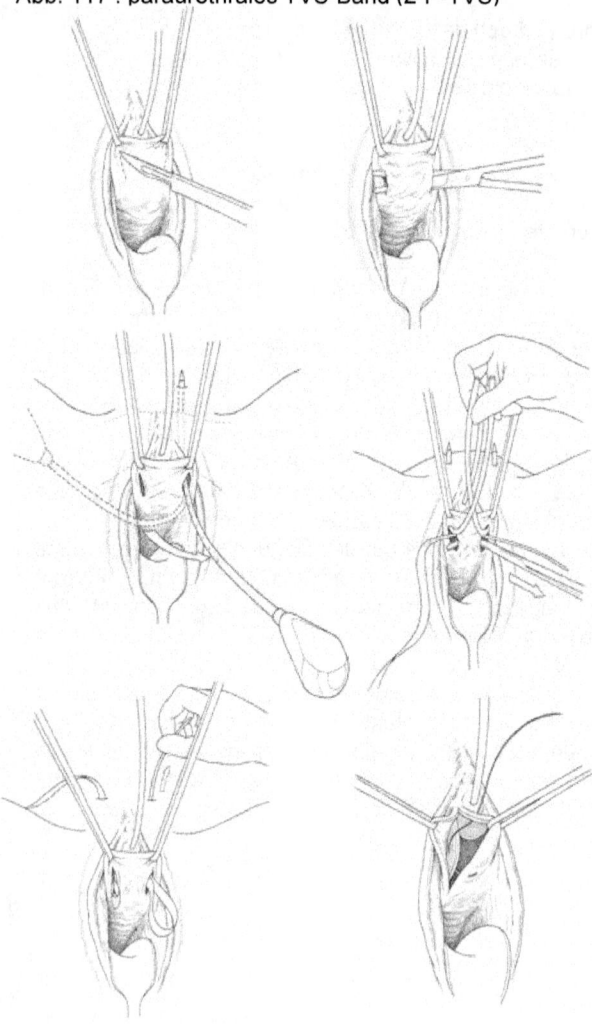

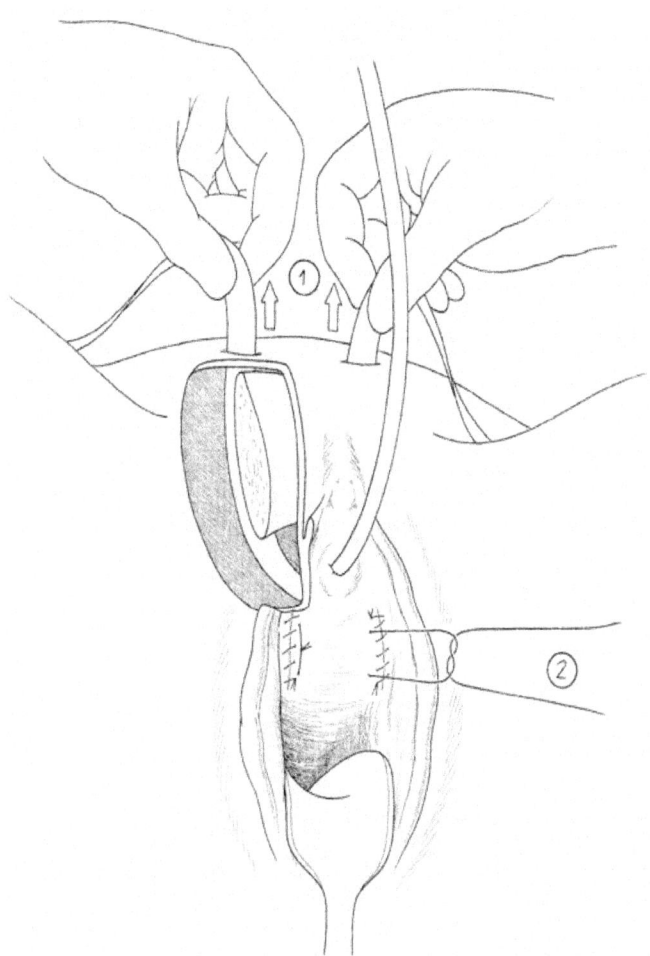

Abb. 118: Abschlussbild
Justierung des Bandes (1) und Regulierung der Spannung
der suburethralen Scheide durch mehr oder minder lockeres
Knoten (2)

13.5.2 Transobturatorielle Technik – „outside-in"

13.5.2.1 Operationsprinzip

▶ Lagerung (im Allgemeinen Allgemeinnarkose oder Spinalanästhesie)
▶ Identifikation der Inzisionsstelle und Inzision in der Schenkelbeuge
▶ Vaginale Inzision und Dissektion
▶ Instrumentelle Penetration von außen nach innen (= vaginal) bds.
▶ fakultativ Zystoskopie
▶ „Spannung" des Bandes
▶ Wundverschluss vaginal
▶ Nachjustierung des Bandes nach urethraler Sondierung (nur bei hülsenfreiem Band möglich)
▶ Resektion der Bänder und Verband auf die Hautinzisionen

Anmerkung zur Lagerung (Abb. 105 + 119): Bei der transobturatoriellen Technik erfolgt die Lagerung in klassischer Steinschnittlage, um einen besseren Zugang zur Schenkelbeuge zu haben. Das gewährleistet ausreichend Bewegungsfreiheit, um die Rotation der Instrumentenachse durchführen zu können (a).

13.5.2.2 Die Schritte im Einzelnen

Desinfektion von Vulva und Vagina mit Betaisadona sowie der Haut im Bereich des Unterbauches und der Oberschenkel mit Braunoderm. Steriles Abdecken. Einlegen eines 16 Charr. Blasenverweilkatheters. Blase entleert.

Anhaken der Scheide mit einer Kocherklemme einen Zentimeter distal des Orificium externum urethrae und Inzision der Scheidenhaut über gut einen Zentimeter in der Mittellinie nach kranial. Ablösen der Scheidenhaut vom suburethralen Bindegewebe.

Mit der Schere Dissektion des paraurethralen Bindegewebes nach beiden Seiten im Sinne einer Tunnelung in Richtung auf die endopelvine Faszie, ohne diese zu perforieren.

Digitale Identifikation des Ramus inferior ossis pubis und der oberen ventralen Ecke des Foramen obturatum (b). Inzision der Haut der Schenkelbeuge über diesem Areal. Einbringen des modifizierten Deschamps-Instrumentes auf der linken Seite (c). Perforation der Membrana obturatoria. Unter digitaler Kontrolle wird nun mit einer Drehbewegung die Spitze des Instruments in Richtung auf die Inzision vorwärtsbewegt, bis die Spitze in der medianen Inzision erscheint (d). Einfädeln des Bandes (e). Durchleiten des Bandes und nach Entfernung des Instrumentes sichern mit einer Klemme.

Abb. 119: Prinzip der transobturatorischen Bandeinlage (TOT)

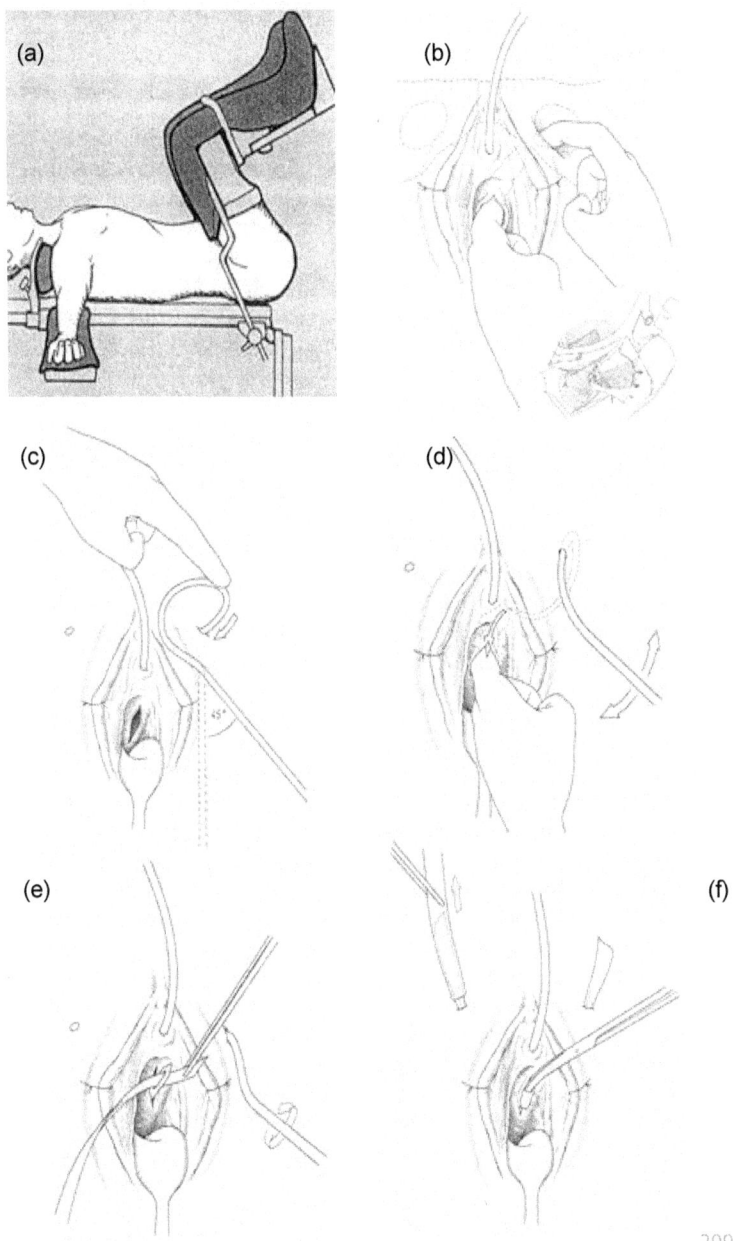

Gleiches Vorgehen auf der Gegenseite, wobei darauf geachtet wird, dass das Band nicht torquiert wird. Bei behülstem Band: Straffen des Bandes durch Zug an den Enden bei unterliegender Schere. Das Band liegt nun spannungsfrei unter der Urethra. Bei hülsenfreiem Band: Zug an den Bandenden, bis das Band gerade eben in der vaginalen Inzision verschwindet. Für beide Varianten: Verschluss der Scheidenwunde mit PGA 3-0 EKN. Bei hülsenfreiem Band: Einbringen eines Hegarstiftes No. 7-8 in die Urethra, Zug an den Bandenden, so dass sich das Band der Urethra (und dem Hegarstift) anlegt. Leichter Druck nach unten, so dass sich das Band etwas von der Urethra entfernt und spannungsfrei unter der Urethra zu liegen kommt. Für beide Varianten: Abschneiden der Bandenden gerade eben unter Hautniveau und Verschluss der Haut mit Steristrips. Die Patientin erhält eine single-shot-Antibiose (s. Narkoseprotokoll). Pflasterverband über die Inzisionen. Verlegung der Patientin zur Überwachung.

13.6 Postoperative Besonderheiten bei transvaginalen Schlingen - Zusammenfassung

Bei den intraoperativen Blasenläsionen mit dem Tunnelungsinstrument erfolgt nach Entfernung des Instruments und der richtigen Positionierung des Bandes (in der Regel kein Abbruch der Operation erforderlich) die transurethrale Harnableitung über 24 Stunden. Eine Verlängerung der Antibiose ist hierbei nicht erforderlich.
Blutungsprobleme, die sich bereits intraoperativ durch einen erhöhten Blutverlust aus (einer) der vaginalen Inzision(en) zeigen, lassen sich nur selten durch Elektrokoagulation einer erkennbaren Blutungsquelle stillen. Die Blutung stammt zumeist aus der Perforation des Arcus tendineus („Meso"-Funktion der endopelvinen Faszie) oder einem Gefäß im Bereich des Cavum Retzii. Bei ersterer Quelle kann man versuchen, mit Druck auf die Scheidenwand gegen das Os pubis über einige Minuten die Blutung zum Stillstand zu bringen, gelingt dies nicht, wählt man die gleiche Option wie bei letztgenannter Blutungsquelle: Einbringen z.B. einer Redon-Drainage und abdominelles Herausleiten der Drainage. Eine solche Patientin ist aufmerksam zu überwachen. Zumeist kommt es aber bei intraoperativ eher unauffälligen Patientinnen zu einer Hämatombildung. Blutungsquellen gibt es viele. Neben den bereits genannten kommt eine Läsion eines periostalen Gefäßes im Bereich des Os pubis durch die Spitze des Instruments in Frage (stumpfe Spitze verwenden!)..

Auch kann es retrograd aus der Bauchwand bluten. Klinisch machen sich diese Hämatome entweder durch eine Kreislaufreaktion bemerkbar. Hier wird wahrscheinlich revidiert werden müssen. Häufiger sind aber Hämatome des Cavum Retzii, bei denen die Blutung ohne operative Intervention zum Stillstand gekommen ist. Vom Zufallsbefund bis zur kompletten Behinderung der Miktion reicht das Spektrum der Symptome, nicht selten wird auch über Schmerz (dumpf, stechend, in die Leiste ausstrahlend) geklagt oder durch Druck auf den N. obturatorius kommt es zu entsprechenden motorischen Problemen im Bereich der Oberschenkeladduktion. Abwartendes Verhalten, resorptive Maßnahmen, ggf. auch Entlastungspunktionen mit entsprechend großlumigen Kanülen kommen je nach Fall in Frage. Offene Revisionen sind hier selten, der vaginale Zugang ist, bei intakter endopelviner Faszienanbindung an die Beckenbodenmuskulatur, nicht Erfolg versprechend bzw. man müsste diese Verbindung durchtrennen, um in den Bereich des Cavum Retzii zu gelangen. Ein lateraler Fixierungsdefekt würde resultieren. Gelegentlich wird eine suprapubische Urinableitung erforderlich, bis das Hämatom den Abfluss aus der Blase freigibt.

Neben einem sich entwickelnden Hämatom ist die Überkorrektur des Bandes die häufigste Ursache für eine Miktionsstörung. Man kann eigentlich sagen, dass mit einer solchen Überkorrektur zu rechnen ist, wenn nach ca. 24 Stunden postoperativ noch keine Miktion erfolgt ist (solange könnte z. B. eine Anschwellung durch die urethralen Manipulationen intraoperativ dafür verantwortlich sein). Auch an eine Fehllage des Bandes wäre zu denken.
Die Perinealsonographie bringt hier schnell Klarheit. Dislokationen sollten operativ revidiert werden. Das Band kann in seiner neuen, korrekten Position dann mit mehreren z. B. PDS-Nähten (Stärke 4-0) fixiert werden. Auch operativ revidieren sollte man zu fest angezogene Bänder hoher Elastizität. Hier ist die Chance auf Erfolg das Band zu lockern, indem man einen Hegarstift oder Vergleichbares in die Urethra einführt und durch Druck nach dorsal versucht, das Band zu bewegen, sehr viel geringer als bei den wenig(er) elastischen Bändern. Revisionen innerhalb der ersten Woche nach Implantation haben durchaus noch Aussicht auf Erfolg.

Sekundär entstehende Überkorrekturen durch Schrumpfung des Bandmaterials infolge der Bindegewebsreaktion in der Umgebung mit Restharnbildung oder Entwicklung einer (sensorischen) Drangsymptomatik können das sekundäre Durchtrennen des Bandes erforderlich machen.

Bei diesen Indikationen bedarf es dabei keiner Resektion von Bandmaterial und keiner lateralen Dissektion. Der Kontinenzerfolg bleibt in der Regel (70-80%) erhalten.

Bei persistierendem Drang und offensichtlich korrekter Bandlage unter der Mitte der Urethra und spannungsarm muss letztlich auch an die nicht ganz selten beobachteten intramuralen Bandlagen (im Detrusor vesicae) gedacht werden. Trotz intensiver bildgebender Diagnostik führt gelegentlich nur die offene Revision des Cavum Retzii zur Diagnose und Therapie (Bandexplantation).

Beckenbodentraining und bei postmenopausalen Frauen die (lokale) Östrogenisierung (z.B. 2 x wöchentlich ½ —1 Tabl. Estriol 0,5 mg intravaginal) sind im Prinzip lebenslang durchzuführen.

Körperliche Schonung ist den Frauen für 6 Wochen aufzuerlegen.

Krankschreibung je nach körperlicher Belastung am Arbeitsplatz

14 Tethered Vagina Syndrome

In diesem vierzehnten Kapitel erfahren Sie etwas über das sogenannte „Tethered Vagina Syndrome". Petros hat diesen Begriff geprägt als Ausdruck für einen Zustand der Scheidenhaut vor allem im Bereich der vorderen Scheidenwand unter der Blasenhalsregion, der sich durch seine (narbige) Starre auszeichnet und in der Fehlfunktion von Blasenverschluss und –öffnung seinen klinischen Ausdruck findet.

„Tethered vagina syndrome" ist ein von Petros (Perth, AUS) geprägter Begriff, der auf der Integraltheorie als Grundlage für das Verständnis der Blasenfunktion basiert. Petros schätzt die Inzidenz unter den urogynäkologischen Patientinnen auf ca. 5%.

Die wesentliche Aussage der Integraltheorie besteht darin,

*   dass Kontinenz sichergestellt wird durch ein Kräftegleichgewicht im Beckenbodensystem:
*   verschiedene Muskeln sind daran beteiligt,
    Im Wesentlichen sind dies 3 muskuläre Strukturen, nämlich
    *   M. pubococcygeus
    *   M. levator ani
    *   M. longitudinalis pararectalis zum Anus
*   Öffnung und Verschluss der Blase/des Blasenhalses können so korrekt ablaufen.

*   die Kraftvektoren   nur in der vorgesehenen Art wirken können, wenn das periurethrale und perivaginale Bindegewebe intakt und an Ort und Stelle ist.

Dazu gehören vor allem die ligamentären Strukturen
    *   Lig. pubourethrale
    *   Lig. sacrouterinum
    *   Arcus tendineus fasciae pelvis

*   die Scheide   die verschiedenen Kräfte und ihre Wirkrichtungen koordiniert. Dazu muss sie an bestimmten Stellen elastisch sein.

Die sog. Trampolinanalogie (s.d.) führt das wesentliche Wirkprinzip vor Augen. Die Biomechanik der dynamischen Scheidenaufhängung beinhaltet, dass suburethrale Spannungsarmut zum Ausbleiben der Annäherung von Cresta urethralis (CU) und dem periurethralen quergestreiften Muskel (PUSM) führt — ein wasserdichter Blasenverschluss bleibt aus, verstärkt durch verminderte Vaskularisation oder hormonmangelbedingter Atrophie dieser Funktionseinheit. Elastizitätsverlust im Bereich der suburethralen Scheide kann hier die gleiche Folge haben (vgl. Abb. S. 304 oben).

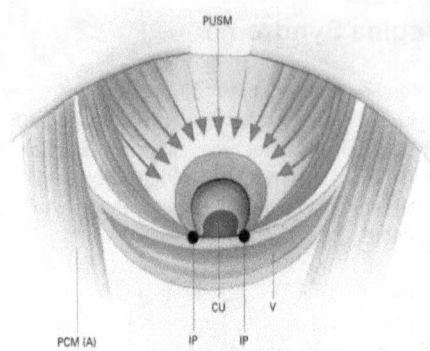

Blasenhalselevation (z.B. Burch-, Cowan-OP) streckt die Hängematte und ZKE durch Verlagerung nach ventro-cranial, vaginale Korrekturen (Plastiken) strecken sie durch Resektion „überschüssigen" Gewebes. Beides kann diesen sog. „ersten" Verschlussmechanismus nach Petros stören.

Aus der nebenstehenden Abbildung wird deutlich, dass die Entlastung der Pressorezeptoren abhängig ist von

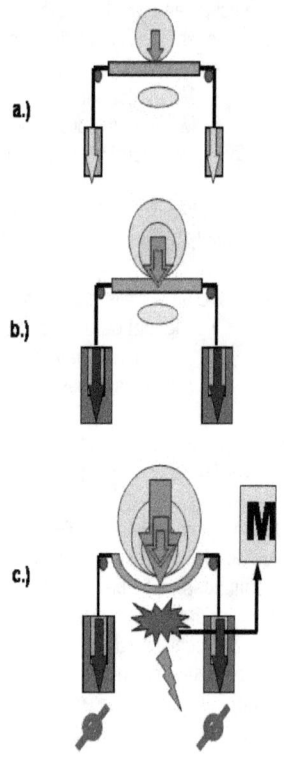

* **der Elastizität der suburethralen Scheidenwand**
* der Anbindung der Hängematte an die Mm. pubococcygei (aus zwei Gründen: erstens, damit die Kontraktion effektiv sein kann, zweitens, weil durch schlechte Anbindung und Laxität der Hängematte die Effektivität der Kontraktion abnimmt)
* der Kontraktionskraft der Beckenbodenmuskulatur.

Damit wird deutlich, welche Bedeutung die Integrität der suburethralen Scheide und der Beckenbodenmuskulatur auch für die Entstehung von Urge-Symptomen hat. Es zeigt sich hieran auch, dass bei entsprechend gelagerten Fällen eine Urge-Problematik durchaus chirurgisch angegangen werden muss, um die Symptomatik zu beherrschen. Es wird auch deutlich, warum in solchen Fällen die pharmakologische Behandlung mit Parasympatolytika nur geringe Erfolgsaussichten mit sich bringt.

In der Anfangsphase der klinischen Erprobung der transvaginalen Schlingentechnik hat die Arbeitsgruppe von Petros zur Justierung der Schlingenspannung die suprapubisch ausgestochenen Bänder lang belassen. Damit konnte deren „Spannung" justiert werden. In diesem Kollektiv konnten die folgenden graduellen Unterschiede der Verschluss- und Öffnungsfunktion der Urethra festgestellt werden, die klinisch aus den verschiedenen Graden der Überkorrektur nach Blasenhalssuspensionen bekannt sind:

I.°:   Stakkatomiktion/abgeschwächter Harnstrahl
II.°: Restharnbildung
III.°: Restharnbildung + Verlust des Harndrangs
IV.°: Restharnbildung + Verlust des Harndranges + Verlust des Gefühls
       für den Füllungszustand der Blase
V.°:   kompletter Harnverhalt

Die Anamnese der Patientin ist typisch und allgemein bekannt. Es handelt sich um eine Frau, die ein oder mehrere Kinder geboren hat. Wegen eines Uterus myomatosus wurde sie gegen Ende der 4. Lebensdekade beim Frauenarzt auffällig. Sie beklagt zu diesem Zeitpunkt eine leichte Stressinkontinenz und weist neben der leichten Senkung des myomatösen Uterus eine mehr oder weniger ausgeprägte (Pulsions-)Zystozele sowie eine Rektozele auf. Der Uterus wird entfernt, Plastiken werden „mitgemacht". Etwa 6 Monate danach sind die Inkontinenzsymptome ausgeprägter als zuvor. Die Patientin verschweigt es dem Frauenarzt. Die Raffung der Blasenfaszie in der Mittellinie hat deren laterale Fixierung geschwächt, es kommt zur Ausbildung einer (Traktions-)Zystozele. Dieser Befund sowie die von der Patientin nun nicht mehr zu verschweigende Stressinkontinenz werden in unmittelbaren Zusammenhang gebracht. Eine vordere „Re-Plastik" wird indiziert. Am Blasenhals wird mit Kelly-Nähten dem Rezidiv begegnet. Ist die Wundheilung abgeschlossen, bemerkt die Patientin, dass sie jetzt nicht nur beim Treppabgehen Urin verliert, sondern auch beim Treppaufgehen und Aufstehen aus dem Sitzen. Der Gynäkologe überweist die Patientin weiter. Die „schwere" Stressinkontinenz, als Rezidiv interpretiert, wird nun von einem Bauchschnitt aus saniert mit einer Kolposuspension nach Burch (in einer ihrer vielen Modifikationen). Nach anfänglicher Restharnproblematik kann die Patientin nach einigen Tagen, von ihrem suprapubischen Blasenkatheter befreit, im Halbstehen wieder die Blase entleeren. Nach einer gewissen Zeit (oder mit einer Latenz nach einer nach einer gewissen Zeit durchgeführten Faszienzügeloperation wegen eines weiteren Rezidivs) mit zunehmendem Alter (und schlechter werdendem Kollagen sowie schrumpfendem Narbengewebe) schließlich stellt sich eine absolut inkontinente Frau vor, der bereits bei kleinsten Bewegungen der Urin im Schwall in die Vorlage läuft, obwohl sie alle 30 Minuten zur Toilette geht, um den Blaseninhalt rechtzeitig zu entleeren.
Östrogene (lokal oder systemisch) kamen aus welchen Gründen auch immer nicht zum Einsatz. Urodynamisch zeigt sich in der Regel keine pathologische Detrusorkontraktion, weil sich bei 80 ml Füllungsvolumen der Blaseninhalt bereits ohne Detrusoraktivität praktisch komplett entleert. Beim Aufstehen entleert sich dann auch dieser Rest. Das Urethraruheprofil zeigt eine sog. atone Urethra und in der bildgebenden Diagnostik bewegt sich die Urethra beim Valsalva-Manöver nicht (mehr), nur der Blasenhals klafft noch ein wenig weiter auseinander als er dies schon in Ruhe tut. Der Blasenhals liegt über dem Niveau der Symphysenunterkante und bei der Zystoskopie ist der Detrusor trabekuliert und die Schleimhaut atroph gerötet. Resignation, artefizieller Sphinkter), Silikon, Kollagen — wofür soll man sich entscheiden? Wozu der Patientin raten?

Die Integraltheorie besagt, dass Kontinenz durch ein Kräftegleichgewicht im Beckenbodensystem sichergestellt wird:
Im Fall des tethered vagina syndrome besteht ein anteriores Ungleichgewicht, das durch zu starke Kräfte vorn (multiple Operationen an der gleichen „Seite der Waage") bei schwachen Kräften hinten (fehlende Sakrouterinligamente [USL], schwache Beckenbodenmuskeln [Geburten, Alter, Levator-Damm-Plastik] eine, wie es scheint, afunktionelle Urethra hervorbringt. Anterior „tethered" und posterior „loose" - aus diesem Bild der Waagschalen leitet sich der therapeutische Ansatz ab:
— vorn: Lösung der Narben, Mobilisierung von Urethra und Blasenhals, Steigerung von Mobilität und Elastizität (hormonell unterstützt durch lokale Östrogen- und ggf. auch Gestagentherapie)
— hinten: Stärkung der posterioren Fixierung der Scheide durch dynamische Fixierung möglichst ohne Verziehung der Achse und Stärkung der Muskulatur (Elektrotherapie [Reizstrom — Biofeedback — Physiotherapie]
Kommt es tatsächlich zu einer (Belastungs)Inkontinenz nach Lösen der Narben, so ist nach unserer Einschätzung deren zweizeitige Sanierung durch einen entsprechenden Eingriff (adjustierbare mitturethrale Schlinge (z.B. Remeex – s. d.) sinnvoll.
Zu diesem Vorgehen gibt es in der Literatur kaum auffindbare Quellen. Praktisch immer wird im Rahmen der „frozen urethra" als Alternative die Harnableitung, der intermittierende Selbstkatheterismus oder auch die Anlage eines artefiziellen Sphinkters diskutiert. Die konsequente Anwendung der Integraltheorie von Petros aber weist hier noch einen anderen Weg. Es geht hierbei nicht, wie Mitte der 90er Jahre von der Arbeitsgruppe McGuire gezeigt, um die Anästhesie der Rezeptoren. Auch steht nicht die urethrale Obstruktion durch Narben im Vordergrund, sondern die Wiederherstellung der Mobilität der Scheide in der Zone kritischer Elastizität. Ist dies geschehen und sind auch sonst die zur Kontinenzerzielung notwendigen Strukturen suffizient (rekonstruiert), kommt es zur Entlastung der Rezeptoren und zu einer suffizienten Übertragung der posterioren Kräfte zum Blasenhalsverschluss. Dies schließt auch aus, dass es sich um den Effekt handelt, der mit der Ingelman-Sundberg-Operation zur Denervierung bei Motorurge Anwendung findet bzw. fand. Es handelt sich hier also um einen Ansatz zu einer echten Heilung der Patientin mit dem von Petros als „tethered vagina syndrome" bezeichneten Krankheitsbild.
Die Ergebnisse sind ermutigend. Es kommt auf die Patientin kein großer operativer Eingriff zu, die Inkontinenzsituation ist ohnehin schon desolat und daher praktisch nicht mehr zu verschlechtern. Die Reduktion von Drangsymptomatik allein wird von den betroffenen Patientinnen bereits als eine Erleichterung wahrgenommen. Kann man ihnen dann noch die Inkontinenzsymptomatik verbessern oder gar nehmen, dann ist dieses Vorgehen ein sicherlich richtiger Schritt im Behandlungskonzept, denn diese Patientinnen erfahren durch medikamentöse Behandlung (Parasympatolytika) keine (nennenswerte) Besserung. Mit der Einführung des adjustierbaren Schlingensystems Remeex® ist die Therapierbarkeit nach erfolgreicher Urethrokolpolyse (vaginal oder abdominal) um ein Weiteres verbessert worden (s. a. Kapitel 15). Umso wichtiger ist die Diagnosestellung und Zuleitung zu einer adäquaten Therapie.

15 Adjustierbare Inkontinenzsysteme – Remeex ®

In diesem fünfzehnten Kapitel erfahren Sie etwas über die Funktionsweise des nachstellbaren (adjustierbaren) Remeex-Systems.

Bei der Harninkontinenz als chronischem Leiden tritt häufig nach einer erfolgreichen Ersttherapie ein Rezidiv auf. Jedes Rezidiv bedeutet eine verringerte Erfolgsaussicht im Vergleich zur vorherigen Operation (erstes Rezidiv etwa 50% Erfolg und bei der 3. Operation etwa 20%). Auch bei primär guten Erfolgsraten der operativen first-line-Behandlungen (Schlingen und Kolposuspensionen) gilt zu bedenken, dass diese im Schnitt unter 90% liegt. Ein für die operative Therapie der Rezidivinkontinenz geeignetes Verfahren muss folgende Charakteristika aufweisen:
1. hohe Effektivität
2. geringe Komplikationsrate
3. gute Verträglichkeit der eingesetzten Materialien.
4. Wirtschaftlichkeit
5. belegte Effektivität (Evidenz-basierte Medizin)
6. jederzeit mögliche Readjustierbarkeit.

Die Nachstellbarkeit sollte im Falle einer postoperativen Obstruktion das eingesetzte System optimieren, ohne eine Entfernung des Systems zu erfordern. Adjustierbarkeit bedeutet auch, eine Anpassung des Systems postoperativ vornehmen zu können, am stehenden und sich belastenden Patienten. Der Aspekt der Readjustierbarkeit soll gleichfalls eine postoperative Rezidivinkontinenz durch Optimierung des Systems zum Sistieren bringen ohne das System zu entfernen oder einen anderen Eingriff durchzuführen.

Das REMEEX®-System ist eine Prothese, welche als Prototyp erstmals 1996 erfolgreich eingesetzt wurde und bis heute mehr 10.000 Mal in Spanien, Italien und in der BRD und der Schweiz in der first-line und Rezidivharninkontinenzsituation Anwendung fand (Nach der FDA-Zulassung ist es nun auch in den USA auf dem Markt). Das jederzeit mögliche Nachjustieren wird von den Inauguratoren als besonderer Vorzug dieses Verfahrens beschrieben. Es wird bisher keine Zeitbegrenzung für eine nachträgliche senkende oder elevierende Regulation durch Verkürzen oder Verlängern der fixierenden Fäden mit dem Varitensor angegeben. Nachjustierungen nach 6 Jahren nach der Implantation sind erfolgt.

15.1 Produktbeschreibung und operative Technik
Das Remeex®-System besteht aus den in Abbildung 120 gezeigten Systemelementen: nichtresorbierbares Netz (sog. Mitella) einer Größe von 1,25 x 3 cm aus monofilem Polypropylen, mit jeweils an jedem Längsende befindlichen monofilen Zugfäden ebenfalls aus Polypropylen, einer Olive (sog. Varitensor) aus biokompatiblem Polyäthylen mit hoher Dichte, das eine kleine Titanspule enthält, einer Hülse (sog. Manipulator) mit Schrauben und einem Schraubenzieher (Diskonnektor) sowie einem Einführinstrument (Nadel).

Die Mitella wird unter den zu unterstützenden Anteil der Urethra-/Blasenhalsregion eingelegt. Die Polypropylenzugfäden binden die Mitella an die Titanspule des Varitensors an und ermöglichen über Drehen des Manipulators und Auf- und Abwickeln der Zugfäden die Elevation und das Absenken des über der Mitella befindlichen Gewebes. Um nach Erreichen einer erwünschten Position der Mitella den Manipulator vom Varitensor zu trennen, wird der Diskonnektor eingesetzt.

Die Implantationsschritte werden wie folgend beschrieben durchgeführt:
Oberhalb des Schambeins wird ein etwa 3 cm langer Schnitt transversal in der Abdomenmittellinie ausgeführt (Abb 121). Von diesem Schnitt aus wird das Fettgewebe bis zur Rektusfaszie inzidiert. Die Faszie ist das Widerlager für den Varitensor. Zwei Markierungen an den gewünschten Durchtrittsstellen der Anzugsfäden können über dem Schambein im Abstand von 3 cm vorgenommen werden. Als nächster Schritt wird die vaginale Inzision und die Präparation des Lagers für die Mitella in Steinschnittlage der Patientin durchgeführt (Abb. 122).

Folgend wird seitlich der Urethra mit der Nadel für den Durchtritt der Anzugsfäden von der Mitella zum Varitensor das Diaphragma urogenitale perforiert und so das Cavum Retzii eröffnet (Abb. 123) Die Nadel wird entlang der Symphysenhinterkante nach oben geführt, bis sie die Faszie im Bereich der Markierungen für die Durchtrittsstelle der Anzugsfäden durchbohrt und ihre Spitze in der abdominalen Inzisionswunde erscheint. Gleiches Vorgehen beidseits der Urethra. Dann wird zystoskopiert (Abb. 124), um eine Perforation der Blase auszuschließen.

Die Mitella wird in der Mittellinie der vaginalen Inzision auf gewünschte Höhe der Urethra positioniert und die Anzugsfäden werden mit Hilfe der Nadel bis über die Rectusfaszie geführt. Die Fäden werden mit einer Klemme angeklemmt. Die Mitella kann nun mit einem Vicrylfaden im Bindegewebe fixiert werden, um ein Verrutschen zu vermeiden (Abb. 125).

Die Remeex®-Prothese, welche aus dem Varitensor mit dem Schalter besteht, wird auf dem vorbereiteten abdominalen Lager positioniert. Die Anzugsfäden werden streng symmetrisch durch die Aufnahmeöffnung des Varitensors der korrespondierenden Seite geführt und dann durch die zentrale Öffnung des Varitensors gezogen.

Danach hält ein Assistent die Remeex™-Prothese etwa zehn Zentimeter über der Faszie (Abb. 126) und achtet darauf, dass sie mittig zentriert wird. Die Anzugsfäden werden nun mit einer Stellschraube fixiert. Der Manipulator wird nun in Uhrzeigerrichtung gedreht bis der Varitensor auf der Muskelfaszie zum Liegen kommt (Abb. 127). Um die abdominale Naht in Ruhe abheilen zulassen kann auch 0,5 cm oberhalb der Naht in der Mittellinie ein kleiner Kanal präpariert werden, durch den der Varitensor nach außen liegt und bedient werden kann.

Anschließend werden die Inzisionswunden abdominal und vaginal verschlossen.
Jetzt beginnt die Grobeinstellung der Fadenhöhe Dabei entspricht die Drehung des Manipulators um 360° nach rechts einen Millimeter Fadeneinzug (Abb. 128) und das Drehen in die Gegenrichtung das Absenken (Abb. 128 rechts) der Fäden und somit der Mitella um 1mm.

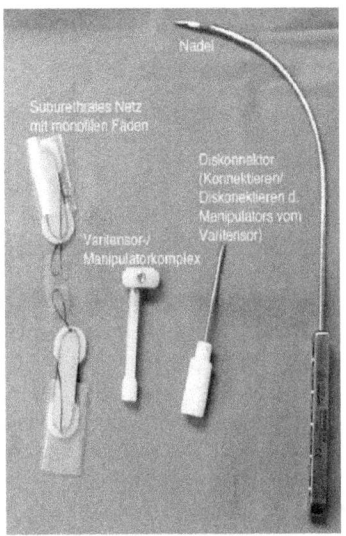

Abb. 120: Instrumentarium

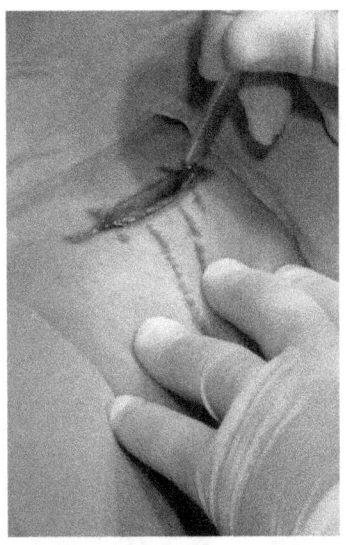

Abb. 121: kleiner Bauchschnitt

Abb. 122: Präparation des sog.
Mitella-Lagers unter der Urethra

Abb. 123: Eine Spezialnadel
dient zum Durchleiten der
Fäden von vaginal nach
abdominal

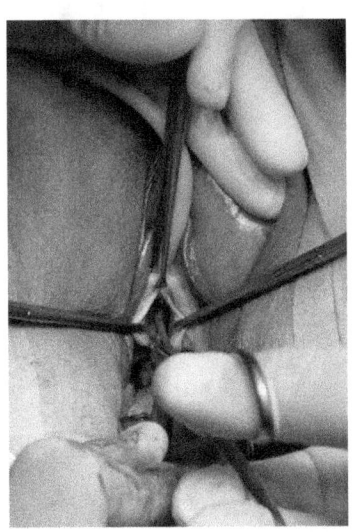

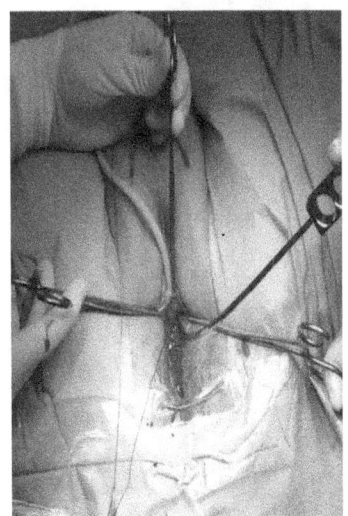

Abb. 124

Abb. 125

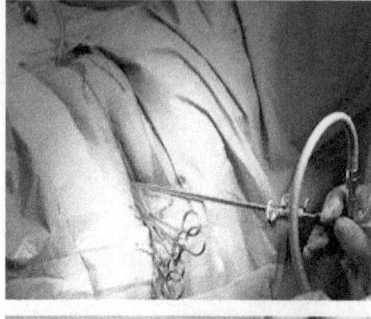

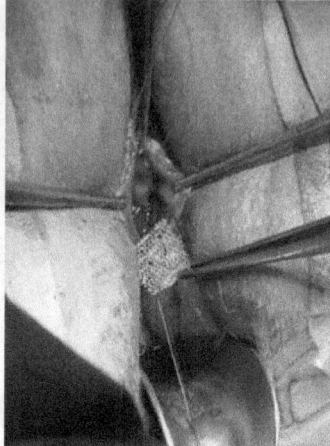

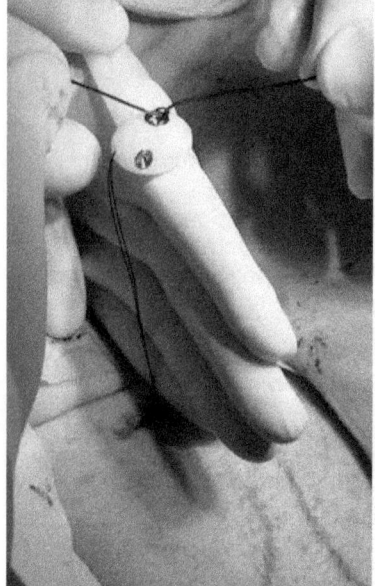

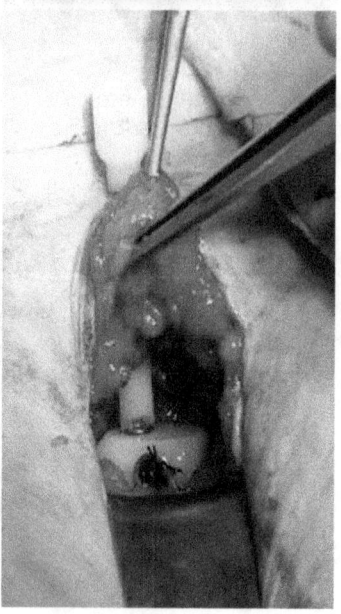

Abb. 126   Abb. 127⇨

Abb. 124: Blasenspiegelung
Abb. 125: Positionieren des Netzes
(Mitella) unter der Harnröhre/Blasen-
halsregion)
Abb. 126: Platzierung des Varitensors (Spannungsregler (Olive) und der
Zugfäden
Abb. 127: Spannungsfreies Einstellen der Schlinge und Platzierung des
Varitensors auf der Faszie des geraden Bauchmuskels

Abb. 128: Auf- (links) und abgewickelte Zugfäden und ihr Effekt

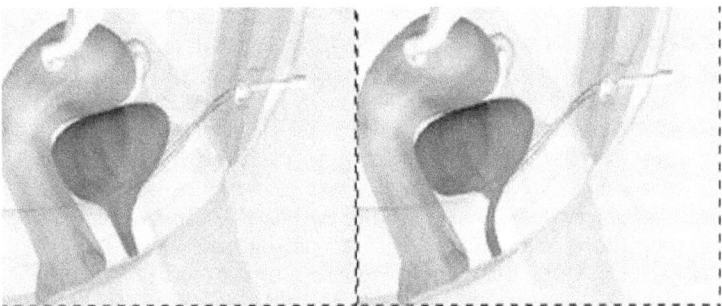

Abb. 129: mit Ultraschall (rechts) kontrollierte Feineinstellung

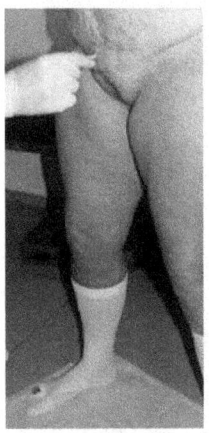
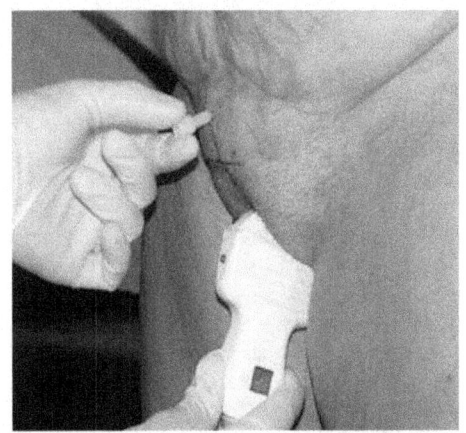

Abb. 130: Remeex
im Ultraschall

Abb. 131: Entfernung des Manipulators

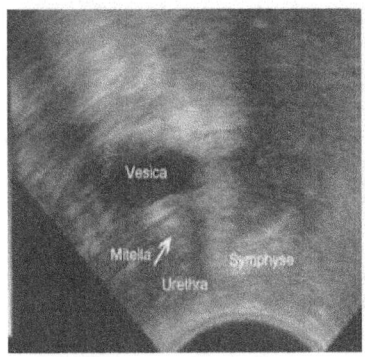
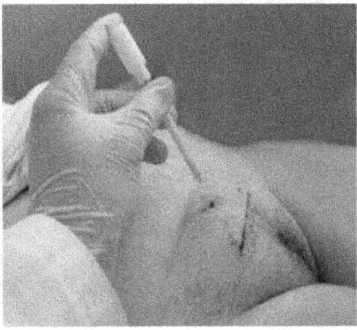

Zur Einstellung kann die Blase intraoperativ mit 300ml steriler Flüssigkeit gefüllt und durch Druck auf das Abdomen die Leaksituation aufgezeigt werden. Die (erste) Feinregulierung kann in den 2—3 Tagen nach der Implantation vorgenommen werden. Ziel ist es nun, diese Feinregulation dann auch schnellstmöglich zu beenden, um eine Infektion durch Eindringen von Keimen im Bereich des Manipulators zu vermeiden. Wir gaben bei allen Patientinnen für die Zeit, in der der Manipulator in situ ist, Amoxicillin und Clavulansäure 3x täglich (500mg/125mg). Die Feineinstellung kann unter Belastungssituation bzw. in Situationen vorgenommen werden, die bei der Patientin zum Harnverlust führte, z.B. Husten (Abb.129), aber auch unter perinealsonografischer Kontrolle durch Verändern des Urethrovesikalwinkels (Abb. 130) erfolgen. Nach Feinjustierung kann mit Hilfe des Diskonnektors der Manipulator vom Varitensor getrennt werden (Abb. 131). Durch die Operation können Schwellungen im Bereich der Urethra bedingt sein. Das erste Ziel der Implantation kann die Vermeidung von Restharn durch eine locker liegende Mitella sein. In einer späteren Sitzung gelingt es dann, die Harninkontinenz zu beheben. Das System bietet auch die spätere Möglichkeit einer Korrektur der Bandhöhe ohne großen operativen Eingriff, wenn sich anatomische und funktionelle Änderungen ergeben haben und die Inkontinenz rezidiviert. Dann kann in Lokalanästhesie oder in Kurznarkose eine kleine Inzision über dem Varitensor vorgenommen werden. Der Manipulator wird an den Varitensor mit Hilfe des Diskonnektors angekoppelt, um eine Rejustierung zu ermöglichen.

15.1.2 Behandlungsergebnisse und eigene Erfahrungen

Eigene Beobachtungen in einem Kollektiv von mittlerweile weit über 150 Patientinnen in einer Rezidivinkontinenzsituation, zeigen eine Effektivität der Methode bei 75% der Patientinnen im Sinne von ICS Pad-Test-Kriterien für Kontinenz < 2g im 1 h Test und einer Verbesserung der Inkontinenzsituation bei 40% der Patientinnen (>50% Reduktion des Vorlagenverbrauchs) nach 6 Monaten. Die Grenze der Methode hinsichtlich der Indikation bei Vorderwanddefekten wird, wie auch bei nicht adjustierbaren Schlingensystemen, das mögliche Urethrakinking sein, auch wenn aufgrund einer Absenkung des Bandes diese Gefahr in Grenzbereichen eher vermeidbar erscheint, jedoch auf Kosten der erzielbaren Kontinenz. Aufgrund des Permanentimplantates und der damit verbundenen möglichen Komplikationen (Infektion, Abstoßung, usw.) sowie der hohen Kosten des Systems, sehen wir derzeit nicht die Indikation in der first-line- Therapie, so wie es z.T. bei unseren romanischen Nachbarn (Italien, Spanien) gehandhabt wird. Die Frage, ob ein Justieren an den ersten postoperativen Tagen — wie von einigen Operateuren durchgeführt — aufgrund von Schwellungen im Gewebe Sinn macht, oder ein zu langes Belassen des Manipulators die Infektionsrate erhöht, konnte bei vorliegender Fallzahl nicht abschließend geklärt werden.

Solange der Manipulator in situ ist, sollte eine Antibiose gegeben werden. Möglicherweise ist es von Vorteil, nach Ausschluss einer Obstruktion den Manipulator zu entfernen und eine Justierung z.B. erst nach Abschluss der Wundheilung vorzunehmen, wie von anderen Autoren favorisiert..

Dies könnte außerdem eine Reduzierung der durchschnittlichen Liegezeit bewirken.

Grundsätzlich wäre die Durchführung von Studien mit einem Vergleichskollektiv wünschenswert (prospektiv-radomisiert), aufgrund fehlender therapeutischer Alternativen in Kollektiven wie dem unseren lässt sich ein solches Projekt nicht umsetzen, solange es keine vergleichbaren alternativen Techniken gibt

Die Kolpurethropexie durch eine suburethrale Schlinge mit einer REMEEX™-Prothese erscheint als eine geeignete minimal-invasive Operationstechnik für Stressinkontinenz in komplexeren Fällen, wo das klassische retropubische Bandverfahren keine ausreichende Therapiesicherheit bieten kann,

Es ist aufwändig und stellt an Pflegemanagement und an Operateure größere Anforderungen als die bekannten spannungsfreien Schlingen-Techniken. Sie ermöglicht es, die optimale Schlingenspannung individuell einzustellen. Die Möglichkeit mehrzeitiger kontrollierter Korrekturen bei verändertem Status wäre ein deutlicher Vorteil, lässt sich das Implantat tatsächlich über lange Zeit readjustieren. Unsere bisherigen Erfahrungen was das Aufsuchen des Varitensors angeht, sind gut. Wir bevorzugen, zum Wohle der Patientin, allerdings eher die Kurznarkose vor der Lokalanästhesie.

Als Zielgruppe der Indikation sollten dort besonders Patientinnen mit komplizierten (zum Beispiel postoperativen) Anomalien im kleinen Becken, Situationen nach Querschnittslähmungen, mit Rezidiven anderer Inkontinenzbehandlungen und Inkontinenzen infolge erheblicher urethraler Hypermobilität sowie „Risikopatientinnen", also solche mit zu erwartender verminderter Erfolgswahrscheinlichkeit bei anderen Inkontinenz-Operationen, evaluiert werden.

16 Diagnostik in der Urogynäkologie

In diesem sechzehnten Kapitel erfahren Sie, welche diagnostischen Methoden in der Urogynäkologie Anwendung finden und wie die Untersuchungsabläufe im Einzelnen sind.

16.1 Stufendiagnostik

Das Konzept der Diagnostik in der Urogynäkologie ist das einer Stufendiagnostik. Die einzelnen Komponenten bauen in aller Regel aufeinander auf, Inhalte höherer Stufen haben die Ergebnisse darunter gelegener Stufen zur Voraussetzung. Das urogynäkologische Basisdiagnostikum ist die
⇨Anamnese.
Durch die Erhebungen hier werden die Weichen für die zum Einsatz kommenden weiterführenden Untersuchungen gestellt. In der praktischen Anwendung kann sich diese Anamnese auch über mehrere Sitzungen hinziehen: Erstexploration und Ausgabe eines Miktionstagebuches z.B. in einer ersten Sitzung. In der nächsten dann Besprechung des Miktionstagebuches und ergänzende Exploration. Dies ermöglicht dem Arzt in der Niederlassung auch die annähernde Einhaltung seines üblichen Zeittaktes.

Je nach Sachlage erfolgt in der ersten oder zweiten Sitzung dann die
⇨ gynäkologische Untersuchung mit
⇨ klinischer Inkontinenzuntersuchung
⇨ Restharn (Sonographie)
⇨ Urinuntersuchung und
⇨ morphologische Diagnostik (Perineal-/Introitus-Sonografie)
⇨ Sonografie der ableitenden Harnwege (empf.)

Hierfür wird die Patientin mit gefüllter Blase in die Sprechstunde gebeten. Die Morphologie des Beckenbodensystems wird durch Inspektion und Palpation erfasst. Husten- oder anderweitige Provokationstests im Liegen und bei Bedarf im Stehen schließen sich an. Die Perinealsonographie (oder Introitussonografie) ergänzt dies. Ein sonographischer Blick auf die ableitenden Harnwege und Nieren sollte eingeschlossen sein. Abschließend wird die Patientin gebeten, in der Toilette eine Urinprobe abzugeben, die Blase möglichst vollständig zu entleeren und sich anschließend zur Restharnsonografie wieder einzufinden. Die Miktion sollte der Patientin ohne Zeitdruck ermöglicht werden, um die Restharnsituation nicht zu verfälschen.

Falls für die weitere Behandlung der Patientin erforderlich, werden
⇨ Zystometrie/Urethrometrie
⇨ (Urethro-)Zystoskopie
⇨ Uroflow bei Miktionsstörungen.

im Intervall oder unmittelbar (je nach Organisation der urogynäkologischen Sprechstunde) durchgeführt.

16.1.1 Präoperative Diagnostik bei *Inkontinenz*-Eingriffen

Die Anforderungen für den Einsatz von Untersuchungsverfahren in der präoperativen Situation bei Inkontinenz-Eingriffen liegen in Form von Empfehlungen der Arbeitsgemeinschaft Urogynäkologie und plastische Beckenbodenrekonstruktion e.V. der Deutschen Gesellschaft für Gynäkologie und Geburtshilfe e.V. vor. Dabei werden klinisch klare Fälle und Primäreingriffe unterschieden von Rezidiveingriffen und klinisch nicht eindeutigen Belastungsinkontinenzfällen. Bei Letzteren sind die Anforderungen an die präoperative Diagnostik natürlich entsprechend höher. Grundsätzlich empfiehlt sich aber folgendes Vorgehen:
⇨ **zu Funktion und Topographie**
   ▪ **Urodynamik**
   ▪ **Perineal-/Introitus-Sonogramm/(selten noch: Ketten-Zysturethrogramm)**
   ▪ **Zysturethroskopie (fakultativ, bei Indikation)**
   ▪ **gyn. Sonografie**
⇨ **für ein morphologisch und funktionell angepasstes Konzept**
⇨ **zur Erkennung präoperativer Risikofaktoren**
   ▪ **hypotone Urethra**
   ▪ **Urge?**
   ▪ **Blasenentleerungsstörungen (Restharn)**

16.1.2 Präoperative Diagnostik bei *Senkungs*-Eingriffen

Besteht der Verdacht auf Vorliegen einer larvierten Harninkontinenz und besteht die Option, dies in der gleichen operativen Sitzung zu sanieren (die Aussichten, dass sich nach morphologischer Restitution eine Kontinenz einstellt, besteht folglich nicht), dann sollte Diagnostik wie vor einer Inkontinenz-OP betrieben werden. Besteht keine Inkontinenz (nach klinischer Prüfung [Reposition/Pessartest]), so ist keine Abklärung nötig. Bei einer Diskrepanz zwischen subjektiven Symptomen und Klinik sollte eher die volle Diagnostik ablaufen.

16.1.3 Apparative Diagnostik

Das Ziel der angewendeten apparativen Diagnostik ist:

⇨ **die Beurteilung der vesikalen Reservoirfunktion**
⇨ **die Beurteilung der urethralen Verschlussfunktion**

⇨ **die Objektivierung der:**
  • **Morphologie**
  • **Miktion**
  • **urethrovesikalen Funktionseinheit**
  • **Störungen der urethrovesikalen Funktionseinheit**

Die Aufgaben der einzelnen Komponenten der apparativen Diagnostik sind im Einzelnen:

▶ **bei der Zystometrie:**
  ⇨ **Erkennung neurologischer Blasenentleerungsstörungen**
  ⇨ **Erkennung einer motorischen Urge-HIK**
  ⇨ **Erkennung einer sensorischen Urge-HIK**
  ⇨ **Trennung Urge- und Stressinkontinenz**

▶ **bei der Urethrozystometrie:**
  ⇨ **Erfassung der Urethraverschlussfunktion**
  ⇨ **Beschreibung der Stress-HIK**
  ⇨ **Differenzierung Belastungs-/Drang-Harninkontinenz**
  ⇨ **Erkennung von Risikofaktoren**
  ⇨ **Erkennung einer Begleitpathologie**

▶ **bei der Uroflowmetrie:**
  ⇨ **Erkennung einer gestörten Miktion**
  ⇨ **Objektivierung von Miktionsstörungen**

Die Urethrozystoskopie in Ergänzung dient der Erkennung/dem Ausschluss von Erkrankungen der Blase und Urethra (Entzündung/Tumor/Stein) sowie der Erkennung von Begleitpathologika (Anomalien/Obstruktion/ Divertikel/Trabekulierung).

16.1.4 Morphologische Diagnostik

Die morphologische Diagnostik findet dabei unter Ruhe und bei Belastung zur Beurteilung der Topographie und zur Beurteilung der Organe zueinander
- **in Ruhe**
- **beim Pressen**
- **beim Kneifen**

statt. Sie besteht im Wesentlichen aus:
- Inspektion und Palpation
- Perinealsonographie oder Introitussonografie,
- bei speziellen Fragestellungen auch die lat. Kettenzysturethrographie Zysturethroskopie (v.a. bei Urge),
- Kernspintomogramme — statisch und dynamisch — sind speziellen Fragestellungen vorbehalten.

16.1.5 Zusatzuntersuchungen

Zusatzuntersuchungen wie
- Druck-Fluss-Messungen,
- Beckenboden-EMG,
- Pad-weighing-Test,
- Urethrakalibrierung und andere

dienen der Verbesserung der diagnostischen Aussage und der Untermauerung des daraus abgeleiteten therapeutischen Konzeptes. Sie sind häufig Teil der für die wissenschaftliche Auswertung von Behandlungseffekten erforderlichen Parameter.

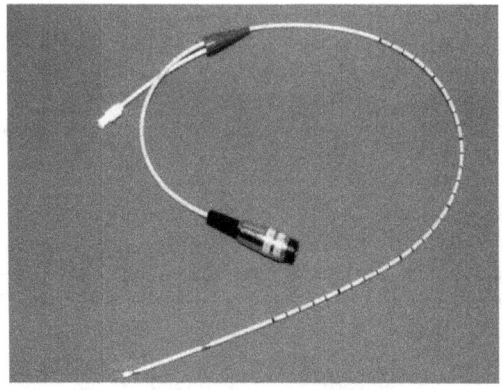

Abb.132:
Sog. Microtip-
Transducer zur Er-
stellung der Druck-
Fluss-Kurven der
Urodynamik

16.2 Urodynamik

Die Urodynamik hielt 1939 Einzug in die urologische Diagnostik: Lewis [A new clinical recording cystometry in J Urol 41 (1939): 638] beschrieb die Methode als erster. Heute werden für die Durchführung aus hygienischen Gründen in der Regel Perfusionskatheter für die Messung verwendet. Der sog. Microtip-Transducer (s. Abb. 132) kommt wegen der fehlenden Möglichkeit der Sterilisation (er kann „nur" desinfiziert werden, praktisch nicht mehr zum Einsatz.

Die Urodynamik (Blasendruckmessung) setzt sich aus mehreren Komponenten zusammen:

Mit Hilfe des **Uroflows** gelingt es eine Destrusorschwäche, Instabilitäten oder Abflussbehinderungen aufzudecken.

Bei der **Zystotonometrie** werden funktionelle Beziehungen zwischen Blase (Detrusor) und Urethra (Sphinkter) dargestellt, Kontraktilität und Compliance werden ermittelt.
Die **Urethradruckprofile** sind dazu geeignet, die Druckverhältnisse in der Harnröhre bei der Passage der Mess-Sonde wiederzugeben, hier können Funktionsstörungen, aber auch Phänomene wie der Quetschhahn-Mechanismus dargestellt werden. Das **Ruheprofil** und das **Stressprofil** der Harnröhre (Urethra) werden hier unterschieden und erstellt.

Detrusor und abdominale leak-point-pressure geben die Drücke wieder, bei denen es unter Abwesenheit eines intraabdominellen Druckanstiegs und bei Betätigung der Bauchpresse zum Urinverlust kommt. Auffälligkeiten hier lassen an eine intrinsische Sphinkterdefizienz denken, die Untersuchung ist insbesondere dann nicht verwertbar, wenn morphologische Störungen wie Zysto-, Entero- oder Rektozelen das Ergebnis verfälschen und sollten daher immer mit einer morphologischen Diagnostik (Perinealsonographie) gemeinsam interpretiert werden.

In seltenen Fällen ist die Videozysturetrographie/Videourodynamik eine komplexe Untersuchung, die zusätzlichen Informationsgewinn verspricht, da sie die Urodynamik mit der bildgebenden Diagnostik der Ausscheidungsfunktion der Blase kombiniert. Die simultane Messung von intravesikalem und abdominalen Druck, die Darstellung der intraurethralen Drücke und des Uroflow unter Durchleuchtung gestatten bei komplexeren Funktionsstörungen oder nach (mehrfach) fehlgeschlagenen Operationen hier die Ursachenfindung zu verfeinern.

16.2.1 Miktionszyklus – Normalverlauf

Die in Abb. 133 mit I und II bezeichneten Abschnitte der Füllphase (I +
II + III) bezeichnet man auch als Akkomodationsphase der Blase. IV ist
die Entleerungsphase der Blase. II bezeichnet dabei den Anteil der
Füllungsphase, in dem die Änderung des intravesikalen Druckes pro
zugeführtem Volumen am geringsten ausfällt (elastische Phase).

16.2.2 Zystometrie

Man unterscheidet bei der Wasserzystometrie mit raum- oder
körperwarmer physiologischer Kochsalzlösung die
- Langsame Füllung: < 10 ml/min
- mittlere Füllung: 10-100 ml/min
- schnelle Füllung: > 100 ml/min

Das Problem ist die Detrusoraktivierung bei zu schneller Füllung, da
die Blasenwand schlechter an Volumen adaptieren kann ⇨
Empfohlen ist die Füllung mit 50 ml/min.

16.2.2.1 Normale Zystometrie

Wie in Abb. 133 steigt der intravesikale Druck langsam an. Nach
jeweils 50 ml eingefüllten Volumens wird eine Hustenprovokation
vorgenommen, um ggf. pathologische Detrusorkontraktionen zu
induzieren. Erster (EHD), normaler (NHD) und starker
(SHD)/maximaler Harndrang (MHD) werden auf dem Protokoll
vermerkt.

16.2.2.2 Gesteigerte Kontraktilität während der Blasenfüllung

In Abb. 134 ist erkennbar, dass jenseits des ersten Harndrangs (EHD)
einer Hustenprovokation ein rascher Druckanstieg und ebenso rascher
Abfall erfolgt, was sich danach noch einmal wiederholt. Solche Wellen
werden als pathologische Detrusorkontraktionen bezeichnet, wenn sie
15 cm H_2O überschreiten.

16.2.3 Leak Point Pressure [sog. Valsalva Leak-point-pressure (VLPP*)]

Er soll beim Aufdecken einer „Intrinsic Sphincter Deficiency" (ISD; Typ-III-SHIK) helfen, da die Ergebnisse der konventionellen OP-Verfahren hier relativ schlecht sind (35% primäre Versager, schlechte Langzeitergebnisse).

VLPP = minimaler Druck, der nötig ist, um bei liegendem Messkatheter zu einem Urinverlust zu führen

Es besteht allerdings keine Korrelation zwischen VLLP und $UVDR_{max.}$. Eine ISD ist wahrscheinlich, wenn VLPP < 60cmH$_2$O.

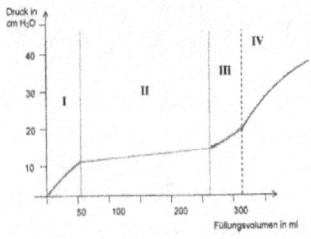

Abb. 133: Füllungs- und Entleerungsphase der Blase (I+II+III) (IV). Akkomodationsphase (I+II). Elastische Dehnung der Blasenwand (II)

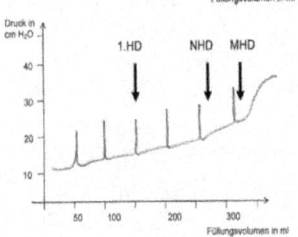

Abb. 134: Peaks zirka alle 50 ml als Zeichen des Hustenstoßes (immer gleich stark wenn möglich). 1. HD = erster Harndrang, NHD = normaler HD, MHD = maximaler Harndrang

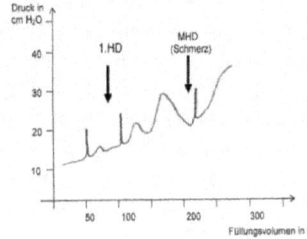

Abb. 135: gesteigerte Kontraktilität Hier erkennt man einen rel. frühen EDH, einen MHD, der mit Schmerz einhergeht und Detrusordruckschwankungen unter 15 cm H2O Amplitude (sind sie > 15 cm H2O werden sie als path. Detrusorkon-traktionen gewertet).

16.2.4 Zystometrie bei Urgency

16.2.4.1 Zystometrie bei sensorischer Urgency
- Früher EHD
- reduzierte Blasenkapazität (BK)
- langsamer oder plötzlicher Druckanstieg (hypersensible oder low-compliance Urodynamik)

16.2.4.2 Zystometrie bei motorischer Urgency
⇨ Zystometrisch hyperaktive Blase
⇨ Detrusorkontraktionen

- mit
- ohne

  vorangegangene (Husten-)Provokation

16.2.5 Zystometrie bei Stressharninkontinenz (SHIK)
- Gestörte Harnröhrenfunktion
  aber:
- reduzierte BK bei schwerer SHIK ergibt Bild der Mischinkontinenz

16.2.6 Urethra(ruhe)druckmessung – Standard

- Bei 300 ml Blasenvolumen
- gegen die Urethrahinterwand
- liegend (und stehend)

Der Ruhedruck (UVDR) setzt sich zusammen aus je 1/3 muskulärer, periurethraler und vaskulärer Komponente.

$$\text{Norm: } UVDR_{max} = 100 \text{ cmH}_2\text{O} - \text{Alter}$$

Als Faustwert für einen normalen Urethraruhedruck subtrahieren wir das Alter der Patientin von 100 und erhalten den „Normwert" (Beispiel: eine 70-jährige Frau sollte noch einen maximalen Urethraruhedruckwert von mindestens 30 cm H_2O haben.

16.2.6.1 Hypotone Urethra (Abb. 136)

•UVDR unter Norm
•begünstigt SHIK
•verschlechtert Erfolg bei suspendierenden OP-Verfahren
Ursache: Läsion der am Aufbau des Ruhedruckes beteiligten
Strukturen; reduzierte Bindegewebsqualität, Hormondeprivation

Abb. 136: Urethrale Hypotonie mit guter funktioneller Urethralänge bei
einer 45-jährigen Frau

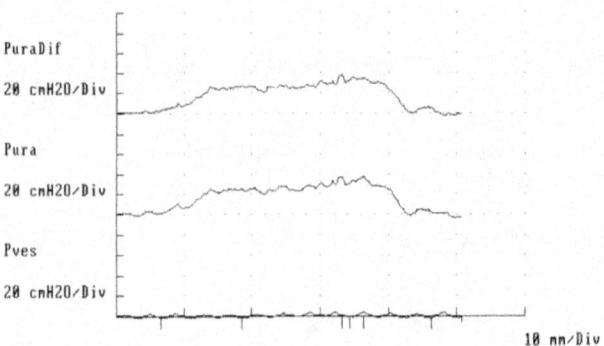

Abb. 137: gute urethrale Druckübertragung prox. und mittl. Drittel

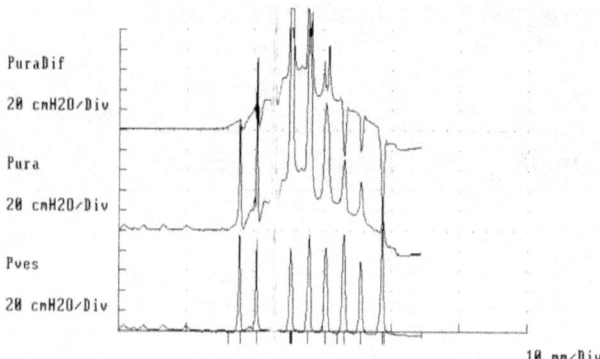

Abb. 138: pathologische Druckübertragung über die gesamte Länger
einer hypotonen Harnröhre

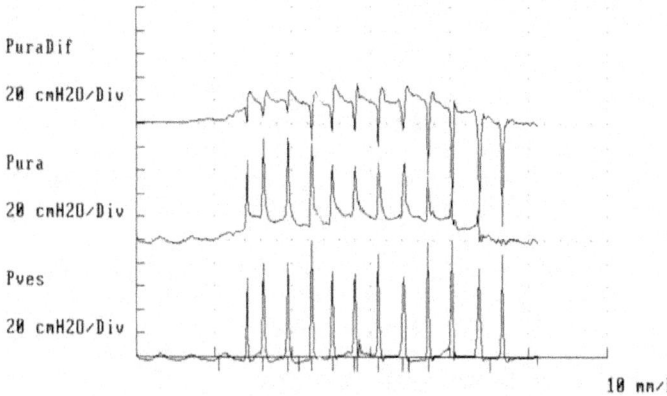

16.2.7 Stressprofil (Abb. 137/138)
Der urethrale Verschlussdruck bei Belastung (UVDS) ist eine Funktion
des UVD$_{Ruhe}$ und dessen Veränderung unter Belastung.
Er stellt die   vesikourethrale Drucktransmission   sowie die
                 Wirkung von Scherkräften   dar.

16.2.7.1 Vesikourethrale Drucktransmission
• suffizientes Widerlager peri-/suburethral (DeLancey/Ulmsten)
• vesikourethrale Drucktransmission auf die intraabdominelle Urethra
  (Enhörning)
• reflexbedingter Druckanstieg der Beckenbodenmuskulatur (Graber)

16.2.7.2 Scherkräfte
Gewebezug an Narben durch starke urethrale Krümmung (Deszensus)
Quetschhahnphänomen

16.2.7.3 Bedeutung des Stressprofils
Topographische Lokalisation der Insuffizienz
Quantifizierung der Insuffizienz
Erfolgskontrolle therapeutischer Konsequenzen (Studien)

16.2.7.4 Kontinenz ist gegeben, wenn:
UVDS > 20 cmH$_2$O
DepQ < 0,5 (=DepD : UVDR)
im proximalen/mittleren Urethradrittel

16.2.8   Fazit Urodynamik
Die urodynamische Untersuchung ist aufwändig und darum teuer. Die Delegation an nicht-ärztliches Personal ist daher (vor allem in der Niederlassung) gang und gäbe. Dies ist nicht unproblematisch, da wertvolle Informationen aus der Beobachtung und dem Dialog mit der Patientin während der Untersuchung verloren gehen können. Sie ist unangenehm für die Frau. Wichtig ist zu bedenken, dass sie auch hinsichtlich Urge-Abklärung nicht sicher ist (bis 50% falsch negativ — nur durch Langzeit-Urodynamik (24-Std.-Messung) erfassbar (Cardozo, 1998)). Sie ist heute forensisch wohl bedeutsamer als für die Klinik, aber gerade deshalb nicht mehr aus der Anwendung wegzudenken.

16.3 Weitere Diagnostika
Miktionstagebuch (wertvoll für die Evaluation und Verlaufskontrolle von Drang) oder z. B. der sog. „Pad-weighing-test"

16.3.1 Durchführung des Pad-Tests
Minute: 0 = Vorlegen einer gewogenen Vorlage
Minuten: 1—15 = sitzend 500 ml Tee trinken
Minute: 16—45 = Laufen, Treppensteigen
Minute 46—60 = 10 x Sitzen/Aufstehen, 10 kräftige Hustenstöße,
1 Minute am Platz springen, 5 x Objekt vom Boden aufheben, 1 Minute Händewaschen
Minute 61: Wiegen der Vorlage und Messen des Miktionsvolumens

Normwerte sind hier nach ICS:
< 2g = keine HIK   2—10g = HIK I.°
10—50g = HIK II.°   > 50g = HIK III.°

Nach der Klassifikation der GIH gelten:
bis 10g = sporadische HIK
bis 25g = belastende HIK
bis 50g = schwere HIK
>50g = absolute HIK

16.4 Praktischer Ablauf einer urogynäkologischen Abklärung

Basis: gründliche Anamnese

grundsätzlich: Harnwegsinfekt ausgeschlossen? ausreichende (lokale) Östrogenisierung?

wichtig: uro-gynäkologische Untersuchung
immer: morphologische Diagnostik
überlegen: probatorische Parasympatolytika-Therapie oder primär Urodynamik
überlegen: ist Zystoskopie nötig/sinnvoll
wer soll die Messung durchführen/muss der Arzt diese überwachen

Keine Urodynamik in der Praxis ist nötig, wenn ...

Hormonsituation schlecht ist
SHIK anamnestisch und klinisch klar ist
Mischinkontinenz vorliegt, die sich durch elevierende Maßnahmen bessert/verschwindet
eindeutig motorische Urge-HIK vorliegt, die sich auf PSL bessert/verschwindet

In der Klinik hingegen

muss vor jeder Inkontinenz-OP eine Urodynamik erfolgen
sollte vor jeder Deszensus-OP eine Urodynamik erfolgen, wenn sich operativ daraus eine Konsequenz ergibt
sollten OP-Ergebnisse per Urodynamik überprüft/ nachkontrolliert werden, wenn Beschwerden bestehen
kann die Urodynamik großzügiger indiziert werden als in der Praxis

16.5 Das zeitliche Konzept im Ablauf der Untersuchung

*   Erstkontakt (Sprechstunde)
*   Anamnese, Untersuchung, Ultraschall
*   lokale Östrogenisierung
*   Pessartherapie?
*   Parasympatolytika, Homöopathika, Miktionstagebuch, ...
*   urogyn. apparative Abklärung
    (Urodynamik/Zystoskopie/Röntgen/NMR)
*   Wiedervorstellung, konservative Therapie oder
(seltener)
*   OP-Termin

16.5.1 Praktischer Ablauf
* Patientin hat volle Blase
* Untersuchung und klinischer Stresstest (liegend/Reposition/stehend/Pessar?)
* Sonogramm (Perineal-/Introitus)
* Entleerung (Uroflow möglich)
* RH-Sonogramm
* Zystometrie
* Entleerung auf 250—300 ml und Urethrometrie
* Zystoskopie

16.5.2 Am Anfang der Untersuchung ...
* Kontaktaufnahme, Gespräch, nicht sofort UD
* Erläuterung der Gründe für die Untersuchung
* nach der klinischen Untersuchung Erläuterung der apparativen Diagnostik
* alles erklären, was getan wird („ich werde jetzt ...")
* auf Kooperation der Patientin angewiesen, um vernünftige Ergebnisse zu erhalten (wichtig bei ausländischen Patientinnen — Dolmetscher!)

16.5.3 Am Ende der Untersuchung ...
* Diskussion der Befunde in der Gesamtheit
* Ableiten einer Behandlungsstrategie
* Information der Patientin über Befunde und Vorgehen
* Befundbericht, der alle wesentlichen Informationen enthält
* Vereinbarung eines Kontroll- oder OP-Termins
* ggf. Verordnung von Medikamenten — in jedem Fall
* **Antibiotika-Gabe (Monuril®, Ciprofloxazin 500 o.ä.)**

16.6 Bildgebende Diagnostik

Hier sind der Stellenwert der bildgebenden Diagnostik, Methoden, Resultate sowie Aufwand und Kosten zu betrachten. Es gilt ferner, einen Vergleich der Methoden anzustellen.

16.6.1 Stellenwert
Die bildgebende Diagnostik ist wichtiges Glied in der Kette urogynäkologischer Untersuchungsverfahren. Ihr Ziel ist die Darstellung des morphologischen Substrates einer funktionellen Störung.

16.6.2 Methoden
* Perineal- /Introitussonografie
* Vaginal- /Rektalsonografie
* MRT (die Kettenzysturethrographie und die Kolpozystorektographie wurden dadurch abgelöst)

16.6.3 Normalbefund
* Urethra unterteilt den Blasenboden in vorderes 1/3 und hintere 2/3
* Inklinationswinkel α gebildet vom prox. Urethraverlauf zur gedachten Senkrechten (10—30°, beim Pressen max. 45°)
* Reklinationswinkel ß gebildet vom prox. Urethraverlauf zum dorsalen Blasenboden (100°)
* Meatus urethr. int. 1—1,5 cm über SCIPP-Line (Übergang Sacrum-Coccyx – Symphysenunterkante (inf. pubic point))

16.6.4 Empfehlungen der AGUB* zur sonografischen Diagnostik
(*Arbeitsgemeinschaft Urogynäkologie und plastische Beckenbodenrekonstruktion der Dt. Gesellschaft für Geburtshilfe und Gynäkologie)
* *Introitussonografie: Sektorscanner 3,5—5 MHz*
* *Perinealsonografie: Linearscanner 5—7,5 MHz*
* *Bilddarstellung: Urethra, Blase, Symphyse, Vagina, Rektum, Uterus*
* *kranial = oberer Bildschirmrand*
* *ventral = rechter Bildschirmrand*

16.6.4.1 Qualitative Kriterien
* *Trichterbildung*
* *Lage der Urethra*
* *vertikaler Deszensus*
* *rotatorischer Deszensus*

16.6.4.2 Quantitative Kriterien
* *Meatus internus urethrae (MUI) in Relation zur Symphyse*
* *Bezugspunkt: untere Symphysenkante*
* *Reklinationswinkel ß*

16.6.5 Technik
* *Untersuchungsposition:*
  * *MUI im Stehen tiefer*
  * *ß im Stehen größer*
* *Trichterbildung:*
  * *im Stehen häufiger*
* *Blasenfüllung: 300 ml*
* *Funktionstests: Husten und Pressen/Kneifen*
* *Anpressdruck: die Stärke der Sondenauflage bedingt u. U. eine Veränderung der Anatomie!*

16.7 Radiologische versus sonographische Diagnostik (vgl. Tab. 17)

- Vorteile Röntgen:
  - exaktere Bestimmung quantitativer Merkmale
  - bessere Darstellung des Trichters
  - exaktere Darstellung der Blasenkontur
  - knöchernes Becken dargestellt

- Vorteile Sonografie:
  - gut wiederholbar da:
    - keine Strahlenbelastung
    - nicht invasiv
    - kein Kontrastmittel
  - hohe Akzeptanz
  - geringer apparativer Aufwand
  - gute Beurteilung der Dynamik
  - preiswerter
  - praktisch überall verfügbar

Daher wird heutzutage eigentlich keine Kettenzysturethrographie mehr angeboten.

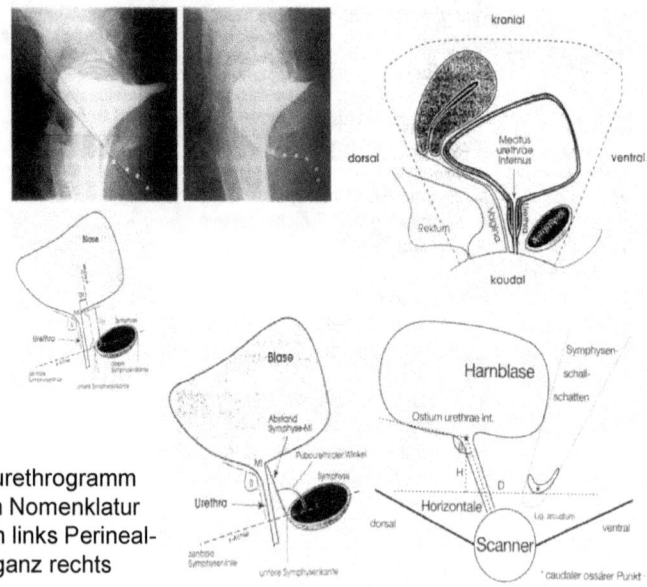

Abb. 139:
Kettenzysturethrogramm
und dessen Nomenklatur
oben; unten links Perineal-
und unten ganz rechts
Introitussonogramm

16.7.1 Darstellungsmöglichkeiten verschiedener US-Techniken

Tabelle 17: verschiedene Ultraschalltechniken in der Diagnostik

Darstellung	Abdominal-sonographie	Vaginal-/ Rektal-sonographie	Perineal-sonographie	Introitus-sonographie
Winkel ß	bedingt	bedingt	ja	ja
Winkel α	nein	nein	ja	bedingt
SCIPP-Linie	nein	nein	nein	nein
Vesikourethraler Übergang (Blasenhals [BH])	bedingt	bedingt	ja	ja
Symphysenunterkante	nein	bedingt	ja	ja
Symphysenhinterwand	bedingt	bedingt	ja	bedingt
Abstand Schallkopf - BH	nein	nein	ja	nein
Simultane Urodynamik	nein	nein	nein	ja

16.8. Zusammenfassung

Urogynäkologische Diagnostik und Therapie bedeuten immer die Integration von Funktion und Anatomie. Dies ist bei der Interpretation der Befunde sowie bei der Erstellung therapeutischer Konzepte von großer Bedeutung. Des Weiteren lebt diese Disziplin von der guten interdisziplinären Zusammenarbeit mit Kolo-Proktochirurgen, Urologen, Hausärzten, Neurologen und Physiotherapeuten.

17 „Perineologie" oder auch „erweiterte urogynäkologische Betrachtung" des Beckenbodens

In diesem siebzehnten Kapitel erfahren Sie Ausführliches über die das hintere Kompartiment betreffende Störungen, also im Wesentlichen über Enddarmsenkung, Obstipationssyndrom und Analinkontinenz. Sie werden über die Diagnostik informiert und über Behandlungsansätze, über konservative Aspekte der Behandlung und über Operationen.

17.1 Einführung – ein paar Gedanken zum Thema „Komplexität des Beckenbodens" – wir verlassen jetzt die *klassische* Urogynäkologie

Die rasche Entwicklung des Fachbereichs „Urogynäkologie" oder „Gynäkologische Urologie" spiegelt sich u. a. in den Veränderungen im Management urogynäkologischer Erkrankungen wider. Hier ist mehr die Therapie als die Diagnostik betroffen. Der Einsatz von alloplastischen Materialien ist dabei ein wesentlicher Aspekt. Die Integraltheorie stellt die theoretische Grundlage und Ausgangsbasis der Entwicklung dar. Petros, ihr Entwickler, räumt selbst ein, dass sie nicht perfekt ist. Von den populäreren Theorien ist sie aber die einzige, die weit weniger Fragen offen lässt, weit weniger Antworten auf Fragen zu anatomischem und funktionellem Zusammenhang schuldig bleibt als die anderen, wie Drucktransmissions- oder Hängemattentheorie, um nur zwei der populärsten zu nennen.

Um Hippokrates (zirka 450 v. Chr.) sinngemäß zu zitieren: *„Bevor wissenschaftlicher Fortschritt (auf jeglichem Gebiet) erreicht werden kann, muss der menschliche Geist sich von starrem Festhalten an althergebrachten Meinungen lösen."* Auf unser Fachgebiet übertragen bedeutet dies zum Beispiel, dass die Philosophie der Senkungsoperationen vor der Integral-Theorie sich allein auf die Behandlung der morphologischen Störung bezog. Funktionelle Aspekte waren hier von untergeordneter Bedeutung, es gab keinen Ansatzpunkt für die Verknüpfung von Morphologie und Funktion. Je breiter unser Sichtfeld umso eher finden wir für *die* Patientin vielleicht *die* passende Lösung zu deren individuellem Problem.

.

Nun stoßen wir aber auch bei der „bidirektionalen" Sichtweise der URO – GYNÄKOLOGIE rasch an die Grenzen, wenn es um die umfassenderen Beckenbodendefekte unter Einbeziehung des „KOLO-PROKTOLOGISCHEN" Kompartiments geht. Um den komplexen Defekten des Beckenbodensystems Rechnung zu tragen, muss der Blick beider Disziplinen Urogynäkologie und Chirurgie über den jeweiligen Tellerrand hinaus gehen und ein gemeinsames diagnostisches und therapeutisches Konzept erstellt werden, wollen wir Galens Einsicht (ca. 120 n. Chr.) Rechnung tragen: *„Die Wiederherstellung der Form führt zur Restitution der Funktion"*.

Dieser Artikel stellt die Veränderungen des Beckenbodensystems in einen interdisziplinären Zusammenhang und zeigt beispielhaft Therapieoptionen und Problemanalysen auf. Er soll Beitrag zu einer gemeinsamen interdisziplinären „Perineologie" leisten.

Nur wenn wir versuchen, Anatomie und Funktion der Strukturen des Beckenbodens zu verstehen, sind wir in der Lage die richtigen diagnostischen Weichen zu stellen und die geeigneten therapeutischen Schritte zu unternehmen. Aber das kennen Sie schon aus den ersten Kapiteln.

17.2 Beachtung und Wertung von Begleitpathologien im hinteren (kolo-proktologischen) Kompartiment:

Viele Senkungspatientinnen bringen aus dem Bereich des hinteren Kompartiments Probleme mit, die es möglicherweise vor einer Senkungsoperation weiter abzuklären gilt.
Insbesondere ist hier an die chronisch-obstruktive Defäkationsstörung, aber auch an die anale Sphinkterinsuffizienz zu denken

Die Frage, die sich der „urogynäkologische" Operateur zu stellen hat ist hierbei recht simpel: ist es wahrscheinlich, dass die Beschwerden, die die Patientin angibt aufgrund der Korrelation zum Befund durch den geplanten Eingriff gebessert werden können? Sind meine vorgesehenen operativen Handlungen eine günstige Voraussetzung für eine postoperative intensivere „koloproktologische" Diagnostik und stellen sie möglicherweise eine Voraussetzung für eine weiterführende Operation in diesem Bereich dar?

Ist es sinnvoll und notwendig die Korrekturen hier zu kombinieren?

- Obstruktive Defäkationsstörung
- Intussuszeption
- (innerer) Rektumprolaps
- Sigmoido- und Enterozele
- anale Inkontinenz.

bedürfen also unbedingt der Beachtung in der „urogynäkologischen" Sprechstunde, so wie die Erkrankungen des vorderen und mittleren Kompartiments in der mehr koloproktologisch ausgerichteten Sprechstunde abgefragt und analysiert werden müssen.

Im Rahmen der Evaluation von Senkungen ist immer die Frage zu stellen, ob der aktuelle Status mit seinen zugrunde liegenden Defekten andere Defekte so verdeckt, dass sie, korrigiert man den ins Auge springenden Defekt alleine, anschließend zu Tage treten. Ursache mag neben dem präexistenten Defekt der Fixation auch das Öffnen von Bruchpforten oder die Traktion an bislang noch ausreichend fixierenden Strukturen sein. Ist die Entwicklung nicht sicher vorhersagbar, so muss die Patientin über diese Zusammenhänge ausreichend aufgeklärt sein, so wie sie z. B. über die Problematik larvierter Belastungsinkontinenz im Rahmen von Senkungsoperationen aufgeklärt werden sollte. Neben der larvierten Inkontinenz, die nach Senkungskorrektur klinisch auffällig werden kann können Begleitpathologien aus dem Bereich der „Urologie" für die Korrektur oder Korrigierbarkeit bedeutsam sein. Im Zweifelsfalle ist die Diagnostik hier zu intensivieren (Urodynamik, Zystoskopie, radiologische Verfahren). Gleiches gilt für präexistente Blasen- und Darmfunktionsstörungen, neurologische Erkrankungen und internistische oder andere Krankheitsbilder, die die Korrektur von geklagten Funktionsstörungen erschweren (Parkinsonismus, MS, diabetische Neuropathie, Bandscheibenerkrankungen, Wirbelsäulenfehlstellung, Haltungsstörung, Nahrungsmittelun- verträglichkeiten, Blutgerinnungsprobleme, Herzfehler (Vitien), Herzinsuffizienz, Asthma,...).

Die Annäherung an die Funktionsstörungen des Darmes hinsichtlich der präoperativen Weichenstellung, was Diagnostik und Reihenfolge notwendiger Operationen betrifft, erfolgt in aller Regel über die beiden Leitsymptome

- Defäkationsstörung, obstruktiv und
- Inkontinenz,

wobei der Darmprolaps in aller Regel eine Untergruppe der obstruktiven Störungen darstellt.

Die obstruktiven Defäkationsstörungen wiederum kann man zurückführen auf:
• Verlangsamter Transit mit normaler Defäkation
• Pelvi-perineale Dysfunktion mit normalem Transit
  • dyskinetische Störungen (Anismus)
  • irritativ bedingter Sphinkterspasmus
  • neuromuskuläre Anomalien mit Dyskinesie
  • Rektozelen
  • Intussuszeption und Rektumprolaps
  • Mischformen aus Rektozele und Intussuszeption
• Mischform
• Colon irritabile mit (Pseudo-)Obstipation („Reizdarmsyndrom")

17.2.1 Funktionsstörung

Die funktionellen Abnormitäten im Bereich des posterioren Kompartiments sind unterschiedlich. Allein der Überbegriff der Entleerungsstörung umfasst wiederum eine ganze Bandbreite unterschiedlichster Fehlfunktionen von denen neurologische Störungen in Folge einer Innervationsstörung, zentral-nervöse Prozesse mit Auswirkung auf Entleerungsfunktion oder aber eine lokale Dysregulation ursächlich sein können.
Die Entstehung solcher Entleerungsstörung bleibt oftmals im Dunkeln, es kann sich um in Verbindung mit sexuellem Missbrauch (in der Kindheit) stehenden Ablaufstörungen handeln, es können aber auch andere Hintergründe wie eine neurotische Konfliktverarbeitung o. ä. zu Grunde liegen. Da die rektoanale und Beckenbodenkoordination sehr komplex ist, und sowohl unbewusste als auch bewusste Komponenten aufweist, bedarf es hier neben suffizienter diagnostischer Möglichkeiten auch eines ausgesprochen guten Einfühlungsvermögens seitens des Untersuchers um zu verwertbaren Ergebnissen zu kommen (s. o.).

17.2.1.1 Stuhlentleerungsstörung
Chronische Stuhlentleerungsstörungen sind der häufigste Grund, warum konventionelle oder kernspintomografische Defäkographien angefordert werden. Die Prävalenz in der Bevölkerung liegt bei geschätzten 20 %, in den vereinigten Staaten geht man von etwa 2, 5 Millionen Arztbesuchen wegen Stuhlentleerungsstörungen pro Jahr aus. Etwa für 3 Millionen US-Amerikaner werden pro Jahr Laxantien im Wert von über 200 Millionen Dollar verordnet.

Die Rate der Fehltage am Arbeitsplatz ist abhängig vom Schweregrad der Obstipation, es gibt Studien, die zeigen, dass bis zu 1/5 der schwer obstipierten wegen der Obstipation die Arbeitsstelle verloren/wechseln mussten.

Obstipation ist ein stark subjektiv geprägtes Symptom, dass hinsichtlich seiner Bedeutung starken Schwankungen unterliegt. Zu dem Begriff gehört gleichermaßen die reduzierte Defäkationsfrequenz wie auch die Schwierigkeiten beim Entleerungvorgang selbst. Weniger als 3 Stühle pro Woche sind dabei ebenso als pathologischer Wert anzusehen wie das kräftige Pressenmüssen bei mehr als 25 % der Toilettengänge, wohingegen Verstopfung als ein allgemeines Symptom in der Normalbevölkerung mehr oder weniger wahrgenommen wird. Leiden Patienten, die sich beim Arzt wegen dieser Symptomatik vorstellen sehr unter ihrem Zustand und werden sie beim Arzt darum vorstellig, dann sind dabei ¾ der Patienten weiblich, in der Gruppe der schwer obstipierten sind es praktisch nur weibliche Patienten.

Da die Patientin im Hinblick auf Symptomschilderung, vor allen Dingen aber auch im Hinblick auf die Angabe von Häufigkeiten nicht immer akkurate Angaben machen können, empfiehlt sich den Patienten ein Defäkationstagebuch zum Ausfüllen an die Hand zu geben. Sollten denn noch unklare Verhältnisse im Raum stehen, hilft möglicherweise eine Kolontransitzeit-Bestimmung weiter. Die Rolle des Hausarztes in der Evaluierung von Patientinnen mit Obstipationsproblematik ist herauszufinden, welche Patientin einer weitergehenden Diagnostik zuzuführen ist, bei welchen Patientinnen dies nicht erforderlich ist.

Hierbei gilt besonders zu bedenken, dass die Behandlungsoptionen für Patientinnen mit schwerer Obstipation eher beschränkt sind und dass hier die Einleitung diagnostischer Maßnahmen oftmals nur in der Lage ist, den Schweregrad der Erkrankung zu bestätigen oder festzulegen.

Da es sich um eine Funktionsstörung handelt, gibt es keine histomorphologischen Entscheidungshilfen (solche, bei denen der Pathologe Gewebsveränderungen unter dem Mikroskop erkennen kann) wie beispielsweise bei Tumorerkrankungen. Daher ist die individuelle Führung des Patienten mit seiner spezifischen Form der Defäkationsstörung entscheidend.

So können z.B. einfache diätetische Maßnahmen hilfreich sein, vor allen Dingen dann, wenn aufgrund von sehr kurzfristig aufgetretenen Symptomen bei älteren Menschen nebenbefundlich obstruktive Läsionen als postentzündliches Symptom gefunden werden. Bei schwerster Obstipation junger Menschen ist mit einem wasserlöslichen Kontrast-Einlauf immer ein auch segmental auftretender Morbus Hirschsprung auszuschließen, den es z.b. auch im kurzen rektalen Segment als isolierte Form gibt.

Die Mehrheit der Patientinnen allerdings, die sich mit den Symptomen schwerer Obstipation vorstellt, weist keinen rasch identifizierbares morphologisches Substrat auf, so dass wir unterschiedliche diagnostische Maßnahmen zum Einsatz bringen müssen, um hier mehr differenzieren zu können.

Leitsymptom ist die Obstipation:

* *Verlangsamter Transit mit normaler Defäkation*
  •idiopathisches Megakolon/-rektum
  •Kolonatonie infolge Laxantienabusus
  •iatrogene Kolonatonie (chron. Gebrauch von Neuroleptika, Benzodiazepine)
  •neuromuskuläre Anomalien.

Die Behandlung erfolgt primär mit Medikamenten und diätetischen Maßnahmen. Die OP-Indikation ist mit großer Zurückhaltung zu stellen (außer toxisches Megakolon). Eine Kolektomie (operative Entfernung des Dickdarmes) mit ileo-rektaler Anastomose, bei M. Hirschsprung auch segmental [abschnittsweise] (z. B im prox. Kolon als Teilresektion des Kolons) ist denkbar, bei der segmentalen Dysganglionose erfolgt die Teilresektion des betroffenen Segments.

Der Operationserfolg stellt sich nur ein, wenn keine pelvi-perineale Dysfunktion zusätzlich besteht. Die Patientinnen sind über eine postoperative chronische Diarrhö aufzuklären.

* *Pelvi-perineale Dysfunktion mit normalem Transit*
Diese auch als terminale Obstipation zu bezeichnende Form der Defäkationsstörung ist in den tiefen Dickdarmbereichen (Sigma, Rektum, Ampulle) angesiedelt und kann aufgeteilt werden in folgende Formen:

•dyskinetische Störungen (Anismus)
•irritativ bedingter Sphinkterspasmus
•neuromuskuläre Anomalien mit Dyskinesie
•*Rektozelen*
•*Intussuszeption und Rektumprolaps*
•*Mischformen aus Rektozele und Intussuszeption*

Letztendlich wollen wir unser Augenmerk in diesem Kapitel besonders auf diese letzten 3 genannten *kursiv gedruckten* Formen richten.

• *Dyskinetische Störungen (Anismus)*
Es handelt sich um einen Spasmus des Verschlussapparates mit ausbleibender Öffnung. Involviert sind der Sphinkter ani und/oder die Puborectalisschlinge aus funktionellen Gründen, meist aber auf der Basis eines entsprechenden psychischen Kontexts. Aus diesem Grund ist auch die chirurgische Intervention mit großer Zurückhaltung zu indizieren (Myotomie (Einschneiden) des M. puborectalis, Sphincterotomia interna lateralis, Resektion des Steißbeins). Hier verstärkt man die Somatisierung der funktionellen Beschwerden und es kommt eher zu einer Verschlechterung des Beschwerdebildes. Hilfreich kann in manchen dieser Fälle die Botox-Behandlung sein, wobei auf die Induktion von (passageren) analen Inkontinenzen hinzuweisen ist.
Den größten Erfolg in dieser Gruppe bringt die Reedukation des Beckenbodens und das Biofeedback-Training zur Relaxation ggf. in Kombination mit einer verhaltens- oder psychotherapeutisch orientierten Begleitung, auch kann aus den jüngsten Erfahrungen mit moduliertem Mittelfrequenzstrom hier evtl. eine Behandlung erfolgen.

• *Irritativ bedingter Sphinkterspasmus*
Irritative Prozesse (entzündlich, Fissuren,…) im Bereich des sensiblen Analkanals (Anoderm) oder im übrigen pelvi-perinealen Bereich können zu einem Sphinkterspasmus und damit zu Entleerungsstörungen führen. Fisteln, Abszesse, Fissuren, Kryptitis und Proktitis sind daher konsequent durch den Proktologen oder Dermatologen zu behandeln. In nicht primär chirurgisch zu sanierenden Erkrankungen wird in der Regel erst nach einer fehlgeschlagenen konservativen Therapie eine operative Therapie indiziert. Diese beseitigt die Ursache des Spasmus. Danach kann eine Reedukation des Beckenbodens ggf. auch mit Biofeedback erforderlich sein, abhängig von dem Ausmaß der Chronifizierung des Leidens.

- **Neuromuskuläre Anomalien mit Dyskinesie**

Nicht besprochen werden hier zentral, pyramidal oder extrapyramidal bedingte neurologische Affektionen, bei denen die Darmentleerungsstörung ein Symptom sein kann, welches dann im Rahmen eines globalen Behandlungsplans (medikamentös) ggf. positiv beeinflusst werden kann.

A- oder Dysganglionosen des Auerbach'schen Plexus können vom ano-rektalen Übergang bis zur Flexura lienalis ausgedehnt auftreten mit allen möglichen segmentalen Variationen.

Die weiter oral gelegenen Formen, die beschrieben sind, kommen noch viel seltener vor. Am bekanntesten ist der M. Hirschsprung, der nicht nur in der ersten Lebensphase apparent werden kann, sondern dessen Erstmanifestation auch im jugendlichen, jungen oder fortgeschrittenen Erwachsenenalter liegen kann. Meist aber wird diese Erkrankung durch den Kinderchirurgen behandelt.

Die späten Formen der Dysganglionose können mit Postdistensionsstenosen (Stenosen, die hinter dem aufgeweiteten Bereich auftreten) einhergehen, die dann der chirurgischen Intervention bedürfen, wobei die Erfolgschancen dann recht gut zu sein scheinen.

- **Mischform**

- **Colon irritabile mit (Pseudo-)Obstipation.**

17.3 Anatomische Störung, die gynäkologisch als „Rektozele" imponieren

Sie sind in dem hier dargestellten Zusammenhang von besonderem Interesse, weil sie ein echtes „interdisziplinäres" Problem darstellen, denn ihre „unilaterale" Therapie birgt eine Reihe von Fallen, die sich in schlechten (funktionellen) Ergebnissen niederschlagen (können).

17.3.1 Rektozele (vgl. Abb. 140)

Die Herniation der Rektumvorderwand in die Scheide bezeichnet man als Rektozele. Eine posteriore Form existiert ebenfalls, kommt aber bei Frauen kaum vor. Oft ist die Rektozele asymptomatisch. Klagen treten vor allem dann auf, wenn folgende Konditionen kombiniert sind:

1. digitale Manipulationen in Scheide oder Ampulle, um den Stuhl in den analen Kanal und damit zum Austritt zu bringen
2. Entleerungsstörung der Rektozele mit mehr oder weniger komplettem Stuhlverhalt und den entsprechenden Folgen (Verhärtung, erfolgloses Pressen, Einläufe, Digitalisierung), die sich z.B. in einer Defäkographie/dyn. Beckenboden-MRT darstellen lässt.

Aufgrund einer Schwächung der zirkulären Muskelfasern durch die Zelenbildung im unteren Rektum kann es neben dem Stuhlverhalt zu einer Reduktion von Länge und Tonus des internen Sphinktermuskels kommen. Dies lässt sich in der Defäkographie am besten am Ende der Pressphase darstellen. Durch die Überdehnung wird die propriozeptive Sensibilität gestört. Dies hat wahrscheinlich über eine Störung des recto-anal inhibitorischen Reflexbogens eine progressive Öffnung des oberen Analkanals zur Folge. Damit kommt es zur Manifestation einer analen Inkontinenz.
Die hohe Rektozele ist meist assoziiert, manchmal auch maskiert durch eine rekto-rektale supraanale Intussuszeption. Insgesamt finden sich Rektozelen (hohe und tiefe) aber recht häufig assoziiert mit einem anterioren Rektummukosaprolaps (vgl. folgende Abbildungen).
Auf zwei Arten ist damit die Defäkation gestört:
1. Stuhlverhalt durch Ablagerung – Eintrocknung – Pressdruck wirkt in die falsche Richtung (vaginawärts)
2. Invagination der Rektumvorderwand – Ventilmechanismus – Verlegung des Analkanals.

Tabelle 18 und Abbildungen 140a-c: Rektozelenformen

Die „klassische" Form der anterioren Rektozele (die posteriore spielt in diesem Kontext keine Rolle und ist auch eher selten) führt zu einer suprasphinktären Abweichung der Faeces bei dem Versuch der Entleerung in Richtung Scheidenlumen. Durch verzögerte Entleerung und Eindickung durch Wasserentzug kommt es zu „Hasenkötel"-Stuhl. Digitale Manipulationen sind bisweilen nötig (a).	Die Distensionsrektozele, die ebenso mit Stuhleindickung und Digitalisierung einher geht ist häufig kombiniert mit einer Störung im Ablauf der Defäkation (z. B. sphinktero-muskuläre Dyssynergie). Die Distension führt nicht nur zur Ausbildung der Bildes einer vaginal erkennbaren Rektozele, sondern auch zu einer relativen Verkürzung des Analkanals und damit zum Symptom der Inkontinenz (b).	Eine die anteriore Rektumwand betreffende (inkomplette) Intussuszeption führt aufgrund eines sich ausbildenden Ventilmecha-nismus zur Entleerungs-störung (Leitsymptom) und in deren Folge zu einer Distension mit Ausbildung einer Rektozele. Die Ansammlung findet sich in aller Regel oberhalb der „Ventilklappe", die „Rektozele" kann damit auch als „Enterozele" imponiert (c).
(a) 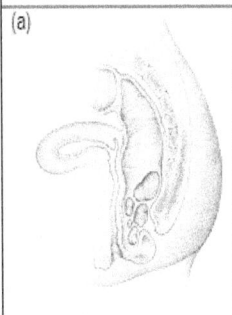	(b) 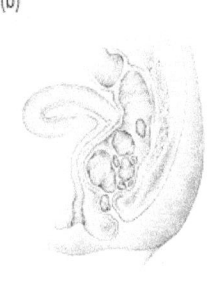	(c) 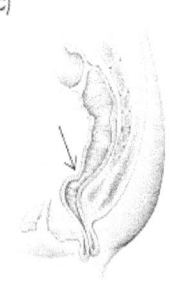

17.3.2. Intussuszeption

Man kann davon ausgehen, dass die Häufigkeit der Intussuszeption in der Bevölkerung 30% übersteigt. Davon sind zwischen 30 und 40% asymptomatisch. Über 35% klagen über eine „gestörte Defäkation" bzw. inkomplette Entleerung.

Es ist dabei zu beachten, dass im Allgemeinen Intussuszeption und Rektumprolaps als eine pathologische Entität zu betrachten sind, die in einem unterschiedlichen evolutionären Stadium auffällig werden. Symptome sind im Rahmen der Defäkationsstörung:

1. das Gefühl des Blockierens der Passage beim Pressen und
2. der zunehmende Deszensus der Invagination mit letztendlich Mukosavorfall.

Klassisches (Leit-)Symptom dieser Erkrankung sind die multiplen kleinen Stuhlentleerungen im Tagesverlauf.
Bei der Frau ist die Kombination mit einer Rektozele häufig. Die radiologische Diagnostik kann kompressionsbedingt behindert sein durch das gleichzeitige Auftreten einer ausgedehnten (dominierenden) Zystozele.
Diagnostikum der Wahl sind konventionelles Defäkogramm oder dynamisches Defäko-MRT.

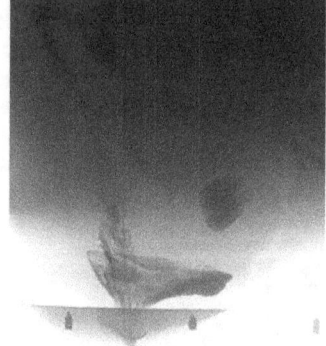

Abb. 141: Defäkographische Darstellung einer Intussuszeption

17.3.3. Rektumprolaps

Je weiter fortgeschritten der innere Rektumprolaps ist, um so eher wird man sich, allgemeine Operabilität vorausgesetzt, für ein abdominales Vorgehen entscheiden müssen. Dieses kann laparoskopisch oder offen chirurgisch sein. Das Risiko eines Rezidivs liegt bei der Rektopexie bei ca. 2%. Kontinenz wird in 60-80% wieder erzielt, vorausgesetzt es kann ein normaler Druckgradient im Analkanal wieder hergestellt werden (und der Sphinkterapparat ist hinreichend leistungsfähig) .

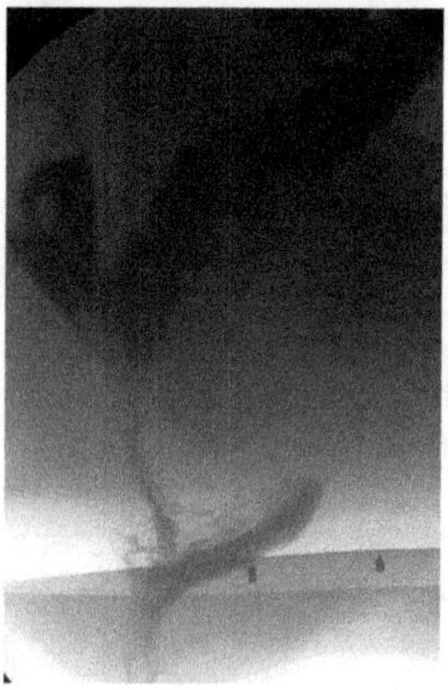

Abb. 142: Defäkographische Darstellung eines ventralen Rektumprolaps

17.3.4. Anale Inkontinenz

Nach Angaben des Selbsthilfeverbandes Inkontinenz sind mindestens 800.000 anal inkontinent. Alle Jahrgänge sind etwa gleich stark betroffen, aber die Häufigkeit nimmt mit dem Alter stark zu. Frauen und Männer sind etwa gleich stark betroffen. Damit liegt die Prävalenz bei etwa 2 % in der Population bei Individuen über 45 Jahren auf. Sie steigt auf 7 % bei den über 65-jährigen. In Altenpflegeheimen muss mit ca. einem Drittel analinkontinenter Heimbewohner gerechnet werden. Vor allem handelt es sich um Frauen, aufgrund der Dunkelziffer muss eher von etwas höheren Prozentwerten ausgegangen werden. Neben der Harninkontinenz ist die anale Inkontinenz die zweit- häufigste Ursache für Einweisung ins Altenheim [36, 37, 38].

Man unterscheidet die passive anale Inkontinenz (Stuhlverlust ohne diesen wahrzunehmen) und der Stuhldranginkontinenz (Unfähigkeit die Stuhlentleerung zu verzögern). Während bei der passiven Inkontinenz von Schädigungen des internen Sphinktermechanismus bzw. anderen morphologischen Störungen im Darmbereich (Prolaps) ausgegangen werden muss, ist bei der Stuhldranginkontinenz häufig eine externe Sphinkterschädigung Ursache.

Die Ursachen einer analen Inkontinenz sind vielfältig. Es müssen mehrere Faktoren zusammentreffen, um eine Stuhlinkontinenz auszulösen. Eine isolierte Schwäche des eigentlichen Schließmuskels ist nur sehr selten der Grund. Zu den organischen Ursachen für eine Stuhlinkontinenz gehören:

•Entzündliche Darmerkrankungen, z.B. Morbus Crohn, Colitis ulcerosa, rez. Divertikulitis
•Schließmuskelschwäche,
•Erkrankungen des Nervensystems,
•Verletzung der Beckenbodenmuskulatur,
•Multiple Sklerose,
•Verletzung des Rückenmarks, z.B. durch einen Unfall,
•Schlaganfall.

Eine Stuhlinkontinenz kann auch durch psychische Ursachen oder Medikamente ausgelöst werden.

Geburtsverletzungen sind die häufigste Ursache für anale Inkontinenz. Diese resultiert dann entweder aus einer direkten Schädigung des muskulären Sphinkterapparates oder ist zurückzuführen auf eine Schädigung der Sphinkterelevation (Pudendusschaden).

Vor der Ära transrektaler Sonographie ging man davon aus, dass die anale Sphinkterläsion mit 0,5 % Prävalenz eher selten Ursache für die anale Inkontinenz ist. Man ging davon aus, dass die Hauptursache die geburtsassoziierte Pudendusneuropathie ist, vor allen Dingen deshalb, weil in der beckenbodenneurologischen Untersuchung von Probandinnen entsprechende Auffälligkeiten zu finden waren.

Die Anwendung transrektaler Sonographie konnte dann allerdings nachweisen, dass mit etwa 35 % von Sphinkterläsionen bei Primipara mit Dammintakt-Geburten auftreten und dass diese Rate bei Mehrgebärenden um nochmals knappe 10 % ansteigen. Bei der Untersuchung im Hinblick auf den Geburtsmodus stellt die Forzeps-Extraktion hier den größten Risikofaktor dar. Allerdings kommt es nur postpartal dann zur Manifestation einer Inkontinenz, wenn das Sphinktertrauma sehr ausgedehnt ist, dann finden sich auch bereits in den ersten 6 Wochen nach Geburt reduzierter analer Ruhe- und Kneifdruck. Häufiger ist die Kompensation des Sphinkterschadens über einige Jahre mit der peri- und postmenopausalen Manifestation in Folge progressiver Neuropathie, muskulärer Degeneration, Bindegewebsveränderungen in Folge der Menopause/Postmenopause mit der veränderten hormonellen Situation.

Gerade in dieser Situation wird von den Frauen die anale Inkontinenz oft verschwiegen aus Schamgefühl oder aus dem Gefühl heraus, hier ohnehin keine Hilfe finden zu können.

Auch iatrogene Ursachen für die anale Inkontinenz sind hinreichend bekannt, insbesondere kommt es bei Fistelinzision oder –exzision zu Schädigungen.

Die transrektale Ultrasonographie hat auch zeigen können, dass Hämorrhoidektomien unerwartet häufig zu Sphinkterschäden führen können. Ebenso konnte gezeigt werden, dass die laterale Sphinkterotomie zur Behandlung der Analfissur oftmals sehr viel ausgedehnter erfolgte, als ursprünglich tendiert.

Nicht zuletzt sind Sphinkterschädigungen auch bei Unfällen oder sexuellem Missbrauch/Analverkehr denkbar.

Anale Inkontinenz bei intaktem Sphinktermuskels tritt auf bei idiopathischer Neuropathie oder bei Bindegewebserkrankungen wie Sklerodermie. Hier muss auch an eine Überlaufstuhlinkontinenz gedacht werden.

Das Spektrum der Inkontinenz reicht vom Verlust kleinster Stuhlmengen (Stuhlschmieren), über das Unvermögen Winde zu halten, bis zur völligen Inkontinenz mit dem kompletten Verlust jeglicher Kontrolle über das Stuhlverhalten. Es werden drei Schweregrade unterschieden:

•Grad 1: Unkontrollierter Abgang von Winden, leichte Verschmutzung der Wäsche (Stuhlschmieren);
•Grad 2: Unkontrollierter Abgang von dünnflüssigen Stuhl, unkontrollierter Abgang von Winden, gelegentlicher unkontrollierter Stuhlabgang;
•Grad 3: Stuhl und Winde gehen vollständig unkontrolliert ab.

Cleveland Clinical Incontinence Score

	Gas	flüssiger Stuhl	fester Stuhl	Vorlagenwechsel
gelegentlich	1	4	7	1
mehr als 1x/Woche	2	5	8	2
täglich	3	6	9	3

Summe der Punkte der vier Kategorien:

0	1-7	8-14	15-20	21
perfekte Kontinenz	gute Kontinenz	moderate Kontinenz	schwere Inkontinenz	totale Inkontinenz

Abb. 142: Cleveland Clinic Incontinence Score

In der Klassifikation der analen Inkontinenz hat sich das von Parks als klinisch gut praktikabel erwiesen

I°	bedeutet Kontinenz
II°	Windinkontinenz
III°	Inkontinenz für flüssigen Stuhl
IV°	Inkontinenz für festen Stuhl.

Nervenschäden können durch die Elektro-Myographie (EMG) überprüft werden. In manchen Fällen hilft auch ein Computer-Tomogramm oder eine Röntgenuntersuchung des Stuhlganges (Defäkographie) weiter.
Die Beckenbodengymnastik ist die Basis jeder Therapie - ob konservativ oder operativ. Gegen zu flüssige Stühle helfen Medikamente. Auch die regelmäßige, gezielte Darmentleerung durch Abführzäpfchen oder kleine Einläufe kann hilfreich sein.

Zusätzlich gibt es Hilfsmittel wie Tampons für den Analkanal oder die automatische Anregung der Schließmuskelkontraktion durch schwachen elektrischen Strom. **Mehr als zwei Drittel aller Inkontinenzpatienten kann durch diese konservative Therapie geholfen werden.**

Je geringer der Grad der analen Inkontinenz, desto besser sind die Ergebnisse operativer Techniken. Oft aber lassen sich mit kleineren Maßnahmen wie Beckenbodentraining oder Nervenstimulation schon deutliche Erfolge erzielen.

17.3.4.1. Anale Inkontinenz durch Analprolaps

Die Kombination von koloproktologischer Senkung und funktioneller Insuffizienz besteht in Analogie zu den Störungen des vorderen Kompartiments (Scheidensenkung und Inkontinenz). Fällt der After vor die Beckenebene und Anteile des Mastdarmes durch den After nach außen ist der Aufhängeapparat des Mastdarmes, der eine gute Verschieblichkeit der Darmwand sicherstellt, gelockert. In den meisten Fällen ist die Erkrankung mit einer Beckenbodenschwäche vergesellschaftet. Zusätzlich kommt es durch verstärktes Pressen zum Vortreten des Afters oder sogar zum Austreten des Mastdarms. Ursache ist meist eine langjährige Obstipation, die zu weiteren Veränderungen des Enddarms und zum Abrutschen des Afters führt. Das Auftreten von Hämorrhoiden ist der erste Hinweis auf einen beginnenden Analprolaps. Aber auch andere Ursachen, wie neurologische Schäden, Verletzungen des Sphinkters und Geburtsschäden sowie gynäkologische Eingriffe können einen Anal- oder Rektumprolaps verursachen.

Schon die Lockerung des Halteapparates führt zu einem "inneren Prolaps", der sich durch Obstipation bemerkbar macht, da der Stuhl durch die entstehenden Schleimhautfalten und eine eventuelle Rektozele am Austreten durch den After gehindert wird. Von einem Analprolaps oder gar Rektumprolaps spricht man in diesem Fall noch nicht. Da aber die Kompensationsmechanismen des Körpers vor allem darin bestehen, den Druck auf den Enddarm (Rektum) zu erhöhen wird das Fortschreiten der Erkrankung ohne die richtige Behandlung begünstigt.

Im nächsten Stadium kommt es zu Hämorrhoiden und dem Tiefertreten des Afters vor die Beckenbodenebene.

Damit wird der Analkanal verkürzt und es können eine Überlaufinkontinenz oder Stuhlschmieren auftreten. Besonders häufig sind aber Nässen und Brennen, so wie es unter "Hämorrhoiden" beschrieben ist. Unter Umständen ist die Kontinenz vermindert. In späteren Stadien tritt der Mastdarm beim Stuhlgang aus dem After aus und gleitet nach dem Pressen wieder hinein. Der Vorfall kann auch ohne Pressen aber beim Husten und Niesen (vor allem im Stehen oder Sitzen) auftreten. Die Diagnose erklärt sich hier von selbst. Zusätzlich können durch die mechanische Alteration der Schleimhaut Blutungen auftreten. Hier liegt meist eine Inkontinenz vor. Zusätzlich ist diese Erkrankung sehr häufig mit einem Blasenvorfall und einem Scheiden- oder Gebärmuttervorfall kombiniert.

17.3.4.2 Anale Inkontinenz durch Analfisteln und Analabszesse

Analfisteln und Analabszesse als Ausgangspunkt für die Entwicklung einer analen Inkontinenz sind bei den differentialdiagnostischen Überlegungen ebenfalls zu würdigen.

Häufigster Ausgangspunkt der Erkrankung sind die Proktodealdrüsen, die im Grenzbereich von Haut und Schleimhaut im Anus liegen. Bei einer Entzündung dieser Drüsen kommt es häufig zu einer Bildung einer abgekapselten, mit Eiter gefüllten Höhle (Abszess) im Bereich des Afters. Dieser Abszess kann in unter der Haut/Schleimhaut, zwischen oder in der Sphinktermuskulatur, oder auch im, den Mastdarm begleitenden, Fettgewebe liegen. Immer muss auch eine Entzündung im Rahmen eines Morbus Crohn, Sigmadivertikulitis, Colitis ulcerosa, Adnexitis oder der Prostata als Ursache gedacht werden (Abklärung!).

Abszesse im Analbereich äußern sich durch Schmerzen oder auch durch eine Funktionsstörung im Bereich des Afters. Perianalabszesse haben mit dem Sinus pilonidalis (Steißbeinabszess) nichts gemeinsam, kommen aber gelegentlich im gleichen Gebiet vor.

Bei einer länger bestehenden Entzündung können sich von den Proktodealdrüsen ausgehend Gänge bilden, die in der Haut der Analregion münden. Die Gänge werden durch die Entzündung unterhalten und sind mit Bakterien kontaminiert. Gelegentlich entleert sich zusätzlich zum Eiter auch Luft aus dem Darm oder sogar Stuhl. Diese Gänge sind sehr variabel und können auch durch den Schließmuskel verlaufen oder die Entzündung bis in den Bauch fortleiten (s. Abbildung 143) [Dies kann dann evtl. zu einer Bauchoperation führen].

Abb. 143: Analabszesse und Analfistel

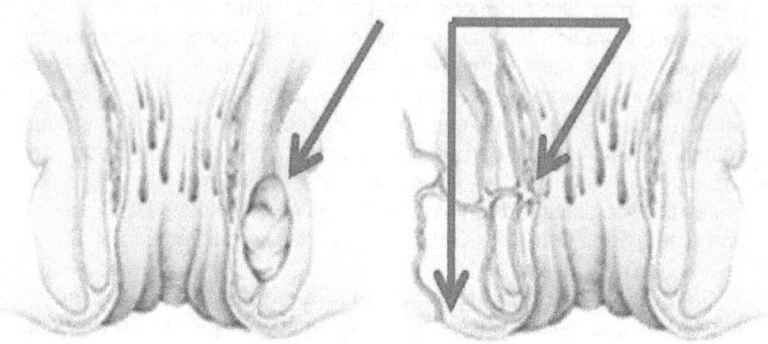

Abszess zwischen den Schließmuskeln

Fisteln im Bereich des Schließmuskels

Durch die mögliche weitere Ausbreitung der Gänge ist die Erkrankung
für den Schließmuskel gefährlich und kann bis zu seinem
Funktionsverlust führen. In schwersten Fällen muss ein künstlicher
Darmausgang angelegt werden. Bei Diagnostik der Fisteln ist neben
der Rektoskopie und der klinischen Untersuchung die
Magnetresonanztomographie hilfreich, da mit dieser Untersuchung der
Verlauf der Fisteln dargestellt werden kann und eine
Operationsplanung vorgenommen werden kann.

Fisteln können auch als Komplikation eines Morbus Crohn auftreten.
Patienten mit dieser Erkrankung neigen zur Ausbildung von Fisteln,
weil die Entzündung der Darmwand ebenfalls zu Abszessen führen
kann, die sich den Weg nach "draußen" ebenfalls durch die
Ausbildung einer Fistel suchen. Je nach Ausprägung der Erkrankung
kann es zur Bildung von Fisteln (fuchsbauartige Gangsysteme), die an
der Absonderung von Sekret erkennbar sind oder zur Entzündung mit
erheblichen Schmerzen kommen.

17.4 Konservative Therapie

Im gesamten Bereich der Behandlung von Beckenbodeninsuffizienzen stellt die konservative Behandlung eine Operationsvoraussetzung im Sinne einer conditio sine qua non dar, abgesehen von den wenigen Fällen, in denen keine konservativen Alternativen bestehen. Die konservativen Maßnahmen sind vor einer operativen Intervention auszuschöpfen:

- **Beckenbodentraining**
  - elektrisch
  - konventionell
  - kombiniert (Biofeedback)
- **Östrogentherapie**
  - lokal von uns bevorzugt
  - auch bei systemischer Behandlung mit anderen Östrogenen oft sinnvoll
- **ggf. andere Maßnahmen (Pessare).**

Im Rahmen der Behandlung der analen Inkontinenzproblematik ist das konservativ-therapeutische Regiment folgendes :
- Erstmaßnahmen
  Vorlagen, peinliche Hygiene
- Therapie der Grundkrankheit falls möglich
  Beseitigung von Fisteln, Hämorrhoiden, Tumoren, etc.
- Medikamentöse Therapie
  Loperamid
  Hormonsubstitution bei Frauen in der Menopause (s.o.)
- Beckenbodengymnastik
  aktive Übungen des Beckenbodens, Lauf- und Haltungsschule
- Biofeedbackstimulation
  Rückmeldung der Kontraktionskraft nach Einführen eines Sensors in den Analkanal, dadurch steigt die Kraft des Schließmuskels und die Zeit nach Einsetzen des Dehnungsreizes und der darauf folgenden Kontraktion sinkt. Das Training kann nach eingehender Einweisung allein erfolgen
- Elektrostimulation
  Kontraktion durch elektrische Stimulation mittels intraanal liegender Sonden. Hier gibt es meist leider keine besseren Ergebnisse als durch Verwendung von Biofeedback, anders bei Verwendung von moduliertem Mittelfrequenzstrom (EEMA).

Entsprechende Geräte werden, falls ihre Anwendung angezeigt ist, von den Therapeuten leihverordnet, d.h. Sie bekommen (zur Zeit noch auf Krankenkassenkosten) ein Gerät für eine bestimmte Zeit geliehen, das Sie am Ende der Verordnungszeit zurück geben.

- Selbsthilfe bei analer Inkontinenz

- Bewegung
  Bewegung wird ausdrücklich empfohlen. Sie fördert auch die Motorik des Darms und reguliert die Darmtätigkeit. Außerdem ist sie zur Vermeidung von Übergewicht unbedingt nötig.
  .Die entsprechenden Tipps sind Ihnen sicher bekannt und beinhalten so einfache Tricks, wie das Benutzen von Treppen statt Aufzügen, das Benutzen von Fahrrädern statt Autos und die Bewegung im Garten und an der Luft. Zusätzlicher Sport ist günstig. Dabei ist es nicht wichtig, welchen Sport Sie treiben. In fortgeschrittenen Jahren plagt jedoch auch dieses oder jenes Gelenk oder die Wirbelsäule, dann sollten gelenkschonende Sportarten, wie z.B. Schwimmen betrieben werden.

- Ernährung
  Bei allen Erkrankungen des Darms ist eine ausgewogene Ernährung mit Vitaminen und Ballaststoffen zu empfehlen. Insbesondere die Ballaststoffe, die in unter anderem Hülsenfrüchten und Getreide zu finden sind, stellen die Stuhlmenge und damit auch die Bewegung des Darms sicher. Nicht nur bei Obstipation, sondern auch bei Divertikeln und beim Reizdarmsyndrom werden diese Stoffe empfohlen. Nicht nur feste Nahrung ist wichtig. Für die geregelte Darmtätigkeit muss auch der Flüssigkeitshaushalt stimmen. Zu empfehlen sind 2 Liter Trinkmenge pro Tag.
  Dagegen sollten Patienten mit chronischen Entzündungen auf eine ausreichende Kalorienmenge unter Zusatz von Spurenelementen und Mineralien achten, um nicht in eine Mangelernährung zu fallen.
  Sollte sich eine Unverträglichkeit eingestellt haben, ist eine Diät aus Zwieback und Tee zu empfehlen, damit sich der strapazierte Darm wieder erholen kann.
  Abführmittel sind dann hilfreich, wenn der Stuhlgang trotz Ballaststoffen zu hart bleibt. Wichtig ist aber auch bei Einnahme von Abführmitteln: Es muss reichlich - mindestens 2 Liter pro Tag - getrunken werden.

Bei analer Inkontinenz sollte auf Nahrungsmittel, die den Stuhl verflüssigen, verzichtet werden. Kaffee, Alkohol, Fruchtsäfte, Lakritze, Trockenfrüchte, Kohl, Bohnen und Erbsen sollten gemieden, zumindest aber in kleinen Mengen zu sich genommen werden.

- Selbstbehandlung mit Medikamenten
  Das Benutzen von Zäpfchen und Salben, die am After lokal angewendet werden, kann bei kurzzeitiger Applikation sinnvoll sein. So kann Juckreiz gestillt (Hämorrhoiden, Ekzem) und Schwellungen können verkleinert werden (Hämorrhoiden). Dehnungsschmerzen (Analfistel, Hämorrhoiden) können ebenfalls durch lokal wirksame Medikamente vermindert werden. Die lang andauernde Selbstbehandlung ist allerdings immer kritisch zu betrachten. Auch so harmlose Medikamente wie Abführmittel können den Körper sehr schädigen und sollten deshalb auf keinen Fall über lange Zeit ohne ärztliche Kontrolle verwendet werden. Bei den lokal angewendeten Medikamenten muss ebenfalls eine Kontrolle durch den Arzt erfolgen, wenn keine andauernde Wirkung eintritt. Schwerwiegende Darmerkrankungen (Darmkrebs, Entzündungen) müssen immer ausgeschlossen werden.
  Weitere Medikamente gegen spezielle Erkrankungen sind meist rezeptpflichtig und nicht ohne den Arzt zu bekommen. Die freiverkäuflichen Medikamente (z.B. ASS) sind keineswegs risikolos, so dass auch bei Anwendung dieser Medikamente der Kontakt zum Arzt empfohlen werden muss.

- Übergewicht
  Übergewicht scheint bei der Entstehung der Erkrankungen an Darm und After keine Rolle zu spielen. Allerdings können die Essgewohnheiten, die ein Übergewicht verursachen, auch eine Rolle bei der Entstehung von Darmkrebs spielen. Prinzipiell gilt, dass Übergewicht eine operative Therapie erschwert und die Heilung nach einem Eingriff verlängert (vgl. Kapitel 19).

- Naturheilmöglichkeiten
  Für manche Erkrankungen (Meteorismus, Durchfall, Analfissur, Hämorrhoiden, Verstopfung) gibt es sinnvolle Naturheilverfahren, die jeder zu Hause anwenden kann (Info Arzt!).

17.5 Vorgehen bei Versagen der konservativen Therapien

Sind die konservativen Behandlungsoptionen ineffizient, unerwünscht oder scheint aus anderen Gründen eine operative Behandlung geboten **und** besteht Aussicht auf eine erfolgreiche Behandlung der Beschwerden durch einen Eingriff, sollten erhoben und dokumentiert werden:

- Schweregrad des Beschwerdebildes
- Vorausgegangene Therapien (konservativ, medikamentös, operativ)
- Facheigene und fachfremde Begleiterkrankungen
- Facheigene und fachfremde pharmakotherapeutische Maßnahmen

Im Speziellen sollte geachtet werden auf:
- lokalen Östrogenstatus
- Harnwegsinfekt
- Kolpitis und andere Infektionen (lokoregionär – auch im Bereich des Mons pubis).
- Defäkationsverhalten
- Kontinenzverhalten.

17.5.1. Präoperatives Management

Bei Versagen der konservativen Therapien bzw. schon vor Beginn einer konservativen Behandlung muss eine adäquate Diagnostik erfolgen. Es empfiehlt sich neben der Befunddokumentation (was ist deszendiert, wie tief, Muskelstatus, urethrale Situation [Quetschhahnmechanismus], Status der Vaginalhaut, Erosionen, allgemeiner gynäkologischer Befund (Resistenzen), letzte Krebsvorsorgeuntersuchung [PAP, HPV-Status]) eine Perinealsonographie durchzuführen und den Befund in Ruhe, bei (maximaler) Bauchpresse, beim Kneifen (Kontraktion der Levatoren) und ggf. beim Husten als Bild (oder Video) zu dokumentieren. Dabei gelten die Kriterien der AGUB e. V... Bei speziellen Fragestellungen kommt eine dynamische MRT in Frage. Eine Sonographie der Nieren vor einer Operation im kleinen Becken ist selbstverständlich. Defäkationsstörungen i. S. einer obstruktiven Defäkationsstörung oder analen Inkontinenz bedürfen entsprechender diagnostischer Würdigung: Defäkographie, dynamisches NMR des Beckenbodens, beckenbodenneurologische Evaluation, Sphinktersonographie etc..

Gynäkologische, koloproktologische und urologische Malignome sollten ausgeschlossen werden und die Indikation zu einer gleichzeitigen Hysterektomie (bei noch vorhandenem Uterus) überprüft und sehr kritisch gestellt werden, vor allem, wenn der uterine Halteapparat noch intakt ist.

Prä-/perioperativ ist eine Antibiotikaprophylaxe indiziert, ebenso eine Thromboseprophylaxe. Auf ausreichenden zeitlichen Abstand zur Verabreichung antikoagulatorisch wirksamer Medikamente (z.B. ASS, Marcumar®, moderne Antikoagulantien) und anderer Substanzen im Zusammenhang mit einer geplanten Allgemeinnarkose (z.B. Metformin) ist zu achten und die Patientin entsprechend zu instruieren.

Beklagen Sie eine Dranginkontinenz und ist der Dang nicht ausreichend durch die anatomische Situation zu erklären, sollte geprüft werden, ob prä- oder postoperativ (nach Abschluss der Wundheilung) eine Urodynamik indiziert ist (hängt die OP-Indikation vom Ausgang der Urodynamik ab oder nicht?). Wurde ein pharmakotherapeutischer Versuch zur Drangreduktion gemacht? Grundsätzlich erscheint die urodynamische Diagnostik vor Deszensuseingriffen vor allem indiziert, wenn ein einzeitiges Vorgehen hinsichtlich Deszensus- und Inkontinenzsanierung angestrebt wird (was eher vermieden werden sollte). Urodynamiken unter Reposition und bei liegendem Würfelpessar entsprechen aber keinesfalls dem, was nach der Deszensussanierung gemessen wird .

Daher kann weder zur Frage der Urodynamik vor Deszensuseingriffen noch zu der Frage der Einzeitigkeit von Deszensus- und Inkontinenzeingriffen klar pro oder contra Stellung genommen werden. Hier gibt es noch zu viele ungeklärte Zusammenhänge, zu viele Einflussfaktoren. Unter dem Galen'schen Postulat, dass die Wiederherstellung der Form auch die Funktion restituiert sollte die Einzeitigkeit wohl den Fällen vorbehalten bleiben, wo eine massive postoperative Inkontinenz zu erwarten ist, die das freie Intervall zwischen zwei Eingriffen (8 bis 12 Wochen) für die Patientin zu einer echten Qual werden lassen würde. Es muss allerdings eingeräumt (und aufgeklärt) werden, dass das Ergebnis hier suboptimal ausfallen kann (Überkorrektur, nicht ausreichend abgedichtet). In allen andern Fällen spricht eigentlich sehr wenig gegen die Zweizeitigkeit.

Grundsätzlich ist zu entscheiden, ob und in welchem Ausmaß eine Darm(funktions)diagnostik dem Eingriff vorzuschalten ist, um diesen optimal und ggf. interdisziplinär planen und durchführen zu können. Als Basisdiagnostik anzusehen wären hier

*   Koloskopie
*   Kolon-Kontrasteinlauf
*   ggf. Ausscheidungsurogramm.

Spezielle Untersuchungen wie Kolontransitzeit, dynamisches MRT des Beckenbodens oder Defäkogramme sind ebenfalls möglich und im Einzelfall erforderlich. Das Spektrum muss Erweiterung finden, wenn es sich um eine Patientin mit analer Inkontinenz handelt.

Die Inkontinenzdiagnostik ist ausgesprochen komplex, da mehrere Faktoren (sensorische, nervale und muskuläre Funktion, pathologische Veränderungen der Schleimhaut, psychogene Ursachen) berücksichtigt werden müssen. Die Untersuchungen sind zum Teil aufwändig und umfassen ein breites Spektrum von klinischer Untersuchung (Inspektion und Austastung der Analregion, Rektoskopie), bildgebender Untersuchung (Ultraschall, endoskopischer Ultraschall, Magnetresonanztomographie, Röntgen des Mastdarms mit Kontrastmittel) und Funktionsuntersuchung (Manometrie, Defäkographie, Elektromyographie). Erschwerend kommt zur komplexen Diagnostik die oft ungenaue Angabe der Betroffenen über die eigentliche Inkontinenz dazu. Deshalb sollte ein Stuhltagebuch geführt werden.

Ein Stufenschema zur Diagnostik und Therapie fasst Wesentliches zusammen:
• Anamnese
    Dauer, Häufigkeit der unwillkürlichen Stuhlabgänge bzw. des zwingenden sofortigen Stuhldrangs, vorausgegangene Erkrankungen, Operationen, Unfälle
• Inspektion Palpation
    Analbereich, digitale Untersuchung des Anus und Rektums
• Proktoskopie, Rektoskopie
    Feststellung von Fisteln, Narben und Tumoren, Vorfall, Hämorrhoiden, Fissuren
• Koloskopie
    Ausschluss von entzündlichen und tumorösen Darmerkrankungen
• Defäkographie.

Zusätzlich sollte bei analer Inkontinenz eine Defäkographie durchgeführt werden, um zusätzlich auftretende Pathologien zu erkennen, die dann möglicherweise Niederschlag finden in der Wahl der chirurgischen Behandlung. Dies gilt insbesondere für das Auftreten simultan Rekto-/Enterozelen, einem zusätzlichen inneren Rektumprolaps oder der Darstellung eines mehr oder weniger ausgeprägten Descending-perineum-Syndroms. In solchen Fällen wäre dann das therapeutische, insbesondere das chirurgische Konzept noch einmal zu überdenken.

- Neurophysiologische Untersuchung
  Nachweis der elektrischen Aktivität in versorgenden Nerven (N. pudendus) und der Muskelfunktion nach Stimulation im Erfolgsorgan (Sphinkter) - dadurch Nachweis einer neurogenen Schädigung (Diabetes, Überdehnung des Nerven, Verletzungen)
- Kolonkontrasteinlauf
- Sphinktermanometrie
- Endosonographie und
- elektromyographisches Sphinktermapping

Bei der Untersuchung von speziellen Problemen am Anus ist die Sphinterdruckmessung (Manometrie) nicht wegzudenken. Mittels kleiner Sonden kann der Druck des Schließmuskels und die Funktion beim Stuhldrang oder beim Husten und Pressen gemessen werden. Damit kann recht sicher festgestellt werden, ob die Funktion des Schließmuskels normal ist.
Je nach Zweck der Untersuchung werden verschiedene Sonden in den After eingeführt und es werden die Drücke im Darm und innerhalb des Schließmuskels in Ruhe und beim Husten, Pressen und Kneifen gemessen. Wenn die Drücke im Sphinkter in Ruhe beim Kneifen und beim Husten größer als die Drücke im Darm sind, kann davon ausgegangen werden, dass die Sphinkterfunktion normal ist. Diese Untersuchung ist für die meisten Zwecke (z.B. vor einer Rückverlagerung eines künstlichen Darmausganges) ausreichend. Weiterhin kann das Volumen gemessen werden, bei welchem ein Reiz ausgelöst wird, der zum Stuhlgang führt.
Die Druckmessung kann auch weiter spezifiziert werden, da es spezielle Sonden gibt, mit denen auch der Ort einer Schädigung des Sphinkters gemessen werden kann.

Diese Methode wird heute meist von der Endosonographie des Sphinkters ersetzt. Hierbei wird eine Ultraschallsonde in den After eingeführt und ein 360°-Bild des Schließmuskelsapparates erzeugt (s.o.).

Neben der Sphinkterdruckmessung kann auch die Messung der im Muskel und im Nerven fließenden Ströme zur Diagnostik eingesetzt werden, um eventuelle Schäden weiter zu spezifizieren. Dieses Sphinktermapping auf elektromyographischer Basis ist nur in bestimmten Fällen erforderlich und wird vermieden, wenn möglich, da die Untersuchung etwas unangenehm und leicht schmerzhaft ist (kleine Nadelelektroden werden in den Schließmuskel eingesteckt, um den Strom, der dort fließt, abzuleiten).

• Endoanale MR-Sphinktertomographie
Die hohe Auflösung in den Weichteilen gestattet es der Kernspin-Untersuchung die feinen Sphinkterstrukturen entsprechend hoch aufzulösen und die Strukturen in den klinisch relevanten Ebenen reproduzierbar darzustellen.
Damit ist die endoanale Kernspintomographie die zurzeit akkurateste Methode um Sphinkterdefekte nachzuweisen. Dabei liegt die Detektionsrate um über 10 bis 15 % höher als beim Endoanalschall, wobei die Externus-Diagnostik wesentlich mehr von der Kernspintechnik profitiert als die Aufdeckung von Internusschädigungen.

Im Externusbereich ist die Kernspin-Untersuchung insbesondere auch deshalb besser, weil sie in der Lage ist, die fettige Degeneration des Externus darzustellen. Dies ist umso bedeutungsvoller als bekannt ist, dass Sphinkterreparaturen prognostisch nur dann günstig sind, wenn das Ausmaß atrophierter Muskeleinheiten nicht zu ausgeprägt ist.
Aus diesem Grund scheint es günstig, Patienten vor geplanter Sphinkterrekonstruktion einer solchen Untersuchung zuzuführen.

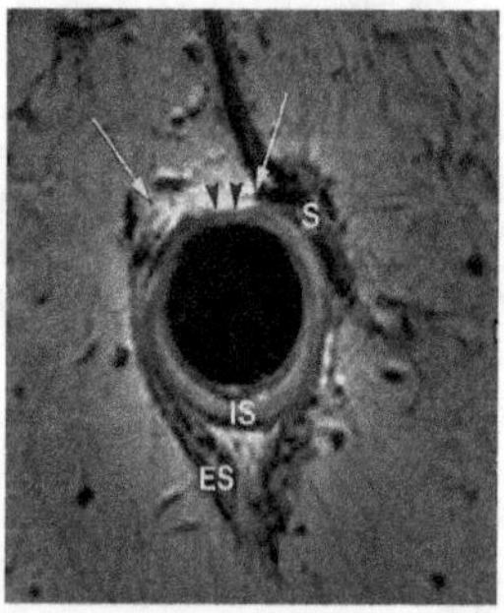

Abb. 144: Endoanales MR-Bild: rechtsseitiger Sphinkterdefekt (ES, Pfeil) und Narbengewebe (S) linksseitig vorn bei etwa 1 Uhr. (interner Sphinktermuskel (IS) nach vorn hin (Pfeilspitzen) ausgedünnt.

17.5.2 Diagnostik der Funktionsstörungen des hinteren Kompartiments

17.5.2.1. Diagnostische Maßnahmen

- Inspektion, Palpation
- Manometrie u.a. funktionelle Tests
- Röntgenverfahren
  - Transitzeit (Röntgenmarker)
  - Kolon-Kontrasteinlauf (ggf. im Doppelkontrast)
    - Länge
    - Lage
    - Distension, Haustrierung, Anomalien, Volvolus
  - Darmpasse (Ileum und Colon mit bariumhaltigem Kontrastmittel)
  - Defäkographie und abgeleitete Verfahren (dyn. MRT)
- Endoskopie
  - Proktorektoskopie
  - Koloskopie
- Andere
  - Beckenboden- und Sphinkter-EMG (Mapping)
  - Evozierte Potentiale (Pudenduslatenz)
  - Rektale Endosonographie

17.5.2.2 Anorektale Funktionsdiagnostik

Erkrankungen des Beckenbodens stellen häufig eine komplexe Verknüpfung von verschiedenen Funktionsstörungen dar. Die wichtigsten Symptome stellen die Stuhlinkontinenz und die Stuhlentleerungsstörung dar. Aus diesen Gründen muss immer zunächst eine entsprechende Diagnostik erfolgen. Mit den beschriebenen Verfahren ist eine Einordnung der Beschwerdesymptomatik in den meisten Fällen möglich. Natürlich muss nicht bei allen Patienten jede Untersuchung durchgeführt werden, sondern der Arzt entscheidet darüber anhand des jeweiligen Beschwerdebildes.

Folgende Untersuchungsmethoden können bei Funktionsstörungen des Beckenbodens erforderlich sein:

- Druckmessung im Analkanal (Manometrie)
- Funktionsprüfung des Pudendusnerven
- Prüfung der Stuhlhaltefähigkeit und des Entleerungsverhaltens
- Messung der Schließmuskelaktivität (ElektroMyoGraphie)
- Simulation der Darmentleerung (Fäkoflowmetrie)
- Röntgenuntersuchung des Enddarmes (Defäkographie)
- Ultraschalluntersuchung des Schließmuskels
- (Endosonographie) Messung der Transportfunktion des Darmes
- Computertomographie des Schließmuskels (Sphinkter-CT)

Deshalb ist es wichtig, dass Sie bei der ersten Kontaktaufnahme alle Probleme schildern, denn nur die Integration von Symptomatik, klinischen Untersuchungsbefunden und Ergebnissen der Funktionsdiagnostik gestatten eine im Hinblick auf die vorzuschlagende Therapie-Option eine für den Patientin Besserung oder Heilung versprechende Lösung.

17.5.2.2.1 Druckmessung im Analkanal (Sphinktermanometrie)

Die rektale und/oder Sphinktermanometrie ist eine Untersuchung, die in ihrem Komplexität stark variieren kann. Von einer einfachen Ballonkatheteruntersuchung bis hin zur Anwendung perfundierter Multikanal Transducer, die es gestatten die Druckverhältnisse an unterschiedlichen Stellen des anorektalen Kontinenzorgans simultan abzugreifen bis hin zur Verwendung tragbarer Systeme, die über mehrere Stunden oder Tage die Druckverhältnisse aufzeichnen können, gestatten in Fällen anorektaler Funktionsstörung die bestehenden Druckverhältnisse zu objektivieren.

Bei den einfachen Ballonkatheteruntersuchungen zeigt sich ein Druckanstieg, wenn der in der Ampulle gelegene Katheter in den Analkanal eintritt mit einem entsprechenden Druckabfall bei Erreichen der Grenze des Analkanals.
Die gemessene Strecke bezeichnet man als Analkanallänge, in der Regel ist sie länger als die anatomische.
Ein statischer Analkatheter hingegen misst den Druck im Analkanal als Ausdruck der Funktion des Sphincter ani internus.

Der Ruhedruck ist bei der Patientin mit analer Inkontinenz reduziert, basierend auf der Internus-Funktionsstörung. Wird die Patientin aufgefordert zu kontrahieren, steigt typischerweise der gemessene Druck über den Ruhedruck hinaus an, als Ausdruck für die Funktion des externen Analsphinkters. Externusläsionen, wie sie bei geburtshilflichen Verletzungen auftreten können, stellen die häufigsten Ursachen für pathologische Ergebnisse dieser Untersuchung dar.

Bei pathologischen Werten im Bereich von Ruhe- und Kneifdruck liegt der Verdacht nahe, dass es sich um eine komplexe Läsion handelt. Natürlich sind diese Werte vom Untersuchungszeitpunkt abhängig und stellen eine relative Information im Gesamtverbund der erhobenen Befunde dar. Sie sind allerdings die Grundlage für die Verlaufskontrolle nach operativen Eingriffen oder im Zusammenhang mit der Überwachung von verordneten Schließmuskel-kräftigenden Maßnahmen.

17.5.2.2.2 Prüfung der Stuhlhaltefähigkeit und des Entleerungsverhaltens

Soll die Stuhlhaltefähigkeit bzw. das Entleerungsverhalten überprüft werden, so kann ein dünner in die Ampulla recti eingelegter Katheter mit körperwarmer Flüssigkeit beschickt werden. Bestimmt wird dann die Menge an Flüssigkeit, die eingeführt werden kann, bis es zum Austreten von Flüssigkeit spontan aus dem Anus kommt. Indirekt ist dadurch eine Aussage über die Schließmuskelfunktion möglich (leak-point-pressure Messung).

Einfachere Tests für die Schließmuskelfunktion sind der sog. Klysma- oder Breihalteversuch, bei der der Enddarm mit einer Flüssigkeit oder einem Medium einer breiartigen Konsistenz gefüllt werden, wobei im Anschluss die Zeit bestimmt wird, über die es möglich ist, diese Substanzen zu halten.

In der Regel zeigt sich dabei natürlich, dass festere Substanzen länger gehalten werden können als flüssigere.

17.5.2.2.3 Fäkoflowmetrie

Diese Untersuchung gibt Aufschluss über die Dauer der Enddarmentleerung, die entleerte Menge und über Entleerungsprobleme (z.B. Beckenbodendyssynergie).

Es wird über eine dünne in den Enddarm eingelegte und mit Pflasterstreifen fixierte Sonde der Enddarm mit Wasser aufgefüllt, die Entleerung erfolgt auf einem speziellen Toilettenstuhl, der die ausgeschiedene Menge registriert.

Über den eingelegten Katheter werden dann die Druckverhältnisse gemessen und aufgezeichnet, über den Auffangbehälter der zeitliche Ablauf der Entleerung. Eine solche Untersuchung ist bei speziellen Fragestellungen hilfreich.

17.5.2.2.4 Funktionsprüfung des N. pudendus

Der Nervus pudendus ist verantwortlich für die Funktion der Schließmuskel und für die Gefühlserfassung im Bereich von Enddarm und Damm. Schädigungen des Nervens, die durch Eingriffe im Beckenbereich oder aber auch durch eine Zerrung des Nerven im Rahmen der vaginalen Geburt oder der Beckenbodensenkung entstehen, können Ursache einer analen Inkontinenz oder einer Entleerungsstörung des Enddarms sein. Zur Bestimmung der Nervenleitgeschwindigkeit führt der Untersucher eine Sonde mit dem Zeigefinger in den Enddarm ein. Es wird dann über diese Sonde der Nervus pudendus stimuliert und die bis zum Auftreten der analen Kontinenz verstreichenden Zeit gemessen. Die dazu erforderliche Ausstattung umfasst einen Einmalhandschuh, an dessen einer Fingerspitze die Stimulationselektrode angebracht ist, während an der Basis des Kleinfingers ein Drucksensor angebracht ist, der die Reizantwort registriert. Die Stimulation erfolgt in der Nähe der Spina ischiadica und erfasst auf diese Weise die sensorische und die motorische Komponente der Pudendusfunktion gleichzeitig. Eine Verlangsamung der Reizantwort ist in der Regel Folge von Überdehnungsschäden, wie sie nach vaginalen Entbindungen oder bei Patientinnen mit chronisch-obstruktiver Defäkationsstörung auftreten bedingt durch den repetitiven massiven Druck auf den Beckenboden. Gelegentlich beobachtet man eine gesteigerte Pudenduslatenz auch bei gesunden, nach massivem Valsalva-Manöver. Die klinische Bedeutung der Neuropathie des Nervus pudendus insgesamt bleibt zur Zeit unklar, jedoch noch, nicht zuletzt auch deswegen, weil eine physiologische Funktionsreduktion mit zunehmenden Alter des Menschen auftritt. Ob eine echte Korrelation zwischen dem Ausmaß der Neuropathie und der Beckenbodensenkung besteht, ist ebenfalls noch nicht eindeutig nachgewiesen. Die Ursache analer Inkontinenz wird immer dann einer Pudendusneuropathie zugeordnet, wenn die gemessenen Latenzen außerhalb des Normbereichs sind und die morphologische Untersuchung des Sphinkterapparates keine Auffälligkeiten zutage fördert.

Insgesamt ist aber zu beobachten, dass die Erfolgsraten einer Sphinkterrekonstruktion bei den morphologischen Störungen im Bereich des Schließmuskelapparates immer dann schlechtere Ergebnisse liefern, wenn zusätzlich eine pudendale Neuropathie vorliegt.

17.5.2.2.5 Messung der Schließmuskelaktivität (Elektromyographie)
Die regelrechte Funktion der Schließmuskelfunktion ist eine wichtige Voraussetzung für eine perfekte Kontinenzleistung. Durch die Messung der Aktivität der Schließmuskeln ist eine Überprüfung der Koordinierung bei der Stuhlentleerung möglich.

Für die elektromyographische Untersuchung wird von dem Untersucher eine feine Nadel in den Muskel eingestochen und die elektrische Aktivität des Muskels abgeleitet. Die Untersuchung lässt z.b. Aussagen darüber zu, ob eine Dyssynergie zwischen Beckenbodenfunktion und externem Sphinkter besteht. Während normalerweise während der Stuhlentleerung die Muskelspannung des Analsphinkters nachlässt, kommt bei der Dyssynergie zu einer ausbleibenden Entspannung oder gar Anspannung.
Diese Dyssynergien können durch z.b. Biofeedback abtrainiert werden.
Sphinkterdenervierung (z.b. in der Folge von Geburtstraumata) sind üblicherweise gefolgt von Reinnervation aus den benachbarten gesunden Aktionen
Reinnervation im EMG stellen sich als polyphasische Aktionspotentiale dar. Bevor die endoanale Ultraschall-Diagnostik in der Funktionsdiagnostik des anorektalen Kontinenzorgans Einzug hielt, war das sog. Sphinkter-Mapping die einzige Methode, die präoperativ erlaubte, Sphinkterdefekte und deren Ausmaß zu determinieren, da keine Muskelpotentiale in den vernarbten Arealen nachzuweisen sind.
Die elektromyographische Untersuchung allerdings ist schmerzhaft, eine Lokalanästhesie ist aufgrund der Indifferenz mit den Ergebnissen nicht möglich. Erfreulicherweise ist der endoanale Ultraschall aber in den allermeisten Fällen an die Stelle des Sphinkter-Mapping getreten, so dass diese Untersuchung nur in sehr wenigen Fällen indiziert wird. Die Kombination der Registrierung des EMGs mit der radiologischen Darstellung des Defäkationsvorgangs ist ebenfalls möglich, vor allen Dingen, wenn Dyssynergien diagnostiziert werden sollen und die einfache Sphinktermanometrie hier keine ausreichend aussagekräftigen Ergebnisse liefert.

17.5.2.3 Bildgebende radiologische Diagnostik des Beckenbodensystems im Rahmen der Perineologie

17.5.2.3.1 Einführung

Der Beckenboden ist ein komplexes System mit aktiven und passiven Anteilen, die die Lage der Organe sicherstellen, die Kontinenz erhalten und die Funktion während der Speicher- und Entleerungsphasen gewährleisten. Beckenbodeninsuffizienz manifestiert sich als Senkungsleiden, Inkontinenz, chronischer Beckenbodenschmerz oder Obstipation. In der Abklärung der Beckenbodendestruktion hat die bildgebende Diagnostik mittlerweile einen festen Stellenwert. Um die therapeutischen Optionen individuell zu indizieren, sind wir bisweilen auf die Ergebnisse der bildgebenden Diagnostik angewiesen.

Umso wichtiger ist es im Rahmen des interdisziplinären Defektes in der Perineologie auf dem Gebiet der bildgebenden Diagnostik eng mit einem geschulten radiologischem Team zusammen zu arbeiten.

17.5.2.3.2 Die klinische Bedeutung der bildgebenden Beckenbodendiagnostik

Rektographien, häufig in Kombinationen mit der röntgenologischen Darstellung der Nachbarorgane als Zysturetrokolporektographie ist schon seit vielen Jahren ein etabliertes bildgebendes Diagnostikverfahren, wobei die Diskussion um die klinische Relevanz um die erhobenen Befunde noch immer anhält.

Wie in der einfachen Zysturethrographie hat auch in der röntgenologischen Darstellung des anorektalen Kontinenzorganes die aufwendige Vermessung von Strukturen und Winkelbildungen nicht dazu führen können, eindeutige Symptom- Befund- Kombinationen zu etablieren

Als Normalbefund wird ein symmetrisches Zusammenfallen des Rektumlumens bei der Defäkation angesehen.

Es gibt aber Studien die zeigen, dass bei über 80 % der untersuchten Frauen, die keine Defäkationsstörungen angeben, leichte Intussuszeptionen auftreten, was die klinische Bedeutung zumindest der weniger ausgeprägten Intussuszeptionen in Frage stellt. Andererseits aber sind hochgradige Intussuszeptionen als pathologisch anzusehen, da sie sich in der Regel bei Patientinnen mit Darmentleerungsstörungen und in Fällen mit solitären Rektalulzera finden lassen.

Solitäre rektale Ulzera finden wir vor allen Dingen bei Patienten, bei denen zur Entleerungsstörung, dem Rektumprolaps und der Ulzerationen zusätzlich spezifische histologische Veränderungen wie die segmentale Aganglionose zu finden sind.

Bei diesen Patienten kann die chirurgische Behandlung eine Besserung der Situation herbeiführen. Andererseits gibt es auch zahlreiche Hinweise, dass Defäkationsstörungen, die präoperativ der Intussuszeption zugeschrieben wurden, nach chirurgischer Behebung persistierten. Dies mag den Schluss zulassen, dass die Intussuszeption möglicherweise nur ein sekundäres Phänomen darstellt, dass auf einer zugrunde liegenden Koordinationsstörung im anorektalen Kontinenzorgan beruht und daher nur Folge der chronischen Druckbelastung ist

Bekannt ist auch, dass dieser chronische gesteigerte Abdominaldruck der aufgewendet wird, um die Darmentleerung voranzutreiben, zu Rekto- und/oder Enterozelen führen kann. In vielen Fällen, auch in der Kombination mit einer Sphinkterdyssynergie.

Die Beobachtung, dass bei zahlreichen Patienten mit chronischer Obstipation das Versagen das Rektum vollständig zu entleeren einerseits beklagt wird, anderseits aber auch eine Verlängerung der Entleerungszeit zu beobachten ist, legt nahe, das Augenmerk nicht nur auf die anatomischen Gegebenheiten zu richten, sondern den Versuch, die Abläufe der Defäkation als Prozess zu erfassen, die eine wesentliche diagnostische Bereicherung darstellen würde. Hinzu kommt natürlich auch, dass das anorektale Sensorium unterschiedlich stark ausgeprägt ist. Bei Fällen mit rektalem Druck bei leerer Ampulle sollte die bildgebende Diagnostik uns in die Lage versetzen, hierfür mögliche Ursachen wie das Auftreten einer Enterozele, die das Rektum von ventral komprimiert darzustellen.

Da wir davon ausgehen müssen, dass Dehnungsrezeptoren für den Füllungszustand der Hohlorgane nicht nur in der Darmwand, sondern auch in der umgebenden Muskulatur liegen, erklärt sich das Triggern des Gefühls, den Darm entleeren zu müssen durch deren Stimulation durch den Enterozelensack.
Operative Korrekturen am anorektalen Kontinenzorgan wären hier falsch indiziert.

Ebenso gilt es die Auswirkung des mehr oder weniger exzessiven Senkungszustands zu evaluieren und nach Korrelation zu suchen zwischen Entleerungsstörung und Ausmaß der Senkung. Bislang war es nicht möglich, eine direkte Korrelation z.b. nachzuweisen zwischen Pudendusneuropathie und Ausmaß des Descensus perinei wie man mutmaßen könnte.

Damit stellt die bildgebende Diagnostik letztlich nichts anderes dar als ein Hilfsmittel klinischer Symptome und Befunde besser zu verstehen und zu interpretieren.

In keinem Fall wird die bildgebende Diagnostik allein ausreichen, eine Operationsindikation abzuleiten (so kann z.b. keine Rektopexie wegen solitärem rektalem Ulkus in manchen Fällen die gestörte (präoperativ radiologisch gesehene) Entleerungsstörung des Darms persistieren lassen, wenn diese z.b. auf einer Beckenbodenkoordinationsstörung beruht oder hier möglicherweise auch psychogene Funktionsstörungen relevant sind) .

Es sollte daher der erfahrene Kliniker als Bestandteil eines interdisziplinären Teams sein, der die Indikation für geeignete weiterführende bildgebende Beckenbodendiagnostik stellt. Die Interpretation der Befunde wiederum sollte auch im Team interaktiv erfolgen. Wünschenswert wäre natürlich hier die Durchführung von prospektiven Studien, bei denen die postoperative Situation seitens der Symptomatik korreliert wird mit den prä- (und post-) operativen bildgebenden Befunden.

17.5.2.3.3 Beckenbodenbildgebung (mittleres/hinteres Kompartiment)

17.5.2.3.3.1 Transanale Endosonographie

Mit Hilfe einer 10 mHz transanalen 360° Ultraschallsonde entsteht ein Panoramabild des Sphinkterapparats, wobei die Orientierung der Position der Patientin in SSL (anterior ist 12:00Uhr, posterior ist 06:00 Uhr) entspricht.

Die Sonde wird bei der Untersuchung langsam durch den analen Kanal nach außen gezogen. Die Fotodokumentation erfolgt in der Regel im proximalen, mittleren Analkanal.

Bei der Untersuchung der Patientin in Linksseitenlage treten eher Asymmetrien auf als bei der Untersuchung in SSL.

Hierbei wird der proximale Analkanal demarkiert durch die Puborectalisschlinge, in diesem Bereich geht die hufeisenförmige Schlinge dann in den zirkulären externen Analsphinkter über, während der ringförmige interne Sphinkter mit seiner niedrigen Echodichte vor allen Dingen in den mittleren Partien des Analkanals am stärksten ausgebildet ist.

Damit bildet er mit seiner Signaldichte eine gute Kontrastierung gegenüber der gemischten Echogenität der subepithelialen Gewebe und der longitudinalen lateralen Muskulatur.

Der subkutane Anteil des externen Analsphinkters, der kaudal des Internus gelegen ist, markiert dann auch die distale Grenze des Analkanals. Damit lassen sich externer Sphinkter, der intersphinktäre Spalt, die Längsmuskelschicht des Darms und der interne Sphinkter aufgrund ihrer unterschiedlichen Signale gut unterscheiden.

Hierbei ist zu beachten, dass der Sphinkter ani internus mit seinen deutlich klarer festzulegenden Grenzen im Hinblick auf Vermessung eine wesentlich bessere Reproduzierbarkeit der Daten gestattet, als der externe Sphinkter.

Hier gibt es deutlich stärkere Untersucher-assoziierte Variabilität u.a. bedingt durch die schlechtere Demarkierung und die Varianz von Schallschatten-Phänomenen, die ihren Ursprung im intersphinktären Spalt haben. Der interne anale Sphinkter wird im Laufe des Alters eher kräftiger und hat eine Dicke von etwa 2 -3 mm bei Erwachsenen Probandinnen.

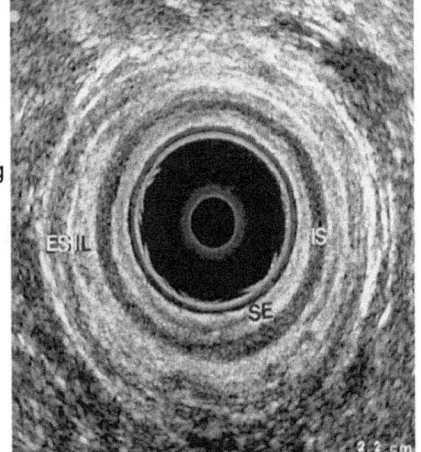

Abb. 145:
Endosonographische Abbildung des Sphinkterapparates

Legende:
ES: Externer Sphinkter
IL: Intestinaler Längsmuskel
IS: Interner Sphinkter
SE: Subepitheliales (submuköses) Gewebe

17.5.2.3.3.2 Magnetresonanztomographie des analen Sphinkterapparates

Grundsätzlich ist es heutzutage möglich, die transanalen Sonographiebefunde durch Darstellung des analen Sphinkterapparates mit Hilfe de Kernspintechnik zu verfeinern. Vor allen Dingen der schwach ausgebildete Umbauvorgänge in den Sphinkteren lassen sich so bei bestimmen Fragestellungen aufdecken. Ob die Auflösung zu Detektion von Sphinkterabnormitäten ausreicht, bleibt noch zu klären. Man geht dabei davon aus, dass die die Detektionsrate um über 10 bis 15 % höher liegt als beim Endoanalschall, wobei die Externus-Diagnostik wesentlich mehr von der Kernspintechnik profitiert als die Aufdeckung von Internusschädigungen. Dabei ist bei der Auswahl der endoluminalen Sonden darauf zu achten, dass keine Kompressionsartefakte die Interpretation erschweren.

Peristaltische Artefakte können durch die Verabreichung von relaxierenden Substanzen wie Butylscopolaminiumbromid (Buscopan) reduziert/verhindert werden. Die Sonde sollte dabei im Analkanal so ausgerichtet sein, dass die transversalen Schnitte rechtwinkelig auf der Längsachse stehen, die klinisch bedeutsameren Transversalschnitte werden ergänzt durch longitudinale Schnitte, die zusätzlich Informationen im Hinblick auf die Ausdehnung von Defekten geben. Die noch nicht überall verfügbare Untersuchungstechnik stellt für die untersuchte Patientin eine größere Belastung dar als die Endosonographie, obgleich der zeitliche Aufwand um ein 5- 6-faches höher ist.

Im Externusbereich ist die Kernspin-Untersuchung insbesondere auch deshalb besser, weil sie in der Lage ist, die fettige Degeneration des Externus darzustellen. Dies ist umso bedeutungsvoller als bekannt ist, dass Sphinkterreparaturen prognostisch nur dann günstig sind, wenn das Ausmaß atrophierter Muskeleinheiten nicht zu ausgeprägt ist. Aus diesem Grund scheint es günstig, Patienten vor geplanter Sphinkterrekonstruktion einer solchen Untersuchung zuzuführen.

17.5.2.3.3.3 Kolon-Transit-Zeit-Studien

Da Kolon und Rektum als Funktionseinheit zusammen arbeiten ist es im Rahmen der Diagnostik der Obstipation in der Regel sinnvoll, die Darmpassage zu untersuchen. Es gibt eine Reihe von Techniken unterschiedlicher Komplexität die zur Verfügung steht, je nachdem welche Information als erforderlich erachtet werden.
Es besteht die Möglichkeit den Darm segmental funktionell zu untersuchen, in dem man die Passage von Radioisotopen durch das Kolon analysiert.
Diese zeitaufwendige und teure Untersuchung steht im Gegensatz zu der viel weiter verbreiteten und in der Regel hinsichtlich der Aussage ausreichenden Technik bei der röntgendichte Kapseln auf ihrem Weg durch den Darm verfolgt werden.
5-6 Tage nach der oralen Ingestion dieser Röntgenmarker wird eine Abdomenübersichtsaufnahme angefertigt und deren Verteilung im Darm beschrieben.
Liegt eine Transportstörung vor, so finden sich die Marker im gesamten Dickdarm verteilt, während dieser Untersuchung ist die Durchführung abführender Maßnahmen untersagt.

Die Validierung dieser Untersuchung erfolgte mittels Radionuklid-Studien und weist in der Regel eine ausreichende diagnostische Sicherheit im Hinblick auf die Erkennung von Transportstörungen auf

17.5.2.3.3.4 Defäkographie

Die klinische Verbreitung der Entleerungsproktographie oder Defäkographie seit der Mitte der 80-er Jahre gestattet uns den Entleerungsvorgang des Rektums mit Hilfe von Barium-Kontrastbrei und einer Durchleuchtungsapparatur darzustellen. Zu bedenken hierbei ist allerdings, dass es sich um die Aufzeichnung einer willkürlichen Darmentleerung handelt, die bei der normalem Defäkation ablaufenden Kolonreflexe fehlen in dieser Untersuchungssituation. Das Einsatzgebiet ist chronische Obstipation auf der einen Seite, andererseits wurde in einigen Studien untersucht, ob aus der Messung der Winkelverhältnisse möglicherweise im Rahmen der analen Inkontinenzchirurgie eine Subpopulation herauskristallisiert werden kann, die von einem sog. „post postanal repair" profitieren würde.

Der Untersuchungsgang ist relativ einfach, vor der Defäkographie wird der Enddarm mit einem Klysma gereinigt, dies stellt sicher, dass die Untersuchungsbedingungen reproduzierbar sind und dass nicht die Passage von normalem Stuhl während des Untersuchungsganges mit der Darstellung z.B. einer Intussuszeption interferiert. Das Barium-Kontrastmittel wird in ein breiiges Medium eingerührt (Kartoffelstärke oder Methylcellulose können Verwendung finden). Auch existieren konfektionierte Präparate. Das eingefüllte Volumen variiert von Zentrum zu Zentrum, liegt aber in der Regel bei etwa 120 bis 150 ccm. Das Kontrastmittel wird in den Enddarm appliziert, die linke Seitenlage ist dabei günstig, wobei die Applikation bei der Passage des Analkanals fortgesetzt wird, um diesen ebenfalls zu kontrastieren.

Üblicherweise wird die Untersuchung an der auf einem präparierten Toilettensitz positionierten Patientin durchgeführt, grundsätzlich ist die Untersuchung bei analinkontinenten Patientinnen auch in Linksseitenlage möglich, wobei dann die Referenzwerte für die Höhenstands- und Winkelmessungen verändert sind. Ob die Untersuchung videographiert wird, mit Standbildaufnahmen zu bestimmten Ereignissen oder ob mittels digitaler Aufnahmesysteme die gesamte Entleerung registriert wird, hängt von der Ausstattung der untersuchenden Abteilung ab. Bei prolongierter Defäkation sollte zur Reduktion der Strahlendosis in jedem Fall intermittierend aufgenommen werden.

Die im Rahmen der Defäkographie beurteilten Kriterien sind die anorektale Angulation, die Aufhebung der Darmimpression durch die Puborektalisschlinge, die Öffnung des Analkanals, das Ausmaß der Entleerung des Kontrastmediums und die Lage des Beckenbodens in Ruhe und unter Druckbelastung. Hinsichtlich der Normalwertverteilung gibt es hier eine recht große Bandbreite, vor allem auch asymptomatische Patientinnen betreffend, wo sich die Werte in einer Grauzone mit den nur leicht von der Norm abweichenden Werten aus der Patientengruppe mit Funktionsstörungen verbessern.

Bezüglich der zu dokumentierenden Ereignisse wird eine Ruheaufnahme vor der Entleerung im lateralen Strahlengang angefertigt, die Position des Beckenbodens und die anorektale Konfiguration wird festgehalten, hierbei lässt sich auch der anorektale Winkel bestimmen, dem einige Bedeutung im Hinblick auf die Kontinenzleistung zugesprochen wird und der üblicherweise gebildet wird von der Achse des Analkanals und der Rektumhinterwand.

Als Referenzebene für das Ausmaß des Gesamtbeckenboden-Descensus kann die pubococcygeale Linie einerseits oder die Ebene an der Unterseite der Tuberositas ossis ischii herangezogen werden. In Ruhe sollte der anorektale Übergang auf oder über dieser Linie gelegen sein, der Analkanal ist geschlossen und zeigt keine Undichtigkeit. Der Anorektalwinkel in Ruhe beträgt etwa 90°, es können dann Aufnahmen beim Kontrahieren des Beckenbodens, beim Husten oder bei Betätigung der Bauchpresse angefertigt werden. Hier werden Aussagen über die Funktionalität der Beckenbodenmuskulatur möglich, eine Veränderung des Anorektalwinkels um bis zu 30 % bei diesen Manövern kann z.b. einen Hinweis liefern für eine paradoxe reflektorische Beckenbodenkontraktion beim Pressen um Kontinenz zu erhalten.

a.)

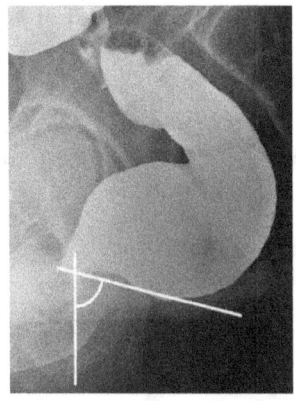

b.)

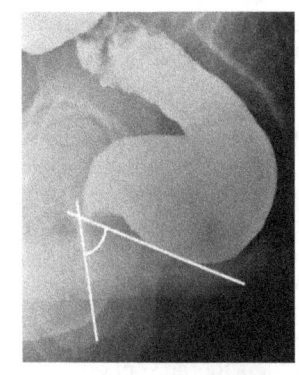

c.)

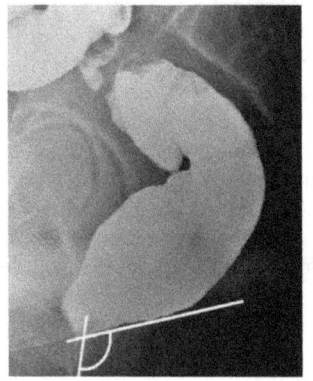

Abb. 146:
a.) Normalbefund in Ruhe
b.) Normalbefund pressend
c.) Normalbefund kneifend
(Man erkennt hier die Analogie
zur urogynäkologischen Perinealsonographie)

Die nächste Aufnahme wird dann bei Einleitung der Defäkation angefertigt. Hier kommt es zum Absenken des Beckenbodens, die Impression der Darmkontur durch die Puborektalisschlinge fällt weg, der anorektale Winkel flacht um etwa 20° ab unter suggestiver Verkürzung des Analkanals, eine Aufnahme während der Entleerungsphase wird üblicherweise angefertigt.

Nach kompletter Entleerung der Ampulle schließt sich der Analkanal, der anorektale Winkel wird wieder hergestellt und auch der anorektale Übergang geht die Originalposition zurück. Werden Defäkographiebilder bei Patientinnen angefertigt, die üblicherweise digital die Defäkation unterstützen, so wird dies auch während der Defäkographie dokumentiert, um den Effekt dieser Maßnahmen bewerten zu können. Werden normalerweise die Aufnahmen im seitlichen Strahlengang angefertigt, kann es in einzelnen Fällen notwendig sein, auch eine frontale Aufnahme z.b. zum besseren Nachweis einer Intussuszeption anzufertigen.

Um die Beziehungen zu den Nachbarorganen in gleicher Sitzung dokumentieren zu können, ist es möglich, die Harnblase mit einem leichten Kontrastmedium aufzufüllen und Bariumpaste auf die Scheidenhaut zu applizieren. Auf diese Weise können dann alle Veränderungen der Nachbarorgane mitbeurteilt und befundet werden. Besonders bedeutsam im Hinblick auf die Entleerungsstörung des Enddarms ist die Diagnose einer Sigmoidozele oder Enterozele, welche beide zu einem ventilartigem Verschlussmechanismus des Anorektums führen können.

Im Hinblick auf die Darstellung der Enterozele ist die orale Applikation von Barium-Suspension 1-2 Stunden vor der Defäkographie eine Möglichkeit der besseren Kontrastierung. Vorsicht bei der Interpretation der Befunde ist geboten, wenn z.b. präparierte Tampons in die Scheide eingelegt werden, hier kann es zu Artefakten kommen. Auch gilt zu bedenken, dass eine ausgedehntere Zystozele die Ausbildung einer Enterozele verhindert kann und umgekehrt, weshalb zur Interpretation der Bilder bekannt sein muss, ob die Blase vor der Defäkographie entleert wurde bzw. wenn die Blase gefüllt wurde mit wie viel Flüssigkeit gearbeitet wurde .

Abb. 147: Beispiele für defäkographische Senkungsbefunde
(a)   (b)   (c)   (d)

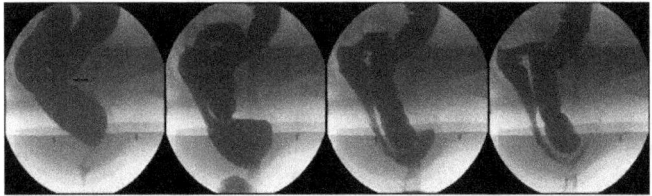

a.) Primär deutlicher Descensus perinei, Prolaps II°, Cul-de-Sac bei komprimierender Sigmoidozele (a-d)

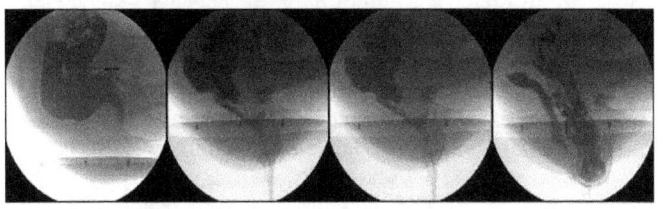

b.) Deutlicher Descensus, äußerer Prolaps mit Einstülpung des ptotischen Sigma in den äußeren Prolapssack (a-d).

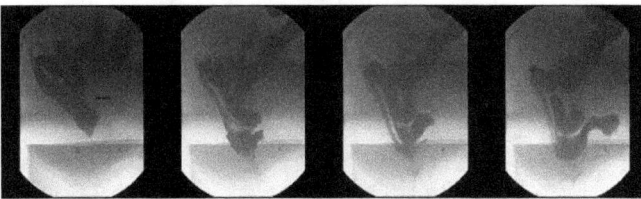

c.) Descensus, Rektumprolaps II°, Ampulle auswalzende Enterozele, prävaginal einstülpend (a-d).

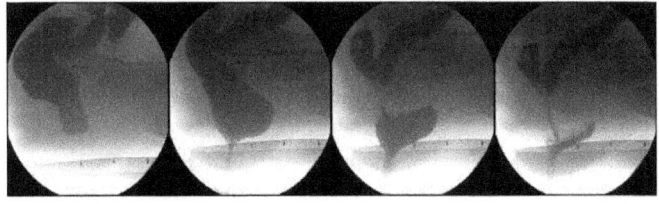

d.) Rektumprolaps II°, große ventrale Rektozele (teleskopartige Einstülpung) (a-d).

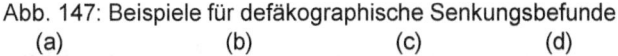

(Für die Überlassung der Bilder 4.7 bis 4.10 danken wir Dr. Graap und PD Lörcher DKD Wiesbaden)

17.5.2.3.3.5 MR-Defäkographie (dynamisches MRT)

Die dynamische Untersuchung des Beckenbodens mittels MR-Defäkographie stellt die Anatomie des Beckenboden-systems in verschiedenen Funktionszuständen wie Ruhe, Beckenbodenkontraktion und Pressen dar. Die Untersuchung ergibt einen Einblick in die Dynamik der Mechanik des Beckenbodens, lässt Pathologien an sämtlichen beteiligten Strukturen erkennen und hilft das Ausmaß der Beckenbodeninsuffizienz zu quantifizieren. Aus diesem Grund hat die MR-Defäkographie heute vielerorts die konventionelle Röntgen-Defäkographie abgelöst. Vor allem in all denjenigen Fällen, in denen es darum geht, gleichzeitig Pathologien an den anderen Organstrukturen des Beckenbodensystems zu erfassen. Dies betrifft nicht nur die benachbarten Organe Blase und Scheide, sondern auch das Erfassen von Pathologika im Bereich z.B. der Beckenbodenmuskulatur und der bindegewebigen Strukturen.

Grundsätzlich bedarf es bei der dynamischen Kernspintomographie keiner Vorbereitung des Patienten, das Einlegen von Markern im Enddarm und Scheide kann aber für das spätere Identifizieren der Strukturen hilfreich sein. Die Lagerung der Patientin ist abhängig von der Fragestellung. Zur Auswertung gelangen dann sagittale, coronale oder transverse Schnittbilder, wobei in den sagittalen Schnittebenen die Beziehungen zwischen den Organen zueinander und zum Beckenboden in der Regel am besten dargestellt sind. Neben einem Durchlauf in Ruhe ist es sinnvoll, eine Bildfolge anzufertigen mit maximalem Druck nach unten, was zuvor mit der Patientin geübt wurde.
Die dann als Videosequenz vorliegenden Bildfolgen in ihrer Dynamik lassen die Abläufe am Beckenboden dann gut erkennen. Je nach Ausrüstung des Untersuchungsplatzes besteht auch die Möglichkeit die zuvor mit Kontrastmittel gefüllten Organe in ihrer Entleerung zu dokumentieren, auch wenn dies für manchen Patienten eine unangenehme Erfahrung darstellt. Im Hinblick auf die Datenevaluierung besteht auch hier wieder ein gewisser Graubereich mit Überlappung zwischen Probanden mit pathologischen Werten und symptomatischen Patienten mit noch (normaler) Befundkonstellation. Einen besonders hohen diagnostischen Wert hat die dynamische Kernspintomographie in der Diagnostik von Beckenbodenhernien, weil gerade hier sehr deutlich die Herniation der Organe und der beckenbodenmuskuläre Schaden dargestellt werden können.

Die Anwendung der sog. offenen Magnetresonanz-Defäkographie, bei der die Patientin auf einer Toilettenstuhl-Konstruktion in einem offen konfigurierten System eine normale Defäkationsposition einnehmen kann, erlaubt die Lücke zu schließen zwischen der konventionellen Röntgen-Defäkographie und dem in einem geschlossenen System anzufertigenden Bilder (Tabelle 19). Die anzufertigenden Funktionsaufnahmen im Rahmen der Defäkographie werden dann in der mittleren Sagittalebene angefertigt. Die applizierte Menge an Kontrastmittel variiert, allgemein hin werden wohl 300 ml Volumen als ausreichend angesehen. Sollen spezielle Fragen wie Intussuszeption, ventrale Rektozele oder ähnliches erfasst werden, können zu den Standard-Axialbildern aus der medialen Sagittalebene auch Transversal- oder Coronalschnittbilder herangezogen werden. Zur Analyse werden die Bilder als Videoclip betrachtet und ebenso archiviert. Zur Befundweitergabe sind auch Einzelbilder-Ausdrucke evtl. sinnvoll

Tabelle 19: Beurteilbarkeit von Kompartimenten und Dysfunktionen durch unterschiedliche Untersuchungsmethoden

Kompartiment und Dysfunktion	Defäkographie	Dynamische Zysto-Proktographie	Dynamische Kernspintomographie (MRT)	statische MRT (mit KM-Füllung der Hohlorgane)
vorderes Kompartiment				
Zystozele	schlecht	gut	zufriedenstellend	gut
Blasenhalssenkung	schlecht	gut	zufriedenstellend	gut
mittleres Kompartiment				
Gebärmutter- oder Scheidenblindsackvorfall	schlecht schlecht	schlecht gut	zufriedenstellend gut	gut
Enterozele	gut	gut	zufriedenstellend	gut
Sigmoidozele	zufrieden-stellend	gut	zufriedenstellend	gut
hinteres Kompartiment				
Rektozele	gut	gut	gut	gut
Einklemmungserscheinungen der Rektozele	gut	gut	zufriedenstellend	gut
Intraanale Intussuszeption	gut	gut	schlecht	gut
Rektumprolaps	gut	gut	schlecht	gut
Anismus	gut	gut	schlecht	zufriedenstellend

17.5.2.3.4   Kleine Befundsammlung typischer bildgebender Untersuchungen

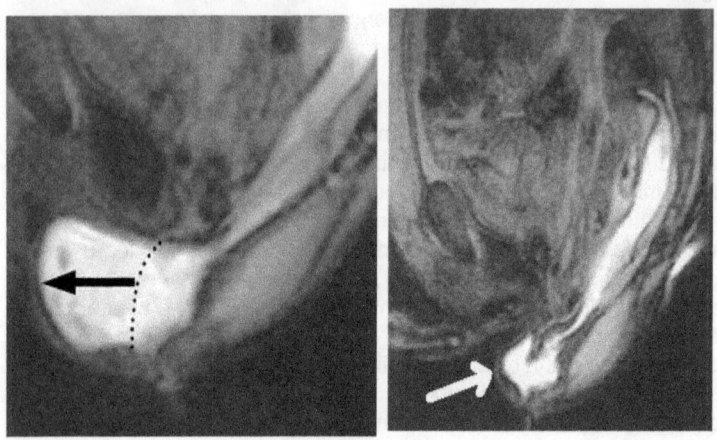

Abb. 148: anteriore Rektozele (Pfeil)

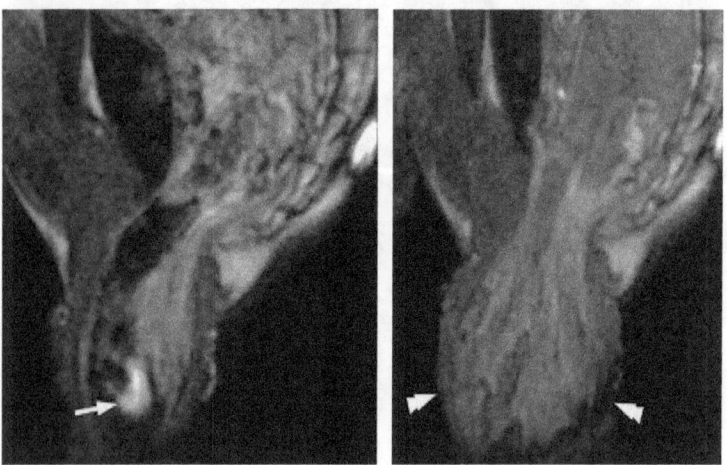

Abb. 149: Rektumprolaps (Pfeile)

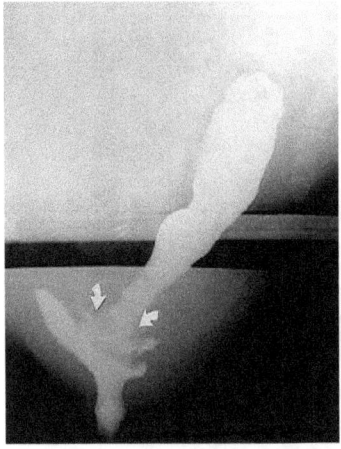
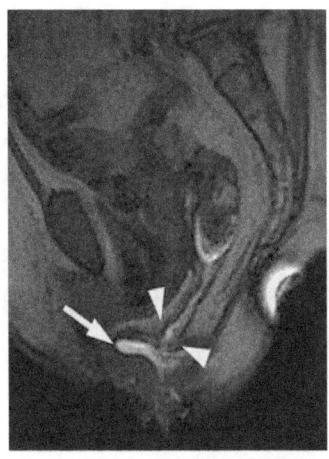

Abb. 150: Intussuszeption im Defäkogramm (links) und MRT (rechts)
(die Pfeilspitzen zeigen die Intussuszeption, der Pfeil eine Rektozele)

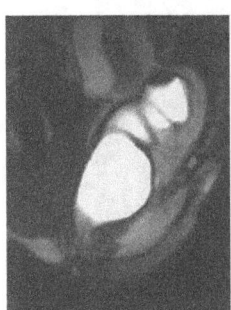
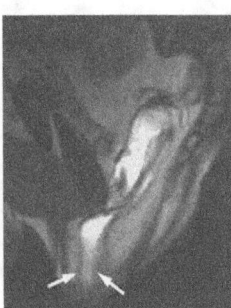
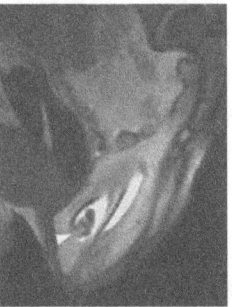

Abb. 151: Rektumprolaps (Pfeile) mit Sigmoidozele (Pfeilspitze)
MR-Defäkogramm in Ruhe: unauffällig (a)
MR-Defäkogramm beim Pressen – die Befunde (Rektumprolaps) und
Sigmoidozele stellen sich dar (b+c)

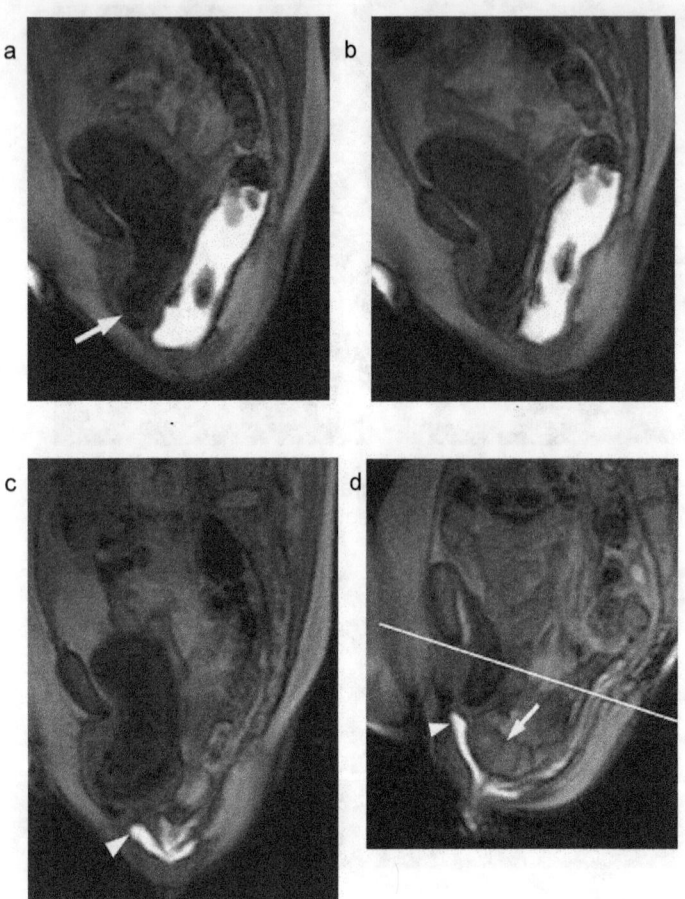

Abb. 152: Deszensus perinei nach Hysterektomie und Rektopexie mit inkompletter Entleerung
MR-Defäkogramm in Ruhe: Descending perineum (a).
MR-Defäkogramm bei maximaler Kontraktion: insuffiziente Elevation des Beckenbodens (3-Kompartment-Defekt) (b).
MR-Defäkogramm nach mehreren digitalen Entleerungsmanövern mit nach wie vor inkompletter Entleerung bei kleiner Rektozele (Pfeilspitze) (c)
(d) Hier erkennt man ganz deutlich die halbkugelförmige Ausbeulung des Beckenbodens nach unten (Konturverlust) und die Beziehung zum Beckeneingang (Linie)

17.4 Chirurgische Behandlungsverfahren

17.4.1 Die chirurgische Behandlung der Rektozele

Die chirurgische Behandlung der Rektozele kann von
• vaginal und von
• rektal-transanal bzw. perineal erfolgen.

Bei der zu bevorzugenden **vaginalen Sanierung** ist neben der Raffung der perirektalen Faszie zusammen mit der Muskularis unter Erhalt der Intaktheit der Mukosa (Fistelbildung!) der Ersatz des defekten Septum rectovaginale einer der wichtigsten Vorkehrungen, ein Rezidiv zu vermeiden. Gleichzeitig ist für einen Anschluss der rekonstruierten oder ersetzten endopelvinen Faszie an den Perinealkeil zu sorgen.

Die **transanale Sanierung** umfasst die Eröffnung der Mukosa, die längs- (Kubchandan) oder quergestellte (Sullivan) Raffung der Muskularis mit anschließender Resektion überschüssiger Mukosa und deren querer Vernähung.

Die **perineale Sanierung** entspricht in ihren Grundzügen noch am ehesten dem ursprünglichen gynäkologischen vaginalen Vorgehen, da hierbei nicht nur die Muscularis gerafft wird, sondern auch die perirektale Faszie in Kombination mit einer anterioren Levatorplastik. Bei dieser Technik kann der Perinealkeil ebenfalls rekonstruiert und ggf. auch eine Sphinkter-externus-Plastik inkludiert werden.

17.4.2 Operationstechniken bei Intussuszeption

Die chirurgische Behandlung der Intussuszeption basiert auf der Resektion des Überschusses an Rektumwand mit Wiederherstellung der Darmkontinuität. Die Sanierung transanal wird in diesen Fällen angestrebt. Die ursprüngliche Technik von Delorme in ihren Modifikationen (Rehn-Delorme, Arnold,...) basiert auf einer musculo-musculären Anastomose mit Resektion des Überschusses nach Anpräparieren der Mukosa und anschließender Resektion des Mukosaüberschusses mit Wiederverschluss über der Anastomose. Diese Technik ist belastet mit 7-17% Rezidiven sowie Persistenz fäkaler Inkontinenz oder Entleerungsstörung (je nach Anamnese) in der Hälfte der Fälle. Nicht exakt angegeben kann die Zahl der Dehiszenzen („Fäkalome") und der sich entwickelnden/manifestierenden Enterozelen.

Darum sind die Ergebnisse bei jungen Patienten mit streng axialem Prolaps und gutem Perineum am besten. Auch angewendet kann die transanale Chirurgie bei alten Patienten, denen ein aufwändigerer Eingriff nicht zuzumuten ist. Nicht geeignet sind die Fälle ausgedehnter Intussuszeptionen, da keine ausreichende Resektion mit der Delorme'schen Technik erreicht werden kann. Will man hier nicht abdominal vorgehen, dann eignet sich die perineale Rektosigmoidresektion nach Miles und Altenmeier mit der Vermeidung einer intraabdominellen/pelvinen Anastomose und den mit einer möglichen Dehiszenz verbundenen Risiken. Allgemeine Probleme der Resektion sind mit Elimination der Reservoirfunktion das Auftreten von Drangstuhlinkontinenz und von allen Graden der manifesten Stuhlinkontinenz, so wie sie von klassischen kolo-analen Anastomosen bei Karzinomoperationen auftreten. Hier kann die Schaffung eines Kolonreservoirs (J-förmige Anastomose) unter Umständen Abhilfe schaffen. Auch die modernen stapler-unterstützten Techniken (STARR, TransSTARR) lösen dieses Problem nicht, da sie auf den gleichen Prinzipien basieren. Sie vereinfachen lediglich die chirurgische Technik

17.4.2.1 STARR-Operation

STARR ist die Abkürzung für "Staplerunterstützte Trans-Anale Rektum-Resektion".
Ähnlich wie bei der Anopexie nach Longo wird am Beginn der Afterkanal mit der empfindlichen Afterhaut und dem Schließmuskel durch Einbringen eines Dilatators geschützt. Über diesem sieht man den inneren Rektumprolaps, der mit Fäden gefasst und in das Staplernahtgerät gezogen wird.
Durch Schließen des Geräts wird der überschüssige defekte Mastdarmanteil herausgeschnitten und gleichzeitig eine Naht mit feinen Titanklammern gesetzt, wodurch die gesunden Darmabschnitte anastomosiert werden. Vorfallende Hämorrhoiden werden damit gleichzeitig korrigiert und in den Afterkanal gehoben. Im Unterschied zur Anopexie wird bei der STARR-Methode der innere Überschuss nicht auf einmal mit einem Gerät entfernt, sondern schrittweise an der Vorder- und Hinterwand des Mastdarms.

Das Endergebnis ist wie bei der Anopexie eine ringförmige Klammernahtreihe ungefähr fünf Zentimeter oberhalb des äußeren Analrandes.

Folgende Bedingungen müssen zutreffen, um die STARR-Operation durchführen zu können:

* Stuhlentleerungsstörung: Ausgeprägte Symptome einer obstruktiven Defäkationsstörung (ODS)
* Vorliegen eines inneren Mastdarmüberschusses, (Rektozele und Intussuszeption).
* unzureichende Wirkung von diätetischen Maßnahmen
* Ein ausgeprägter Vorfall der Genitalorgane kann manchmal die Ursache für den inneren Mastdarmvorfall und die Entleerungsstörung sein und muss zuerst korrigiert werden.
* eine tiefreichende Enterozele birgt die Gefahr der Dünndarmeinziehung in das Gerät mit Komplikationen
* liegt eine Beckenbodendyssynergie vor, wird diese zuerst konservativ ([elektro-] physiotherapeutisch behandelt
* bei Entzündungen, Abszessen, Fisteln, Tumoren wird die STARR-Operation nicht durchgeführt.
* allgemeine OP-Risiken als Kontraindikation (Anästhesie).

17.4.2.1.1 Erfolgsraten der STARR-OP-Technik

Bei Beachtung der Auswahlkriterien und bei korrekter Operationstechnik sind die Erfolge sehr überzeugend: Bei über 90% der Patienten kann eine dramatische Besserung der Entleerungsstörung erhoben werden mit entsprechender Zufriedenheit der Patienten. Die Stuhlentleerung normalisiert sich meistens bereits in den ersten Tagen nach der Operation mit anhaltenden Ergebnissen, wobei man längstens einen Nachkontrollzeitraum von gut sieben Jahren überblickt. Im Schnitt werden 48-70% Heilung/Besserung angegeben.

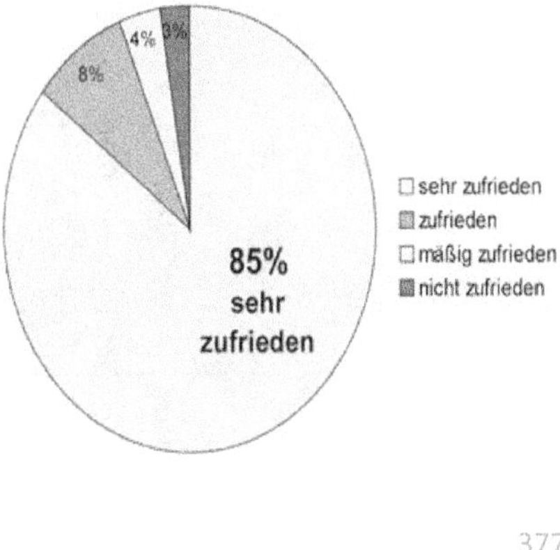

Abb. 153: Auswertung der Ergebnisse der STARR-OP

85% sehr zufrieden

☐ sehr zufrieden
▨ zufrieden
☐ mäßig zufrieden
▨ nicht zufrieden

a.) bei der STARR-OP wird das Klammernahtgerät ähnlich wie beim Longo-Verfahren für die Sanierung von Hämorrhoiden durch den After in den Enddarm eingeführt und der vorher markierte, zu lange Rektumanteil wird mit Fäden in das Klammemahtgerät eingezogen

b.) danach wird das Stück Darm (im Gegensatz zum LONGO-Verfahren wird die gesamte Darmwand entfernt und nicht nur die Schleimhaut) ausgeschnitten und der Darm mit Klammern wiedervernäht

c.) meist wird an der Vorderwand des Enddarms und an der Hinterwand des Enddarms ein Stück entfernt. Etwa 5 Zentimeter können problemlos entfernt werden

17.4.2.1.2 Komplikationen und Nebenwirkungen der STARR-OP-Technik

Der Eingriff ist relativ komplikationsarm. Es gibt wie bei jeder Operation jedoch gelegentlich Nebenwirkungen, über die der Patient vor der Operation genau zu informieren ist:

• Nachblutung

Jede Operationswunde im After- und Mastdarmbereich kann nachbluten. Bei heftigeren Abgängen ist es notwendig, die Blutung durch eine Naht zu stillen.

• Schmerzen

Sehr selten kommt es zu kurzfristigen heftigeren Schmerzen, die jedoch gut mit Schmerzmitteln zu behandeln sind.

• Vermehrter Stuhldrang

mit der Notwendigkeit eine Toilette in der Nähe zu haben, kommt in den ersten Tagen nach der Operation relativ häufig vor. In Einzelfällen kann dieser Zustand Wochen und Monate anhalten, was zu einer beträchtlichen Einschränkung der Tagesaktivität führen kann. Wenn diese Symptome besonders ausgeprägt sind, entstehen inkontinenzartige Zustandsbilder, die sich in der Regel spontan oder mit Hilfe von Zusatztherapien zurückbilden. Eine Schließmuskelverletzung durch die Operation kommt in der Regel nicht vor.

• Nahtenge

In den ersten Wochen und Monaten nach der Operation kann sich die Naht verengen. Durch einen kleinen unkomplizierten Eingriff muss sie dann gedehnt werden.

Schwerwiegende Komplikationen wie Abszesse, Fisteln, Dehiszenzen und Schließmuskelverletzungen kommen bei korrekter Operationstechnik praktisch nicht vor (Longo-Statistik: zirka 600 Eingriffe 1998-2005). Dennoch treten sie auf. Fisteln vor allem bei in die Klammernaht eingezogener Scheidenhaut bei Rektozele mit anschließender Wandnekrose. Auch hier wieder ein Argument mehr für den Kompartiment übergreifenden Therapieansatz.

In unseren Augen stellt sich die Indikation für eine Staplertechnik grundsätzlich ohnehin nur dann, wenn im Bereich der angrenzenden Kompartimente bzw. gynäkologischerseits keine Korrektur (der vaginalen Hinterwand) zu erfolgen hat. In keinem Fall ist diese Technik dann indiziert, wenn simultan abdomino-vaginal vorgegangen werden muss/soll und eine das Rektum elevierende und/oder resezierende Operation vorgesehen ist.

17.4.3 Eingriffe bei Rektumprolaps

Je weiter fortgeschritten der innere Rektumprolaps ist, um so eher wird man sich, allgemeine Operabilität vorausgesetzt, für ein abdominales Vorgehen entscheiden müssen. Dieses kann laparoskopisch oder offen chirurgisch sein. Das Risiko eines Rezidivs liegt bei der Rektopexie bei ca. 2%. Kontinenz wird in 60-80% wieder erzielt, vorausgesetzt es kann ein normaler Druckgradient im Analkanal wieder hergestellt werden (und der Sphinkterapparat ist hinreichend leistungsfähig.)

Man unterscheidet grundsätzlich 4 Typen der Rektopexie:

1. die **anteriore Rektopexie** (Typ Ripstein) – hier wird ein Kunststoffband von vorn kommend um das Rektum gelegt, dort seitlich fixiert und am Promontorium festgemacht. Die Kontinenz bessert sich hier in ca. 70%, jedoch treten in knapp 20% narbige Strikturen durch den über die komplette Zirkumferenz reichenden Bandverlauf (Fibrosierung und Ischämie). Obstipation tritt in knapp 45% der Fälle postoperativ auf (gegenüber etwas mehr als 25% präoperativ).

2. die **posteriore Rektopexie** – hier wird das Kunststoffband von hinten kommen in Hufeisenform nach vorn gelegt, um die Strangulation wie sie bei 1.) bekannt ist zu vermeiden

3. die **intervagino-rektale Rektopexie** – die verwendeten Streifen Kunststoffmaterial reichen vom Promontorium beidseits um das Rektum herum und verlaufen dann auf der Vorderwand des Rektums im Verlauf des Septum rectovaginale zwischen Scheide und Rektum. Sie sind nicht am Perinealkeil fixiert. Der Vorteil hier ist der Erhalt der Compliance des Rektums.

4. **laparoskopische Rektopexie** – Vermeidung von Adhäsionen und kleinerer Zugang stehen der schlechteren Einschätzung der auf den Darm übertragenen Spannung gegenüber, wobei die Präparation im allgemeinen einfacher ist als bei den offenen Mobilisationen des Rektum.

17.4.3.1 Fußangeln der Rektopexie

Allen Rektopexieverfahren gemeinsam sind folgende Begleiterscheinungen:
- der anfallende Darmüberschuss
- die Denervierung des Darmes.
- Der Sigmaüberschuss (s. u.)
  - Da der Rektumprolaps oft mit einem Sigma elongatum einhergeht, steigert die Elevation des Rektums die Menge an Darmüberschuss. Damit ergibt sich eine Aggravierung der hohen sub-obstruktiven Darmentleerungsstörung
- Die Denervierung
  - Bedingt durch die Auslösung des Darmes aus der Kreuzbeinhöhle kommt es zur Innervationsstörung des Darmes durch sympathische und parasympathische Fasern mit entsprechender Funktionsalteration.

Aus diesem Grund erscheint es sinnvoll ein vagino-abdominales oder perineo-(transanal)-abdominales Vorgehen zu wählen, das folgende Eckpunkte einschließt:
- Rektopexie mit Sigmaresektion im Falle eines Sigma elongatum oder einer Sigmoidozele
- vaginale bzw. transanale Resektion der Rektozele nach Maß, um das ampulläre Depot nicht komplett zu resezieren/obliterieren
- transanale Technik nur bei kleineren axialen Intussuszeptionen mit geringer lateraler Beteiligung der Darmwand
- Rekonstruktion der Lamina rectovaginalis der endopelvinen Faszie und des Perinealkeils
- abdominale Obliteration des Weges der Enterozele in Richtung Beckenboden

17.4.3.2 Mögliche Folgen einer Rektopexie

Die „Kontaktstelle" zwischen koloproktochirurgischer Deszensussanierung und urogynäkologischen Senkungszuständen findet sich oft im Umfeld eines zeitlich getrennten Versuchs die „perineologische" Störung zu sanieren. Ist offensichtlich, dass komplexen Störungen des Beckenbodensystems mit Eingriffen wie dem einfachen Hinterwand-repair nicht ausreichend beizukommen ist, so unterschätzt man häufig auf Grund des großen Umfangs der operativen Intervention die negativen Folgeerscheinungen z.B. einer minimal-invasiven Rektopexie ohne Rektosigmoidresektion.

Hier kommt es aufgrund des Darmüberschusses nicht nur zur Ausbildung einer Enterozele, die durch Druck auf den oberen Anteil der Scheide zu „gynäkologischen" Senkungsbeschwerden führen kann, sondern aufgrund des Abknickens des Darmes auch zu einer klinischen Persistenz der präoperativ geklagten Entleerungsstörungen durch mechanische Behinderung der Darmpassage. Nach entsprechender Darmresektion gilt zu bedenken, dass durch die Elevation (mit durch Streckung bedingter Reduktion der anterioren Rektozele) bei persistierend insuffizienter bindegewebiger Komponente im Beckenbodensystem und durch Streckung des Darmrohres mit oder ohne vorhandenen Uterus (fehlt der Uterus oder ist dieser in seiner Fixierung ebenfalls insuffizient [häufig], dann tritt diese Folge noch sehr viel rascher ein) die Druckbelastung des Peritonealsackinhaltes zu einem Auswalzen des Douglas'schen Raumes führt. Dies hat zur Folge, dass der Raum in der Umgebung des insuffizienten bindegewebigen Halteapparates nun mit Dünndarmschlingen in dem sich entsprechend ausdehnenden und senkenden Peritonealsack eingenommen wird. Diese Dünndarmschlingen können ihrerseits wieder zu einem die anteriore Rektumwand komprimierenden terminalen Darmpassagehindernis werden, so dass letztendlich – mit zeitlichem Verzug – die Symptomatik der Patientin „rezidiviert" obwohl der pathogenetische Hintergrund ein völlig anderer ist.

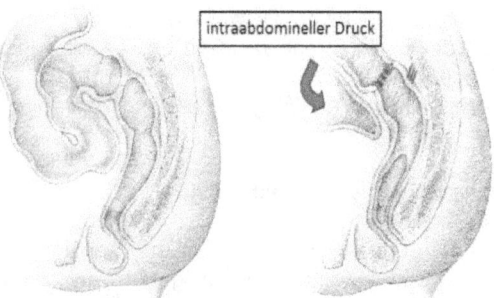

Abb. 155: Sigma elongatum   Abb. 156: Darstellung des Situs nach
Sigmaresektion und Rektopexie.
Bei offenem Douglasraum ist das
Risiko einer Enterozelenbildung oder
eines Enterozelenrezidivs gegeben.

Die Enterozeleninterposition muss folglich möglichst im Rahmen der Rektopexie (gleich ob mit oder ohne Resektion von Darm) im Vorfeld verhindert werden. Da in der Regel aber auch die Kompartmentgrenze, das Septum rectovaginale, sowie das apikale Scheidensegment betroffen sind, bietet es sich an die Stabilisierung hier mit dem Darmeingriff zu kombinieren. Es ist hierbei erforderlich die Stabilisierung der Scheide mit einer Verriegelung des Douglasraumes zu kombinieren, die sich im Falle der netzunterstützten Sakropexie aus der Implantatlage automatisch ergibt. Eine eventuell einzeitig ausgeführte Rektosigmoidresektion kommt mit ihrer Resektionslinie damit automatisch in den intraperitonealen Raum, während das OP-Gebiet der „Nachbardisziplin" streng sub-/retro-peritoneal liegt.

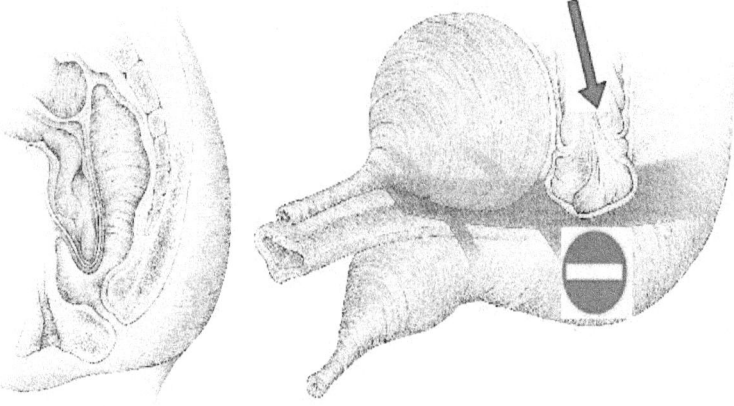

Abb. 157: Um zu verhindern, dass der Enterozelensack gegen das Rektum drückt (links) verschließt man den Douglasraum z. B. mit der Einlage eines Netzimplantates (rechts).

Aus diesem Grund haben wir einen von Longo vorgeschlagenen diagnostischen und therapeutischen Algorithmus in unserem Beckenbodenzentrum an die Bedürfnisse und Gegebenheiten vor Ort adaptiert, wenn es um die gemeinsame Betreuung chronisch obstipierter Patientinnen geht:

Abb. 158: Abklärungspfade-Algorithmus bei Obstipationssyndrom

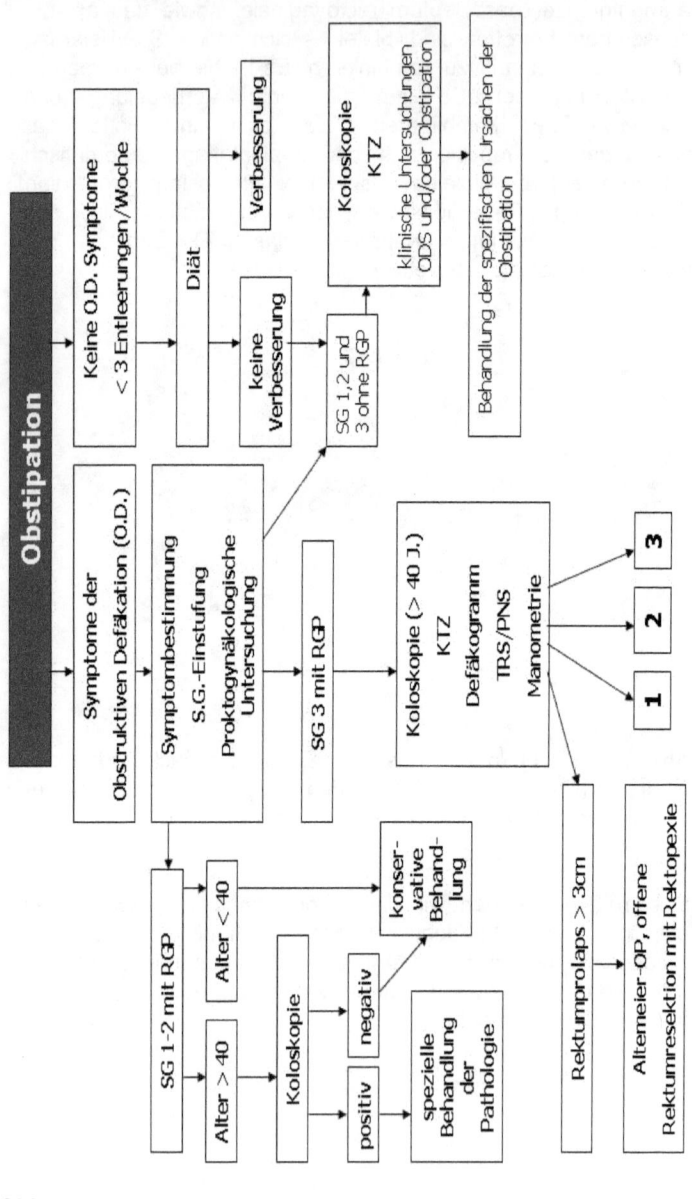

Abb. 159: Therapiepfade in Abhängigkeit des anatomischen Defektes

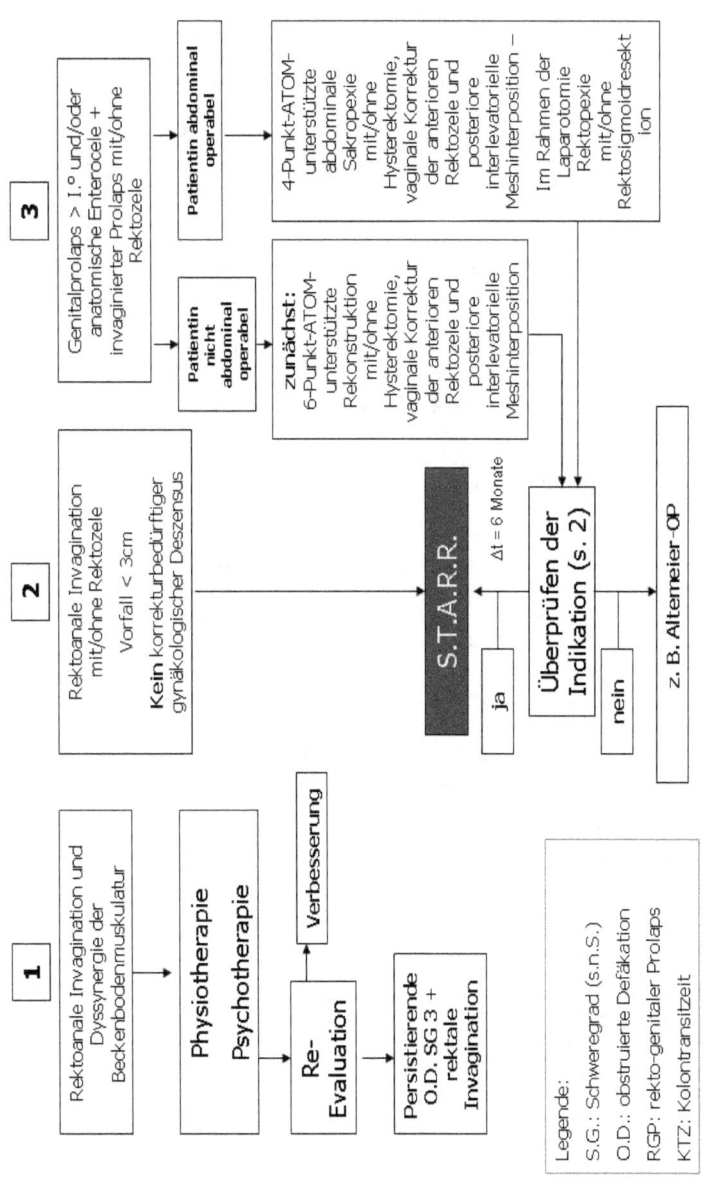

Schweregrade des O.D.S. (nach Longo)

SG 1 wird normalerweise durch einen kleinen distalen Rektumprolaps charakterisiert, der vor allem bei Frauen auf die Dilatation des Rektums (Rektozele) und die Absenkung des Perineums (Ausdehnung des Rektums) zurückzuführen ist. Bei Männern ist auf Grund der stärkeren Festigkeit der Beckenmuskeln und speziell der Levatormuskeln des Anus sowie wegen der Tatsache, dass eine extensive Dilatation des Rektums nicht möglich ist, der bevorzugte Weg zur Reduzierung des Prolapses seine Expulsion nach außen. Das könnte die höhere Inzidenz so genannter Hämorrhoidalprolapse (die exakter als rektoanale Mukosaprolapse bezeichnet werden müssten) bei Männern und Rektozelen bei Frauen erklären. In diesem Stadium kann das Rektum, das noch über eine ausreichende Wandstruktur verfügt, erfolgreich dem endorektalen Druck widerstehen und ihn auf den distalen Trakt übertragen. Liegt ein Prolaps vor, wird dieser daher nach außen gestoßen und/oder die Levatormuskeln werden nach unten, unterhalb der physiologischen Grenzen, gedrückt, sodass es zur Ausdehnung des Rektums und zur Aufdehnung des Prolapses kommt.

SG 2 kommt häufiger bei Frauen vor und ist durch große Rektozelen und eine Verdünnung oder den Verlust der muskulären Strukturen in der Rektumwand gekennzeichnet. Das Rektum, an dem keine Muskelschichten verblieben sind, kann selbst keinen angemessenen Druckgradienten mehr erzeugen und halten. Der endorektale Druck wird über von außen wirkende Kompression des Rektums (horizontale Ausrichtung der Vagina und Absinken der Excavatio rectouterina) und über eine Reduzierung und Kompression seines Innenvolumens (Invagination) erzeugt. In diesem 2. Stadium reichen jedoch alle diese Hilfsmechanismen neben denen, die bereits im 1. Stadium beschrieben wurden, noch aus, die Entleerung des Rektums einzuleiten, welche häufig aber nur unvollständig ist. Im SG 2 gehen defäkographische Veränderungen, die bei intensivem Pressen zu beobachten sind, im Ruhezustand spontan zurück. Es ist daher wahrscheinlich, dass Pelviperitoneum, Faszien, Bänder und Beckenmuskeln ihre Elastizität und Innervation behalten.

Im **SG 3** sind kompensatorische Mechanismen nicht mehr in der Lage, den distalen Rektumprolaps zu reduzieren und es bauen sich die oben beschriebenen Mechanismen auf, die den Analkanal obstruieren. Der Patient kann den Stuhl nicht mehr entleeren und braucht daher Hilfe von außen in Form von digitaler Manipulation und/oder einer Verdünnung des Stuhl mittels Abführmitteln oder Einläufen. Im SG 3 stabilisieren sich einige Veränderungen, die in der Defäkographie sichtbar sind: die horizontale Ausrichtung der Vagina, die tiefe Excavatio rectouterina (Douglas-Raum) oder die Enterosigmoidozele sowie die verstärkte Absenkung des Perineums. Daher sind in diesem Stadium Peritoneum und Beckenstrukturen sehr wahrscheinlich von strukturellen und neurologischen Schäden betroffen, die zu einem Verlust der Elastizität führen.

Abb. 160: Symptome des O.D.S. und defäkographische Parameter

Die folgende Tabelle enthält die häufigsten Korrelationen (86 %) zwischen den Symptomen des O.D.S. und defäkographischen Parametern.

Anmerkung: 1. Die beobachteten Symptome beziehen sich auf die Entleerung von normalem Stuhl
2. Die Symptome des folgenden Grades schließen die des vorangehenden Grades ein
3. Morphologische Veränderungen finden sich beim Pressen, in Ruhe bilden sie sich teilweise zurück

Schweregrad-Stadien (SG) des O.O.S.

Symptome	Defäkographie	Rektales Ultraschall-Mapping
	SG 1	
Stärkeres Pressen Verlängerte Defäkation Fragmentierte Defäkation Mehr Defäkationen pro Tag Blutungen	Rektozelentiefe < 3 cm ♂ Versteckter Mukosaprolaps mit Hämorrhoidalprolaps ♂ Absinken des Perineums < 5 cm ♀ Reststuhl < 20	Normale Dicke der rektalen Muskelwand ♂ Mäßige Verdünnung ♀
	SG2	
Gefühl einer unvollständigen Entleerung Rektoperineale Beschwerden	Rektozelentiefe < 3 cm ♀ Rektorektale Invagination ♂ Rektumprolaps Absinken des Perineums < 4cm Tiefe Excavatio rectouterina (Douglas-Raum) oder Enterozele oder Sigmoidozele Reststuhl < 20 % Horizontale Ausrichtung der Vagina Reststuhl > 20 % Anmerkung: Alle morphologischen Veränderungen können beim Pressen beobachtet werden und gehen im Ruhezustand in der Regel spontan zurück.	Verdünnung oder Verlust der Tunica muscularis des Rektums im anterioren-lateralen Bereich ♀
	SG3	
Unfähigkeit der Entleerung von normalem Stuhl Digitale Manipulation in Vagina oder Rektum Nur flüssiger Stuhl kann herausgepresst werden (Abführmittel oder Einläufe) Bildung von Fäkulomen Rektoperineale Schmerzen Aktive Inkontinenz	Rektozele < 5 cm Rektorektale Invagination Rektoanale Invagination Stark abgesenktes Perineum * horizontal ausgerichtete und/oder prolabierende oder prolabierte Vagina Äußerer Rektumprolaps Tiefe Excavatio rectouterina (Douglas-Raum) Enterosigmoidozele Reststuhl > 60 % * Bis 1 Grad. Ab 2. Grad gilt der Prolaps als mit gemischter Pathologie verbunden.	Verlust der Tunica muscularis des Rektums ♀

17.4.4 Interdisziplinärer Ansatz bei Rektumprolaps im Rahmen der „Perineologie"

Mit der hier gezeigten Strategie lassen sich die aufgestellten Forderungen sämtlich erfüllen:

- erfolgreiche Rektopexie
- erforderlichenfalls transvaginale Reduktion der anterioren Rektozele
- Stabilisierung des Septum rectovaginale
- Stabilisierung des zentralen Kompartiments
- synchrone Stabilisierung des anterioren Kompartiments, falls angezeigt
- retroperitoneale Lage der Implantate
- intraperitoneale (distante) spannungsfreie Anastomose nach Resektion überschüssigen Sigmas
- Obliteration des Raumes für eine mögliche Enterozelenpassage Richtung Beckenboden mit stabiler Vernarbung durch die netzunterstützte Okklusion
- einzeitiges Vorgehen mit Reduktion der Hospitalisations- und Ausfallzeiten

Bedeutsam für die Etablierung einer solchen Vorgehensweise ist die enge Kooperation zwischen:

- Urogynäkologie
- Koloproktologie und
- Radiologie/Neurologie.

Bei mehr oder minder eingeschränkter Leistung des Sphinkterapparates muss im Gesamtkontext der Rekonstruktion ggf. auch über die Anlage eines endständigen Anus praeter nachgedacht werden, da die Streckung des Darmes mit Reduktion des präsphinktärischen Reservoirs zu einer nicht wieder gut zu machenden Dekompensation der Verschlussfunktion führen kann. Hier ist Nutzen und Risiko für die Kontinenz gegeneinander abzuwägen und die Patientin entsprechend intensiv aufzuklären.

17.5 Operative Behandlung bei analer Inkontinenz

17.5.1 Schließmuskelreparatur-Operationen

• Direkte, überlappende Naht des Schließmuskels (Internus und Externus) bei Rissen oder nach Traumen.
• Post-anal-Repair: Verengung des Schließmuskels durch Adaptation der Puborektalisschlinge.
• Anteriore Raffung des Beckenbodens: besonders bei neurogener Inkontinenz.
• Kombinierte Verfahren.

17.5.2 Sphinkterersatzoperation

•   Dynamische Gracilisplastik: Stimulation eines vom Bein entnommenen Muskels, der um den Anis gewunden wird mittels Schrittmacher. Der Patient kann den Schrittmacher selbst einschalten (Anus geschlossen) oder ausschalten (Anus geöffnet). Bei bis zu 60% der sonst nicht therapierbaren Patienten kann hier ein Erfolg erzielt werden (wenige Zentren in der Welt).

•   Artefizieller Sphinkterersatz: Implantation eines Ballons um den Sphinkter, der mittels implantierter Ballonpumpe ebenfalls geöffnet und geschlossen werden kann, Nachteil: perianale (Damm-) Infekte in bis zu einem Drittel der Patienten

17.5.3 Anus praeternaturalis – künstlicher Darmausgang

So schlimm und unangenehm wie sich diese Alternative im ersten Moment für die Patientin anhören mag, stellt sie doch eine gute Alternative zu schwerer andauernder analer Inkontinenz dar. Im Wesentlichen gilt es diese Form der Stuhlableitung als Teil des Selbst anzunehmen. Der Umgang mit dem Beutelsystem selbst ist kein schwieriges Unterfangen und wird von einer Stomaberaterin/-schwester bis zur sicheren Handhabung begleitet.

17.6 Operationen

17.6.1 Analfisteln

Die chirurgische Therapie hängt primär vom Fistelverlauf und sekundär von Begleiterkrankungen ab. Einfache submuköse Fisteln können gespalten, komplexere Fisteln sphinkterschonend entfernt (reseziert) und innere, im Enddarm liegende Fistelöffnung mit einem Schleimhautlappen verschlossen werden. Bei Hinweisen auf eine chronische Infektion wird in einem Schritt eine Drainage durchgeführt. Liegt ein Abszess vor, muss dieser vorgängig behandelt werden. Sehr vorsichtig ist das chirurgische Verfahren beim Patienten mit Morbus Crohn zu wählen, da hier doch häufig Rezidive auftreten und wiederholte Operationen im Bereiche des Schließmuskelapparates die Gefahr einer dauernden Schädigung in sich birgt.

17.6.2 Abszessinzision/-exzision

Findet sich ein schmerzhafter, druckdolenter Eiterherd (Abszess) im Bereiche einer Analfistel, muss zunächst dieser in einer Narkose eröffnet werden. Dabei wird die Haut unmittelbar über der Schwellung spindelförmig ausgeschnitten, so dass der Eiter abfließen kann. Anschließend wird die Wunde ambulant täglich mehrmals gespült und gesäubert. In der Regel heilt ein derartiger Abszess nach 4 bis 5 Wochen ab und es bleibt eine chronische nässende Fistel übrig, welche dann in einer zweiten Operation behandelt werden muss.

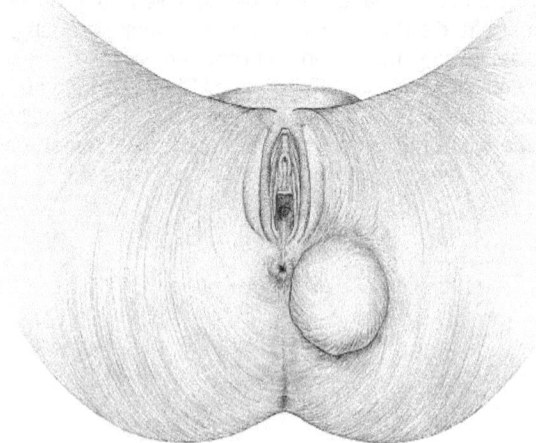

Abb. 161:
Abszess im
Analbereich

17.6.3 Fadendrainage einer Infizierten Perianalfistel

Finden sich Hinweise für rezidivierende Entzündungen im Bereich einer Analfistel ist gegebenenfalls die Einlage einer Fadendrainage (Seton) zur Beruhigung der Entzündung (Konditionierung) der Fistel empfehlenswert. Dabei wird in einer kurzen Narkose die Fistel sondiert und mit einem Faden (Kautschuk) drainiert. Diese Fadenschlaufe wird außen geknotet und fixiert. Anfangs ist ebenfalls ein regelmäßiges Ausduschen des Analbereichs nötig (Abb. 162).

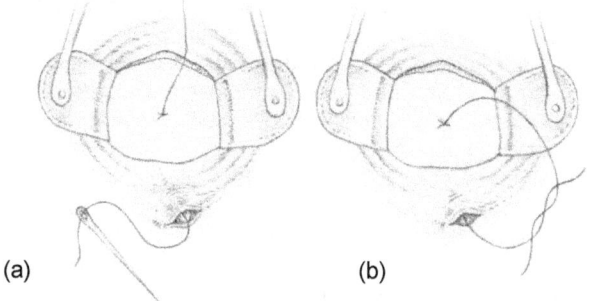

(a)   (b)

Abb. 162:
a.) Durchziehen eines Fadens zur Drainage der entzündeten Fistel
b.) Durchziehen eines Faden zur Drainage der entzündeten Fistel

17.6.4 Fistelspaltung (Fistulotomie)

Eine submuköse Fistel kann zum Darm hin längs aufgeschnitten werden (d.h. gespalten werden) (Abb. 163).

Abb. 163: Darstellung der Fistelspaltung
a.) Sondieren der Fistel
b.) vollständige Spaltung
c.) anschließend Auskratzen oder Ausschneiden des Ganges

(a)   (b)   (c)

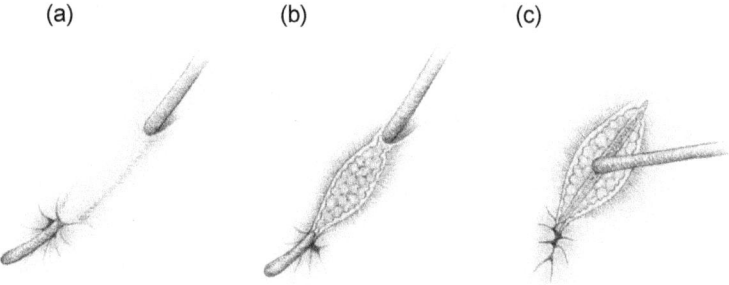

Dabei wird der Fistelgang erst vollständig gespalten und anschließend vollständig herausgeschnitten (exzidiert) und die Wunde offen belassen. Es heilt sekundär in den nächsten 3 bis 4 Wochen vollständig ab. Täglich wird die Wundregion 2 bis 3 Mal ausgeduscht. Auch bei intersphinktären und transsphinktären Fisteln ist dies eine Möglichkeit, falls dabei nur ein kleiner Teil des Schließmuskels durchtrennt wird.

17.6.5 Schleimhautverschiebelappen (Advancement Mukosaflap)

Inter- und transsphinktäre Fisteln werden aus der Umgebung herausgeschnitten bis an die Stelle, wo sie den Schließmuskel durchstoßen. Der Gang im Muskel wird ausgekratzt und der Muskel vernäht. Die Öffnung im Darm wird vom Darm her mit einer Naht verschlossen und durch einen Schleimhautlappen (Advancement Mukosaflap) gesichert.

Dieses Verfahren erfordert eine vollständige Darmreinigung vor der Operation und wird in der Regel während eines 3 bis 5-tägigen Krankenhausaufenthaltes durchgeführt. Die Operation erfolgt in rückenmarksnaher Anästhesie. Um ein Anheilen des Schleimhautverschiebelappens zu ermöglichen, muss jeder Stuhlgang in den ersten 3 Tagen nach der Operation vermieden werden. Deshalb erhalten die Patienten und Patientinnen während dieser Zeit nur flüssige Kost.

Bei komplexen Fistelverläufen oder rezidivierenden Fistelleiden kann auch einmal die Anlage eines künstlichen Darmausganges (Stoma) zur Ruhigstellung des Enddarmes (Rektum) nötig werden, damit die Fistel nach Fixation des Verschiebelappens abheilen kann. Dieser künstliche Darmausgang wird in der Regel nach 4 bis 6 Wochen wieder rückverlegt (Abb. 164).

17.6.6 Erfolgsrate chirurgischer Eingriffe

Nach einem Abszess am After, der chirurgisch versorgt wird, tritt eine vollständige Heilung bei etwa 50% der operierten Patienten ein. Bei den anderen 50% bleibt häufig eine Fistel zurück, die je nach Verlauf chirurgisch versorgt werden muss. Die beste Heilungsrate wird nach der Fistelspaltung bei submukösen Fisteln erzielt (ca. 90%). Komplexere Fisteln und Fistelsysteme heilen nach einer ersten Operation in etwa 70 bis 80% der Fälle vollständig ab.

Abb. 164: Behandlung der Analfistel
a)Ausschneiden der äußeren Fistelöffnung und des Fistelganges
b)Ausschneiden der inneren Fistelöffnung und Bilden eines Schleimhautverschiebelappens
c)Verschluss der Schließmuskellücke
d)Deckung des Defektes mit dem Verschiebelappen und Naht des Lappens

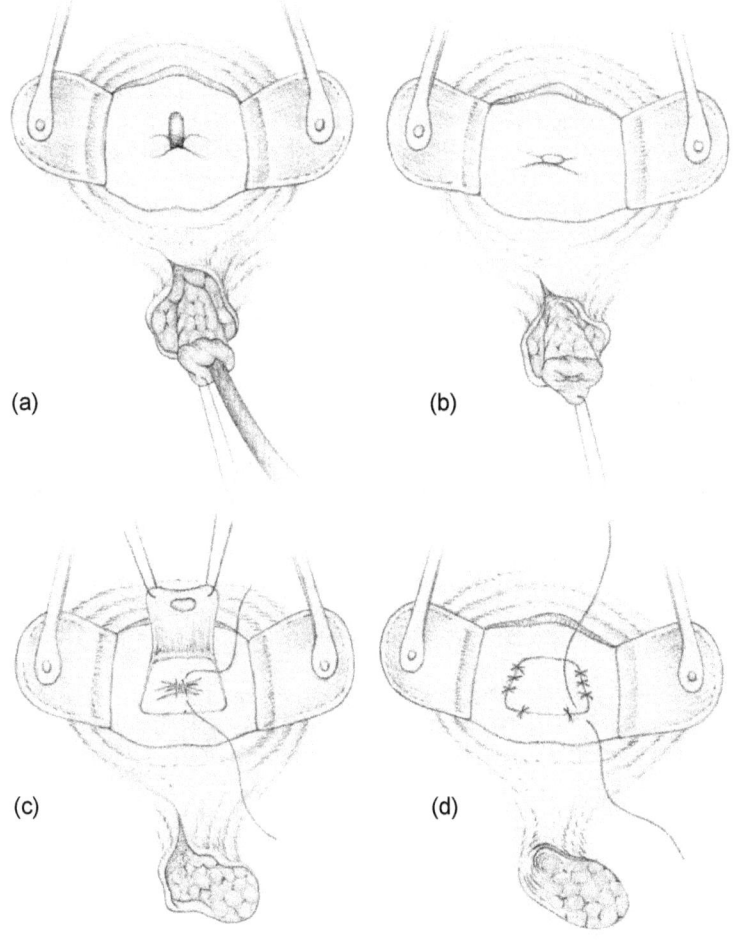

(a)

(b)

(c)

(d)

Leider treten bei etwa 20% der Patienten Rezidive auf, die eine Zweit-
oder gar Drittoperation nach sich ziehen. Noch schlechter sind die
Resultate bei Morbus-Crohn-Patienten. Hier ist eine sorgfältiges
Abwägen der verschiedenen Operationstechniken. Hier empfiehlt man
drainierende Maßnahmen oder kombinierte Verfahren wie
Verschiebelappen mit intravenöser systemischer medikamentöser
Therapie.

17.6.7 Nachbehandlung

Einfache Fisteloperationen, wie die Einlage einer Drainage
(Fadendrainage) oder die Spaltung einer subkutanen Fistel, werden in
der Regel, während eines **kurzstationären** Aufenthaltes behandelt.
Eine vollständige Darmreinigung ist nicht nötig, eine präoperative
Entleerung des Enddarmes durch einen kleinen Einlauf ist hingegen
empfehlenswert. Anschließend wird die Wunde durch **zweimal
tägliches Ausduschen** sauber gehalten.

Komplexen Fisteloperationen, wie jene mit
Schleimhautverschiebelappen, erfordern eine **vollständige
Darmreinigung** vor der Operation und werden in der Regel während
eines **3 bis 5-tägigen Krankenhausaufenthaltes** durchgeführt. Die
Operation erfolgt in rückenmarksnaher Anästhesie. Um ein Anheilen
des Schleimhautverschiebelappens zu ermöglichen, muss jeder
Stuhlgang in den ersten 3 Tagen nach der Operation vermieden
werden. Deshalb erhalten die Patienten und Patientinnen während
dieser Zeit nur flüssige Kost. Anschließend wird die Wunde durch
zweimal tägliches Ausduschen sauber gehalten.

17.6.8 Schließmuskelnaht (Sphinkterrepair)

Die Schließmuskelnaht (Sphinkterrepair) hat die Wiederherstellung
des verletzten Schließmuskelringes (Sphinkter ani internus und
externus) zum Ziel. Die häufigste Ursache für das Reißen des
Schließmuskels sind geburtshilfliche Unfälle bei schwierigen Geburten.
Außerdem kommen Schließmuskelverletzungen nach operativen
Eingriffen im Enddarmbereich vor (bei Hämorrhoidenoperation,
Eingriffe bei perianalen Fisteln und Abszessen) sowie bei analen
Traumata (z.B. Pfählungsverletzungen).

Über einen kleinen Schnitt am Damm werden in Allgemeinnarkose oder rückenmarksnaher Anästhesie die Enden des durchtrennten Schließmuskels gesucht und freipräpariert. Danach werden sie überlappend miteinander vernäht (Abb. 165).

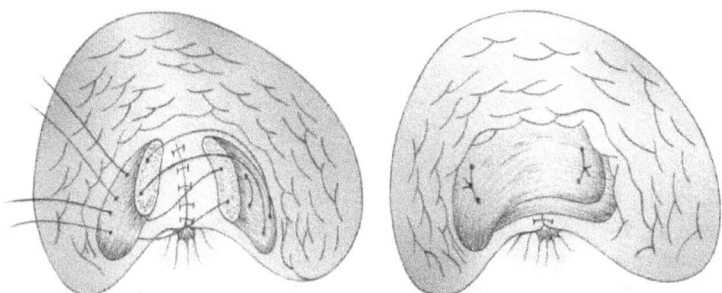

Abb. 165: Überlappendes Zusammennähen des Schließmuskels

17.6.9 Konstruktion eines neuen Schließmuskels (Neosphinkter)

Bei fehlenden Schließmuskeln oder bei sehr großen Defekten kommen Schließmuskelersatzverfahren zum Einsatz. Dabei gibt es heute grundsätzlich zwei verschiedene Verfahren:
1. Ersatz durch einen eigenen Muskel, in der Regel ein Oberschenkelmuskel (Musculus gracilis) mit einem Neurostimulator (dynamische Gracilisplastik).
2. Das Einsetzen eines künstlichen Schließmuskels mit Steuerungssystem (Artificial Sphincter).

17.6.9.1 Dynamische Gracilisplastik

Bei der dynamischen Gracilisplastik wird operativ ein Sphinkterersatz geschaffen, und zwar mit Hilfe des Gracilismuskels, der als neuer Schließmuskel um den After geschlungen wird. Anschließend wird der Neurostimulator mit dem Muskel via Elektroden verbunden und unter der Bauchdecke implantiert.

Durch die Stimulation wird ein andauernder Verschluss des Enddarmes möglich. Der Stimulator kann von den Patienten und Patientinnen selbst mittels Fernbedienung zur Stuhlentleerung ausgeschaltet werden. Einmal erfolgreich implantiert, funktioniert das System meist ohne Probleme für etwa 10 Jahre, danach muss der Stimulator ersetzt werden (Abb. 166).

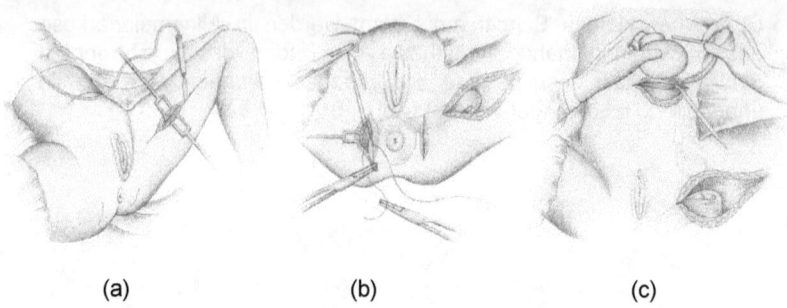

(a)   (b)   (c)

Abb. 166: Dynamische Gracilisplastik.
Ein Oberschenkelmuskel wird freipräpariert (M. gracilis) (a).
Der Muskel wird in Schlingenform um den After gelegt (b).
Anschließend werden zwei Elektroden in den Muskel eingesetzt und
mit einem Neurostimulator in der Bauchdecke verbunden (c).

17.6.9.2 Künstlicher Schließmuskel

Der künstliche Schließmuskel (Artificial Sphinkter) ist eine
implantierbare Prothese aus Silikon und besteht aus 3 Elementen:
eine Schließmuskelmanschette, eine Pumpe und ein Druck-
regulationsballon. Die Schließmuskelmanschette wird um den
Enddarm gelegt, die Pumpe beim Mann in der Hodentasche, bei der
Frau in der großen Schamlippe und der Ballon wird unter die Haut im
Unterbauch platziert. Durch Betätigung der Pumpe fließt die
Flüssigkeit der Manschette ab und die Patienten können den Enddarm
entleeren. Die Flüssigkeit, die sich während der Stuhlentleerung im
Ballon befindet, fließt langsam wieder in die Manschette zurück und
verschließt den Enddarm wieder. Ist das System einmal erfolgreich
implantiert, sind keine Folgeoperationen nötig.

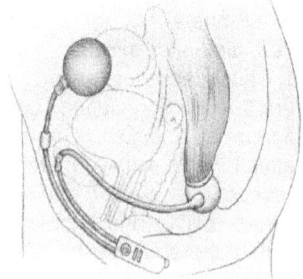

Abb. 167: Künstlicher Schließmuskel
bei der Frau

17.6.10 Sakrale Nervenstimulation (SNS)

Diese neuere vielversprechende Therapiemöglichkeit bietet sich für Patienten und Patientinnen mit schwachem, aber weitgehend intaktem Schließmuskel oder mit gestörtem Enddarmempfinden (rektale Sensibilität) an. Es handelt sich um ein minimal-invasives Verfahren, das zunächst bei einer Teststimulation erprobt wird. Dabei wird ambulant in örtlicher Betäubung eine Nadel durch das Kreuzbein zu dem Nerv, der den Beckenboden versorgt, eingebracht. Über diese Nadel kann der Nerv stimuliert werden und bei günstiger Lage, d.h. bei einer Kontraktion des Beckenbodens, kann eine Elektrode durch die Nadel eingeführt werden. Diese Elektrode wird dann mit einem externen Stimulationsgerät verbunden. Nun wird der Beckenboden durch dieses Stimulationsgerät während 24 Stunden chronisch stimuliert, ohne dass der Patient etwas davon bemerkt. Zu Hause in gewohnter Umgebung kann nun die Wirkung dieser Stimulation überprüft werden. Tritt eine Reduktion der Inkontinenzsymptome von über 50% auf, wird der externe Stimulator durch einen implantierbaren Neurostimulator (ähnlich einem Herzschrittmacher) ersetzt, der im Gesäßbereich unter die Haut implantiert wird. Dieser übernimmt dann die Funktion der chronischen Stimulation. Der Patient kann mit einer Fernbedienung die Stimulationsstärke beeinflussen. Ein Ausschalten für eine Stuhlentleerung (Defäkation) ist in der Regel nicht nötig. Die Dauerstimulation der Nerven führt einerseits zu einer verbesserten Empfindlichkeit des Enddarmes (rektale Sensibilität) auf ankommenden Stuhl und andererseits zu einer verbesserten Schließmuskelfunktion.

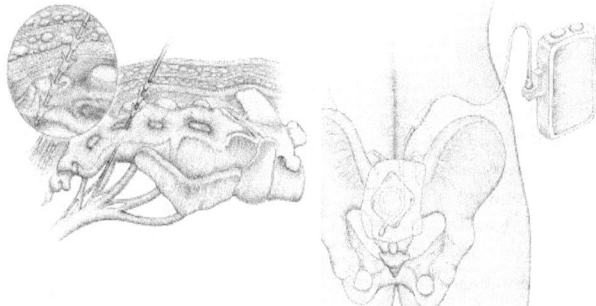

Abb. 168: Einlage einer Elektrode durch eine Öffnung (Foramen) im Steißbein (Sacrum) an den Nerven (Spinalnerv 3 oder 4) und Verbindung mit dem Impulsgeber

Häufig wirkt sich die Stimulation des Beckenbodens auch auf gleichzeitig bestehende Drang-Urininkontinenz günstig aus. Daher wollen wir diese Behandlungsform noch etwas tiefergehend betrachten:

17.6.10.1 Welche Erkrankungen können mit der Sakralnervenstimulation (SNS) behandelt werden?
Da die Sakralnerven die Funktion verschiedener Organe im kleinen Becken steuern, kann diese Therapie bei sehr verschiedenen Erkrankungen eingesetzt werden. Patienten, die unter mehreren dieser Erkrankungen leiden, können also in mehrfacher Hinsicht von der
Sakralnervenstimulation profitieren:
• überaktive Blase (wie z.B. unwillkürlicher Urinverlust mit Harndrang
• (=Dranginkontinenz); übermäßig häufiges Wasserlassen (mehr als 10x pro Tag)
• schlaffe Blase, so dass täglich eine mehrfache sterile Selbstkatheterisierung
• erforderlich ist
• chronischer Beckenschmerz (auch Interstitielle Zystitis)
• Stuhlinkontinenz
• Verstopfung

Ihr Arzt hat Ihnen zu der Sakralnervenstimulation geraten, weil nicht-operative Behandlungsmaßnahmen nicht den gewünschten Erfolg gebracht haben. Zu diesen nichtoperativen Behandlungsmaßnahmen zählen je nach Erkrankung:

• Medikamente
• diätetische Maßnahmen
• Beckenbodentraining
• Toilettentraining
• Biofeedback,
• Darmspülung
• externe Elektrostimulation.

Andere Operationsverfahren, die prinzipiell in Betracht gezogen werden können, sind bei überaktiver Blase:
• Injektion von Botulinumtoxin A,
• Vergrößerung der Blase durch ein Darmsegment;
• Harnableitung über ein ausgeschaltetes Darmsegment;
• Blaseninstillation/EMDA

bei Stuhlinkontinenz sind es:
- dynamische Gracilisplastik
- künstlicher Analschließmuskel
- Stoma

Die Vor- und Nachteile dieser Alternativ-Verfahren können Sie mit Ihrem Arzt besprechen.

Ursache für die oben genannten Funktionsstörungen der Blase, des Darmes oder des Beckenbodens kann z.b. eine neurologische Erkrankung sein. Dazu zählen:
Multiple Sklerose
Parkinson-Erkrankung
Rückenmarksverletzungen
Nervenschädigungen durch Diabetes.

Eine Stuhlinkontinenz kann auch eine Folge eines Geburtstraumas sein, die oft erst nach vielen Jahren auftritt, wenn die Muskeln des Beckenbodens, die Schließmuskelschwäche nicht mehr kompensieren können. Auch Operationen am Enddarm (z.b. Hämorrhoiden, Entfernung von Darmsegmenten) oder im kleinen Becken (Inkontinenz-Operationen, Wertheim-Operation bei Gebärmutterhalskrebs) können solche Funktionsstörungen verursachen. Aber nicht selten, ist die eigentliche Ursache auch gar nicht bekannt.

17.6.10.2 Prinzip der Sakralnervenstimulation (SNS)
Bei dieser Therapie wird eine Elektrode unter Röntgenkontrolle im Bereich des Kreuzbeines an den so genannten sakralen Spinalnerven eingepflanzt, die den Enddarm, den analen Verschlussapparat und die Blase versorgen. Die Elektrode wird dabei durch eine natürliche Öffnung des Kreuzbeinknochens, die im Röntgen sichtbar ist, eingeführt. Auf jeder Seite befinden sich vier solcher natürlicher Öffnungen im Kreuzbein (siehe Abb. 169). Ein Schrittmacher (Neurostimulator), der zusätzlich im Gesäß- oder Unterbauchbereich implantiert wird, gibt über die Elektrode ähnlich wie ein Herzschrittmacher permanente schwache elektrische Impulse an diese Sakralnerven ab. Da die Sakralnerven die Funktionen der Beckenorgane steuern, wird die natürliche Funktionalität von Blase und Darm wiederhergestellt. Die Stärke der elektrischen Impulse wird individuell an die Bedürfnisse der Patienten angepasst, so dass nur ein leichtes Kribbeln zu verspüren ist (vgl. Abb. 169).

Nach einiger Zeit werden diese Impulse aber von den meisten Patienten gar nicht mehr bewusst wahrgenommen. Es wird also häufig unterhalb der Empfindungsschwelle stimuliert.

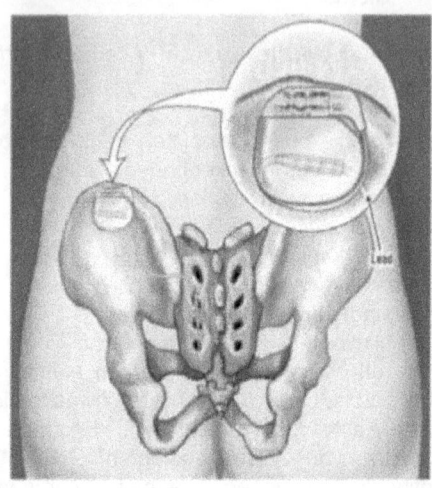

Abb. 169: Prinzip der SNS

Der gesamte Eingriff erfordert nur kleine Hautschnitte und wird deshalb als minimal invasiv bezeichnet. Er wird im Rahmen eines Krankenhausaufenthaltes, üblicherweise unter Vollnarkose durchgeführt. Die eingesetzten Implantate werden komplett unter die Haut eingepflanzt, so dass sie im Allgemeinen äußerlich nicht bemerkt werden. Lediglich bei schlanken Patienten kann es zu einer leichten Ausbeulung an der Schrittmachertasche kommen. In diesen Fällen kann auch ein kleinerer Schrittmachertyp verwendet werden.

Der Schrittmacher lässt sich jederzeit nach dem Eingriff von Außen (telemetrisch) über ein Steuergerät des Arztes programmieren und fein abstimmen, so dass sich auch später noch die Therapie optimieren lässt. Sie erhalten darüber hinaus eine Fernbedienung, über die Sie den Schrittmacher jederzeit aus- und einschalten können sowie die Stärke der elektrischen Impulse verändern können. Die Batterie ist stark abhängig von den Stimulationsparametern und hat etwa eine Lebensdauer von 5-9 Jahren. Danach muss der Schrittmacher in einem weiteren Eingriff ausgetauscht werden.

17.6.10.3 Wie kann ich feststellen, ob diese Schrittmachertherapie für mich geeignet ist?

Im Vergleich zu anderen operativen Alternativen bietet die Sakralnervensstimulation (SNS) den besonderen Vorteil, dass sich das spätere Behandlungsergebnis durch eine Teststimulation gut vorhersagen lässt. Wie oben beschrieben, wird Ihnen für diese Teststimulationsphase, eine Elektrode – manchmal auch zwei- im Bereich des Kreuzbeines eingepflanzt. Während der Testphase wird die Elektrode mit einem externen Stimulator verbunden (siehe Abb. 170), der am Gürtel getragen werden kann. Die Teststimulation dauert je nach Krankheitsbild zwischen 5 und 30 Tagen. Allerdings müssen Sie nur wenige Tage nach der Operation im Krankenhaus bleiben, wo Sie mit der Bedienung des externen Stimulators vertraut gemacht werden. Der Rest der Testphase wird unter Alltagsbedingungen in Ihrer häuslichen Umgebung weiter geführt. Während dieser Testphase sollten Sie ein Blasen- oder Stuhltagebuch führen, damit Ihr Arzt erkennen kann, ob und in welchem Ausmaß sich Ihre Beschwerden durch die Sakralnervenstimulation gebessert haben.
Nur wenn sich Ihre Beschwerden im Rahmen dieser Testphase deutlich gebessert haben, ist die Implantation des Schrittmachers zu empfehlen. Ansonsten wird die Elektrode wieder entfernt.

Für die **Testphase** können **zwei verschiedene Techniken** eingesetzt werden:

A. **Testung mit einer einfachen Drahtelektrode** oder
B. **Testung mit der permanenten (endgültigen) Elektrode.**

Beide Verfahren sind mit folgenden Vor –und Nachteilen verbunden:

A. Testung mit einer einfachen Drahtelektrode
Dieses Verfahren (siehe Abb. 170) ist weniger invasiv, es sind keine Hautschnitte erforderlich. Im Falle eines ausbleibenden Behandlungserfolges lassen sich die Elektroden einfach wieder (ohne Operation) entfernen. Nachteilig ist, dass diese Elektroden leicht verrutschen und damit die Erfolgsraten für diese Technik deutlich geringer sind. Außerdem kann es vorkommen, dass nach der Implantation des Schrittmachers die Therapie nicht mehr so gut funktioniert wie in der Testphase.

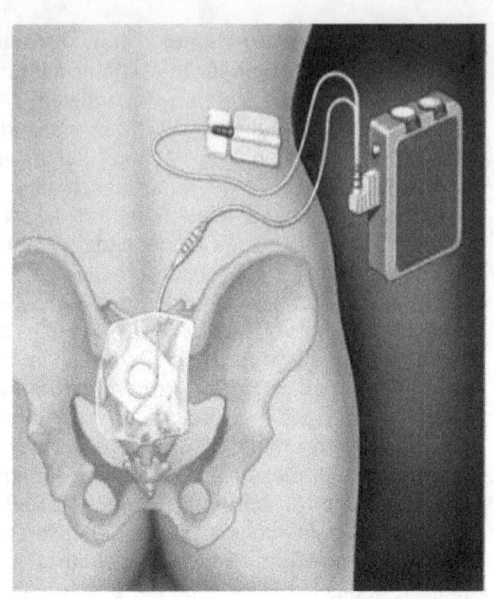

Abb. 170:
Testung mit
Drahtelektrode

B. Testung mit der permanenten (endgültigen) Elektrode

Besonderheit dieses Verfahrens ist, dass bei erfolgreicher Testphase nicht mehr die Elektrode neu gelegt werden muss, sondern es wird nur noch der Schrittmacher unter der Haut eingepflanzt und mit der schon implantierten Elektrode verbunden. Daraus resultieren die folgenden Vorteile: eine deutlich höhere Erfolgswahrscheinlichkeit, mehr Programmiermöglichkeiten während der Testphase, bessere Vorhersage des späteren Behandlungserfolges sowie Verkürzung des zweiten operativen Eingriffes.

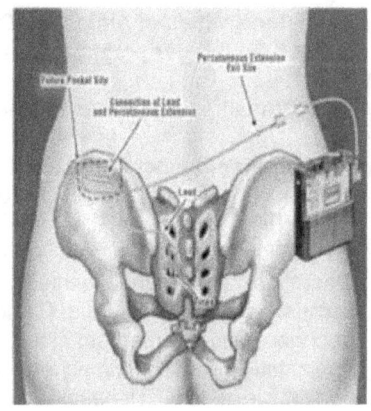

Abb.171: Testung mit der Permanentelektrode

Allerdings ist dieses Verfahren etwas invasiver, da drei kleine Hautschnitte erforderlich sind. Verläuft die Testphase nicht erfolgreich, so muss die Elektrode wieder in einem kurzen Eingriff entfernt werden. In der Regel lassen sich alle Komponenten wieder komplett aus dem Körper entfernen. Alternativ könnte die Elektrode auch bei mangelhaftem Ansprechen der Therapie im Körper belassen werden.

17.6.10.4 Nutzen und Risiken der SNS
Die Sakralnervenstimulation wird seit 1994 in Europa angewendet. Inzwischen wurden mehr als 50000 Patienten mit dieser Methode behandelt. Auch im Langzeitverlauf profitiert die Mehrzahl der Patienten von der Sakralnervenstimulation. Diese ist im Vergleich zu ihren operativen Alternativen relativ risikoarm und weniger invasiv. Komplikationen und Nebenwirkungen Dennoch können folgende Komplikationen auftreten, die in der Regel jedoch gut beherrschbar sind. Dazu zählen: Schmerzen an der Stelle, wo Schrittmacher oder Elektrode eingepflanzt sind, Infektionen, technische Geräteprobleme (z.B. Elektrodenbruch bei Stürzen), Verrutschen der Elektrode, Wundheilungsstörungen, Missempfindungen im Dammbereich oder in den Beinen, veränderte Darm- oder Blasenfunktion, Verletzung von Blutgefäßen, Thrombose- und Embolierisiko sowie allgemeine OP-Risiken. Eine dauerhafte Schädigung der Nerven durch Elektrostimulation ist bisher nicht bekannt geworden.

Viele dieser Komplikationen oder Nebenwirkungen erfordern keine weitere Operation. Bei Missempfindungen oder Verrutschen der Elektrode hilft häufig eine neue Einstellung des Schrittmachers. Mit der Verabreichung von Antibiotika wird das Risiko einer Infektion reduziert. Eine operative Entfernung des Schrittmachers ist nur in seltenen Fällen erforderlich. Druckschäden an Nerven oder Weichteilen mit Empfindlichkeitsstörungen und selten Lähmungen der Beine, die durch die Operationslagerung auftreten, sowie Haut- und Gewebeschädigungen durch Kriechströme, Hitze (z.B. Wärmematten) und/oder Desinfektionsmittel bilden sich meist von selbst zurück. Sie können in Einzelfällen aber auch eine langwierige Behandlung erfordern.
Bei Allergie oder Überempfindlichkeit (z.B. auf das Fremdmaterial, Medikamente, Desinfektionsmittel, Latex) können vorübergehend Schwellung, Juckreiz, Niesen, Hautausschlag, Schwindel oder Erbrechen und ähnliche leichtere Reaktionen auftreten.

Auch vorbereitende, begleitende und nachfolgende Maßnahmen sind nicht völlig risikofrei.
So können z.B. Infusionen oder Injektionen gelegentlich örtliche Gewebeschäden (Spritzenabszesse, Nekrosen, Nerven- und/oder Venenreizungen/-entzündungen) nach sich ziehen.
Unvorhersehbare Komplikationen oder körperbauliche Besonderheiten können eine Erweiterung der Operation erforderlich machen. Bitte erteilen Sie Ihre Einwilligung in notwendige oder sinnvolle Erweiterungen und Änderungen des vorgesehenen Eingriffs schon jetzt, damit diese im selben Betäubungsverfahren durchgeführt werden können und ein erneuter Eingriff vermieden wird.

17.6.10.5 Worauf ist zu achten?

Sowohl der externe Stimulator als auch der implantierte Schrittmacher können durch starke elektromagnetische Felder gestört werden. Übliche Geräte im Haushalt stören jedoch den Schrittmacher nicht. Nähere Einzelheiten zu den technischen Besonderheiten und Warnhinweisen können Sie den beigefügten Broschüren des Herstellers entnehmen. In den ersten zehn Tagen nach Implantation der Elektrode sind übermäßige Dreh- oder Beugebewegungen des Rückens zu vermeiden, um ein Verrutschen der Elektrode auszuschließen. Wenn die permanente Elektrode eingewachsen ist, können Sie all Ihre üblichen Alltagsaktivitäten (z.B. Wandern, Radfahren, Schwimmen, Golfen usw.) wieder aufnehmen.

17.6.11 Sphinkteraugmentation (Silikonimplantation)

Ebenfalls eine relativ neue und viel versprechende Therapiemöglichkeit bei milderen Inkontinenzformen ist die Injektion von Silikonpolster in den Schließmuskelapparat (Sphinkter ani internus und externus). Dadurch werden Defekte erfolgt eine Verbesserung des Verschlusses.
In der Regel wird an 3 verschiedenen Stellen um den Analkanal herum die Silikonlösung injiziert. Dies geschieht ambulant und in Lokalanästhesie, mithilfe einer feinen Nadel, deren Spitze zwischen dem inneren und äußeren Schließmuskel (Sphinkter ani internus und externus) positioniert wird. Die Kontrolle der Applikation geschieht mittels Ultraschallgerät´(Abb. 172).

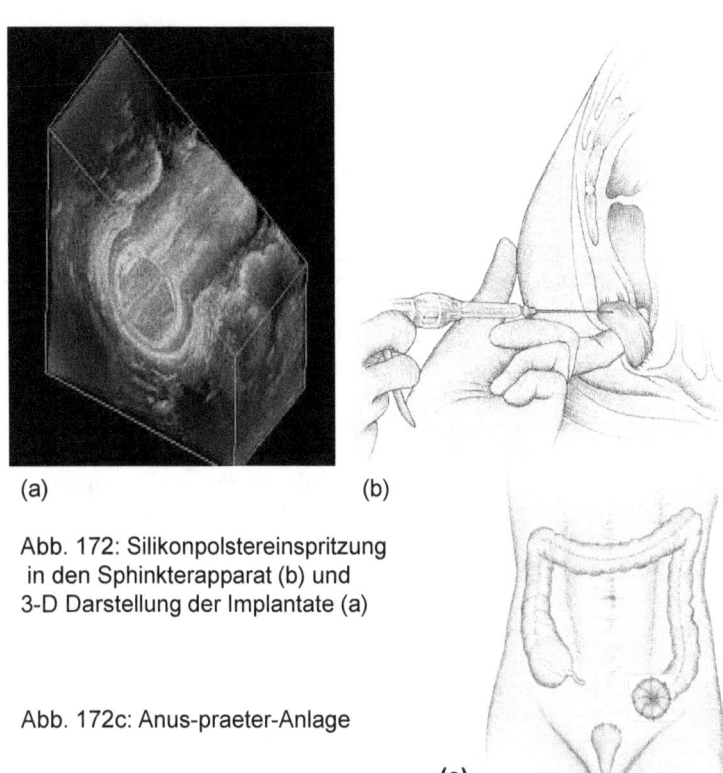

(a)   (b)

Abb. 172: Silikonpolstereinspritzung
 in den Sphinkterapparat (b) und
 3-D Darstellung der Implantate (a)

Abb. 172c: Anus-praeter-Anlage

(c)

17.6.12 Künstlicher Darmausgang (Stoma-Anlage; Anus praeter)

Die Stuhlinkontinenz ist eine schwerwiegende Behinderung, vor allem in Bezug auf die Lebensqualität. Wenn die konventionell-chirurgischen Therapien versagen oder unmöglich sind, dann bietet sich als letzte Alternative die Anlage eines Stomas (künstlicher Darmausgang) an. Das Tragen eines Beutel mit dem das kontrollierte Entleeren des Systems kann für den Patienten eine deutliche Verbesserung seiner misslichen Lage darstellen.

Neue Systeme mit Platten und Beutel haben den künstlichen Darmausgang sicherer und patientenfreundlicher gemacht. Durch regelmäßiges Auswaschen des Stomas (Irrigation) kann zusätzlich das Tragen des Beutels zeitlich eingeschränkt werden. Ein gut funktionierendes Stoma ist klar einer invalidisierenden Stuhlinkontinenz vorzuziehen.

17.6.13 Ergebnisse der vorgestellten Operationen

Sphinkternaht: Bei frischen Schließmuskelverletzungen in Folge eines Unfalles oder einer komplexen Geburt ist der Sphinkterrepair sicherlich angezeigt. Vor allem bei jüngeren Patienten und Patientinnen liegt die Erfolgsrate über 80%. Wird postoperativ ein Beckenbodentraining mit Schließmuskeltraining angefügt, hält sich dieses Resultat auch in den folgenden Jahren. Bei älteren Patienten hat sich die Schließmuskelrekonstruktion weniger bewährt. Nur etwa 60% zeigen nach 5 Jahren noch ein zufriedenstellendes Resultat. Hier sollte deshalb in der Regel ein neueres Verfahren wie beispielsweise die sakrale Nervenstimulation zur Anwendung kommen.

Gracilisplastik: Gastroenterologische Zentren mit großen Patienten-zahlen berichten punkto dynamischer Gracilisplastik von einer Erfolgsrate, d.h. dem Erreichen der Kontinenz von 56 bis 81 %. In den meisten Studien wird über eine moderate Komplikationsrate berichtet, wobei die erwähnten Komplikationen häufig vermeidbar oder gut behandelbar sind. Die vorherrschende Frühkomplikation in allen Studien war der Wundinfekt. Aufgrund dieser Erfahrung müssen die Patienten gegebenenfalls auch gut auf eine zeitlich begrenzte Anlage eines künstlichen Darmausganges (Stoma) vorbereitet werden. Die dynamische Gracilisplastik ist bei Patienten und Patientinnen mit angeborener Stuhlinkontinenz oder schwerer Stuhlinkontinenz, bei denen Standardtherapien versagt haben, anzuwenden.

Künstlicher Sphinkter: Die Erfolgsrate in den publizierten Studien der verschiedenen Autorengruppen bezüglich künstlichem Schließmuskel schwankt zwischen 70 und 88%, wobei die Infekte die häufigste Ursache des Scheiterns waren, gefolgt von Materialermüdung und im Langzeitverlauf von Spontanperforationen des Systems durch die Haut.

Sakralstimulation: Die sakrale Nervenstimulation wirkt bei 75 – 80% der Patienten während der Testphase. Ist der Test positiv, so ist mit einer langzeitigen Erfolgsrate von über 90% zu rechnen. Da es sich um ein minimal-invasives Verfahren handelt, ist die Komplikationsrate gering (10%). Gefürchtet ist die Infektion entlang der Elektrode oder am implantierten Neurostimulator. Dies führt zwar zu keiner Schädigung des Patienten, jedoch muss das System wegen des Infektes entfernt werden und kann erst nach Abheilen der Wunde 2 bis 3 Monate später wieder implantiert werden.

Silikonaugmentation: Die Erfolgsrate für die Sphinkteraugmentation beträgt gemäß den noch spärlichen Literaturberichten um die 90%, wobei die Art der Applikation und die Art der Inkontinenz entscheidend für den Erfolg sind. Als vorteilhaft erweist sich die ultraschallgesteuerte Applikation bei Patienten mit intaktem oder leicht verletztem inneren Schließmuskel (Sphinkter ani internus). Komplikationen sind sehr selten (weniger als 5%), wo etwa die Migration des Silikons in den Enddarm hinein, was den Verlust des heilbringenden Polsters bedeutet.

17.6.14 Nachbehandlung

Schließmuskelnaht (Sphinkterrepair)
Stuhlregulation während 6 Wochen mit Quellmittel (Metamucil). Regelmäßige Wundreinigung und -kontrollen.

Dynamische Gracilisplastik
Stuhlregulation während 6 Wochen mit Metamucil. Regelmäßige Wundreinigung und -kontrollen. Beginn mit dem Muskeltraining nach 6 Wochen. Volle Kontinenz wird etwa nach 3 Monaten erreicht.

Künstlicher Schließmuskel (Artificial Sphincter)
Stuhlregulation während 6 Wochen mit Metamucil. Engmaschige Wundreinigung und -kontrollen. Inbetriebnahme des künstlichen Schließmuskels nach vollständiger Wundheilung (ca. nach 4 Wochen).

Sakrale Nervenstimulation
Während der Testphase ist eine wöchentliche Kontrolle der Stimulationsparameter unabdingbar. Die Wunde muss 2 bis 3 mal täglich kontrolliert werden. Nach Implantation des Neurostimulators ist eine spezielle Nachsorge nötig, die Stimulationsparameter und der Therapieeffekt werden 6-monatlich kontrolliert.

17.7 Kombinationseingriffe bei gynäkologisch-koloproktologischen Senkungsleiden

Ein solcher Kombinationseingriff umfasst in aller Regel (neben einer ggf. noch hinzu kommenden [suprazervikalen] Uterusamputation:

17.7.1 sog. 4-Punkt-ATOM-unterstützte Sakro[zerviko-/kolpo]pexie mit
* **transvaginaler Rektumvorderwandraffung**
* **abdominaler Rektopexie**
* **Rektosigmoidresektion (im Bedarfsfall)**
* **hohem Douglasverschluss und Sicherung mittels Netzplombe**

Die Indikationsstellung der einzelnen Komponenten ergibt sich aus dem Nachweis (symptomatischer) Veränderungen der einzelnen Anteile des (posterioren) Kompartiments.

Sehr häufig liegt pathomorphologisch eine Kombination aus
* Descensus perinei
* Descensus uteri
* Traktionszystozele
* ventrale Rektozele
* Intussuszeption bis apparenter Rektumprolaps
* Elongatio des rektosigmoidalen Darmsegments
* (komprimierende) Sigmoido- oder Enterozele

vor, die einhergehen mit funktionellen Beschwerden der Ausscheidungsorgane sowie gynäkologischen Beschwerden.

Wurde in der Vergangenheit bereits eine Hysterektomie (mit/ohne vaginale Plastiken und/oder blasenhalselevierender Operation) durchgeführt, sehen wir statt des Deszensus uteri einen Scheidengrunddeszensus oftmals vergesellschaftet mit einer anterior-kranialen Enterozele.

Der Kombinationseingriff besteht dann in:
-einer vaginalen Exstirpation des Uterus [seltener] (die Adnexe können im Bedarfsfall simultan vaginal oder während der abdominalen Phase entfernt werden) oder
-einer suprazervikalen abdominalen Uterusamputation (häufiger)
-einer Implantation eines entsprechend konfigurierten vorderen Netzimplantats – transobturatorisch fixiert - mit ausreichend Längenreserve zur späteren Sakropexie (sog. 4-Punkt-ATOM-unterstützte Sakropexie (Abb. 173).

-einer anschließenden hinteren Kolpotomie mit einer transvaginalen Raffung der Rektumvorderwand bei ventraler Rektozele. Hier werden die perirektalen Rest des hinteren Anteils der endopelvinen Faszie sowie das perirektale Binde- und Fettgewebe durch Raffnähte im Abstand von ca. 1,5 bis 2 cm über dem Lumen des Rektums im Sinne einer Plikatur gerafft.

-Anschließend erfolgt die Einlage eines posterioren (teilresorbierbaren) Netzimplantats, welches an der kranialen Levatorkante fixiert und 2 weitere Male im Verlauf der Levatormuskulatur seitlich am Übergang zur Scheidenhaut (Insertion der endopelvinen Faszie) durch Naht adaptiert wird (sog. posterior mesh repair). Abschließend wird der Perinealkeil neu formiert und das Implantat hier angeschlossen, um eine suprasphinktäre Bruchlücke zu verschließen oder deren Ausbildung zu verhindern (Perinealkeilrekonstruktion).

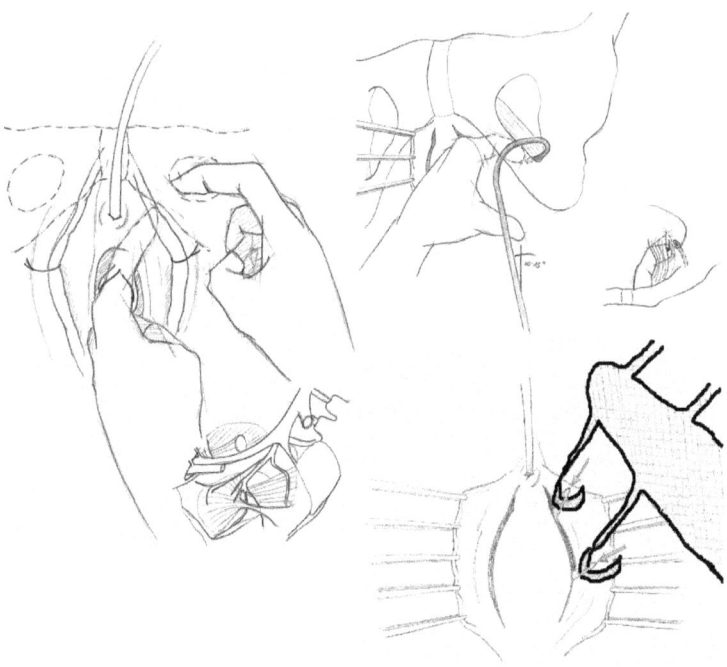

Abb. 173: Darstellung der Durchführung der 4-Punkt-ATOM-unterstützten Sakropexie

Abb. 174: Nach vaginaler Implantation erfolgt dann in einer abdominalen Phase die Fixierung des Netzüberstandes am Kreuzbein.

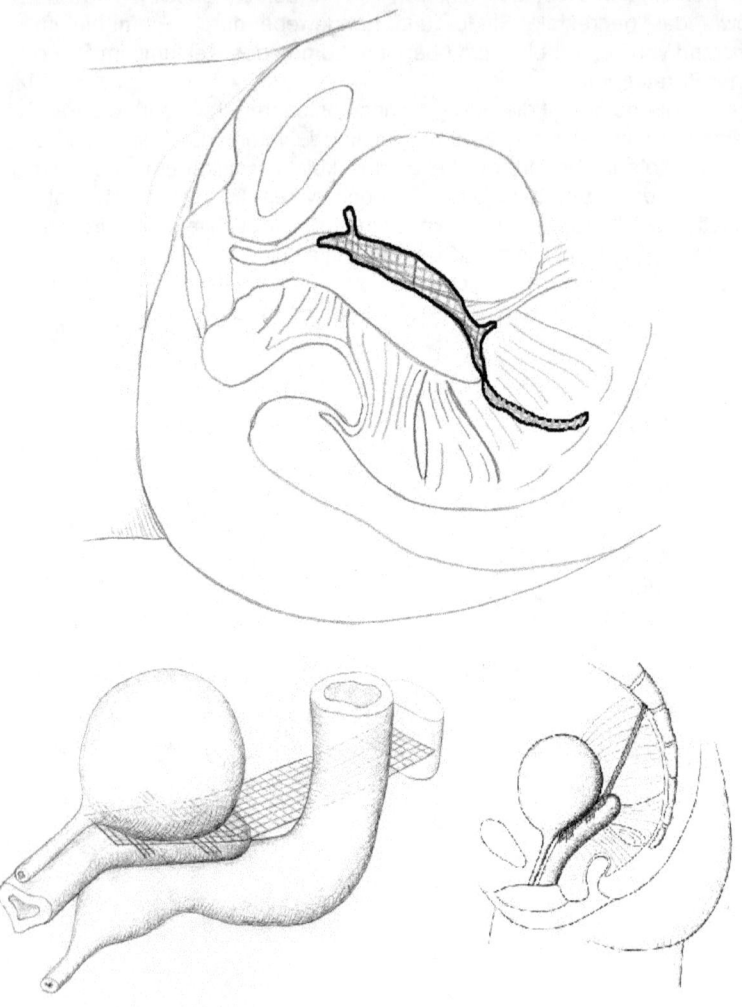

Abb. 175: Nach vaginaler Implantation erfolgt dann in einer abdominalen Phase die Fixierung des Netzüberstandes am Kreuzbein.

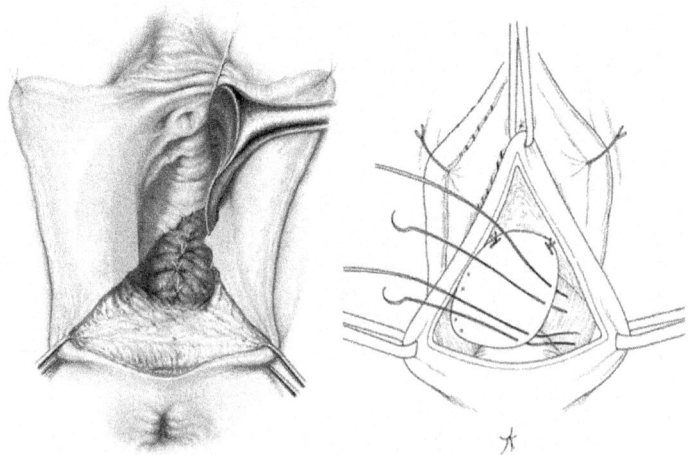

Abb. 176: Implantation eines posterioren Netzimplantats

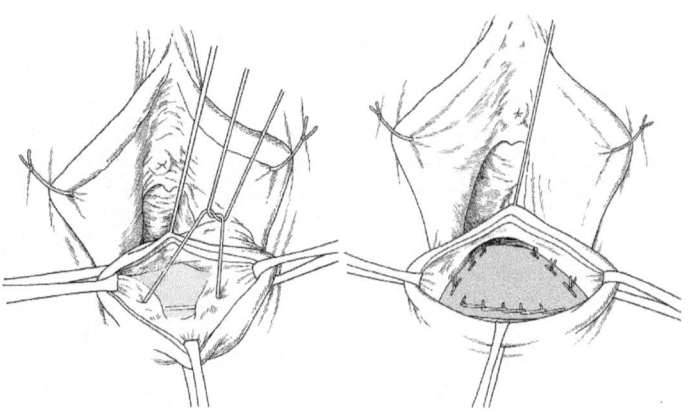

Abb. 177: Fixierung des kaudalen Implantatanteils im Perinealkeil.

Danach erfolgt die Umlagerung zur abdominalen Phase.

Diese kann je nach Befund (und Ausrichtung der Operateure) bestehen in einer
-laparoskopischen Fixierung des Vorderwandimplantats auf der kranialen Scheidenvorderwand, Ausbreitung des Hinterwandimplantats und Fixierung im Bereich der apikalen Scheidenhinterwand seitlich mit Resektion des Überstandes es posterioren Netzes. Retroperitonealisierung und Sakropexie des transobturatorisch fixierten Vorderwandnetzes sowie laparoskopische Rektosigmoidmobilisation mit erforderlichenfalls –resektion und der Rektopexie mit ggf. abschließender Netzplombe zum Verschluss des kleinen Beckens als Therapie/Prophylaxe der Enterozele bzw. deren Rezidivs
oder in einer
-offenen Beendigung des Eingriffs über eine etwas weiter nach lateral ausgeführten Pfannenstielquerschnitt oder eine mediane infraumbilikale Längslaparotomie in gleicher Weise: Fixierung des Vorderwandimplantats auf der kranialen Scheidenvorderwand .

17.7.2 offene Beendigung des Eingriffs mit Rektopexie sowie Omentum-maius-Plastik

Nach vaginaler Implantation der Netze wird zum abdominalen Teil des Eingriffs umgelagert. Es erfolgt dann üblicherweise eine Laparotomie über einen Pfannenstielquerschnitt. Nach Eröffnung des Bauchfells wird ein geeigneter Selbsthalter eingebracht und der Darm mit Hilfe zweier Bauchtücher nach kranial abgestopft. Je nach Verlauf des vaginalen Teils sind nun bei bereits vaginal eröffnetem viszeralen Peritoneum die Netzabschnitte intraperitoneal sichtbar oder, nach Einbringen eines 28-er Hegarstiftes in die Scheide wird nach deren Streckung der Bauchfellüberzug gespalten und so der Zugang zu den Netzanteilen geschaffen. Diese werden nach intraabdominell luxiert und nun das hintere Netz auf das apikale Scheidenhinterwandsegment aufgesteppt. Der Überstand wird reseziert. Anschließend wird das vordere Netz auf der über dem Hegarstift aufgespannten Scheidenkuppel mit mehreren Einzelknopfnähten so platziert, dass die gesamte Scheide sehr schön aufgespannt mit dem Netz verwachsen kann.

Nun wird der noch überstehende Netzanteil stillgelegt, der Zugang zum Sakrum präpariert (der Weg nach dort führt über den Peritonealschlitz der entsteht, wenn in gleicher Sitzung die Adnexe rechts entfernt werden. Dann wird der Ureter aus dem hinteren Peritonealblatt mobilisiert. Oder, wenn hier keine Manipulation erfolgte durch pararektale Inzision, so dass diese dann anschließend vom Chirurgen weiter nach kaudal verlängert und zur Rektummobilisation verwendet werden kann. In diesem Fall liegt der Ureter bereits lateral und außerhalb des OP-Gebietes. Zur Peritonealisierung allerdings muss dann auf seine Unversehrtheit geachtet werden). Ist das Lig. longitudinale anterius dargestellt, werden in Höhe S2 (1-3) in diesem an 3 Stellen (nebeneinander, wenn möglich, sonst übereinander) 3 multifile nicht-resorbierbare Fäden verankert. Nach Entfernung des Hegarstiftes aus der Scheide wird nun zur spannungsfreien Fixierung des Netzes Maß genommen, ggf. ein Überstand eingekürzt (je nach Textur des Netzes) und dieses mit Hilfe der 3 vorgelegten Fäden am Sakrum fixiert. Ein retroperitoneal eingebrachter Drain entlastet das OP-Gebiet. Grundsätzlich kann nun das Retroperitoneum verschlossen werden, wenn bereits die ausreichende Mobilisation des Rektums erfolgte. Es ist auch möglich den Eingriff unter Vorlage der Fäden im Sakrum und nach Einkürzen an den chirurgischen Kollegen zu übergeben. Ohne bereits fixiertes Netz tut dieser sich bei seiner Rektummobilisation bis hinab auf den Beckenboden leichter. Elevation, Netzfixierung und Reperitonealisierung können dann immer noch vor einer meist notwendigen Sigmaresektion erfolgen, so dass das retroperitoneale OP-Gebiet (und damit das Netz) keinen Kontakt mit der Darmresektion und damit Anastomose bekommt.

Spätestens jetzt kann (bei extraperitonealer Lage des „gynäkologischen" Implantats) die intraperitoneale (und damit zur Netzkante distante) Resektion des überschüssigen Darmsegmentes und die Reanastomosierung erfolgen.

17.7.3 Koloproktologische Operationsschritte (Abb. 178 bis 181)

Im Falle einer notwendig werdenden Sigmaresektion bei ptotischem Sigma elongatum und dem Verschluss des Douglas durch eine Netzplombe zur Verhinderung eines Enterozelenrezidivs wird die Operation vom chirurgischen Operateur fortgesetzt: zunächst weitere Mobilisation des Sigmoids durchgeführt.

Das Sigmoid wird gestreckt und nach parakolischer Inzision der Umschlagsfalte wird das Rektosigmoid von der Scheidenhinterwand getrennt. Das Rektum wird allseitig mobilisiert. Anschließend wird das Rektum hochgezogen so dass das gesamte Rektum samt Prolaps in das Becken verlagert ist.

An dieser Stelle würde dann der „gynäkologische Teil des Eingriffs, nämlich die Netzfixierung am Sakrum sowie die Retroperitonealisierung des Implantats erfolgen können, wobei im Rahmen der von der rechten zur linken Seite reichenden Peritonealisierung auch das elevierte Rektum eine erste Fixierung erfährt, in dem die Taenia libera mit dem Blasenperitoneum vereint wird.

Im Bereich des Promontoriums zur Stenton'schen Linie hin wird linksseitig das Peritoneum spätestens jetzt inzidiert und nach erfolgter Darstellung des Ureter links wird bds. das Mesokolon dickdarmnah inzidiert. Es schließt sich die komplette Skelettierung des Sigma bis zum oberen Rektum an.

Nach Mobilisation des Colon descendens wird das Rektum abgesetzt. Nach Setzen der dist. Tabaksbeutelklemme im oberen Drittel im Bereich des Promontoriums Resektion des Sigma zum Descendens hin. Anschließend Durchführen der spannungsfreien End-zu-End-Anastomose zwischen Colon descendens/oberem Sigmadrittel und eleviertem Rektum mit einem handelsüblichen Stapler.

Nach erfolgter Anastomose Prüfung auf Dichtigkeit für Luft u. Flüssigkeit. Anschließend Verschluss des Meso-Rektums. Dann wird das große Netz vom Quercolon mobilisiert und um das Rektum ausgebreitet. Das Netz wird an die seitliche Beckenwand und an die Blasenhinterwand fixiert. Anschließend erfolgt der Umschlag des Omentumlappens wiederum nach oben, zum seitlichen Ausspannen zur Beckenwand als Wiederlager für das restliche Dünndarmpaket. Wir erachten dies als einen ganz wesentlichen Schritt zur Prophylaxe der Enterozelenbildung oder ihres Rezidivs.

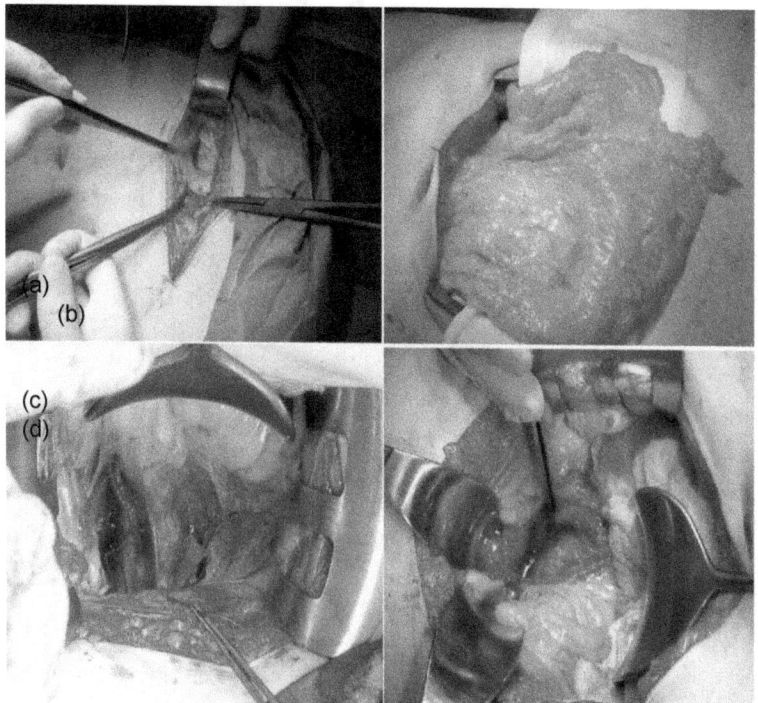

Abb. 178 a-d:

(a) Umlagerung zu Eröffnung des Abdomens. In der Regel ist ein etwas breiterer Pfannenstielquerschnitt ausreichend, da eine Mobilisation des Darmes in Richtung auf die Flexura lienalis in diesem Zusammenhang nicht erfolgen muss.

(b) Nach Eröffnung der Bauchhöhle wird das Omentum maius mobilisiert und auf seine Tauglichkeit für die Omentumplastik hin überprüft. Es wird dann mit Hilfe von 2-3 Bauchtüchern zusammen mit dem Intestinum in den Oberbauch abgestopft, um Zugang zum OP-Gebiet im kleinen Becken und präsakral zu bekommen.

(c) Die beiden von vaginal vorgelegten Netze sind bereits intraperitoneal gelegen und erkennbar [wenn das Peritoneum in der vaginalen Phase bereits eröffnet (und teilweise reseziert) wurde].

(d) Nun wird der Zugang zum Os sacrum präpariert. Die peritoneale Inzision wird dabei streng parakolisch nach oral hin weiter geführt bis das Promontorium erreicht wurde. Das Rektum wird dann mittels Tupfer und unter Einsatz von Breisky-Haken nach links lateral abgedrängt und die Waldeyer'sche Faszie präsakral dargestellt.

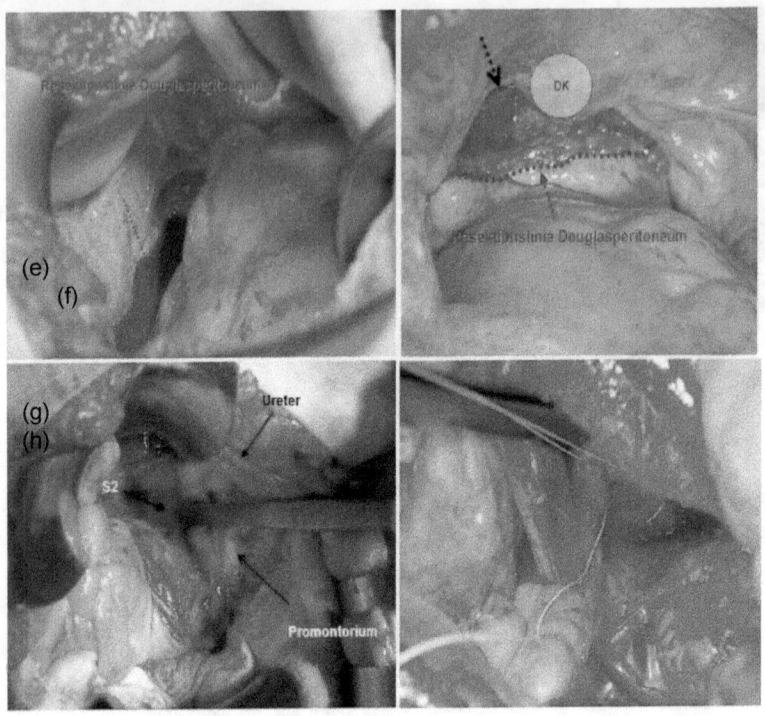

Abb. 178 e-h

(e) Die Resektionslinie des Douglasperitoneum muss dabei im Rahmen der Lateralverschiebung des Rektum mobilisiert werden, ...

(f) ...um später das vom Scheidenapex zum Sakrum aufgespannte Netz nach Vereinigung mit dem Blasenperitoneum decken und damit retroperitonealisieren zu können.

(g) Der im lateralen Peritoneum verlaufende Ureter wird nun dargestellt und etwas aus dem Peritoneum befreit, um ihn am Ende der OP beim Verschluss des Retroperitoneum nicht zu verziehen.

(h) Nun wird das Ligamentum longitudinale anterius des Sakrum nach Eröffnung der Waldeyer'schen Faszie dargestellt, um dort die 3 Nähte, ausgeführt mit geflochtenem nicht-resorbierbaren Nahtmaterial, zu verankern .

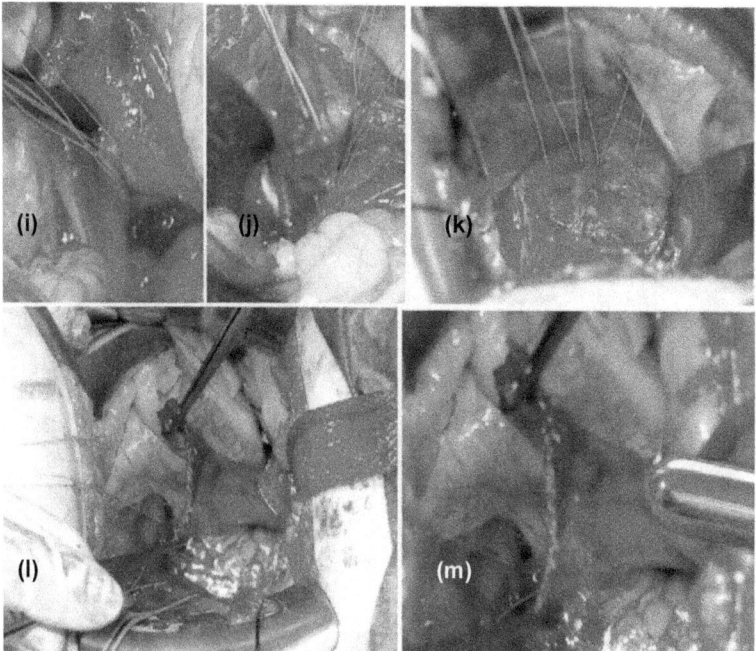

Abb. 178 i-m:

(i) Dabei ist auf die lateral vertikal und zwischen den Wirbelkörpern horizontal verlaufenden Gefäße

(j) sowie den mit einem Vessel-Loop angeschlungenen Ureter zu achten.

(k) Optimalerweise kann man die 3 Verankerungsnähte horizontal nebeneinander platzieren.

(l) Nach Ausführen dieser Nähte wird nun – falls eingelegt - das Netz unter der Scheidenhinterwand mobilisiert, ausgebreitet und....

(m) ... unter Einbringen eines 26er Hegarstiftes in die Scheide auf die so entfaltete Scheidenhinterwand apexnah aufgesteppt (in der Regel genügen 2 Fäden)

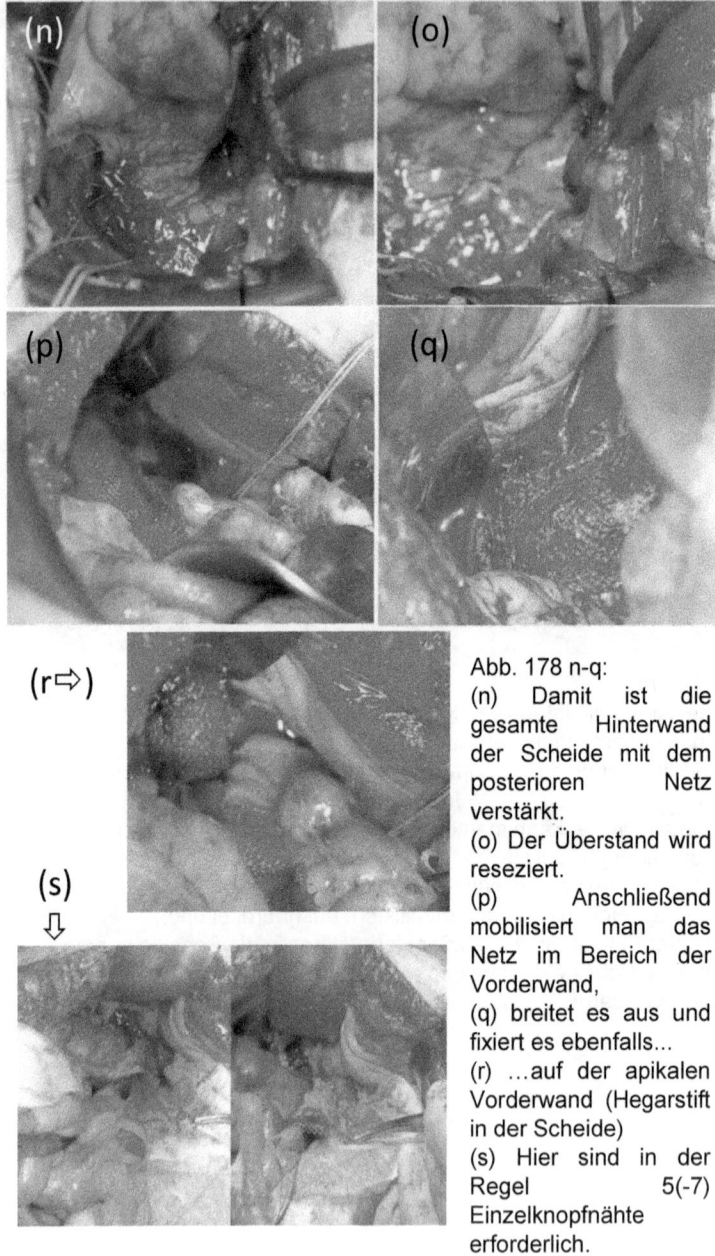

Abb. 178 n-q:

(n) Damit ist die gesamte Hinterwand der Scheide mit dem posterioren Netz verstärkt.

(o) Der Überstand wird reseziert.

(p) Anschließend mobilisiert man das Netz im Bereich der Vorderwand,

(q) breitet es aus und fixiert es ebenfalls...

(r) ...auf der apikalen Vorderwand (Hegarstift in der Scheide)

(s) Hier sind in der Regel 5(-7) Einzelknopfnähte erforderlich.

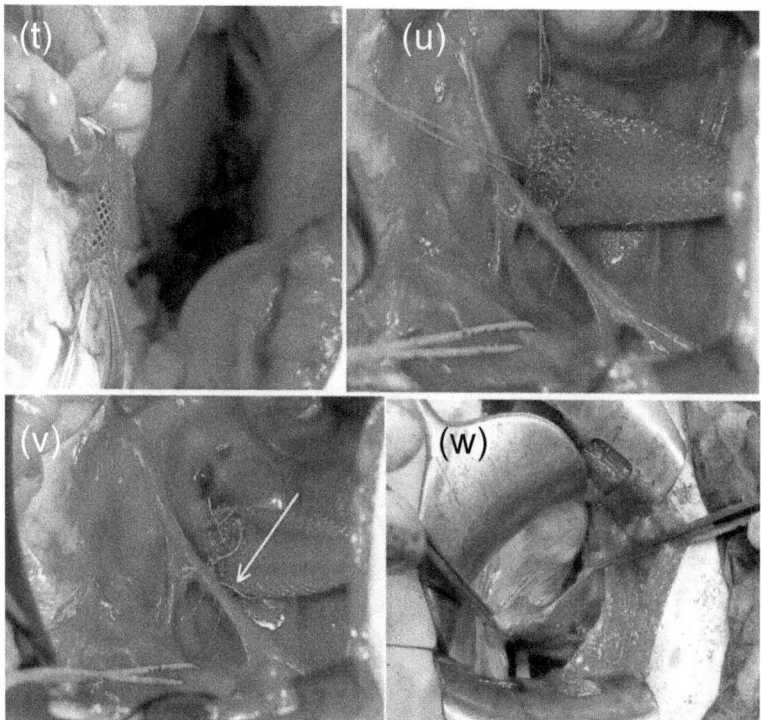

Abb. 178 t-w

(t)) Situs ohne Hegarstift
(u) Maßnehmen nach Entfernen des Hegar-Stiftes aus der Scheide (Vermeidung von Artefakten, die eine zu starke Spannung der vaginalen Fixierung hervorrufen würden).
(v) : ...und Knüpfen der Fäden, so dass das Implantat in direkten breitflächigen Kontakt mit dem Os sacrum kommt
Neben dem Ureter (blauer Zügel) ist dabei auch auf den lateralisierten Grenzstrang des Sympathikus (Pfeil) zu achten.
(w) Mobilisation des Resektionsrandes des Douglasperitoneums

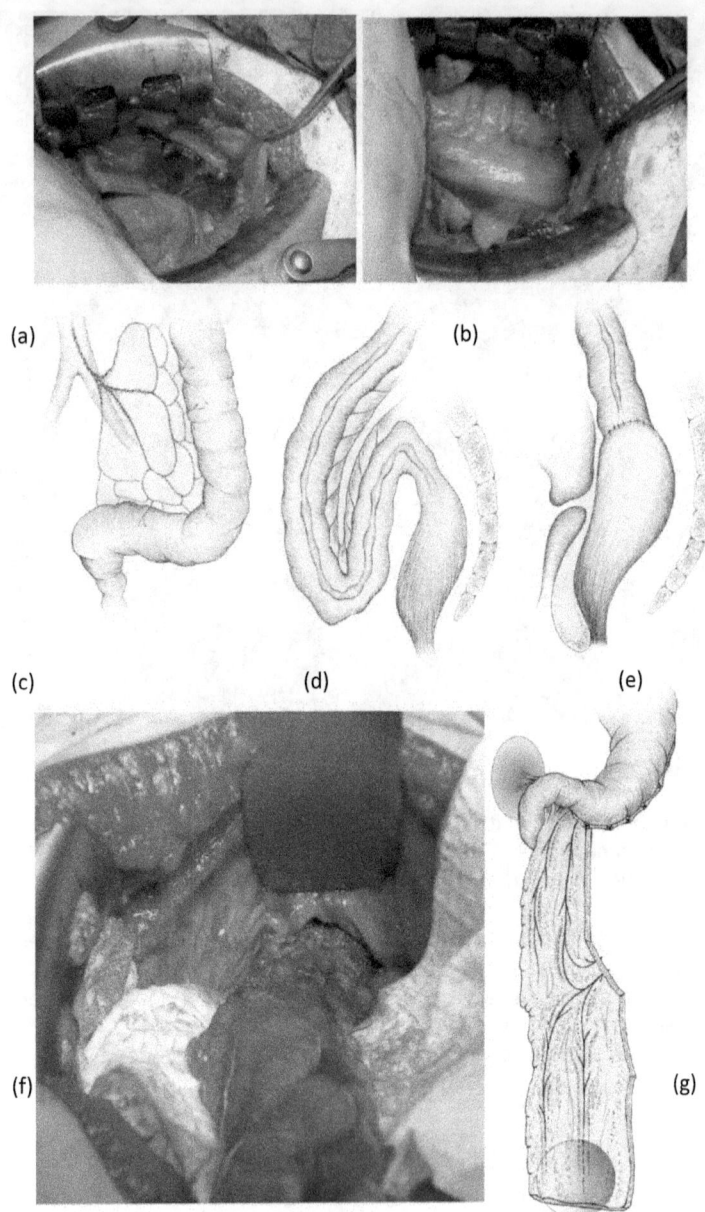

(a)

(b)

(c)

(d)

(e)

(f)

(g)

Abb. 179 a-g (Legende s. n. Seite)

Legende zur vorseitigen Abb. 179 a-g: und unten stehenden Abb. 179h:

(a) Würde das Peritoneum jetzt verschlossen, so wie es hier mit Hilfe von wenigen Situationsnähten gezeigt wird, bliebe neben dem elongierten Rektum auch ein weiter und tiefer Douglas (grande fosse pelvienne) bestehen und würde einem Rezidiv und einer Verschlimmerung der Defäkationsstörung Vorschub leisten.

(b) Aus diesem Grund wird nun im intraperitonealen – nicht im retroperitonealen – Bereich des Rektum oberhalb der Grenze des Douglasperitoneum die Resektionslinie festgelegt und die Darmresektion mit Anastomosierung in typischer Weise vorgenommen.

(c) Uns ist es dabei wichtig, dass die Anastomose möglichst distant von der seitlichen Kante des am Darm vorbei ziehenden sakropexierten Netzes verläuft.

(d) Das Resektionsvolumen ist dabei abhängig vom Ausmaß der Elongation, dem Betrag, um den das Rektum eleviert werden konnte/musste und der Tatsache, dass die Anastomose natürlich spannungsfrei ausgeführt werden muss.

(e) Bild nach Sigmaresektion

(f) Nach Maschinenanastomose und Dichtigkeitsprüfungen wird nun das am Sakrum fixierte Netz retroperitonealisiert.

(g) Nun wird die Netzplombe für das kleine Becken präpariert. Je nach Anatomie kann dieser nach rechts

(h) [unten]: Typischerweise wird dabei versucht den peritonealen Resektionsrand im hinteren Bereich [im Bereich des Rektum (unterhalb der Anastomose)] mit dem vorderen Peritoneum (Blasenperitoneum) unter Einbeziehung der Rotundastümpfe zu vereinigen.

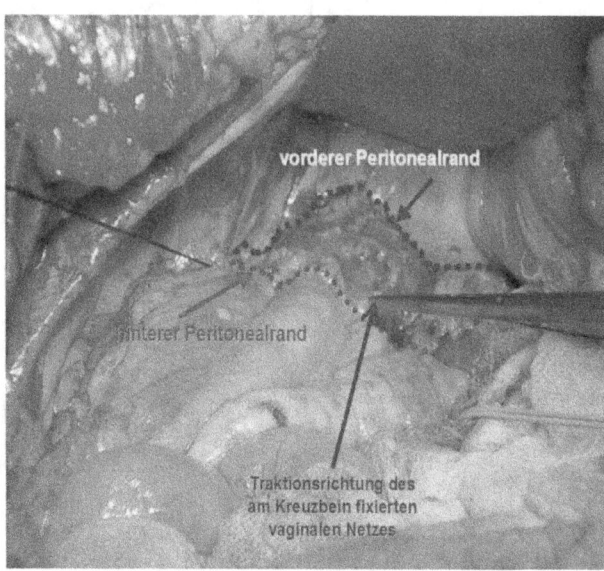

(h)

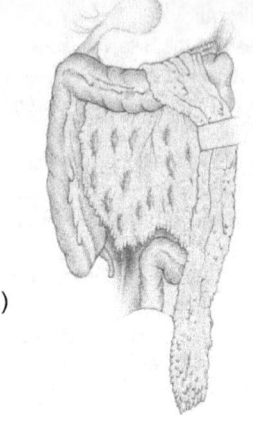

a.)

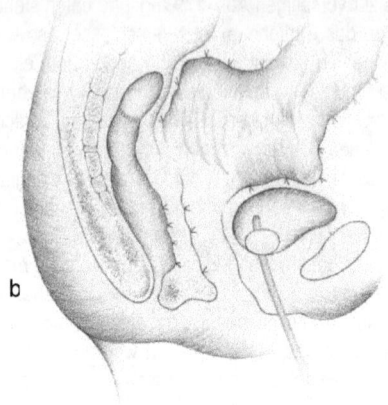

b

c.)

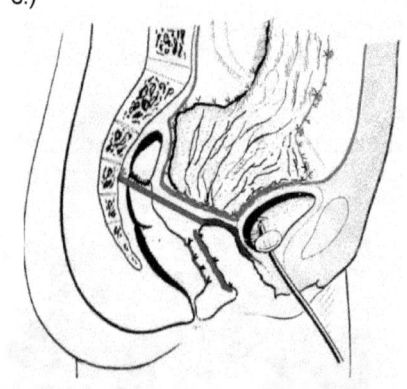

Abb. 180 a-d:
a.) Netzlappen nach
links gestielt werden

b.) Er wird ins kleine
Becken eingeschwenkt
und dort nach
Verschluss der
Peritonealwunde zum
Retroperitoneum hin im
auf dem
Beckeneingang
platziert.

c.) Damit wird eine
komplette Obliteration
aller für die Entstehung
einer Enterozele in
Frage kommenden
Bruchpforten erreicht

d.) Netzplombe im
kleinen Becken

d.)

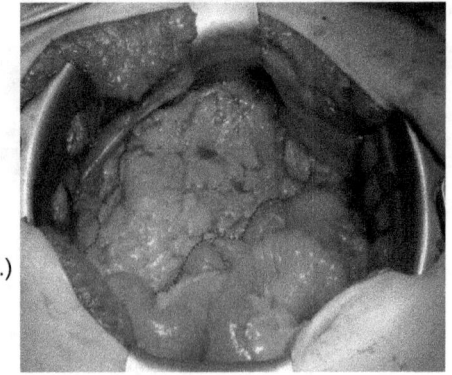

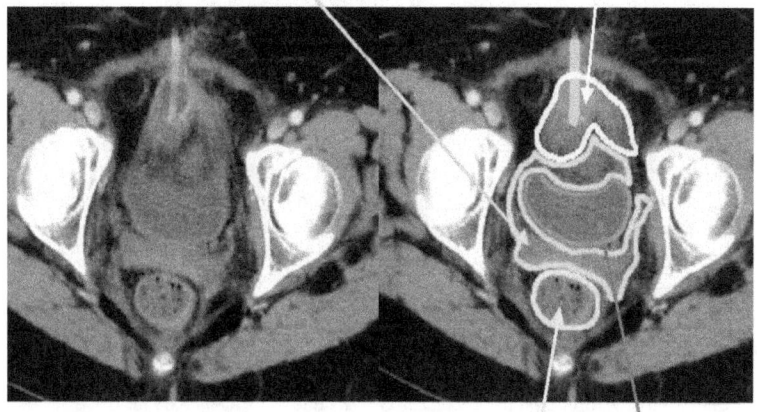

Omentumplastik

Blase mit SPK

Abb. 181: Netzlappen (Omentum-Flap) im
kleinen Becken
oben: Querschnitt
unten: Längsschnitt sagittal

Rectum

Scheide

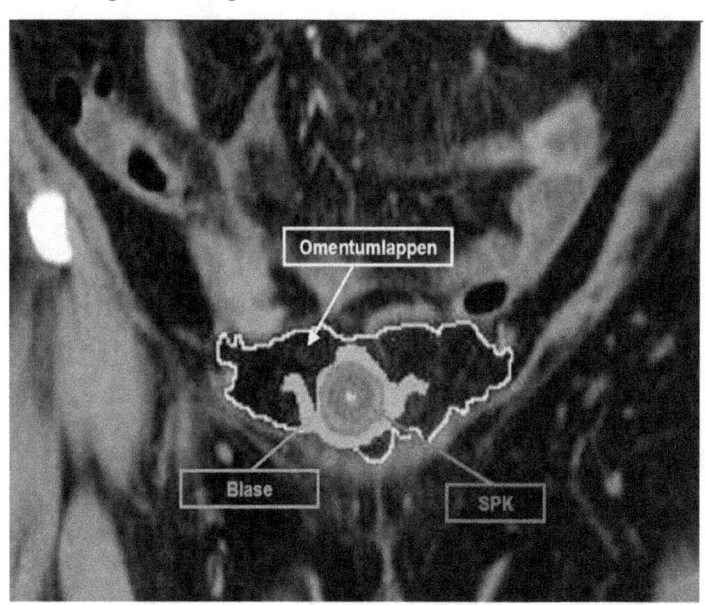

Omentumlappen

Blase

SPK

17.7.4 Peri- und postoperative Behandlung
17.7.4.1 Peri- und postoperatives Management

Wir führen eine perioperative Behandlung mit einem 3.-Generation-Zephalosporin durch, bis zu 3 Tagen bei komplexen implantatgestützten Eingriffen. Die Patientinnen erhalten nach größeren deszensuschirurgischen Operationen eine vaginale Tamponade (mit Polyvidon-Jod-Salbe getränkt) für 48 Stunden. Danach fahren wir mit der lokalen Östrogentherapie fort (ein Estriol-Zäpfchen jeden zweiten Abend). Diese Maßnahme wechselt mit einem lokal desinfizierenden Scheidenzäpfchen (z. B. Vagihex®), sofern die Patientin nicht durch ein Brennen sehr beeinträchtigt ist. Eine suprapubische Zystostomie ist bei den ausgedehnteren Eingriffen für die Patientinnen sehr angenehm. Blasentraining beginnen wir dann am 3.-5. Tag. Bei allen anderen Patientinnen entfernen wir den transurethralen Katheter zusammen mit der Tamponade oder einen Tag später.

Bei gemeinsamen deszensus-darmchirurgischen Eingriffen wird die Antibiose durch Metronidazol ergänzt. Die perioperative Therapie gestaltet sich nach den Vorgaben der sog. Fasttrack-Chirurgie:

Vor dem Eingriff wird überprüft, ob der zur OP anstehende Patient sich für diese Art des Vorgehens eignet, dann wird das Vorgehen besprochen und umgesetzt.

Die Schmerzen und die vegetative Aktivierung perioperativ müssen dabei effektiv vermindert oder ganz geblockt werden. Durch diese Blockierung sind die Patenten eher wieder in der Lage, sich ausreichend zu bewegen und auch die Darmmotilität nimmt nach der Operation zu. Das führt zu einer Kräftigung der Patienten und zu der viel zeitigeren Aufnahme von Nahrung. Hierbei spielt die thorakale PDA eine wichtige Rolle (s.u.). Im Rahmen der Anwendung der Fast-Track-Methode gibt es für die Vor- und Nachbehandlung keine wesentlichen Unterschiede bezogen auf die Art des Zugangs. Der Patient kann bis 3 Stunden vor der Operation trinken. Flüssige Nahrung ist bis zum Vorabend der OP erlaubt. Eine orale (sog. anterograde) Darmspülung vor der Operation ist nicht mehr notwendig, es genügt ein Einlauf am Vorabend.

Die Infusionstherapie im Umfeld der Operation wird über eine Handrücken- oder Armvene durchgeführt, ein zentraler Venenkatheter (ZVK) ist nicht mehr notwendig. Zur Schmerztherapie während und nach der Narkose wird vor dem Eingriff vom Narkosearzt zusätzlich eine thorakale PDA angelegt. Dadurch werden bei und nach der Operation Schmerzmittel eingespart, deren Nebenwirkungsspektrum u. a. die Verlangsamung der Darmpassage bewirkt – eine für die Wiederaufnahme der Darmfunktion nach dem Eingriff unerwünschte Nebenwirkung. Die Verwendung einer nasalen Magensonde nach dem Eingriff ist nur selten nötig. Ein suprapubischer Blasenkatheter kann nach einigen Tagen wieder entfernt werden, gemäß den Erfordernissen die durch den urogynäkologischen Eingriff entstehen. Zieldrainagen in der Bauchhöhle werden frühzeitig entfernt, oft wird ganz auf sie verzichtet. Der Patient wird praktisch unmittelbar nach der Operation mobilisiert (da wegen der Periduralanästhesie schmerzfrei!), spätestens am ersten Tag nach dem Eingriff sollte der Gang über die Station möglich sein. Am Abend nach der Operation kann der Patient bereits wieder trinken und z. B. Joghurt zu sich nehmen, die weitere Ernährung schließt sich am Folgetag im Rahmen des Kostaufbaus an.

17.7.4.2 Vermeidung von Beschwerden und Komplikationen

Vor allem in mehrfach voroperierten Fällen sollte man hinsichtlich eines „Rundumschlags" sehr vorsichtig sein, mehrere kleinere Eingriffe können unter Umständen das Ziel besser, wenn auch langsamer, erreichen. Die allermeisten Frauen sind vernünftigen Argumenten gegenüber nicht verschlossen und verstehen bei entsprechender Aufklärung die Zusammenhänge. Hämatome sind nicht immer sicher vermeidbar. Vor allem bei implantatunterstützten Techniken ist es ratsam, dieses zu entfernen, um das Implantat nicht durch dessen Superinfektion zu gefährden.

Die implantatunterstützten deszensuschirurgischen Verfahren lassen sich problemlos mit Rektumvorderwandeingriffen (transvaginal ohne Darmeröffnung), abdominalen Rektopexien mit/ohne Darmteilresektion kombinieren, ohne dass man eine infektiöse Komplikation im Umfeld des Implantats befürchten müsste, solange es zu einer komplikationslosen Abheilung der Anastomose kommt.

Beckenbodenchirurgie, ob offen, abdominal, vaginal oder minimal-invasiv, braucht in jedem beteiligten Fachbereich einen erfahrenen Operateur. Sind neue Techniken einzuführen, sollte man sich um ein sog. „hands-on"-Training oder eine geschulte Supervision bei den ersten Eingriffen bemühen, um die Sicherheit für die Patientin zu optimieren.

Im Rahmen der Eingriffe im Bereich des hinteren Kompartimentes ist unbedingt eine Rekonstruktion des Perinealkeils einzuschließen, um einer sog. „outlet-obstruction" (bestehend oder de-novo) entgegen zu wirken. Die lokale Östrogentherapie muss (lebenslang) fortgesetzt werden. Beckenbodenphysiotherapie sollte nach 4 – 6 Wochen, abhängig von der Ausdehnung des Eingriffs, wieder aufgenommen werden.

Es muss sichergestellt sein, dass die Patientin sich wieder vorstellt, spätestens sobald Probleme oder eine Inkontinenz nach Deszensusoperationen auftreten.

Die operative Therapie eines asymptomatischen Prolaps und das Einreden auf eine Patientin ohne Beschwerden, sich doch operieren zu lassen (sozusagen „auf Vorrat" – es könnte ja schlimmer werden oder der internistische Zustand könnte sich so verschlechtern, dass man nicht mehr operieren kann) sind zu vermeiden, ebenso das Versprechen eines guten und stabilen Ergebnisses und der Tatsache, dass hinterher alle Beschwerden besser oder verschwunden sein werden.

Wo immer möglich, sollte bei der Operation Spannung vermieden werden, sie führt zu Problemen (Blasen- und Darmentleerungsstörungen, Urge, Schmerz, Retention). Auch vermeide man die Verwendung mikroporöser multifilamenter Implantate. Chronische Infektionen, Wundheilungsstörungen, Schmerzen, Erosionen, Abszesse,... (nur um einige Probleme zu nennen) sind häufig die Folge, Probleme, die bei makroporösen monofilamenten Polypropylenimplantaten nicht auftreten, vor allem dann nicht, wenn es sich um teilresorbierbare Produkte (z. B. SeraMesh®, SerATOM®) handelt. Die nachstehende Tabelle 21 zeigt wesentliche Zusammenhänge zwischen den prinzipiellen Störungen, die konventionelle Eingriffe bei Deszensus und/oder Inkontinenz hervorrufen können. Sie stellt einen Zusammenhang zwischen der durch das Operationsprinzip verursachten Veränderung und der durch die Veränderung hervorgerufenen Störung her.

Besonders problematisch ist die Myorrhaphie im Bereich des posterioren Kompartiments. Auch hier fehlt wieder die schon bei der Blase zu bedauernde Quervernetzung zum Nachbargebiet – der Koloproktologie.

Der Einfluss auf die Defäkation, den eine konventionelle Levatorplastik hat, wird allgemein in der operativen Gynäkologie nicht gesehen.

Grundsätzlich kann man zwei Dinge aussagen:

• die Myorrhaphie des Levators ist eine Störung der Beckenbodenarchitektur

• die Myorrhaphie führt über eine Dislokation, Immobilisation und narbige Fibrosierung zu einer functio laesa des Beckenbodens.

Die konventionelle Levatorplastik schafft einen ringförmig um den Rektumkörper gelegenen Muskelmantel (der dort nicht hingehört). Dadurch wird das nach vorn offene Hufeisen ersetzt. Dies stört den Ablauf des Defäkationszyklus (Abb. E3) (über den der Gynäkologe in der Regel nicht ausreichend Kenntnisse besitzt). Aber auch hier kommt es zu einer Achsendeviation, die Blase und Scheide den abdominalen Kräften aussetzen und damit zu einer Instabilisierung im Beckenbodensystem führen. Die Vertikalisation der Scheide, die deren Bewegungsmöglichkeit nach unten und hinten einschränkt, fügt der Kontinenz weiteren Schaden zu.

Systemversagen kann das Ergebnis vorangegangener OP's sein...	...diese führen häufig zu:
Spannung, wo keine Spannung nötig ist/sein soll	Urge, Entleerungsstörungen
Strecken der Scheide	Inkontinenz (permanent)
Achsendeviation	Entleerungsstörungen Schmerz, Inkontinenz
Zerstörung der natürlichen Fixation der Scheide	Entleerungsstörungen Inkontinenz F-U-N*-Syndrom
Immobilisation der Scheide (vor allem in der „Zone kritischer Elastizität")	Urge

Tabelle 21: Versagen des Gleichgewichts im Beckenbodensystem (nach Petros) nach konventionellen Vor-Operationen
F-U-N-Syndrom = Frequency-Urgency-Nykturie

Kapitel 18 Indikationsstellung, Aufklärung und Komplikationsmanagement

In diesem achtzehnten Kapitel erfahren Sie etwas über die Indikationsstellung, das bedeutet, Sie lesen, welche Gedanken man sich macht, Ihnen in der vorliegenden Situation zu welcher Form des Eingriffs zu raten. Sie erfahren etwas über die grundsätzlichen und speziellen Inhalte der Aufklärung vor dem operativen Eingriff und etwas über die typischen Komplikationen und deren Management.

18.1 Operationsindikation

Während die grundsätzliche Operationsindikationsstellung aus dem Pathomechanismus und der Pathoanatomie des Prolaps abzuleiten ist, stellt sich natürlich die Frage, welcher Defekt am besten durch welchen der oben beschriebenen Eingriffe saniert werden sollte.

Die folgenden Flussdiagramme sollen hierüber Aufschluss geben:

Zunächst gehen wir von dem Fall aus, dass Sie noch keine komplexeren deszensuschirurgischen Voreingriffe überstehen musste. Wir betrachten vorderes und hinteres Kompartiment hier am besten getrennt.

Defekte des vorderen Kompartments:

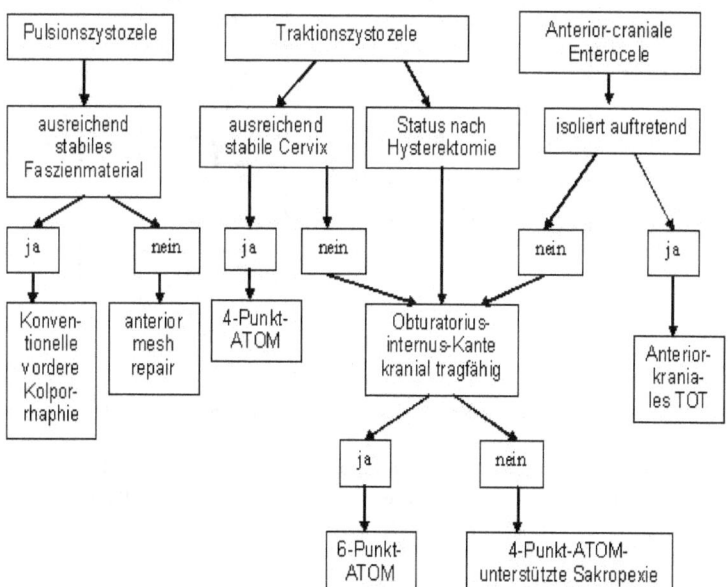

Defekte des zentralen und posterioren Kompartments:

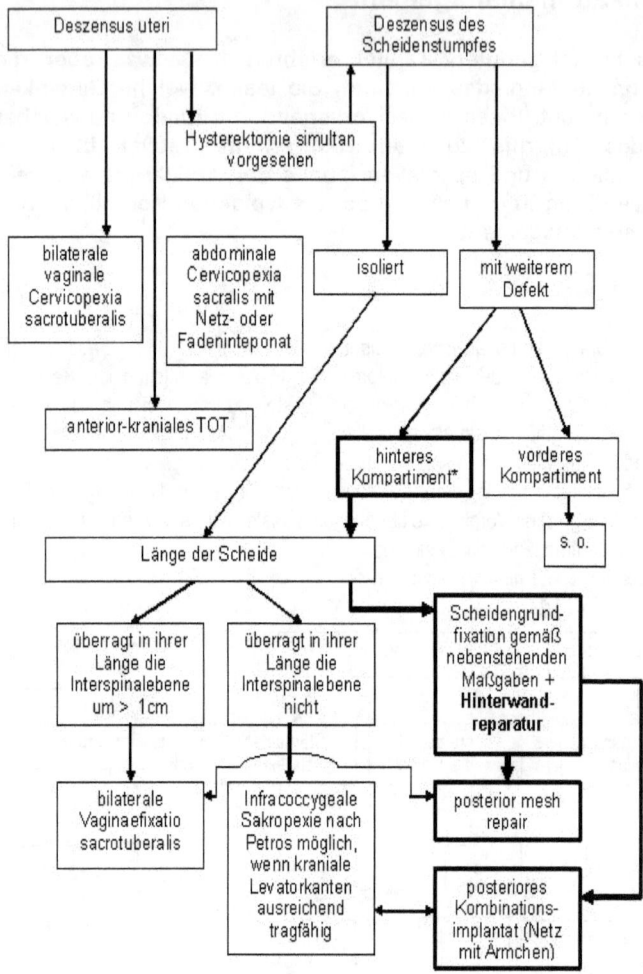

*Regel gilt auch bei ausschließlichem Defekt im hinteren Kompartiment

Handel es sich um einen Rezidivdeszensus, d. h., die Erkrankung wurde schon en mal operativ behandelt, trat aber nun wieder auf, so ergibt sich die Operationsstrategie im Wesentlichen aus der Vor-Operation:

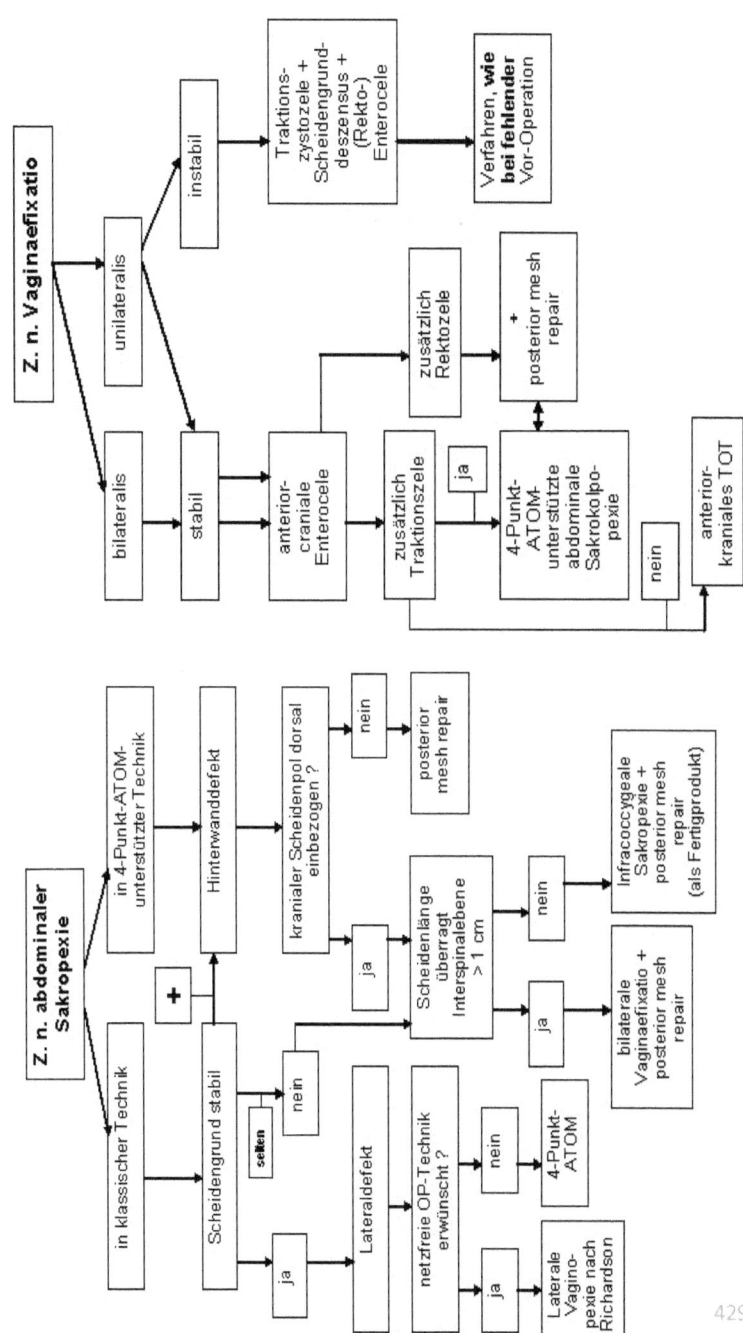

Z. n. Vaginaefixatio

- unilateralis
  - instabil → Traktions-zystozele + Scheidengrund-deszensus + (Rekto-)Enterocele → **Verfahren, wie bei fehlender** Vor-Operation
- bilateralis
  - stabil → anterior-craniale Enterocele → zusätzlich Traktionszele
    - zusätzlich Rektozele → + posterior mesh repair
    - ja → 4-Punkt-ATOM-unterstützte abdominale Sakrokolpopexie
    - nein → anterior-kraniales TOT

Z. n. abdominaler Sakropexie

- in 4-Punkt-ATOM-unterstützter Technik → Hinterwanddefekt → kranialer Scheidenpol dorsal einbezogen ?
  - nein → posterior mesh repair
  - ja → Scheidenlänge überragt Interspinalebene > 1 cm
    - nein → Infracoccygeale Sakropexie + posterior mesh repair (als Fertigprodukt)
    - ja → bilaterale Vaginaefixatio + posterior mesh repair
- in klassischer Technik → Scheidengrund stabil
  - selten nein
  - ja → Lateraldefekt → netzfreie OP-Technik erwünscht ?
    - nein → 4-Punkt-ATOM
    - ja → Laterale Vagino-pexie nach Richardson

Andere vorangegangene OP-Techniken bedürfen der sehr individuellen Evaluation und OP-Planung und können in solch vereinfachenden Schemata wie sie diese Flussdiagramme darstellen nicht erfasst werden.

18.2 Umgang mit Implantaten

Ebenso wichtig wie die Indikationsstellung ist der adäquate Umgang mit Implantaten. Hier sollen die wichtigsten Regeln dargelegt werden:

18.2.1 angemessene Implantatgröße

Während die Länge eines Implantates eine weniger bedeutsame Rolle spielt [abgesehen von dem Stück zwischen zwei Ärmchen kann jedes Implantat zumindest in der Länge nach Bedarf gekürzt werden (s. Resektion von Implantaten)], ist die Breite bei Fertigimplantaten nicht frei wählbar. Zu breite Prothesen können nur faltenfrei unter die Vorder- und Hinterwand der Scheide eingebracht werden, wenn die seitlichen Anbindungen der Septen (rectovaginale und vesicovaginale) eröffnet werden. Dies führt zu Komplikationen (Blutungen, Organverletzungen,...) und zu einer Funktionsverminderung (z. B. neurologisch bedingt – Denervierung!). Ebenso problematisch sind 3-Kompartment-Prothesen (vorn, zentral, hinten), die im zentralen Anteil nicht individuell anpassbar sind, weil durch den kranialen vorderen und hinteren Implantatarm die Distanz zwischen den jeweiligen Fixpunkten industriell festgelegt ist und damit, zusammen mit der Art der Fixierung der Implantate zu einer Problematik führt, die bei getrennten Implantaten gar nicht erst aufkommt: die „one-size-fits-all"-Scheide mit dem apikalen Netzkonglomerat des individuellen Überbleibsels an Netzmaterial zwischen den kranialen Ärmchen, das keine Verwendung, keine Fixierung und damit keine Ausbreitung findet. Zudem entspricht das Resultat nicht dem eigentlichen Konzept der Verhinderung einer Rezidiv-Enterozele. Während bei den Kombinationsimplantaten der Druck auf den hinteren Anteil zwischen den oberen Ärmchen nach unten wirkt, kann das getrennte Implantat in der Funktion eines Klappenventils bei Steigerung des Abdominaldrucks nach unten abdichten, bei de Kohabitation nach oben geöffnet werden. Dies beugt u.a. Schmerzen beim Geschlechtsverkehr vor.

18.2.2 Zuschneiden von Implantaten

Ein Überschuss an Netzgewebe führt gerne zu Wundheilungsstörungen. Damit das Implantat den lokalen Anforderungen angepasst werden kann, muss es einerseits zuschneidbar sein, andererseits müssen die Schnittkanten aber auch möglichst frei sein von stechenden Fadenenden. Die Webart und Zusammensetzung (Teilresorbierbarkeit) des Implantats sind hier relevante Faktoren.

18.2.3 Adäquates Implantatmaterial

Es ist relativ sicher davon auszugehen, dass ein Konsens der Arbeitsgruppen darin besteht, dass monofil-makroporöse Polypropylenimplantate einer relativ hohen Anforderung an die Implantatsicherheit genügen. Teilresorbierbare Kunststoffmaterialien sind hier hinsichtlich der Gewebeverträglichkeit besser, die Stabilität ist dadurch nicht erheblich eingeschränkt.

18.2.4 Präpariertechnik

Auffinden des richtigen (gefäßarmen) Bindegewebsraumes im jeweiligen Kompartiment, atraumatische Präparation bis hin zum Arcus tendineus vorn bzw. der Insertion der Lamina rectovaginalis der endopelvinen Faszie an der Vaginalfaszie hinten, keine Eröffnung des Cavum Retzii, nur im Rahmen der Sakrotuberalpräparation kraniale Eröffnung des Levatordaches und atraumatische Dissektion der Ligg. sacrotuberalia unter Erhalt des Levatoranteils des N. pudendus sind hier die Ziele.

18.2.5 Koagulationstechnik

Unproblematisch ist die Koagulation scheidenhautlappenfern. In deren Bereich sollte, bei entsprechender Präparationstechnik, eine Elektrokoagulation möglichst vermieden werden, um Scheidenhaut-/-lappennekrosen vorzubeugen.

18.2.6 Scheidenhautresektion/Spannung auf den Kolpotomien

Es empfiehlt sich hier, die Resektion auf den durch Klemmen etwas traumatisierten Wundrand zu beschränken. Bei sehr ausgeprägten Zelen kann auch etwas mehr Resektion erforderlich werden. Man bedenke aber, dass grundsätzlich die Scheidenhaut wie Tapete auf einer Wand (die Implantate) durch endogenes Fibrin anklebt und sich dann – im Rahmen der elastischen Möglichkeiten – auch zurückbildet.

Man unterschätzt u. U. auch den Bedarf an Scheide wenn es beim Knüpfen der sakrotuberalen Fixation zur Entfaltung des Scheidenrohres kommt.

18.2.7 Spannungsfreie Adaptation der Wundränder durch fortlaufende oder Einzelknopfnaht

18.2.8 Vermeidung von Falten oder Mehrlagigkeit

Durch Wahl des richtigen Implantates und die Möglichkeit dieses zuzuschneiden wird Faltenbildung und Mehrlagigkeit – beides Förderer der Erosion – vermieden. Während Druckatrophie die Ursache für Erosionen bei Faltenbildung darstellt, ist bei Mehrlagigkeit die relative Reduktion der Porengröße mit entsprechender Kapillarisierungsstörung der Grund für die trophische Störung (Durchblutungsstörung, führt zu Wundheilungsproblemen = Erosionen).

18.2.9 konsequente prä- und postoperative Östrogenisierung

2 x wöchentlich 1mg Estriol bei postmenopausalen Patientinnen, bei zusätzlicher systemischer Hormontherapie ggf. auch nur 2 x 0,5 mg Estriol sind im Regelfall ausreichend.

18.2.10 adäquates Management bei Erosionen

Erosionen sind nicht gänzlich vermeidbar. Alle oben aufgeführten Schritte helfen ihre Zahl auf ein Minimum zu reduzieren. Man muss bei Netzimplantaten etwa mit 3-5% solcher Erosionen rechnen, die sich dann aber im Bereich einer Wundheilungsstörung der Kolpotomie manifestieren. Bei Polypropylenimplantaten stoppt an einem gewissen Punkt dann die Heilung der Ränder aufeinander zu, das Granulationsgewebe aus der Tiefe wird nicht epithelialisiert (mit der oberflächlichsten Zellschichtlage überzogen). Damit kommt es zu „offenen Stellen im Bereich der Scheidenwunde, die oft zu (u. U. leicht blutiger) Sekretion (Ausfluss) führen.

Bei teilabsorbierbaren Implantaten ist die Erosionsrate insgesamt seltener. Während die Erosionen über teilabsorbierbaren Implantaten abgesehen von vielleicht gelegentlicher oberflächlicher Applikation von Silbernitrat und lokalem Östrogen weniger häufig eine besondere Zuwendung brauchen, sind die Erosionen über Vollpolypropylen etwas mehr anspruchsvoller:

Zunächst lokale Östrogendosis steigern, und zuwarten, bis sich zwischen den Maschen ein Granulationsrasen gebildet hat. Dann kann man das Gitter mit einer Schere zurückschneiden. Eine Narkose ist hierzu in der Regel nicht erforderlich. Dann heißt es wieder Geduld haben, bis die Granulation fortschreitet. Bisweilen bedarf es des Anfrischens des Epithelwundrandes, damit dieses wieder sprossen kann. Wenn der Defekt nicht bis auf einzelne „Stoppeln" des Netzes auf diese Weise verschlossen wird, dann wird, nach Resektion der restlichen Fäden im Wundgebiet und nach Anfrischung der Ränder eine Sekundärnaht erforderlich (mit dem Risiko der sekundären Deshiszenz). Bei adäquatem Management sind schwerwiegende Probleme vermeidbar. Infektionen des Netzes bei lokal gestörter Wundheilung wurde bislang vor allem bei multifilen mikroporösen Implantaten beobachtet. Die Östrogenisierung kann durch lokal desinfizierende Maßnahmen (über einen kurzen Zeitraum, z.B. Vagihex®) oder Verbesserung der Döderleinflora (z. B. Döderlein med®) unterstützt werden.

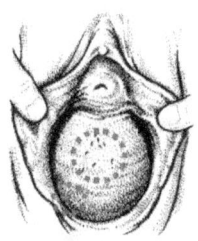 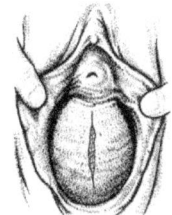 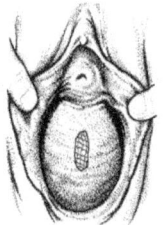

Bisweilen kommt es zum Auftreten kleiner durchgestochener Netzfädchen irgendwo unter der Vorderwand. Bei den blau eingefärbten nicht-resorbierbaren Implantaten kann man sie sehen, die Konsistenz des Materials kann dazu führen, dass sie von der Patientin und/oder dem Partner gespürt werden. Man fasst sie mit einer atraumatischen feinen Klemme, zieht ein wenig daran und schneidet sie damit unter Epithelniveau ab.

Die Erosion von multifilen Fixierungsfäden (grün) führt in der Regel über die mit der Granulationspolypenbildung einhergehenden vaginalen Sekretion (Ausfluss) zur Vorstellung der Patientin. 3-4 Monate nach der Implantation ist die um den Faden herum gebildete Narbe so kräftig, dass der Faden nach Durchtrennung eines Schenkels entfernt werden kann. Granulationsgewebe bei operativer Entfernung koagulieren, in der Ambulanz mit AgNO₃ verätzen (muss meist wiederholt werden).

Erosionen im Bereich der Scheidenwand finden sich zumeist im Bereich der Kolpotomie. Unterschiedliche Gründe können hier zur Wundheilungsstörung führen. Sie tritt selbstverständlich auch bei den konventionellen Eingriffen auf, doch hier führt die Sekundärheilung nicht zur Freilegung von Implantatanteilen und wird daher weniger bewusst wahrgenommen.

Ausreichend Östrogen und Zeit führt letztlich zu einer Auffüllung des Defektes. Da sich aber meist die Epithelialisierung nicht in einem für die Patientin akzeptablen zeitlichen Rahmen einstellt kann man sichtbares Fremdmaterial mit einem kleinen Scherchen an der Epithelgrenze durchtrennen und dann die Sekundärheilung durch AgNO₃ induzieren. Bisweilen muss dann in der Folge auch noch das ein oder andere Fädchen in neben stehender Weise gekürzt werden. Selten bedarf es bei den üblichen kleinen Dehiszenzen einer Sekundärnaht.

Gelegentlich kommt es auch zu Erosionen an Stellen, wo zuvor nicht kolpotomiert wurde – in obigem Beispiel z. B. nach einer klassischen netzunterstützten rein abdominalen Sakropexie. Lokale Irritationen, unter konsequenter lokaler Östrogentherapie zwar relativ selten aber nicht gänzlich unbekannt, führen zu einer Erosion. Ebenso kann das Ausbilden von Falten hier irritativ wirken und die Erosion bewirken.

Behandelt wird nach den nebenstehenden Regeln.

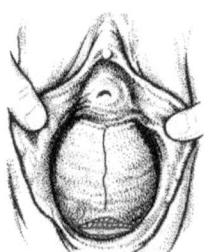 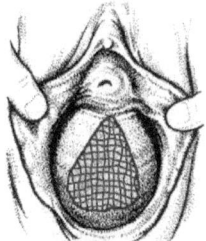 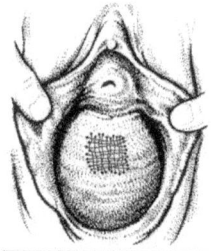

Bei gleichzeitig durchgeführten Hysterektomien ist darauf zu achten, dass vor allem die Kolpotomie der Vorderwand (auch der Hinterwand) mit einem Abstand von etwa 1-1,5 cm von der Quernaht des Scheidenverschlusses endet, um die Durchblutung in diesem Areal nicht so zu vermindern, dass hier eine Nekrose zur Dehiszenz und damit zur Erosion führt. In diesen Fällen findet sich oftmals dann auch im Bereich der Implantatkante bedingt durch den multifilen Faden ein Granulationspolyp mit seiner typischen blutig-serösen Sekretion. Entfernung des Fadens (nach entsprechendem Intervall) und Rückschneiden des zu Tage getretenen Netzes können zusammen mit einer lokalen Granulationsförderung durch AgNO₃ ggf. auch ohne Sekundärnaht zur Abheilung führen. Ggf. kann aber in diesen Fällen ein sekundärer Nahtverschluss am Scheidenabschluss erforderlich werden.

Hämatombildungen und ausgedehnte Blutungen im Bereich der Lappen mit (exzessiver) Koagulation sind oftmals Vorläufer solcher großflächiger Erosionen. Aber auch ausgedehnte Senkungen mit ihrer Sklerosierung der Gefäße oder trotz ausreichender lokaler Estrioldosis sich aufgrund der Überdehnung nicht verdickenden (atrophen) Scheidenwände können Ursache sein. Solche Zustände sind damit auch nicht immer vermeidbar. Treten sie auf fordern sie Kliniker und Niedergelassenen gleichermaßen, denn hier hilft einzig geduld und eine lokale Therapie, die reichlich Estriol und wegen der bakteriellen Besiedlung des Granulationsgewebes bisweilen auch den Einsatz von antimikrobiellen Substanzen (z.B. Vagihex®) benötigt, bis der Defekt aus der Tiefe heraus ausgranuliert ist. Dann kann das sichtbare Netz reseziert und die Epithelialisierung der Oberfläche mit AgNO₃ induziert und gefördert werden.

Selten stellt sich eine Patientin nicht wegen des erosionsbedingten Ausflusses nervös wieder vor. Indolentere Individuen, vor allem, wenn sie konsequent östrogenisieren, sind im Vorteil: hier trifft man auf einen völlig ausgranulierten und sekundär epithelialisierten Wundgrund über dem, wie aufgelegt nun das Netz liegt, das an den Grenzen der ursprünglichen Erosion mit seinen Fädchen dann in die Tiefe durch die Scheidenhaut eindringt. Hier reicht es aus an jedem einzelnen durchtretenden Fädchen etwas zu ziehen (feines stumpfes Klemmchen) und mit einer Schere jeden Faden einzeln zu durchtrennen (ggf. in kurzer Narkose). Eine weitere Behandlung ist hier in aller Regel nicht erforderlich. Die Patientin soll aber weiter konsequent lokal östrogenisieren. Da sich eine stabile Bindegewebsschicht um die Netzmatrix gebildet hat, ist die Resektion von Netz im Rahmen der Erosionsbehandlung i. d. R. nicht mit einer Instabilität verbunden.

18.3. Tipps und Hinweise für nach der Entlassung nach OP

• In den ersten 6 Wochen nach der OP ist Heben von Lasten über **2-3 kg** nicht gestattet, auch sollten Sie Strecken und Tätigkeiten vermeiden, die durch Anspannung der Bauchdecken Druck nach unten auf den Beckenboden erzeugen (Wäsche aufhängen, Fenster putzen, Wäschekörbe tragen, Staubsauger tragen,...). In der Zeit danach bis zum Ende des ersten Vierteljahres sollten **5-7,5 kg** nicht überschritten werden, danach langsame Steigerung auf grundsätzlich **maximal 10-15 kg.** Allerdings immer unter Anwendung eines becken-bodenfreundlichen Gesamtverhaltens (das Sie ggf. in einem entsprechenden physiotherapeutischen Training erlernen müssen/sollten).

• **Duschen ist jederzeit gestattet.** Vollbäder, Schwimmbadbesuche und Geschlechtsverkehr sollten erst wieder aufgenommen werden, wenn der niedergelassene Frauenarzt die vaginale Wundheilung kontrolliert hat und diese ziemlich abgeschlossen ist (4-6 Wochen).

• Scheide, Harnröhre und Blase sind, wie Sie ja nun wissen, hormonabhängige Gewebe. Daher muss nach einer OP anfangs öfter, später weniger häufig ein Östrogenpräparat (vorzugsweise Estriol) in die Scheide eingelegt werden um Heilung und Funktion zu unterstützen. Der Aufbau der oberflächlichen Zellschichten, die Dicke der Scheidenhaut, die Durchblutung, die Qualität von Bindegewebs- und Gefäßpolster (um die Harnröhre) werden durch die Wirkung des Östrogens (Estriol) verbessert oder überhaupt ermöglicht. Unter Umständen verschwindet ein hormonmangelbedingter häufiger Harndrang mit Blasenentleerung in hoher Frequenz (z. B. stündlich). Die Abdichtungsfunktion der Harnröhre wird ebenfalls verbessert. Das Ausmaß der belastungsabhängigen Inkontinenz kann abnehmen. Hormonabhängige Scheidenentzündungen und Blasenentzündungen werden verhindert. Sie werden in der Regel mit der Maßgabe entlassen jeden 2. Abend 1 Tbl. (1mg) Estriol in die Scheide einzulegen. 4-6 Wochen nach der OP wird auf 2 x pro Woche reduziert. Diese Menge wird in der Regel bis zur ersten Nachuntersuchung (4-6 Monate) in den meisten Fällen beibehalten.

• Bei uns werden **Nachuntersuchungen** nach 4-6 und 12 Monaten in der Klinikambulanz (MVZ) angeboten (wird bei uns bei der Entlassungsuntersuchung besprochen)

• **Sport und vergleichbare Aktivitäten** dürfen nach frühestens 4-8 Wochen ausgeführt werden, sprechen Sie uns wegen dieser Aktivitäten an, hier gibt es, je nach Sportart, erhebliche Unterschiede zu beachten.

• **Ganzheitliches Beckenbodentraining** ist regelmäßig zu absolvieren. Beginn ca. 6-8 Wochen nach der OP, am besten unter physiotherapeutischer Anleitung. Die angeleiteten Übungen sind regelmäßig und möglichst täglich lebenslang durchzuführen. Auch die Wiederaufnahme von z. B. EEMA-Training sollte nach 6 Wochen wieder möglich sein. Hier sollte man nach 6 Wochen die Heilung kontrollieren, um das Training freizugeben.

• Es ist wichtig, für regelmäßigen und weichen **Stuhlgang** zu sorgen, der ohne Bauchpresse entleert werden kann. Wir empfehlen hier ein „Stufenschema":

• ballaststoffreich ernähren

• tgl. (mittags) 1 Activia-Joghurt (oder vergleichbares) mit einem Esslöffel Weizenkleie, einem Esslöffel Leinsamenschrot, einem Esslöffel Olivenöl sowie Gewürzen nach Geschmack, evtl. auch mit z.B. gehobelter Gurke „Typ Tsatsiki") als Salatdressing oder einfach so als „Vorspeise" essen

• evtl. ergänzend 1-2 Päckchen/Meßlöffel Mukofalk® oder Movicol ® mit reichlich Flüssigkeit zuführen. Beide Substanzen eignen sich übrigens auch sehr gut, mit etwas weniger Flüssigkeit eingenommen [hier muss man sich an die richtige Menge „herantasten"], um bei der anfänglich manchmal bemerkten Schließmuskelschwäche (oder bei genereller Schwäche hier) den Stuhlgang so in seiner Konsistenz einzustellen, dass er besser einhaltbar wird (ohne wieder zum Entleeren zu fest zu sein).

- in machen Fällen bedarf es, v.a. am Anfang etwas „drastischerer" Maßnahmen, z.B. der Zuführung von 1 Meßlöffel/Esslöffel Lactulose (Achtung: kann blähen), evtl. versetzt mit einigen Tropfen Laxoberal ®, auch hier muss man sich an die richtige Dosis „herantasten".

- selten nötig verhilft morgens nüchtern 1-3 (gehäufte) Teelöffel Bittersalz in 250-300 ml warmem Wasser sofort nüchtern getrunken zu einem guten Abführergebnis ohne im Gedärm zu reißen.

- **Hautpflege:** Feuchtigkeit auf der Haut führt zu deren Irritation, gesteigert wird die Irritation, wenn es sich um Feuchtigkeit von Ausscheidungsprodukten wie Urin oder Stuhl handelt. Luftdurchlässige Vorlagen oder Inkontinenzhosen bieten ein feucht-warmes Milieu, in dem sich Bakterien gut vermehren können. Hautinfektionen und Dekubitus können so entstehen. Häufiger Wechsel, Hautreinigung mit sanften Pflegemitteln und gute Intimhygiene sind hier unabdingbar. Unter Umständen muss mehrmals täglich mit lauwarmem Wasser abgeduscht und anschließend vorsichtig getrocknet werden (Tupfen, Föhnen). Je nach Empfehlung ist eine fetthaltige Creme (z.B. Linolafett ®) oder Heil-Salbe (z.B. Mirfulan®) aufzutragen.

- **Starkes Übergewicht und chronische Verstopfung sind Risikofaktoren,** die über eine Veränderung des Bauchrauminnendruckes oder die Anwendung einer Bauchpresse bei der Entleerung eine negative Auswirkung auf den Beckenboden und die Lage der Organe haben (können). Eine entsprechende Ernährungsberatung und ballaststoffreiche Ernährung in Kombination mit ausreichend Bewegung sind sinnvoll.

- Bei einer **Neigung zu Harnwegsinfekten** ist hinsichtlich der Flüssigkeitsaufnahme für eine ausreichende Trinkmenge zu sorgen (2 l tgl.). Neben Östrogenen lokal kann die Verabreichung von Döderlein-Bakterien (z. B. Vagiflor®) sinnvoll sein. Wir werden das bei der Entlassungsuntersuchung mit Ihnen besprechen. Auch empfehlen wir hier die tägliche Einnahme von 2 x 400 mg Cranberryextrakt in Kapselform, ergänzt durch 1 x 500 mg oder 2 x 200 mg Vitamin C (oral).

- Bei bestimmten Formen der Inkontinenz kann ein sog. **Toilettentraining** sinnvoll sein, ggf. ergänzt durch ein „Miktionsprotokoll". Hier werden zu- und ausgeführte Flüssigkeitsmengen sowie die Uhrzeit notiert und es werden unwillkürliche Entleerungen protokolliert (mit Uhrzeit und ungefährer Menge [Tröpfchen, Schwall, Blase ausgelaufen]). Anhand des Bogens kann dann das anzustrebende Miktionsintervall festgelegt werden. Die Erfolgskontrolle ist wiederum das Miktionsprotokoll. Ziel wäre eine Verlängerung der Miktionsintervalle.

- Wenn Sie vor der OP **Vitamin A und Vitamin D** verordnet bekommen haben, nehmen Sie es bitte wie besprochen weiter ein:
- Vitamin D3 [z.B. Vitamin D3 Köhler 2000 IE 120 St. (PZN 1000 50 79) 1-0-0] und
- Vitamin-A [z.B. Vitamin A-Saar 100 Kapseln N3 (PZN 0415 23 91) 1-0-0].

- Wir haben die Erfahrung gemacht, dass viele Frauen aus ganz unterschiedlichen Gründen Probleme damit haben, sich an die „10-kg-Grenze" zu halten. Beruf und Sport sind die häufigsten, Nachlässigkeit steht aber in der „Hitliste" hier auch sehr weit oben!
Sollte es hier einen Bedarf geben, weil es Arbeit, Sport oder Alltagsverhalten gebieten, dann sind die Operationsergebnisse durch das **postoperative belastungsadaptierte Tragen eines Tampons,** in der Regel empfehlen wir hier Contam ® sehr viel nachhaltiger zu schützen. Sprechen Sie uns also hier im Rahmen des Entlassungsgespräches an. Der betreuende Frauenarzt (oder wir) können Ihnen nach 6 Wochen dann die entsprechende Größe „anpassen", die Handhabung erklären und diese verordnen. Mehr zu Contam ® finden Sie auch in Kapitel 11.4.

Die Tampons („klassische" Form oder Würfel, es gibt sie auch individuell größenangepasst) entweder mit Oestrogynaedron 0,5mg - Creme (Wirkstoff: Estriol) oder mit z.B. Dexpanthenolcreme [Bepanthen®] einführen (je nach Verordnung). *Vor der Erstverwendung Tampon aus der Packung nehmen und unter fließendem warmen Wasser aufweichen, dann gut ausdrücken (Küchenpapier!).* Dann erst Creme auftragen.

Die Tampons können jeweils ca. 5-8 Tage verwendet werden. Tagsüber kann man die Tampons, wenn man den Eindruck hat, sie hätten sich mit Urin voll gesaugt, immer mal wieder mit fließendem Wasser auswaschen und mit etwas Bepanthencreme dann wieder einführen. Am Abend werden die Tampons mit heißem Wasser ausgewaschen (ohne Zusatz von Wasch- oder Desinfektionsmitteln), ausgedrückt und anschließend in ausgedrücktem Zustand in ein kleines Gefäß mit Essigwasser (pro 50 ml Wasser mit einem (größeren) Esslöffel Essig) gehalten. Nachdem der Tampon sich voll gesaugt hat, wird er herausgenommen, ausgedrückt und bis zum übernächsten Tag zum Trocknen bei Seite gelegt. Am nächsten Tag ist der andere Tampon an der Reihe. Dann erst wieder der vorhergehende. Diese Strategie ist wichtig, solange Sie nur im Besitz der „Probetampons" sind. Haben Sie Ihre Packung mit 10-20 Tampons erhalten, dann waschen Sie den Tampon nach dem Herausnehmen einfach heiß durch, legen ihn an luftigem Ort zum Trocknen, sammeln auf diese Weise eine gewisse Anzahl Tampons, die Sie dann in einem Wäschenetzchen bei 60° mitwaschen und anschließen zum Trocken aufhängen. Vor der nächsten Anwendung behandeln, als wäre der Tampon neu.

In der Regel wird der Tampon tagsüber getragen, eventuell empfehlen wir auch das Tragen in der Nacht. Im Verlaufe von 24 Stunden sollten dabei Tragzeiten von über 16-18 Stunden nicht überschritten werden (6-8 Stunden „Tamponpause").

• Bisweilen bedarf es der Verschreibung von **hormonfreien Vaginalovula** bei z. B. Scheidentrockenheit. Wir verordnen hier

RP: 0,6 g Oleum Calendulae; 12.500 I.E. Vitamin D3; Neutralöl; Adeps solidus q.s. XXIV Ovula ad 2 g oder in etwas anderer Rezeptur als mittels Applikator zu verabreichender Salbe

Diese sollten Sie 3 x wöchentlich nachts einführen. Die Verordnung kann wiederholt, die Dosis ggf. auch auf 2 Mal pro Woche reduziert werden. Auch wenn es den Apotheker nicht glücklich macht, grundsätzlich muss jede Apotheke ein solches Rezept beliefern, es kann aber ein paar Tage dauern!

• Manchmal benötigt die Blase nach einer Operation ein wenig „Motivation", sich ausreichend restharnfrei zu entleeren. Die Verabreichung eines **„Cholinergikums" [Ubretid®**, Myocholine®] kann Ihnen empfohlen werden. In aller Regel kontrollieren Sie die Restharnwerte dann ja über einen liegenden Bauchkatheter (SPK), in dessen Handhabung und Pflege Sie während des stationären Aufenthaltes unterwiesen wurden. Eine wöchentliche Meldung der Restharnwerte ist dann sinnvoll. Sind diese in einem akzeptablen Rahmen (um die 100 ml und darunter, keine nennenswerten „Ausreißer" nach oben mehr), dann wird das Ubretid ® 5mg ausgeschlichen. Auf keinen Fall sollte man es abrupt absetzen

	morgens (8 Uhr)	mittags (14 Uhr)	abends
Tag 1-4	1	1	0
Tag 5-7	1	½	0
Tag 8-10	½	½	0
Tag 11-13	½	0	0

18.4 Stufenaufklärung

Wenn Sie das Vorausgehende studiert haben, dann sollte Ihnen bewusst geworden sein, dass es in der Urogynäkologie kaum Fälle geben dürfte, die das unmittelbare Aussprechen einer Operationsempfehlung erfordern. In den meisten Fällen bedarf es einer „Vorbehandlung", über dessen Umfang man sich im Rahmen des/der ersten Kontakte austauschen muss. Die meisten Frauen sind auch sehr motiviert und durchaus erfreut zu hören, dass es Alternativen zur Operation gibt, von denen Sie vielleicht vorher noch nichts gehört/gewusst haben (eine Motivation für mich Ihnen dieses Buch zur Verfügung zu stellen), andere haben mit einer vielleicht nur unglücklich gewählten konservativen Behandlungsform schlechte Erfahrungen und sind nur schwer davon zu überzeugen, noch einmal vor einer Operation etwas anderes zu versuchen. Bei manchen Frauen „verbietet" sich eine zeitnahe Operation aufgrund ungünstiger lokaler Verhältnisse (Östrogenisierung der Scheide, Muskelstatus), bisweilen ist sie auch kontraindiziert (Scheidenentzündung, Blasenentzündung).
Ganz selten treffen wir auf Frauen, die (oftmals durch den Eindruck, den ihnen ihre vorangegangenen Arztkontakte vermittelt haben) sich auf keine konservativen Behandlungsoptionen/-versuche einlassen wollen und die Operation „fordern". Gerade in diesen Fällen bedarf es einer sehr umfassenden und deutlichen Aufklärung, um zu vermeiden, dass im Falle auftretender Komplikationen oder auch nur Nebenwirkungen des Eingriffs das Argument ins Feld geführt wird: „Hätte ich das vorher gewusst, dann hätte ich mich doch niemals operieren lassen, so schlimm war meine Erkrankung ja gar nicht".
Der Regelfall allerdings wird sein, dass Sie auf Ihrem Weg durch den Urogynäkologen begleitet werden und man sich, läuft die Behandlung tatsächlich einmal auf eine Operation hinaus, im Vorfeld dieser Behandlungsform durch entsprechende Aufklärung in „Stufen" nähert.
Wir verfahren oft so, dass wir als aller erstes die grundsätzlichen Optionen der operativen Behandlung durchsprechen, damit die Patientin sich Gedanken darüber machen kann, ob sie – falls zur Auswahl stehend – netzfrei oder netzunterstützt operiert werden möchte. Dazu haben wir einen Bogen entwickelt mit dessen Hilfe die in Frage kommenden Alternativen erläutert werden können:

Merkblatt zur Operativen Versorgung von Senkungsleiden

Senkungsleiden entstehen durch Defekte der Muskulatur oder Bänder im Bereich des Beckenbodens. Es gibt hierbei verschiedenen Mechanismen der Stabilisierung der Lage der Organe im Becken durch
— muskuläre Kontraktion (das Zusammenziehen der Muskeln) (Abb. 1)
— ligamentäre Fixierung (Bandapparat des Beckenbodens) (Abb. 2) und
— einen Klappenventilmechanismus auf der Levatorplatte (dem großen Beckenbodenmuskel) (Abb. 3)
Man unterscheidet man bei den unterschiedlichen Fixierungsdefekten unterschiedliche Krankheitsbilder: Senkung bis hin zur Maximalvariante, dem Vorfall und Inkontinenz.

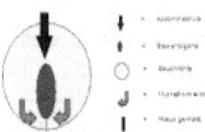

Abb. 1: Lagestabilisierung durch Muskelarbeit

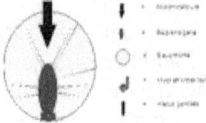

Abb. 2: Lagestabilisierung durch Bänder

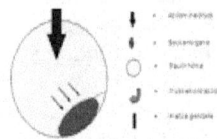

Abb. 3: Lagestabilisierung durch Andruck an den Beckenbodenmuskel

Entscheidend für die Entwicklung eines Deszensus ist der Druck, der auf den Beckenboden einwirkt. Ungünstig wirken sich also zusätzliche, mit intraabdomineller Druckerhöhung einhergehende Erkrankungen aus (z.B. chronisch-obstruktive Lungenerkrankungen/Asthma, Adipositas mit Fehlhaltung der Wirbelsäule).

Intakte Beckenbodenstrukturen haben neben der strukturellen auch die neuromuskuläre Intaktheit zur Voraussetzung. Eine muskuläre Funktionsstörung kann hierbei durch direkte Schädigung des Muskels hervorgerufen werden. Sicherlich bedeutsamer sind die durch Nervenschädigung hervorgerufenen Funktionsstörungen (Innervationsstörung). Eine solche muskuläre Funktionsstörung bedingt durch Dauerbelastung der Ligamente die Entstehung/das Fortschreiten einer Senkung und Inkontinenz (Belastungs- und Dranginkontinenz).

Dieser Zusammenhang zwischen Muskelfunktion, Bandapparat und Funktion der Beckenorgane ist gleichzeitig die theoretische Basis für die physiotherapeutische Behandlung der weiblichen Beckenbodens. Diese kann konventionell oder aber elektrotherapeutisch unter Einbeziehung des Biofeedback erfolgen. Er ergibt auch den Hintergrund für eine moderne Pessartherapie. Sie ist bereits zu einem Zeitpunkt indiziert, wo die Elastizität des Gewebes eine gewisse Rückbildung der manifestierten (ligamentären) Überdehnung erwarten lässt, nämlich unmittelbar nach der Geburt, sobald der Wochenfluss versiegt ist.

Muskuläre Funktionsstörungen des Beckenbodens durch direkte muskuläre oder indirekte neurogenen Schädigung sind im Rahmen der Entstehung das Senkungsleidens sicherlich bedeutsam, einer chirurgischen Behandlung aber nur in geringem Umfang zugänglich, z. B. durch Ersatz muskulärer Strukturen durch alternative Materialien (Naht, Implantate).
(Neuro-)muskuläre Funktionseinschränkung aber führt zu einer unphysiologischen Belastung der Faszien (Bindegewebsplatten, auf denen die Hohlorgane liegen bzw. die diese in Position halten) und Bänder und damit zu deren sekundärer Schädigung im Sinne einer Überdehnung. Hieraus resultieren Lageveränderung und Funktionsstörung. Es sind vor allem die ligamentären, bindegewebigen Defekte, die der chirurgischen Therapie zugänglich sind.

In diesem Faltblatt erhalten Sie zusätzliche Informationen zu Ihrer Aufklärung für die Operation, denn im Rahmen der operativen Versorgung von Senkungsleiden gibt es mittlerweile mehrere Operationstechniken, die sich u. a. dadurch unterscheiden, dass bei den (klassischen) Techniken allenfalls sich nicht auflösendes Nahtmaterial Verwendung findet, bei den (moderneren) Techniken werden sich zum großen Teil wieder auflösende Kunststoffnetze eingesetzt, die für eine neue Bindegewebsanlagerung in den Räumen sorgen, in denen das natürlich vorkommende Bindegewebe zerstört ist oder fehlt.

Die klassischen Operationstechniken

Die hier vorgestellten Techniken beziehen sich auf die Fixierung bzw. Rekonstruktion der Fixierung von Blase, Enddarm und Scheidenende (mit oder ohne Gebärmutter). Über eine Gebärmutterentfernung ist separat zu entscheiden.

Lateraler Fixierung der Scheide nach Richardson

Die Überdehnung oder der Ausriss der Anbindung der unter der Blase gelegenen Bindegewebsplatte führt zu einer Scheidensenkung und zur Funktionsschwäche der Blase (Drangsymptome sind hier führend). Bei dieser Operation gilt es, diese Überdehnung rückgängig zu machen bzw. den Riss zu verschließen/überbrücken. Dafür werden Fäden verwendet, die sich nicht auflösen.

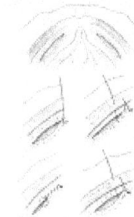

Lateraler Defekt – von abdominal gesehen und vier verschiedene Möglichkeiten den Defekt zu verschließen:
Arcus tendineus des Levators (a)
Fortlaufende Naht dieser Strukturen (b)
Fixierung der endopelvinen Faszie am Cooper'schen Band (c) oder
Adaptation der Faszie und des Arcus tendineus mit simultaner Fixierung am Cooper'schen Band (d)

Vordere Scheidenplastik

Die Senkung der vorderen Scheidenwand wird häufig hervorgerufen durch eine Schwäche im Gewebspolster zwischen Blase und Scheide und/oder der Scheidenaufhängung seitlich. Die operative Behandlung der durch defektes Bindegewebspolster entstandenen Zystozele besteht im Rahmen der Eingriffe ohne Kunststoffmaterial in einer Raffung vorhandenen Gewebes und dessen Doppelung unter der Blaseraussackung von einem Scheidenschnitt aus (= sog. Vordere (Diaphragma-) Plastik).

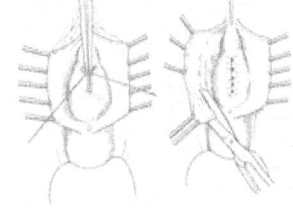

Dieser Eingriff behebt aber in der Regel eine bestehende oder versteckte Harninkontinenz nicht (dauerhaft) und bedarf dann der Ergänzung (z.B. durch eine sog. „Burch-Cowan-OP").

Hintere Scheidendammplastik

Die Senkung der hinteren Scheidenwand in ihrem unteren Anteil lässt sich auf eine vergleichbare Art und Weise beheben. Hier wird das Gewebspolster zwischen Enddarm und Scheide gedoppelt. Zusätzlich wird das nach beiden Seiten auseinandergewichene Gewebe der Beckenbodenmuskulatur über dem Enddarm vereinigt. Dadurch erhält man ein stabiles Polster, das den Druck im Enddarm standhalten kann. Dies führt nach der Operation zu einer engeren Scheide, die aber, wie es auch mit Ihnen abgesprochen werden wird, für Geschlechtsverkehr in der Regel ausreichend weit bleiben kann.

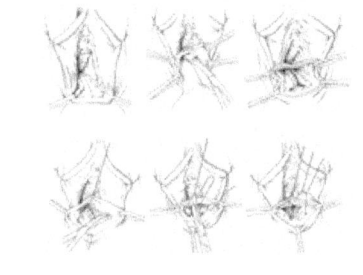

Vaginaefixatio sacrospinalis nach Richter/sacrotuberalis nach Amreich (Amreich-Richter-OP)

Senkt sich auch die Gebärmutter bzw. das Scheidenende (bei bereits entfernter Gebärmutter), so muss für eine neue Verankerung des Scheidenendes gesorgt werden. Dies kann auf vaginalem Weg erfolgen, in dem man das Scheidenende an einem Band im Becken, dem sog. Sakrospinalen oder sakrotuberalen Band annäht. Dieses befindet sich beidseits seitlich des Kreuzbeins und ist recht stabil.

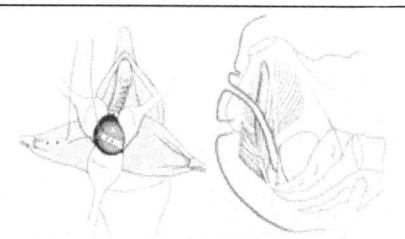

Die Scheidenachse wird bei der einseitigen Fixierung dann etwas nach rechts hinten verlagert.

439

Fadensakrokolpopexie der Scheide/des Gebärmutterhalses (mit/ohne Erhalt der Gebärmutter) *Senkt sich auch die Gebärmutter bzw. das Scheidenende (bei bereits entfernter Gebärmutter), so muss für eine neue Verankerung des Scheidenendes gesorgt werden. Dies kann abdominal geschehen, in dem man das Scheidenende oder den Gebärmutterhals (evtl. nachdem man den oberen Teil der Gebärmutter entfernt hat) mit sich nicht auflösenden Fäden am Kreuzbein fixiert.*	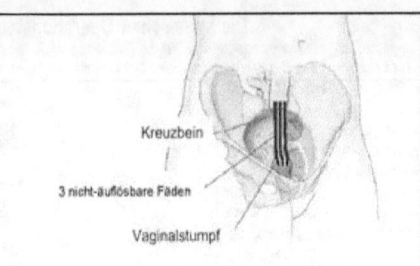
Faszienzügelplastik nach Williams-Richardson Hier werden aus der Bauchwandfaszie (Muskelhaut) 2 nach der Seite hin gestielte Streifen geschnitten und diese im Verlauf der Mutterbänder hinter dem Bauchfell (=retroperitoneal) an den Scheidengrund herangeführt und dort fixiert. Abschließend wird der Fasziendefekt durch Naht verschlossen.	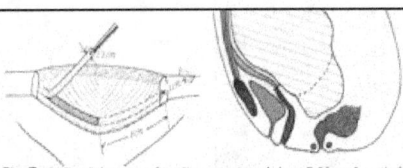 Die Technik wird nur noch selten angewendet, weil hier eine starke Verziehung der Scheidenachse nach vorn und oben erfolgt.
Seltene OP-Formen Obere Reihe: Der Scheidenverschluss nach Labhardt ist ein Eingriff, bei dem die Scheidenhaut bis auf Reste entfernt und der Beckenboden dann anschließend unter den Resten der Scheidenhaut gerafft wird. Nach Nahtverschluss der Scheidenhautreste im Niveau des Scheideneingangs resultiert ein kleines Grübchen unter der Harnröhrenmündung. Untere Reihe: Die Operation nach Neugebauer-LeFort beinhaltet ein Einnähen der erhaltenen Gebärmutter in eine Manschette, die aus den Rändern einer speziell angefertigten Umschneidungsfigur der Scheidenhaut gebildet werden kann. Problematisch ist dieser Eingriff allerdings, weil man in der Folge die Gebärmutter nicht mehr erreichen kann und im Falle eines sich entwickelnden Gebärmutterhöhlenkrebses keine Möglichkeit der (Früh-)diagnose durch eine sich zeigende vaginale Blutung hat, die man dann auch nicht mehr durch eine einfache Ausschabung abklären könnte.	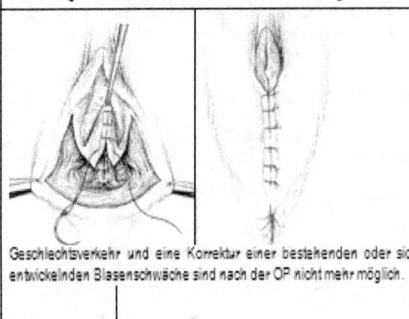 Geschlechtsverkehr und eine Korrektur einer bestehenden oder sich entwickelnden Blasenschwäche sind nach der OP nicht mehr möglich. 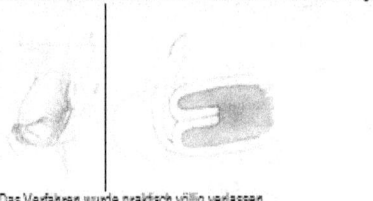 Das Verfahren wurde praktisch völlig verlassen.

Die netzunterstützten Operationstechniken

Auf der Ebene des Bindegewebes (auch Stützgewebe genannt) können wir unter Zuhilfenahme von Implantaten (Kunststoff, Schweinehautkollagen) dessen Defekte schließen, so wie bei einem Bauchwandbruch (z.B. Leistenbruch). Es gilt dabei zu berücksichtigen wo genau diese Defekte liegen und wie die Beziehung zur Scheide und zueinander ist. Daraus ergeben sich mehr oder weniger ausgedehnte Eingriffe. Die herkömmlichen OP-Techniken hingegen verwenden das vorhandene (geschädigte) Gewebe. Damit ist die Haltbarkeit reduziert, die Möglichkeit einer anatomiegerechten Korrektur limitiert und es werden andere (noch intakte) bindegewebige oder muskuläre Strukturen zur Defektdeckung herangezogen und damit in Struktur oder Funktion geschädigt. In der Urogynäkologie werden Implantate seit 1996 zunehmend eingesetzt, weil sich deren Überlegenheit in den rekonstruktiven Möglichkeiten eindeutig gezeigt hat. Spezielle Nebenwirkungen und Risiken gibt es bei der korrekten Anwendung nach dem heutigen Wissensstand nur relativ wenige. Wundheilungsstörungen, wie sie im

Bereich der Scheidenhautnähte durchaus häufiger vorkommen können dazu führen, dass das Kunststoffmaterial an der Oberfläche sichtbar wird (kleine Stacheln, Fäden, Areale von sichtbarem Netzgewebe). Ist der Körper allein nicht in der Lage, dieses Material zu überbauen, muss man gelegentlich mit einem kleinen Zweiteingriff diesen Überstand entfernen und die Scheidenhaut darüber verschließen. Unser Ziel ist die anatomiegerechte (und damit funktionsgerechte) Rekonstruktion der Scheide ohne Achsenverziehung, Verkürzung oder Verengung. Darum schlagen wir Ihnen die Verwendung von Implantaten vor.

Vordere netzunterstützte Zystozelenversorgung Anders als bei der klassischen Form der sog. „vorderen Plastik", bei der ja kein „Plastik" Verwendung fand, wird auf die Raffung des unter der Blasenwand gelegenen Bindegewebes (weitgehend) verzichtet und ein Implantat aus zu großen Teilen sich auflösendem Kunststoffmaterial (chirurgisches Nahtmaterial in entsprechender Verarbeitung zu einem „Netz") zwischen Blasen- und Scheidenwand eingebracht und mit einigen Nähten seitlich fixiert, so dass es dort einwachsen kann.	
Hintere netzunterstützte Rektozelenversorgung Anders als bei der klassischen Form der sog. „hinteren Plastik", wird auf die Raffung des unter der hinteren Scheidenwand gelegenen Bindegewebes (weitgehend) verzichtet und ein Implantat aus zu großen Teilen sich auflösendem Kunststoffmaterial (chirurgisches Nahtmaterial in entsprechender Verarbeitung zu einem „Netz") zwischen Enddarm- und Scheidenwand eingebracht und mit einigen Nähten seitlich fixiert, so dass es dort einwachsen kann. Wichtig ist auch dessen Fixierung dammnah, um Stuhlentleerungsproblemen vorzubeugen.	
Netzunterstützte abdominale Sakrokolpopexie/ Zervikopexie Das Verfahren der Sakropexie wurde schon bei den klassischen Operationen erwähnt. Unterschied hier ist, dass die Blase von der Scheidenvorderwand abpräpariert wird, um in diesen Raum eine Zunge des Netzimplantats einzulegen und mit kleinen Nähten dort zu fixieren. Der hintere Teil wird dann mit den gleichen nicht-auflösenden Fäden, wie wir sie auch bei der klassischen OP verwenden, am Kreuzbein fixiert. Die Fixierung ist flächig und damit stabiler als nur mit 3 Fäden und hebt auch den Blasenboden mit an.	
ATOM-Operation (= „Anterior TransObturator Mesh") Hier unterscheiden wir 3 Formen der Einlage des 4-armigen Netzkörpers mit unterschiedlicher Länge des hinteren Anteils, je nach Art der Verwendung: 1.) 4-Punkt-ATOM: Einlage eines Implantats unter die Blase oder über das Rektum (posteriores „ATOM"), wobei die 4 Armchen durch bzw. um verschiedene Muskelbäuche gestochen, das Netz damit aufgespannt wird und die Rekonstruktion so seinen Halt bekommen. Wichtig ist, dass die Hinterkante des Netzes an einer stabilen Struktur befestigt werden kann. 2.) 6-Punkt-ATOM: fehlt diese stabile Struktur, so wird die Hinterkante mit 2 nicht-auflösbaren Fadenschlingen am Lig. sacrotuberale im Becken hinten fixiert, um eine ausreichende Stabilität zu erzielen (4 Armchen + 2 Fäden = 6 Punkte) 3.) 4-Punkt-Atom-Sakropexie: hier wird ein Netz mit 4 Armchen und einem langen Hinterteil verwendet, das dann in gleicher Technik wie bei der Netzsakropexie (s.o.) am Kreuzbein fixiert werden kann.	

441

Es gilt ferner vorab zu besprechen, ob – im Falle einer noch vorhandenen Gebärmutter – diese überhaupt, teilweise (nur der obere Anteil, der Gebärmutterkörper = suprazervikale Hysterektomie) oder komplett entfernt werden soll (oder muss, z. B. im Falle in der Vergangenheit aufgetretener Krebsvorstufen, wegen der vielleicht auch schon einmal eine sog. Konisation durchgeführt wurde).

Sie wissen dann auch um die Problematik der suprazervikalen Hysterektomie im Zusammenhang mit den daher erforderlichen und empfohlenen weiteren regelmäßigen Zytologiekontrollen (sog. „Krebsabstrich") nach Vorgabe des Frauenarztes und dem nach wie vor bestehenden grundsätzlichen Risiko an einer bösartigen Erkrankung des Gebärmutterhalses erkranken zu können. Wir vermerken dann, ob diese Form der Operation von Ihnen gewünscht wird.

Sie werden auch über das grundsätzlich mögliche Problem der Veränderung der Kontinenzsituation nach dem Senkungseingriff informiert, sowohl in Richtung Verbesserung als auch in Richtung einer Persistenz (bleibt wie es ist) oder Verschlechterung (v.a. bei der sog. lavierten (= durch z.b. Abknicken der Harnröhre verdeckten) Inkontinenz und der sich daraus ggf. ergebenden Notwendigkeit eines Zweiteingriffs (z. B. TVT-Implantation oder Remeex-OP) oder einer medikamentösen oder elektrophysiotherapeutischen Nachbehandlung. Wird eine sog. Kolposuspension nach Cowan empfohlen, dann wissen Sie, dass die eigentlich als Harninkontinenz-OP-Komponente in diesem Eingriff durchgeführten „Cowan"-Nähte bei der moderaten Ausführung, wie wir sie wählen, um (späteren) Miktionsbehinderungen/-störungen vorzubeugen, ggf. auf dem Niveau der Harnröhre nicht ausreichend abdichtende Wirkung entfalten und dass auf dieser Ebene ggf. mit einem zusätzlichen mitturethralen spannungsfreien Band gearbeitet werden muss, dessen isolierte Anwendung jetzt aufgrund der Senkung kontraindiziert ist. Dieses kann aber erst nach 3-4 Monaten entschieden und implantiert werden. In manchen Fällen muss in dieser Phase eine doch störende Harninkontinenz mit anderen Hilfsmitteln (Contam®/Saugvorlagen/Panties) überbrückt werden.

Ebenso erfahren Sie spätestens dann, dass die durch die hintere Senkung kompensierte grenzwertige anale Kontinenzsituation z.b. bei dünner Stuhlqualität oder Meteorismus durch Reduktion der Reservoirkapazität passager oder permanent dekompensieren kann.

In dieser Phase weniger intensiv gehen wir im Gespräch auf die allgemeinen möglichen Komplikationen um einen Eingriff herum ein, die nach Rechtsprechung mittlerweile auch al s Allgemeinwissen vorausgesetzt werden dürfen, im Rahmen der unmittelbar vor der Operation durchgeführten Aufklärung dann aber Erwähnung finden. Weil in diesem Aufklärungsgespräch allerdings noch eine Fülle von Informationen auf Sie „einströmen", haben wir es bei uns z. B. organisatorisch so eingerichtet, dass Sie 4-6 Tage vor dem OP-Tag diese Informationen bekommen, um dann ausreichend Zeit zu haben, sich wirklich für den Eingriff zu entscheiden und diesen auch durchführen zu lassen.

Aufgrund der erhobenen Befunde, Ihrer Vorgeschichte, der körperlichen Belastung, den Ansprüchen an die Belastbarkeit und Haltbarkeit und unter Berücksichtigung der Defektsituation und offensichtlichen Bindegewebsqualität sind bei Ihnen grundsätzlich folgende Eingriffskomponenten denkbar:

Klassische Operationsverfahren	Netzunterstützte Operationsverfahren
▢ Gebärmutterentfernung, komplett	▢ Gebärmutterentfernung, komplett
▢ Gebärmutterkörperentfernung	▢ Gebärmutterkörperentfernung
▢ Eierstockentfernung, vorbeugend	▢ Eierstockentfernung, vorbeugend
▢ Eierstockentfernung bei bek. Befund	▢ Eierstockentfernung bei bek. Befund
▢ Eierstockentfernung, wenn Befund intraoperativ auffällig	▢ Eierstockentfernung, wenn Befund intraoperativ auffällig
▢ Eierstockentfernung auf gar keinen Fall	▢ Eierstockentfernung auf gar keinen Fall
▢ Vordere Scheidenplastik	▢ Anterior mesh repair
▢ Hintere Scheidendammplastik	▢ Posterior mesh repair
▢ Hohe Levatorplastik	▢ 4-Punkt ATOM einfach
▢ Einseitige Vaginaefixation n. Amreich	▢ 6-Punkt-ATOM-Fixierung der Scheide
▢ Beidseitige Vaginaefixation n. Amreich	▢ 4-Punkt-ATOM-unterstützte Sakropexie
▢ Fadensakropexie (Zervix oder Scheide)	▢ Posteriores SerATOM
▢ Richardson-Lateralvaginopexie	▢ Anterior-kraniales transobturatorielles Band (TOT)
▢ Kolposuspension nach Cowan	▢ Klassische Netzsakrokolpopexie
▢ andere:	▢ andere:

Danach folgt die Dokumentation der speziellen Belastungsfaktoren:

□	Ausgeprägter Vorfall (Subtotalprolaps)	□	Ausgedehnte Narbenbildung nach Geburt/Vor-OP
□	voroperiert	□	Bereits vor der OP bestehende Beschwerden beim GV
□	bekanntermaßen schlechtes Bindegewebe	□	Mischcele vorn mit bedeutender seitlicher Fixierungsschwäche
□	Großer Beckenbodenbruch nach Geburt großer Kinder, vag.-op. Entbindung oder aus anderen Gründen	□	Chronische Obstipation
□	Schwere körperliche Arbeit in der Vorgeschichte	□	Stuhlinkontinenz
□	Körperliche Schonung nach der OP nur bedingt einzuhalten	□	Dranginkontinenz der Blase
□	Wunsch nach netzunterstützter OP-Technik	□	Ablehnung vorgeschlagener netzunterstützter Technik(en)

Aus diesem Grund haben wir gemeinsam nach ausführlichen Gesprächen und intensiver Aufklärung (schriftlich und mündlich) als Konsens folgende Eingriffskombination gemeinsam beschlossen:

□	Vordere Scheidenplastik	□	Anterior mesh repair
□	Hintere Scheidendammplastik	□	Posterior mesh repair
□	Hohe Levatorplastik	□	4-Punkt ATOM einfach
□	Einseitige Vaginaefixation n. Amreich	□	6-Punkt-ATOM-Fixierung der Scheide
□	Beidseitige Vaginaefixation n. Amreich	□	4-Punkt-ATOM-unterstützte Sakropexie
□	Fadensakropexie (Zervix oder Scheide)	□	Posteriores SerATOM
□	Richardson-Lateralvaginopexie	□	Anterior-kraniales transobturatorielles Band (TOT)
□	Kolposuspension nach Cowan	□	Klassische Netzsakrokolpopexie
□	Gebärmutterentfernung - gebärmutterhalserhaltend	□	Gebärmutterentfernung - komplett
□	Eierstockentfernung in jedem Fall	□	Eierstockentfernung bei Auffälligkeiten
□	Eierstockentfernung auf gar keinen Fall	□	
□		□	

Ganz generell sind Risiken und Komplikationsmöglichkeiten bei Beckenbodeneingriffen folgende:

- [ ] Thrombosen, Embolie, cardio-pulmonales Versagen/intensivmed. Versorgung, Schutz (Thrombosestrümpfe, Clexaneinjektionen)
- [ ] Blutung, Nachblutung, Hämatom, ggf. Bluttransfusion, (s. Extrabogen)
- [ ] Tachosilanwendung (Blutprodukt), Tabotamp- und Hemopatch-Anwendung (kein Blutprodukt)
- [ ] Hepatitis, HIV, andere (auch bislang nicht bekannte) Infektionen, Partnerinfo
- [ ] Erneute OP (zeitfern), Revision-Operation (zeitnah), Wundheilungs-störung, Infektionen, Abszess, Sepsis => chirurgische Vorstellung und ggf. chirurgische Weiterbehandlung)
- [ ] Sekundäre Wundheilung, Harnwegsinfekt (Katheter), Lungenentzündung
- [ ] begleitende Antibiotikatherapie (prophylaktisch/therapeutisch) mit sekundären Nebenwirkungen (Diarrhoe, Darmentzündung, Darmgangrän)
- [ ] venöse Zugänge (mit Entzündung/Abszess), wiederholte Laborkontrollen
- [ ] Harnblasenverletzung, Darmverletzung, Harnleiterverletzung, Urethraverletzung, Hautverletzung durch Stromanwendung, Nervenverletzungen
- [ ] Sensorischer/motorischer Nervenschaden (v.a. N. obturatorius [im Rahmen der Richardson-Cowan-OP], N. femoralis [Bauchwand-sperrer], Sakralnerven [Sakropexie]) als Lagerungsschäden oder z.b. durch Stromanwendung, Sensibilitätsstörungen, Bewegungsstörung, Lähmungserscheinungen – u.U. von langer Dauer mit Begleitbehand-lung/lebenslang
- [ ] Darmfistel, Blasenscheidenfistel mit Folge-Eingriffen: Laparotomie, Anus praeter, Pigtaileinlage (sog. „innere" Harnleiterschiene), Nephrostoma (Nierenbeckenkatheter durch die Haut im Bereich der Flanke), Harnleiterneuimplantation (sekundäre OP's), Darmnaht, Darmteilentfernung, Blasennaht.
- [ ] Fistelbildungen können hierbei auch auftreten, wenn es in den Geweben präparations-/operationbedingt zu Durchblutungsstörungen der Darm-/Scheiden- oder Blasenwand kommt.
- [ ] Drainagen, Dauerkatheter durch die Harnröhre, Bauchkatheter (SPK) und Tamponade

- Urologische oder neurologische Vorstellung postop. kann erforderlich sein, ggf. Verlegung. In Urologie oder andere Klinik
- Harninkontinenz (HIK), ggf. HIK-OP (sekundär)
- Drang, Harnverhalt und (bleibende) Blasenentleerungsstörung (korrigierbar bei Überkorrektur, ggf. nicht korrigierbar bei Blasennervenschäden -> Selbstkatheterismus, Blasenstoma)
- Senkungsrezidiv, Stuhlinkontinenz, Narbenbruch, (überschießende) Narbenbildung (Keloid)
- Darmpassagestörung (Ileus)
- Schmerzen (auch beim Verkehr – bis hin zu Kohabitationsunfähigkeit), [chronische] Unterbauchnarbe(nschmerz), Verwachsungen (mit sek. Ileus - > chir. OP ggf. erforderlich, sog. Bridenileus u. U. noch nach Jahren).
- Temperaturerhöhung/Fieber, bei Wundheilungsproblemen ggf. Vakuum [VACUSEAL®-]Verband (mit Narkosen zum Wechsel)
- Netzprotrusion/größerer Netzprolaps/Ausfluss [auch nach längerer Zeit erstmals auftretend, u.u. führt das zur Entfernung des gesamten Netzes (u.u. durch nochmalige (umfassendere) OP, wie z.b. auch bei ausgeprägter Narbenbildung (mit Schrumpfung) um den Kunststoff (selten)]

Wir werden natürlich im persönlichen Gespräch diese allgemeinen Risiken aus dem sehr umfänglichen und etwas Angst einflößenden Katalog auf den bei Ihnen individuell geplanten Eingriff eingrenzen und erläutern. Grundsätzlich sehen Sie aber, dass die Entscheidung zur Operation von beiden Seiten nicht einfach zu schnell gefordert und ausgesprochen werden sollte.

Aus diesem Grund haben wir für die „gängigen" Eingriffe das Profil schon im Vorfeld etwas angepasst:

Aufklärungsbogen

Sehr verehrte, liebe Patientin,

Dieser Aufklärungsbogen ergänzt das Aufklärungsgespräch mit dem Arzt und spezifiziert eine Operation, die wir Ihnen aufgrund Ihrer vorliegenden Vorgeschichte und Befunde vorschlagen. Die Entscheidung, eine Operation durchzuführen, sollte von keiner Seite zu leicht genommen werden. Komplikationen können auftreten und obwohl ernste Komplikationen selten sind, können sie bisweilen lebensverändernd oder lebensbedrohlich sein. Es kann auch sein, dass weitere Eingriffe zur Korrektur der Komplikationen benötigt werden. Nutzen und Risiken müssen also gegeneinander abgewogen werden, alternative Behandlungsformen besprochen und die Folgen einer Nicht-Behandlung erläutert werden. Ihre Verantwortung liegt darin sicherzustellen, dass sie die vorgeschlagene Operation verstanden haben und alle Fragen stellen, die Sie zum Verstehen der Operation und damit zu einer Einwilligung in den Eingriff benötigen.

☐ Hiermit willige ich in den Eingriff ein. Ich konnte alle mich interessierenden Fragen in meinem Aufklärungsgespräch mit Dr. _____

stellen. Über besondere Risiken oder andere Besonderheiten, nämlich

_____

_____

_____

_____

wurde ausführlich gesprochen.

☐ Hiermit verweigere ich meine Einwilligung in den Eingriff ein. Ich wurde über die Folgen meines Verhaltens aufgeklärt und habe diese auch verstanden. Insbesondere kamen zur Sprache:

_____

_____

_____

, den _____   _____   _____
       Datum   Unterschrift Ärztin/Arzt   Unterschrift Patientin

Aufklärung retropubisches Band

Bei Ihnen wurde die Diagnose einer Belastungsharninkontinenz gestellt. Ihnen wurden die Behandlungsmöglichkeiten (sowohl konservative als auch operative) erläutert und aufgrund der gesamten Befundkonstellation hat man Ihnen zu einer **Operation**, nämlich der Einlage eines spannungsfreien Kunststoffbandes, geraten. Diese Methode hat für Sie als Patientin viele Vorteile. Die Ergebnisse sind gut (ca. 85% 5-Jahres-Heilungsrate, ca. 8% 5-Jahres-Besserungsrate), die Operation ist kurz (etwa 20 Minuten) und, falls Sie berufstätig sind, die Ausfallzeiten am Arbeitsplatz sind gering.

Die **Band-Operation** wird im allgemeinen unter Kurznarkose (oder selten in einer sog. Spinalanästhesie) durchgeführt. Vor dem Eingriff erhalten Sie ein Antibiotikum über die Vene.

Bei der Operation werden zwei kleine Hautschnitte über dem Schambeinknochen und ein kleiner unter der Harnröhre in der Scheide gemacht. Je nach ausgewähltem Instrumentarium wird ein kleiner Kanal von hier nach beiden Seiten neben der Harnröhre präpariert um hiernach das Spezialgerät mit dem Band von der Scheide hinter dem Beckenknochen nach oben zu den beiden oberen Hautschnittchen zu führen. Das Band bleibt spannungsfrei unter der Harnröhre liegen (daher der Name). Es wirkt dann wie ein Prellbock der die Harnröhre bei Belastungen wie Husten oder Niesen am Tiefertreten hindert und sie dadurch abdichtet. Dies wird während der Operation geprüft, in dem man Sie auffordern wird zu husten.

| Penetration | Blasenspiegelung | Durchleiten des Bandes | Feineinstellung |

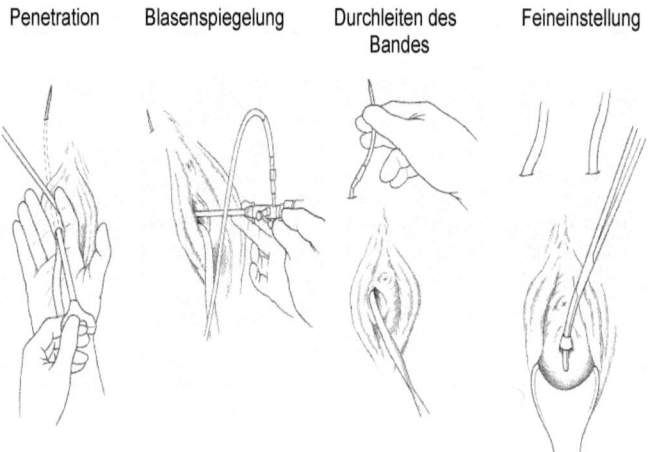

Aufklärung transobturatorisches Band

Die sog. „**Transobturatorielle Schlinge**" wird zur Korrektur von Harninkontinenz eingesetzt. Inkontinenz entsteht unter anderem durch eine Lockerung und/oder Überdehnung des sogenannten „Pubourethralen Bandes", das die Harnröhre am Schambeinknochen fixiert (infolge Schwangerschaft, Belastung, Alter) oft in Kombination mit einer Überdehnung des Scheidengewebes unter der Harnröhre. Dies geschieht unter anderem durch Lockerung der seitlichen Fixierung der Scheide unter der Harnröhre an der Beckenbodenmuskulatur, wo sie sonst verankert ist. Darum fehlt das Gegengewicht zum Zug der Beckenbodenmuskeln nach hinten, die die Harnröhre vor allem bei Belastung (Husten, Niesen, Heben,...) öffnen. Ferner kann die Lockerung der Unterlage (Auflagefläche) der Harnröhre zu einer vorzeitigen Aktivierung des sog. Miktionsreflexes (Miktion = Wasserlassen) führen. Hieraus entstehen Drangsymptome und häufiges Wasserlassen.

Aus diesem Grund bieten wir Ihnen diese Form der „Inkontinenz-Operation" an: Ein Polypropylenband wird durch einen Schnitt in der Mitte der unterhalb der Harnröhre gelegenen Scheide nach beiden Seiten eingeführt, um die Harnröhre herumgeführt und aus den kleinen Einschnitten im Bereich der Schenkelbeuge wieder herausgeleitet. Dieses Band führt zu einer bindegewebigen Reaktion, das als künstliches Band die alten Bänder ersetzt. Der Verlauf des Bandes durch die Bindegewebshülle der Beckenbodenmuskulatur (sog. Pubococcygeus-Muskel) bindet die gelockerte Scheide wieder an, die Vernarbung führt zu einer Straffung. Der Eingriff erfolgt in Allgemeinnarkose oder Spinalanästhesie.

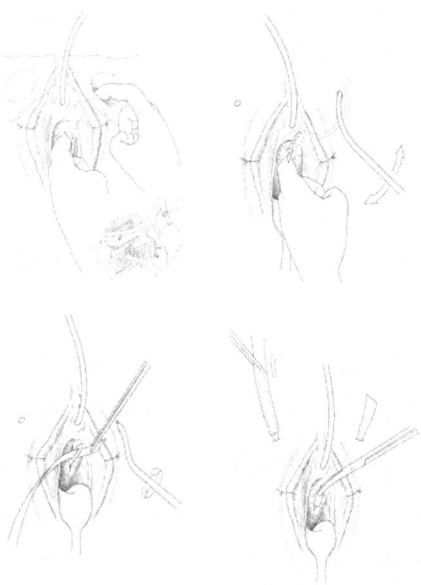

Aufklärung 2-Punkt-fixiertes TVS-Band

Die sog. TVS-Band-OP existiert in 2 Varianten. Sie wird zur Korrektur von Harninkontinenz eingesetzt, bessert gelegentlich auch eine leichte Stuhlinkontinenz. Inkontinenz entsteht unter anderem durch eine Lockerung und/oder Überdehnung des sogenannten „Pubourethralen Bandes", das die Harnröhre am Schambeinknochen fixiert (infolge Schwangerschaft, Belastung, Alter). Darum fehlt das Gegengewicht zum Zug der Beckenbodenmuskeln nach hinten, die die Harnröhre vor allem bei Belastung (Husten, Niesen, Heben,...) öffnen. Ferner kann die Lockerung der Unterlage (Auflagefläche) der Harnröhre zu einer vorzeitigen Aktivierung des sog. Miktionsreflexes (Miktion = Wasserlassen) führen. Hieraus entstehen Drangsymptome und häufiges Wasserlassen.

Aus diesem Grund bieten wir Ihnen diese spezielle Form der „Inkontinenz-Operation" an:

Die sog. **„paraurethrale"** TVS (transvaginale Schlinge) wird über zwei kleine Schnitte neben der Harnröhre in der Scheide und zwei kleine Schnitte im Bereich des Schamhügels durchgeführt. Zusätzlich zur „einfachen" Bandoperation wird die Scheide unter der Harnröhre gestrafft und ggf. der Harnröhrenausgang neu in der Mittellinie fixiert (durch Kürzung eines kleinen Bandes neben der Harnröhre).

Auch hier wird ein Proleneband eingeführt, unten um die Harnröhre herumgeführt und aus den kleinen Einschnitten im Bereich des Schamhügels wieder herausgeleitet. Dieses Band führt zu einer bindegewebigen Reaktion, das als künstliches Band die alten Bänder ersetzt. Bei der „paraurethralen" Technik wird also **zusätzlich** das sog. extraurethrale Band gerafft und die unter der Harnröhre gelegene Scheide gestrafft und dabei an die vordere/obere Beckenbodenmuskulatur (sog. Pubococcygeus-Muskel) angenäht. Der Eingriff erfolgt in der Regel in Allgemeinnarkose oder Spinalanästhesie.

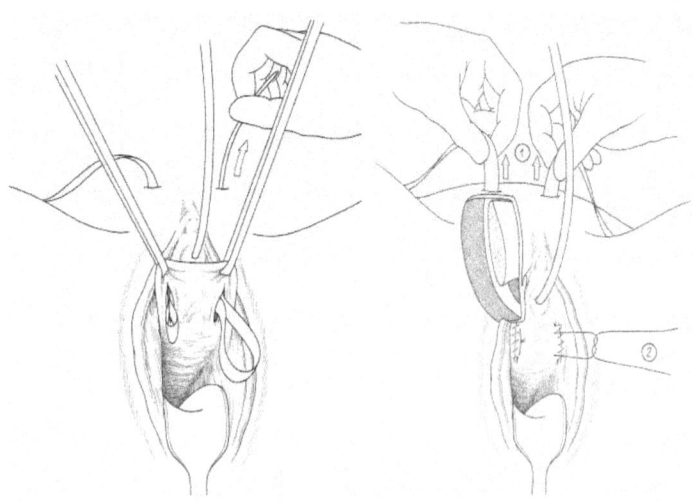

Aufklärung Remeex-System

Die sog. Remeex-Schlingentechnik wird zur Korrektur von Harninkontinenz eingesetzt. Vor allem in den Fällen, wo wir uns durch Unterstützung der Blasenhalsregion einen Vorteil erhoffen gegenüber den sonst gebräuchlichen Techniken der z.B. spannungsfreien Schlingen oder der blasenhalsanhebenden Bauchoperation (sog. Burch-OP) setzen wir dieses schonende Verfahren ein. Oftmals erscheint dieses Verfahren auch nach mehreren Vor-Operationen günstig, weil es den Vorteil der Nachadjustierbarkeit bietet, etwas, was kein anderes System in diesem Ausmaß zu bieten vermag.

Der Begriff "Remeex" leitet sich von der längeren spanischen Bezeichnung "REgulación MEcánica EXterna" (Externe Mechanische Regulation) ab und bezeichnet eine minimalinvasive Technik der Inkontinenztherapie mit einem speziellen Implantationsmaterial, welches auch als "Readjustierbare Schlinge" bezeichnet wird. Es handelt sich um ein in Spanien entwickeltes und dort produziertes speziell gestaltetes implantierbares steriles System aus einem die deszendierten Blasenanteile suspendierenden nichtresorbierbaren Kunststoffband, der sogenannten Mitella, beziehungsweise Schlinge (aus Polypropylen), welches mit beidseitig symmetrisch fixierenden Fäden an einem vor der Rectusfaszie positionierten Schloss, dem Varitensor justierbar fixiert wird. Mit dem Varitensor kann die Spannung der fixierenden Garnfäden auch postoperativ durch extrakorporalen Zugriff mit einem sterilisierten Manipulator korrigierend reguliert werden. Der Eingriff erfolgt in Allgemeinnarkose oder Spinalanästhesie (vgl. Abbildungen).

Das System bietet die spätere Möglichkeit einer Korrektur des urethrovesikalen Winkels ohne chirurgischen Eingriff. Wenn innerhalb eines Monats postoperativ die Gewebe wieder abschwellen, setzen sich die Organe definitiv und normale körperliche Aktivitäten sind zulässig. Sollten immer noch Harninkontinenzsymptome vorkommen, könnte eine Korrektur erfolgen. In Lokalanästhesie wird eine kleine Inzision vorgenommen wo sich die Remeex-Prothese befindet. Der externen Schalter wird an den Varitensor mit Hilfe des Entkopplers angekoppelt. Durch Modifizieren des Urethrovesikalwinkels kann man nun bei gefüllter Blase und mit Pressversuchen die Inkontinenz korrigieren. Nach sorgfältiger Diagnostik können solche indizierten Korrekturen auch sehr viel später bei Bedarf vorgenommen werden, zum Beispiel nach körperlichen Veränderungen, Änderungen der körperlichen oder Arbeitsaktivitäten oder anderer Modifizierungen im Laufe des Lebens.

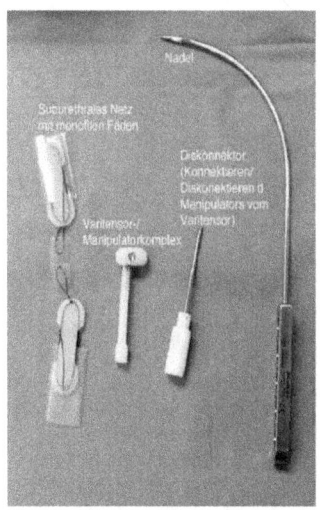

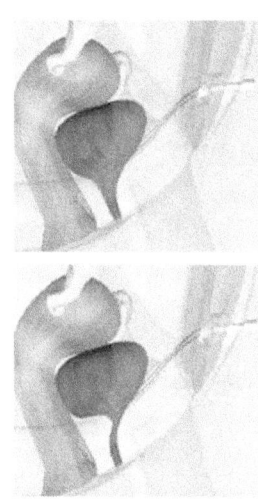

Aufklärung infracoccygeales TVS-Band

Die sog. „infracoccygeale SAKROPEXIE" ist ein Eingriff, bei dem eine Enterozele behoben werden soll oder ein schlecht fixierter Scheidengrund (mit oder ohne Gebärmutter) fixiert werden soll. Die sog. Enterozele entsteht, wenn die Bänder (z.B. nach Entfernung der Gebärmutter oder durch Belastung, Gewicht,...) erschlaffen und sich ein Bruchsack des Bauchfells nach unten schiebt. Dieser drückt das Ende der Scheide oder die Scheidenwand hinten vor sich her nach unten und schließlich bis vor den Scheideneingang. Im Bruchsack liegen zumeist Dünndarmschlingen. Der gleiche Mechanismus wirkt bei der Senkung des Scheidengrundes, wenn das Scheidenende nicht mehr ausreichend fixiert ist (nach Gebärmutterentfernung, infolge Belastung,...). Um diesen Defekt zu reparieren wird ein Kunststoffband in der Nähe der Steißbeinspitze eingebracht, neben dem Enddarm zur Enterozele herangeführt und an der Gegenseite wieder zurück nach außen gebracht. Dieses Band wird an die Überreste der im Becken verbliebenen Bänder fixiert. Die Bindegewebsreaktion des Körpers um das Band verstärkt es und ersetzt damit die körpereigenen Bandstrukturen. Eine Scheidentamponade und ein Katheter sind nur für maximal einige Stunden nach dem Eingriff erforderlich.

Abb.1: Weg des Instruments von der Inzision im Bereich des Gesäßes um den Beckenbodenmuskel herum bis heran an den Scheidengrund der fixiert werden soll

Abb.2: Das am Scheidengrundgewebe fixierte Band vor Verschluss der Scheidenwunde

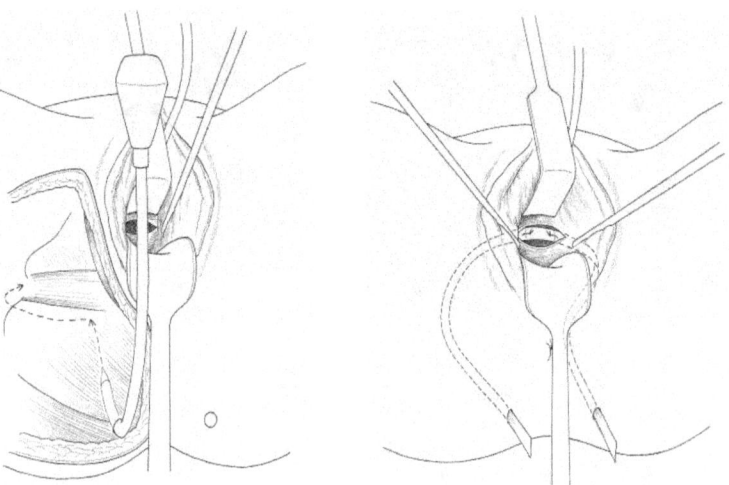

Aufklärung Netzanwendung allgemein

Sie leiden unter einer Senkung, die behoben werden soll. Das Wesen des Senkungsleidens liegt in der Kombination verschiedener den Beckenboden schädigenden Faktoren: schlechtes Bindegewebe, abgelaufene Schwangerschaften und Geburten, körperliche Belastung,.... Dabei sind Muskulatur und Bindegewebe betroffen. Die Muskulatur kann operativ nicht ersetzt werden. Auf der Ebene des Bindegewebes (auch **Stütz**gewebe genannt) können wir unter Zuhilfenahme von Implantaten (Kunststoff, Schweinehautkollagen) dessen Defekte schließen, so wie bei einem Bauchwandbruch (z.B. Leistenbruch). Es gilt dabei zu berücksichtigen wo genau diese Defekte liegen und wie die Beziehung zur Scheide und zueinander ist. Daraus ergeben sich mehr oder weniger ausgedehnte Eingriffe. Die herkömmlichen OP-Techniken hingegen verwenden das vorhandene (geschädigte) Gewebe. Damit ist die Haltbarkeit reduziert, die Möglichkeit einer anatomiegerechten Korrektur limitiert und es werden andere (noch intakte) bindegewebige oder muskuläre Strukturen zur Defektdeckung herangezogen und damit in Struktur oder Funktion geschädigt. In der Urogynäkologie werden Implantate seit 1996 zunehmend eingesetzt, weil sich deren Überlegenheit in den rekonstruktiven Möglichkeiten eindeutig gezeigt hat. Spezielle Nebenwirkungen und Risiken gibt es bei der korrekten Anwendung nach dem heutigen Wissensstand kaum. Wundheilungsstörungen, wie sie im Bereich der Scheidenhautnähte durchaus häufiger vorkommen können dazu führen, dass das Kunststoffmaterial an der Oberfläche sichtbar wird (kleine Stacheln, Fäden, Areale von sichtbarem Netzgewebe). Ist der Körper allein nicht in der Lage, dieses Material zu überbauen muss man gelegentlich mit einem kleinen Zweiteingriff diesen Überstand entfernen und die Scheidenhaut darüber verschließen. Hierbei sind die Bioimplantate aus Schweinehautkollagen eindeutig überlegen, die Rate an Eingriffen, die das Implantat decken müssen ist praktisch gleich Null, es wird vom Körper überhäutet, da es mit Gefäßen durchbaut wird. Leider steht dieses Produkt nicht für alle Ausprägungsgrade des Senkungsleidens zur Verfügung. Unser Ziel ist die anatomiegerechte (und damit funktionsgerechte) Rekonstruktion der Scheide ohne Achsenverziehung, Verkürzung oder Verengung. Darum schlagen wir Ihnen die Verwendung von Implantaten vor.

Vorderes Implantat   hinteres Implantat   Komplexe Rekonstruktion mit
                                                    Bauchschnitt

Aufklärung vordere SerATOM-Technik

Bei der ATOM-Technik (A = anterior [dt.: vordere]; TO = transobturatorielles [dt.: durch das „Verschlossene Loch" im Beckenskelett hindurch]; M = mesh [dt.: Netz]) handelt es sich um ein in Rüdesheim durch Dr. Fischer entwickeltes OP-Verfahren, bei dem mit einem speziellen Instrument (s. Abbildung) ein spezielles Netzimplantat mit 2 Bändern unter die Harnblase gelegt und mit Hilfe dieser Bänder befestigt wird.

Dabei laufen diese Bänder durch das „Foramen obturatum (s.o.), und zwar an zwei verschiedenen Stellen, einmal vorn unter dem sog. Blasenhals, der Region, wo die Blase in die Harnröhre übergeht und einmal weiter in der Tiefe des Beckens, dort wo der Beckenbodenmuskel in der Tiefe endet. Dadurch erfährt das mit Hilfe dieser Bändchen aufgespannte Netzimplantat eine Festigung ähnlich der Fixierung einer Hängematte zwischen 4 Bäumen. Die Blase liegt dann in dieser Hängematte, die Scheidenhaut heilt darunter wieder zu, das Netzgewebe wird mit Bindegewebe umbaut und gibt der Blase so einen dynamischen Halt ohne Möglichkeit wieder tieferzutreten. Allerdings kann es in der Folge (nicht infolge!!) der Operation zu einer Senkung der Scheide an anderer Stelle kommen, insbesondere, wenn dort noch keine Fixierung stattgefunden hat.

Eine gleichzeitig bestehende Harninkontinenz kann sich bei einer solchen Senkungsoperation ganz allgemein verbessern, verschlechtern oder gleich bleiben. Dies ist nicht sicher vorhersehbar. Daraus kann u. U. auch die Notwendigkeit eines Zweiteingriffs zur Abdichtung der Blase resultieren.

Oftmals wird dieser Eingriff auch zusammen mit anderen stabilisierenden Operationen durchgeführt, hierfür erhalten Sie separate Aufklärungsbögen.

Diese neue Technik der Fixierung garantiert eine spannungsfreie Lagerung der Blase. Darum sind auch Störungen der Beckenbodenfunktion nach diesen Eingriffen selten. Gelegentlich muss, wenn die Spontanmiktion nicht in die Gänge kommt nach diesem Eingriff ein Blasenkatheter durch die Bauchdecke zum Blasentraining gelegt werden. Dies geschieht bei voller Blase in örtlicher Betäubung und ist nicht schmerzhaft. Danach kann die Blase bei freier Harnröhre trainiert werden.

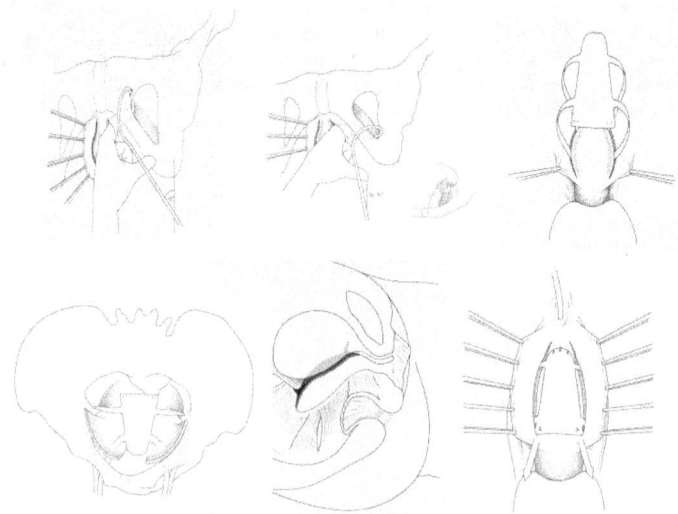

Operationsablauf in Schritten bei der ATOM-Implantation

Aufklärung hintere SerATOM-Technik

Die sog. „infracoccygeale SAKROPEXIE" ist ein Eingriff, bei dem eine Enterozele behoben werden soll. Diese entsteht, wenn die Bänder z. B. nach Entfernung der Gebärmutter erschlaffen und sich ein Bruchsack des Bauchfells nach unten schiebt. Dieser drückt das Ende der Scheide oder meist die Scheidenwand hinten vor sich her nach unten und schließlich bis vor den Scheideneingang. Im Bruchsack liegen zumeist Dünndarmschlingen. Oftmals besteht dazu auch eine sog. Rektozele, eine Aussackung des Mastdarmes, die unter Umständen die normale Stuhlentleerung verzögern oder stören kann. Beide können die Blasenfunktion beeinträchtigen (Druck, Zug). Um diesen Defekt zu reparieren wird auf jeder Seite vom Gesäß her ein Kunststoffband des für diesen Eingriff vorgesehenen Implantats (SerATOM®) in der Nähe der Steißbeinspitze eingebracht (1) und neben dem Enddarm zur Enterozele herangeführt. Die Bindegewebsreaktion des Körpers um das Band verstärkt es und ersetzt damit die körpereigenen Bandstrukturen. An dem Band ein Kunststoffkörper (Netz) fixiert (2), der das Gewebepolster zwischen Scheide und Darm verstärkt und damit einem Wiederauftreten des Senkungszustandes entgegenwirken kann. Dieses Netz wird dann an der Beckenbodenmuskulatur und am Damm befestigt (3). Alternativ zu dieser Nahtfixierung kann auch der am Netz fixierte untere Arm beidseits zur Fixierung ausgeleitet werden.

1

2

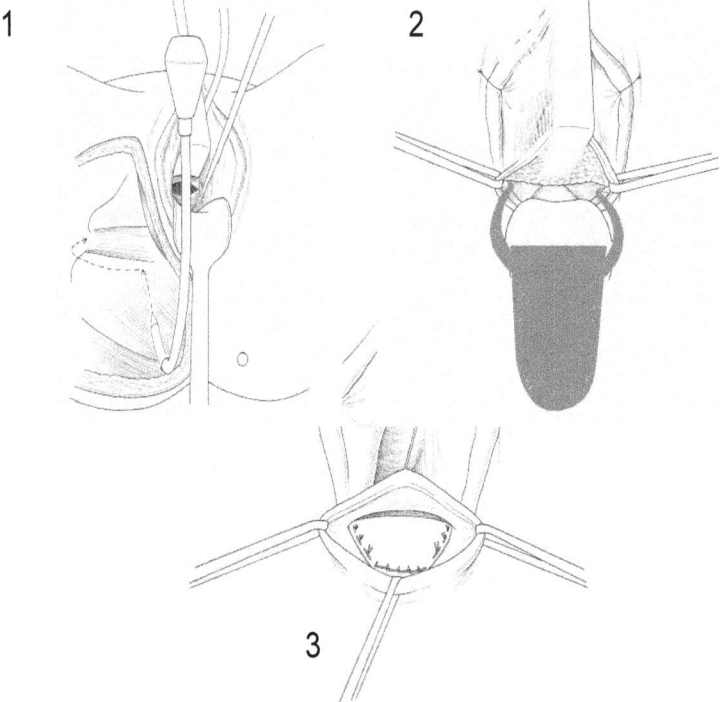

3

Praktischer Ablauf:

Aufklärung

Die Aufklärung erfolgt in der Regel im Rahmen der sog. „prästationären" Aufnahme im Zusammenhang mit Blutentnahme und Vorstellung beim Narkosearzt. Dieser entscheidet, ob weitere Befunde angefordert werden müssen, z.B. EKG oder Lungenröntgenaufnahme. Sie ist zeitlich getrennt von der eigentlichen Aufnahme zur Operation.

Aufnahme

Sie kommen typischerweise am Morgen des Eingriffs in die Klinik (bitte mit dem Pflegepersonal absprechen). Für Eingriffe am Morgen bleiben Sie bitte ab Mitternacht nüchtern (kein Essen, Trinken, Rauchen), sollte der Eingriff für einen späten Zeitpunkt vorgesehen sein, müssen zwischen letzter Nahrungsaufnahme (incl. Getränke, Rauchen) und der Narkose mindestens 6 Stunden vergangen sein. Das hat der Narkosearzt im Vorfeld mit Ihnen abgesprochen, ebenso wie die Einnahme eventueller narkosevorbereitender Medikamente und die von sonst von Ihnen eingenommenen Medikamenten. ASS und ASS-haltige Medikamente sowie andere blutverdünnende Substanzen sollten wenn möglich 7-10 Tage vor dem Eingriff abgesetzt worden sein. Hier gibt es Ausnahmen, auch das hat der Narkosearzt mit Ihnen abgestimmt. Selten wird schon im Vorfeld des Eingriffs das Spritzen von Clexane® o. ä. erforderlich (vor allem, wenn Sie Marcumar® verordnet bekommen haben oder eines der modernen Gerinnungshemmer). Metformin® (Diabetesmedikament) sollten Sie 3 Tage vorher abgesetzt haben. Bitte weisen Sie uns daraufhin, wenn diese Intervalle nicht eingehalten wurden.

Postoperative Phase

Aus dem Operationstrakt werden Sie meist über einen Aufwachraum der Narkoseabteilung in Ihr Zimmer zurück verlegt. Manchmal möchten Operateur und/oder Narkosearzt, dass Sie etwas intensiver überwacht werden, dann finden Sie sich auf der sog. Intermediate Care Station (IMC) wieder, selten bedarf es einer intensivmedizinischen Überwachung auf der Intensivstation (IST). Sie erhalten in der Regel eine Infusion sowie Mittel gegen Schmerzen. Melden Sie sich beim Pflegepersonal, wenn die vorgesehene Medikation nicht ausreicht. Die Urinausscheidung über den für 24-48 Stunden eingelegten Dauerkatheter wird vom Pflegepersonal überprüft.

An dieses können Sie sich auch wenden, wenn es nach dem Eingriff zu Übelkeit und Erbrechen kommt. Es gibt hiergegen sehr wirksame Medikamente.

Neben Blutdruck, Puls und Temperatur überwacht das Pflegepersonal auch regelmäßig die Vorlagen auf Blutverlust aus dem OP-Gebiet. Wenn Sie wieder richtig wach sind, bietet Ihnen das Personal Getränke an, am Abend des OP-Tages können Sie, sollte keine Übelkeit aufgetreten sein, auch ein leichtes Abendbrot zu sich nehmen.

In den Tagen nach der Operation sollen Sie sich schonen. Auch wenn Sie entlassen worden sind. Heben sollte für 6 Wochen unterbleiben (nicht mehr als 2 kg), danach langsam steigern, jedoch nicht mehr über 15 kg. Duschen ist gestattet, Schwimmen, Sauna und Geschlechtsverkehr sollten unterbleiben bis die Scheidenwunde verheilt ist (3-6 Wochen). Die lokale Östrogengabe (1/2 - 1 mg Estriol 2 x pro Woche) stellt oft eine Dauertherapie dar. Darüber wird mit Ihnen aber vor der Entlassung ausführlich gesprochen.

Der Tag nach dem Eingriff steht im Zeichen der „Mobilisierung". Ansonsten werden wir nicht viel von Ihnen verlangen. Katheter, eventuelle Drainagen und die Tamponade werden bei größeren Eingriffen selten am ersten Tag entfernt, nach den kleineren Eingriffen sehr wohl.

Dann würde nach der Entfernung eines Blasenkatheters meist eine Entleerungskontrolle der Blase (sog. „Restharn") durch Ultraschall vereinbart. Haben Sie eine suprapubischen (Bauch-) Katheter (SPK), dann wird die Ausscheidung hierüber kontrolliert und - meist nach erfolgreichen Abführen am 2. Tag nach der Operation – am 3. postop. Tag mit dem sog. Blasentraining begonnen, das die Pflege mit Ihnen bespricht und begleitet. Ist die Entleerung der Blase restharnarm, wird der SPK entfernt. Dies ist nicht schmerzhaft.

Bisweilen kann es sein, wenn die Blasenentleerung während der ersten Tage noch nicht ausreichend restharnfrei funktioniert, dass Sie mit dem SPK nach Hause gehen. Vor der Entlassung werden Sie in die Pflege und Handhabung des Systems aufgeklärt und es wird mit Ihnen von den Schwestern/Pflegern begleitet geübt. Sie melden dann einmal pro Woche den Restharnstand telefonisch bei uns, damit über Entfernung oder Verbleib entschieden werden kann. Das können dann Haus- oder Frauenarzt machen.

Das Pflegepersonal wacht auch über die Darmfunktion und hilft Ihnen bei der Darmregulation. Benutzen Sie bitte keine Tampons, solange Blutungen oder Ausfluss bestehen. Wir haben ausreichend Vorlagen für Sie vorrätig. Stehen Sie bitte vorsichtig aus dem Sitzen auf oder steigen Sie später nach der Entlassung auch vorsichtig aus dem Auto aus. Während einer körperlichen Belastung sollten die Knie möglichst zusammen bleiben. Das gilt auch für Heben und Hocken. Haben Sie Schwierigkeiten beim Sitzen (wegen der Dammnaht), so können Sie einen Sitzring bekommen. Für zu Hause eignet sich hier ein Kinderschwimmreif sehr gut, die teuren Sitzringe aus dem Sanitätshaus sind nicht besser.

Die Krankschreibung im Falle einer Berufstätigkeit übernimmt der Frauenarzt oder Hausarzt. Soll eine Anschlussheilbehandlung (AHB, Reha) beantragt werden, informieren Sie den uns bitte frühzeitig, möglichst im Rahmen der prästationären Aufnahme. Sie wird nicht immer von dem zuständigen Kostenträger (GKV, LVA oder BfA) genehmigt werden, man kann es aber wenigstens versuchen. Das betrifft natürlich nur die großen Eingriffe.

Beckenbodenanspannung dürfen Sie schon während der stat. Tage versuchen. Ob und ab wann Sie Beckenbodentraining machen sollen/dürfen, besprechen wir vor der Entlassung.

Nachsorge

Wir sehen unsere Patientinnen gerne 4-6 Monate nach dem Eingriff wieder. Hier kann dann z. B. entschieden werden, ob nach Senkungsoperationen z.B. ein weiterer kleiner Eingriff zur Behebung einer Inkontinenz angeschlossen werden muss. Treten Störungen des Wohlbefindens in der Zwischenzeit auf, wenden Sie sich an Ihren Frauenarzt oder (im Notfall) an uns. Informieren Sie uns aber in jedem Fall über solche „Ereignisse". Danach ist häufig eine Nachsorge pro Jahr vorgesehen. Diese Nachsorge ist für alle Beteiligten sehr wichtig und sollte wahrgenommen werden.

Operationsergebnis

Für Erfolg kann natürlich nicht garantiert werden, ebenso wenig wie für ein dauerhaftes OP-Ergebnis. Sollten Sie unzufrieden sein (z.B. auch Schmerzen beim Verkehr nach der OP) würden wir Sie bitten sich an und zu wenden.

Komplikationen

Sie sind selten, doch muss verstanden und akzeptiert werden, dass sie auftreten können. Vieles hier und im Vorfeld geschilderte kann auftreten, das meiste ist zu besprechen, ohne dass es bisher je dazu gekommen ist. Im Folgenden führen wir typische und wichtige Risiken und Komplikationen der bei uns am häufigsten durchgeführten Eingriffe auf. Hier finden Sie die allgemeinen Operationskomplikationen nicht wieder (vgl. Liste weiter oben).

Eingriff	Typische Komplikationen und Risiken
Retropubisches Band	<ul><li>Blasenperforation – daher bei der Operation Blasenspiegelung, denn bliebe sie unerkannt würden daraus wiederkehrende Harnwegsinfekte, blutiger Urin, Blasensteine, Irritationen der Blase (Dranginkontinenz) oder selten auch eine Fistel resultieren</li><li>Hämatom – bedingt durch die „blinde" Passage der Einführnadel durch den Raum hinter dem Beckenknochen kann es zu einer unbeabsichtigten Verletzung von Gefäßen und damit zur Hämatombildung (Bluterguss). Oft hat das keine Konsequenz, manchmal muss man durch einen kleinen Bauchschnitt das Hämatom ausräumen und einen Drainageschlauch einlegen, ganz selten erfordert die Blutung die umgehende Eröffnung des Bauches.</li><li>Überkorrektur – liegt das Band zu straff, dann kann man die Blase nicht restharnarm entleeren. Die Bandstruktur ist aber so, dass man, wenn es nach der Operation auffällt, etwas gelockert werden kann. Damit lässt sich das Problem in der Regel beseitigen. Selten, oder wenn dieses Problem im Zusammenhang mit der Einheilung des Bandes auftritt, muss das Band wieder in der Mitte unter der Harnröhre durchtrennt werden. Daraus folgt nicht zwingend, dass Sie wieder belastungsabhängig Urin verlieren.</li><li>Drangprobleme, durch Bandfehllage, oder Irritation der Blase aus anderen Gründen. Auch dieses Phänomen kann das Banddurchtrennen erforderlich machen.</li><li>Verletzungen der Harnröhre im Zusammenhang mit der Implantation (oder Durchtrennung) sind selten, erfordern aber eine Nahtversorgung der Harnröhre mit Schienung der selben über 7-10 Tage mit einem Dauerkatheter.</li><li>Fistelbildungen können aus unbemerkten Harnröhren- oder Harnblasenverletzungen resultieren, sind selten, benötigen dann aber urologische operative Intervention.</li><li>Unverträglichkeiten sind kaum bekannt.</li><li>Schmerzen nach Implantation (durch Irritation zum Beispiel an der Knochenhaut) können auftreten, evtl. auch nur beim Geschlechtsverkehr, sind aber auch selten.</li><li>Postop. Harnwegsinfekt</li><li>Bleibende Inkontinenz trotz Band</li><li>Spätkomplikationen durch Verrutschen des Bandes (z.B. infolge sich entwickelnder Senkung) mit Drang, Erosion, Harnverhalt, Restharn, rezidivierender Harnwegsinfektion</li></ul>

Eingriff	Typische Komplikationen und Risiken
Tranobtura-torisches Band	• Blasenperforationen sind seltener als beim retropubischen Band, deshalb gehört die Blasenspiegelung auch nicht zum Standardvorgehen beim Eingriff • Hämatome können vorkommen, sind aber insgesamt ebenfalls seltener als beim retropubischen Band • Da das Band sehr knochen(haut)nah eingebracht wird und sehr eng über den neben der Harnröhre gelegenen Winkel zwischen Scheidenvorder- und Seitenwand können hier häufiger Erosionen und Irritationen (Schmerzen in Ruhe, bei Belastung, beim Verkehr) auftreten. Daher wird es auch nur noch selten indiziert • Nicht-optimale Bandlage oder Verrutschen des Bandes in der Zukunft werden etwas häufiger als beim retropubischen Band beobachtet. Auch das war ein Grund für die seltenere Indikationsstellung (s. dort).
Remeex®	• s. retropubisches Band • Besonderheit hier ist die etwas andere Konsistenz des unter der Harnröhre liegenden Netzanteils, die – in Kombination mit den häufiger bereits erfolgten Voroperationen bei den Frauen, bei denen wir Remeex anbieten – es kommt etwas häufiger zu Erosionen als beim einfachen Band und • Die Einlage eines im Fettkörper des Schamhügels verbleibenden Nachstellmechanismus (in Kombination mit dem Manipulator, der nach der Implantation für 3-4 Tage liegen bleibt, bevor er entfernt wird) schaffen eine Eintrittspforte für Keime. Dies kann im Einzelfall zur Kontamination/Infektion/Abszessbildung führen, die es dann im Allgemeinen erforderlich macht, das System zu entfernen (mit entsprechendem Wirkungsverlust). Das Netzchen unter der Harnröhre kann im Regelfall erhalten bleiben, ist aber dann weniger effektiv. Dann muss, nach Ausheilen, der Eingriff nach 3-4 Monaten wiederholt oder eine andere Alternative angeboten werden. • Hämatome im Regulatorlager sind selten. • Ganz selten irritiert das auf der Muskelhaut liegende System den N. ileoinguinalis und verursacht (stechende) Schmerzen, die die Entfernung des Systems nach sich ziehen können. Auch die Irritation des Periosts durch die Nachstellfäden aus Prolene ist denkbar.

Eingriff	Typische Komplikationen und Risiken
Netzimplantate allgemein	• Erosion, (überschießende) Narbenbildung, Granulationspolypenbildung, blutige Sekretion, Ausfluss • Narbenschmerzen, Schmerzen beim Verkehr, Unfähigkeit zu Verkehr infolge Scheidenenge oder Verlust der sexuellen Erregbarkeit/Empfindung im Bereich der Scheide • Verletzung der Nachbarorgane Blase und Enddarm, selten höhergelegene Darmabschnitte mit entsprechenden Komplikationen und Folgeeingriffen • Fistelbildung • Kontinenzstörung (Harn-, Stuhl-, Drang-, Belastungs-inkontinenz
Posteriores Band/SerATOM	Hier verläuft die „blinde" Passage der Einführnadel durch die Fossa ischiorectalis von der Pobacke bis hinauf zur Spina ischiadica. Daraus resultieren die speziellen Komplikationsrisiken • Blutung/Hämatom/Abszess • Verletzung des N. pudendus bzw. Verletzung im Bereich des Plexus sacralis mit entsprechenden Nervenausfällen, die motorisch und/oder sensorisch sein können • Irritation der Levatormuskelkante mit Schmerzen, die ins Bein ausstrahlen • Netzerosionen und Granulationspolypenbildung mit Ausfluss/Schmierblutung/Schmerzen beim Geschlechts-verkehr • Verrutschen des Implantates (auch durch z.B. druckbedingtes Einwandern in den Muskel, dessen Kante ja als Umlenkpunkt fungiert) und dadurch bedingt Netzerosionen und Granulationspolypenbildung mit Aus-fluss/Schmierblutung/Schmerzen beim Geschlechts-verkehr • Stuhlinkontinenz/Stuhlschmieren/Stuhldrang • Inkontinenz für Winde • sehr selten Harninkontinenz
SerATOM in Kombination mit Baucheingriff	alle beim SerATOM aufgeführten Komplikationen Komplikationen, die im Zusammenhang mit der Eröffnung des Bauchraumes stehen (Darmverletzung, Blasenverletzung, Harnleiterverletzung/-verziehung, Hämatome, Verletzung anderer Organe im Bauchraum, Verletzung der großen Gefäße oder Blutung aus dem Kreuzbein, wenn dort Verankerungsfäden gelegt werden Nervenschäden im eigentlichen OP-Gebiet Nervenschäden durch den Bauchsperrer (N. femoralis) Nervenschäden durch die erforderliche Lagerung (N. peronaeus) Wundheilungsproblematik Verwachsungsbauch, chronische (Unter-)Bauchschmerzen Folgeeingriffe

Eingriff	Typische Komplikationen und Risiken
Vorderes SerATOM-Implantat	Hier verläuft die „blinde" Passage der Einführnadel durch die Membrana obturatoria bzw. den vorderen Anteil des M. obturatorius und optimalerweise bei 2 Ärmchen um dessen tiefe (kraniale) Kante. Daraus resultieren die speziellen Komplikationsrisiken • Blutung/Hämatom/Abszess • Verletzung des N. obturatorius mit entsprechenden Nervenausfällen, die motorisch und/oder sensorisch sein können (die das Bein an den Körper ziehenden Muskeln) • Irritation der Muskelkante mit Schmerzen, die ins Bein oder die Leiste ausstrahlen • Netzerosionen und Granulationspolypenbildung mit Ausfluss/Schmierblutung/Schmerzen beim Geschlechtsverkehr • Verrutschen des Implantates (auch durch z.B. druckbedingtes Einwandern in den Muskel, dessen Kante ja als Umlenkpunkt fungiert) und dadurch bedingt Netzerosionen und Granulationspolypenbildung mit Ausfluss/Schmierblutung/Schmerzen beim Geschlechtsverkehr • Harninkontinenz • alle Komplikationsmöglichkeiten des TOT-Bandes • Blasenverletzung/Harnleiterverletzung/-verziehung mit Nierenstau und daraus resultierenden sekundären Maßnahmen, im Maximalfall Harnleiterneuimplantation in die Blase oder Fistelbildung • Überschießende Bindegewebsreaktion auf das Implantat mit bisweilen erheblicher Funktionseinschränkung der Harnblase bis hin zu absoluter Inkontinenz oder schwerer Drangblasenstörung • Verlust der sexuellen Erregbarkeit der Scheide oder Schmerzen durch vaginale Narben oder Verhärtungen infolge des Einheilens des Implantates • Darmverletzungen mit daraus resultierenden Komplikationen (Peritonitis und Folgeeingriffe bis hin zum künstlichen Darmausgang)

461

Eingriff	Typische Komplikationen und Risiken
Richardson-Cowan-OP	• Blutung/Hämatom/Abszess • Verletzung des N. obturatorius mit entsprechenden Nervenausfällen, die motorisch und/oder sensorisch sein können (die das Bein an den Körper ziehenden Muskeln) • Irritation des Nerven (vorbeiziehende Fäden/später Narbe) mit Schmerzen, die ins Bein oder die Leiste ausstrahlen • Fadenerosionen und Granulationspolypenbildung mit Ausfluss/Schmierblutung/Schmerzen beim Geschlechts-verkehr • Rezidiv bzw. durch Bindegewebsschwäche im Bereich der Mittellinie Pulsionszystozele mit Restharnbildung und • Harninkontinenz (Belastungsinkontinenz [bleibt] oder Dranginkontinenz (neu auftretend/verschlimmert) • Blasenverletzung/Harnleiterverletzung/-verziehung mit Nierenstau und daraus resultierenden sekundären Maßnahmen, im Maximalfall Harnleiterneuimplantation in die Blase oder Fistelbildung • Überschießende Bindegewebsreaktion auf das Nahtmaterial mit bisweilen erheblicher Funktionseinschränkung der Harnblase bis hin zu absoluter Inkontinenz oder schwerer Drangblasenstörung • Verlust der sexuellen Erregbarkeit der Scheide oder Schmerzen durch vaginale Narben oder Verhärtungen infolge des Einheilens des Nahtmaterials • Darmverletzungen mit daraus resultierenden Komplikationen (Peritonitis und Folgeeingriffe bis hin zum künstlichen Darmausgang) sind selten aber denkbar • Läsion im Bereich des Plexus sacralis • Erhebliche bis lebensbedrohliche Blutungen aus paravaginalen Venen oder Venen im Bereich des Beckenskeletts, selten Verletzung der Beinvene (V. iliaca externa/femoralis)
Vordere Plastik	Wundheilungsstörung, Granulationspolypenbildung (selten) Blasenfunktionsstörungen (Restharn, Inkontinenz) Fistelbildung Harnleiterverletzung/Verziehung mit Folgeeingriffen Blasenverletzung mit Nahtversorgung/Fistel als Folge Durch Vereinigung des Bindegewebes in der Mittellinie Zug auf die seitliche Fixierung des Bindegewebes am Levatormuskel, dadurch in der Folge (Latenzzeit variiert erheblich) Senkung der gesamten Vorderwand mit Blase/Enterozele als Inhalt und evtl. neuer Operationsnotwendigkeit Schmerzen beim Verkehr durch Scheidenenge Verlust der sexuellen Erregbarkeit Urinverlust beim Geschlechtsverkehr

Eingriff	Typische Komplikationen und Risiken
Amreich-Richter-OP	• Blutung/Hämatom/Abszess • Verletzung des Plexus sacralis/N. pudendus mit entsprechenden Nervenausfällen, die motorisch und/oder sensorisch sein können (Beine/Gesäß/Levator/Schließmuskel) • Irritation des Nerven (vorbeiziehende Fäden/später Narbe) mit Schmerzen, die ins Bein oder ganz selten in die Leiste ausstrahlen • Fadenerosionen und Granulationspolypenbildung mit Ausfluss/Schmierblutung/Schmerzen beim Geschlechtsverkehr • Rezidiv bzw. durch Bindegewebsschwäche im Bereich der Vorderwand als Enterozele oder als Zystozele mit Restharnbildung und • Harninkontinenz (Belastungsinkontinenz [bleibt] oder Dranginkontinenz (neu auftretend/verschlimmert) • Blasenverletzung/Harnleiterverletzung/-verziehung mit Nierenstau und daraus resultierenden sekundären Maßnahmen, im Maximalfall Harnleiterneuimplantation in die Blase oder Fistelbildung • Überschießende Bindegewebsreaktion auf das Nahtmaterial mit bisweilen erheblicher Funktionseinschränkung der Harnblase bis hin zu absoluter Inkontinenz oder schwerer Drangblasenstörung • Verlust der sexuellen Erregbarkeit der Scheide oder Schmerzen durch vaginale Narben oder Verhärtungen infolge des Einheilens des Nahtmaterials • Darmverletzungen mit resultierenden Komplikationen (Peritonitis und Folgeeingriffe bis zum künstlichen Darmausgang) sind selten aber denkbar • Erhebliche bis lebensbedrohliche Blutungen aus paravaginalen/präsakralen Venen oder Venen im Bereich des Beckenskeletts • Stuhlinkontinenz • Ausreißen der Fäden mit Blutung und Rezidiv • Probleme durch Achsenveränderung der Scheide bei einseitiger Operation mit in Folge rel. Verkürzung des zum Geschlechtsverkehr zur Verfügung stehenden Scheidenanteils • bei simultaner Beckenbodenmuskelplastik ⇨ s. d.
Hintere Plastik (sog. Levator-Damm-Plastik)	Wundheilungsstörung, Granulationspolypenbildung (selten) Blasenfunktionsstörungen (Restharn, Inkontinenz), Fistelbildung (Darm), Darmverletzung (Enddarm/Dünndarm) mit Folgeeingriffen, Blasenverletzung mit Nahtversorgung/Fistel als Folge. Durch Vereinigung des Bindegewebes in der Mittellinie Zug auf die seitliche Fixierung des Bindegewebes am Levatormuskel, dadurch in der Folge (Latenzzeit variiert erheblich) erneute Senkung der gesamten Hinterwand mit seltener Rezidivrektozele, häufiger Enterozele als Inhalt und evtl. neuer Operationsnotwendigkeit; Schmerzen beim Verkehr durch Scheidenenge und Verlust der sexuellen Erregbarkeit, Urinverlust beim Geschlechtsverkehr, Stuhlinkontinenz

18.5 Eigenblut- und Transfusionsaufklärung

Das Transfusionsrecht gebietet, dass die Sie vor einer größeren OP,, über die Möglichkeit der Eigenblutspende für den Fall einer erforderlichen Transfusion informiert werden. Damit ist Ihnen die Möglichkeit gegeben, sich für eine solche Bereitstellung zu entscheiden und die nötigen Schritte in die Wege zu leiten.

Für Senkungseingriffe größeren Ausmaßes wird in der Literatur eine Transfusionswahrscheinlichkeit von 10-20% angegeben. Dies entspricht nicht unseren eigenen Erfahrungen, die Häufigkeit liegt hier unter 5%, denn wir sind auf diesem Gebiet der operativen Behandlung sehr erfahren..

Nach unserer Meinung ist die Problematik mit einem, bedingt durch vorangegangene Eigenblutspenden, niedrigen Hämoglobingehalt zur OP anzutreten für die Wundheilung gerade bei den netzunterstützten Techniken nicht zu unterschätzen. Auch ist die Rekonvaleszenz bei niedrigem Ausgangs-Hb eher zögerlicher. Aus diesem Grund raten wir nicht zu einem solchen Vorgehen. Es ist Ihnen allerdings möglich, sich anders zu entscheiden. Daher informieren wir Sie an dieser Stelle. Wir würden Sie, da wir keine Blutbank am Hause haben, in diesem Falle bitten, sich nach einer Klinik umzusehen, die diese Möglichkeit der Eigenblutspende mit Aufarbeitung und Lagerung anbieten kann. Auch können wir die Kosten der Blutaufbereitung und Einlagerung beim Blutspendedienst nicht übernehmen.

Rücktransfusion von Eigenblut ohne zwingende Notwendigkeit (hier gelten die gleichen Regeln wie bei der Gabe von Fremdblut) ist wegen unterschiedlicher Transfusionsreaktionen und möglicher Nebenwirkungen nicht möglich.

Blutet es bei einer OP wirklich erheblich, sind oftmals auch die zwei zu spendenden Erythrozytenkonzentrate nicht ausreichend und Fremdblut muss dennoch gegeben werden. Auch schließt die Eigenblutspende nicht die Gabe von anderen Blutprodukten aus.

Wir empfehlen daher aus unserer Sicht diese Maßnahme für den geplanten Eingriff nicht, weisen aber auf die grundsätzliche Möglichkeit hin.

19 Senkungsleiden, Inkontinenzerkrankung und Übergewicht (Adipositas)

In diesem Kapitel erfahren Sie etwas über die Problematik der Zusammenhänge zwischen (starkem) Übergewicht (BMI > 30) und den Beckenbodenfunktionsstörungen sowie Möglichkeiten der Behandlung.

In der urogynäkologischen Sprechstunde ist Adipositas ein häufiger Begleiter bei Inkontinenz und Senkungsleiden. Sie stellt bekanntermaßen einen erheblichen Risikofaktor bei zahlreichen Gesundheitsstörungen dar, auch in der Urogynäkologie ist sie als solche relevant. So findet sich z.b. bei Jelovsek, dass Adipositas bei vaginalem Geburtsmodus und in höherem Alter ein gesicherter Risikofaktor ist für die Entwicklung eines Genitaldeszensus. Andere Autoren klassifizieren die Adipositas als fördernden Kofaktor in ihrer pathophysiologisch orientierten Einteilung der Risikofaktoren in prädisponierende, auslösende, fördernde und dekompensierende Ereignisse. Ebenfalls fördernd sind hiernach Rauchen, pulmonale Erkrankungen (COPD), Obstipation und eine belastende Freizeit- oder Arbeitsbeschäftigung (häufiges oder schweres Heben). In einem Editorial des International Urogynaecology Journals wird der hohe BMI als Risikofaktor im Zusammenhang mit dem intraabdominellen (auf den Beckenboden wirkenden) Druck hervorgehoben. Je nach Autor steigt das Risiko des Descensus genitalis bei einem BMI >30 kg/m² um bis zu 75 %.

Ebenso wird ein BMI > 30 kg/m² als cut-off-Wert für eine nachhaltig erfolgreiche operative Therapie sowohl der Inkontinenz als auch der Senkung beschrieben. Andererseits stellt der Gewichtsverlust eine wirksame Therapie für die Behandlung der Belastungsinkontinenz dar, selbst wenn nur 5% des Anfangsgewichts verloren werden. Dabei stellt die Adipositas für die Belastungsharninkontinenz einen anerkannten Risikofaktor dar. Auch nimmt mit steigendem BMI das Risiko für die Entwicklung einer symptomatischen Dranginkontinenz (Overactive bladder [OAB]) zu.

19.1 Konservativ vor Operativ!

„Bevor man operativ an die Inkontinenzfälle herangeht, soll man es sich dreimal überlegen" sagte einer der Urväter der Urogynäkologie Prof. W. Stoeckel . Aus diesem Zitat von 1938 sprechen Erfahrung und Weisheit.

Auch wenn heute operativ ganz andere Optionen zur Verfügung stehen, sowohl für die Inkontinenz als auch für das Senkungsleiden, so müssen wir, ausgehend von den Ausführungen in der Einleitung, der konservativen Behandlung größeren Raum einräumen. Es gilt (auch den Leitlinien der AGUB/DGGG folgend :

*   die konservative Therapie der Beckenbodenfunktionsstörung, soweit sie möglich ist, der operativen Behandlung voranzustellen bzw. vorzuziehen
*   die operative Behandlung nur dann anzubieten, wenn sie (aus der Erfahrung heraus/[empirisch-]statistisch untermauert) Aussicht auf Erfolg hat
*   dass eine (operative) Behandlung umso erfolgreicher ist, je geringer der BMI der Patientin ist, bzw. je näher er an den in der Literatur angegebenen Cut-off-Werten von um 27-30 kg/m² liegt.

Betont sei an dieser Stelle nochmals, dass sowohl in der Leitlinie der AGUB zur Inkontinenzbehandlung ausgeführt wird, dass *„die operative Therapie der Belastungsinkontinenz erst nach Ausschöpfen der konservativen Therapie in Betracht gezogen werden sollte"* als auch in der Leitlinie für den Deszensus, die zwar derzeit in Überarbeit ist, bei der aber eine Änderung dieses Paradigmas nicht zu rechnen ist: *„..sollte eine operative Therapie nur bei Symptomen und Leidensdruck erfolgen."* und *„Eine ausführliche Aufklärung der Patientin über abwartendes, konservatives (und operatives) Management ist notwendig"* [.

In die Betrachtung mit einfließen lassen muss man, dass eine Operation nicht zwingend von lebenslanger Haltbarkeit ist. Zu rechnen ist mitunter mit beträchtlichen Nebenwirkungen (Schmerzen, Dyspareunie, erosionsbedingte Probleme bei der Verwendung von nicht-resorbierbarem Nahtmaterial/ Netzen) und mit sekundären Affektionen wie z.b. einer Demaskierung einer larvierten Harninkontinenz mit konsekutiver weiterer operativer Therapie.

Und schließlich kann eine Operation nicht beliebig oft wiederholt werden. Postoperativ müssen die Patientinnen im Hinblick auf körperliche Belastung, Beckenbodenmuskeltraining, sportliche Aktivitäten entsprechend „compliant" sein, um das Ergebnis nicht unnötigen Belastungen auszusetzen und damit zu gefährden (i.S. eines „frühen" Rezidivs).

Die konservative (auch operationsvorbereitende) Behandlung ist in den meisten Fällen multimodal. Zu ihr gehören:

*   Die Optimierung der lokalen Scheidenhautverhältnisse (keine Kolpitis, guter Östrogeneffekt)
*   Die Abstützung des Descensus vaginae (et uteri) z.b. mit Contam®- oder Silikon-Pessaren
*   Die Optimierung der beckenbodenmuskulären Situation (Muskelaufbau, z.B. durch Elektrotherapie, z. B. unter Verwendung der sog. elektrischen muskulären Aktivierung über modulierten mittelfrequenten Strom, Muskelfunktion und deren Einbeziehung in die körperliche Belastung/Aktivität, z.B. durch Biofeedback/konventionelle Physiotherapie)
*   Die Verbesserung der Blasenfunktion durch Verhaltenstraining, niederfrequente Elektrotherapie oder Anticholinergica (bei Drangproblematik)
*   Die Verbesserung der Stuhlregulation bei ODS oder insgesamt beklagter Darmträgheit.

Und letztendlich sollte in das Konzept der multimodalen (konservativen) Behandlung auch die Reduktion des Körpergewichtes gehören, bei all den Frauen, bei denen eine Behandlung indiziert ist und bei der der BMI in einem Bereich jenseits von 27-30 kg/m² liegt.

Generell scheint es so zu sein, dass die konservative Behandlung gegenüber dem Angebot operativer Alternativen häufig zu kurz kommt und dass das Angebot nicht in der von den Vätern und Müttern der Leitlinien aufgenommen Grundidee „konservativ vor operativ" mit Konsequenz und Motivation an die Frauen weiter vermittelt wird. Ferner wird - im Eifer der Rekrutierung operativer Fälle in den Kliniken- der (langwierigen) Reduktion des BMI nicht der ihr gebührende Stellenwert eingeräumt (vgl. Ergebnisse Tabelle 22).

Nr	Alter	Abnahme [kg]	SHIK Monat 0	SHIK Monat 6	UIK Monat 0	UIK Monat 6	Deszensus Monat 0	Deszensus Monat 6	Subjektive Beschwerden Monat 0	Subjektive Beschwerden Monat 6
1	53	17,1	-	-	-	-	post. III.°	idem	ODS, Deszensus drückt massiv	deutlich. weniger ODS (=obstipative Defäkationsstörung) kaum
4	58	21,4	SHIK I.°	regelm. Tröpfchen bei ungünstigen Bewegungen oder Husten/Niesen ohne „Vorankündigung"	key-in-the-look stört besonders imperativer HD deutlich und störend	kaum noch Drangprobleme	Desc. vag. ant. gering klaffende Urethra	idem	key-in-the-look stört besonders imp. HD	kaum
5	58	21,9	I.°	vz. Tröpfchen bei ungünstigen Bewegungen oder Husten/Niesen ohne „Vorankündigung"	Leicht; manchmal Tröpfchen bei key-in-the-look-Problem. Nykturie stört	kaum noch Nykturie	III.° post. I.° ant	idem	Senkung drückt Nykturie	Druck ? (WP 2-3 sitzt jetzt stabil). Nykturie kaum noch
6	60	14,5	I.°-II.°	I.°, aber nur, wenn sie Contam® nicht trägt	Leicht	sporadisch. Drang weg deutlich besser. Verlust nur noch in best. Sit.	post. II.° ant. I.°	idem	Senkung drückt, SHIK I.-II.°	kaum noch, Contam® sitzt jetzt gut
9	62	21,5	Gering	Idem	stark unter Oxyb. 3x5mg weniger	deutlich besser. Verlust nur noch in best. Sit.	HE ant. I.° post. I.°	idem	UIK Gelenke/Bewegung Diabetes fast blind	deutlich besser. Verlust nur noch in best. Sit. Oxybutynin muss weiter genommen werden
10	62	14,6	II.°	I.°	deutlich wg. ODS kein Oxybutynin möglich	deutlich gebessert, nur noch in „stressigen" Situationen	ant. I.° post. II.	idem	ODS und Harndrang dominieren gen. Lymphödem	deutlich gebessert
11	62	21,6	II.°	I.°	deszensus-assoziiert	kein Drang mehr. Trinkmenge normal	vag. ant. et post. I.° uteri I.°	idem	kurze Vorwarnzeit – Trinkmenge gering. Lichen sclerosus Uterus	deutlich gebessert
13	54	9,3	I.° (allenfalls)	bemerkt sie kaum noch	Stark Nykturie 3-4	Drang gebessert. Nykturie nur noch 1(-2x)	ant.: II.° uteri: II.° post.: I.°	idem	myomatosus Übergewicht belastet sie subjektiv	Mobilität durch Montoneurom ?, dann Tumorerkrankung diagn. ? Abbruch ABC-Progr. nach 8 Monaten

Tabelle 22: Symptome und Ergebnisse bei unseren „urogynäkologischen" ABC-Teilnehmerinnen

19.2 Direkte Übergewichtfolgen in der Urogynäkologie

Durch das Übergewicht entstehen einerseits direkte Folgen für das Beckenbodensystem:
- Druckproblematik auf den Beckenboden
  - Blasenreizung
  - Zucker
  - Blutsalze
  - andere Ausscheidungsprodukte

Auf der anderen Seite kommt es im Rahmen der übergewichtassoziierten Folgeerkrankungen
- Diabetes
- Herzinsuffizienz
- Hypertonus

zu Störungen, die rasch auch zu Behinderungen werden können.

Im Rahmen des begleitenden Diabetes führt die Zuckerbelastung der Blase zu deren Reizung und damit zu einer Dranginkontinenzproblematik, die durch die möglicherweise eintretende/bereits eingetretene Neuropathie (Nervenerkrankung)verschlimmert und leider auch sehr behandlungsresistent wird. Bei der Herzinsuffizienz stört die Wasserbelastung der Blase v.a. nachts, wenn durch die horizontale ruhende Lage die Pumpleistung des Herzens endlich ausreicht das am Tag eingelagerte Wasser über die in dieser Position dann auch besser durchbluteten Niere auszuscheiden. Die verabreichten Medikamente tragen hierzu bei. Im Zusammenhang mit dem Bluthochdruck (Hypertonie) kommt es längerfristig zu einer Schädigung der Blasenwandgefäße und damit zu der Reizung, die wir im Kapitel 8.2 beschrieben haben.

Wie Sie von dort wissen ist eine Reizblase gekennzeichnet durch
- häufige Miktion trotz geringer Menge
- starken Harndrang trotz geringer Menge
- unkontrollierbaren Urinverlust.

Erschwerende Faktoren sind hier bereits bestehende oder neu hinzukommende „Abdichtungsprobleme", der Druck durch das Eingeweidepaket von oben auf die Blase und der Druck einer Rekto-/Enterozele von hinten-unten auf die Blase. Durch eine eventuelle Mobilitätsreduktion durch Übergewicht (vielleicht auch in Kombination mit Hüft- oder Knieoperationen oder –problemen) kann dann bei Drang die Toilette nicht ausreichend schnell erreicht werden.

19.2.1 Diabetes mellitus

Diabetes zu haben bedeutet, an einem Insulinmangel zu leiden. Die aus dem Insulinmangel resultierende Glukoseverwertungsstörung steigert die Glukoseausscheidung in den Urin (Harnzucker) und der Drang entsteht durch direkten Reiz des Harns auf die Blasenschleimhaut. Diabetiker haben aber auch bekanntermaßen Gefäßprobleme (allgemein, Auge, Blase). Die reduzierte Blasenwanddurchblutung ist ein weiterer Faktor, der dazu führt, dass der Harndrang durch chemische Interaktion der Urinsalze mit dem Blasenmuskel infolge der Zerstörung der den Muskel schützenden Blasenschleimschicht häufiger und schlimmer wird. Letztendlich kommen noch die neurogenen Probleme (sog. Diabetische Neuropathie) hinzu. Diese machen die Behandlung des diabetes-assoziierten Dranges besonders schwierig.

19.2.2 Herzinsuffizienz

Die Pumpleistung des Herzens ist bei der Herzinsuffizienz eingeschränkt. Daher kommt es anstatt zur Ausscheidung zur Einlagerung von Wasser im Gewebe. Dies geschieht tagsüber. Die Ausscheidung des eingelagerten Wassers passiert dann aber in der Nacht (Nykturie). Werden vom Hausarzt/Internisten/Kardiologen dann noch Diuretika („Wassertabletten") verordnet, ist eine Steigerung der Harnproduktion und dessen Ausscheidung die Folge. Je nachdem, wann diese Medikamente eingenommen werden findet diese Volumenbelastung der Blase tagsüber und/oder nachts statt. Hinzu kommt die bereits oben geschilderte nächtliche Ausscheidung der Flüssigkeit. Von der „Reizblasenproblematik" unterscheidet sich die nächtliche gesteigerte Miktionsfrequenz hier dadurch, dass bei der Reizblase die ausgeschiedenen Harnmengen klein, bei der Herzinsuffizienz die Mengen in der Regel „normal" sind.

19.2.3 Hypertonus

Beim Bluthochdruck führen die verordneten Medikamente oftmals zu Harndrang (z.B. ß-Blocker). Die hinzu kommenden Gefäßschäden führen zu Durchblutungsproblemen in der Blasenwand und zur Reizblasenentstehung (s.o.). Die Herzinsuffizienz ist hier oftmals Kombinationspartner.

19.3 Der Einfluss von Klimakterium und Postmenopause

In dieser Lebensphase werden weniger Eierstockhormone gebildet (Östrogen/Gestagen). Die Steigerung des Blutspiegels für die „releasing Hormone" [die die Östrogen- und Gestagenproduktion des Eierstocks steigernden Hormone] (verantwortlich für das typische „klimakterisches Syndrom") und ein verminderter Effekt der Eierstockhormone auf die Erfolgsorgane charakterisieren diesen Abschnitt. Aber es beginnt die hormonale Umstellung bereits vor den Wechseljahren mit der Abnahme des Progesterons (Gelbkörperhormon) und des Nebennierenhormons DHEA. Erst später sinkt auch das Östrogen, womit die Regelblutungen sistieren und die eigentliche Menopause eingeleitet wird. Mit den Jahren nehmen dann auch das männliche Hormon (Testosteron) und das Wachstumshormon ab. Diese Umstellungen führen zu einem veränderten Stoffwechsel mit **verminderter Fettverbrennung** und damit letztlich einem geringeren Kalorienbedarf.

Wenn die Essgewohnheiten und die körperliche Aktivität nicht an den verminderten Energieverbrauch angepasst werden, kommt es folglich zu einer Gewichtszunahme.

Ein Östrogenmangel kann zu Befindlichkeitsveränderungen und nicht selten zu Stimmungsschwankungen, Depressionen oder Partnerschaftsproblemen führen. Weil Kohlenhydrate (Süßigkeiten, Schokolade usw.) das Wohlbefinden verbessern können, reagieren betroffene Frauen oft mit einem gesteigerten Kohlenhydratkonsum. Die unliebsame Gewichtsveränderung und die damit verbundenen Frustrationen können zu einem regelrechten Teufelskreis führen.

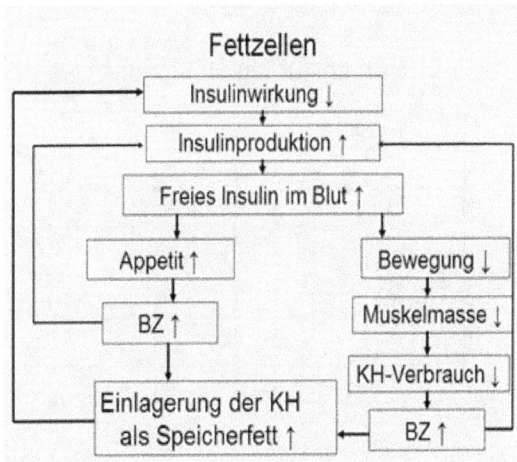

471

Die Reduktion der Muskelmasse trägt wiederum dazu bei, dass die Verwertung von zugeführten Nahrungskalorien und der Grundumsatz ungünstiger werden:

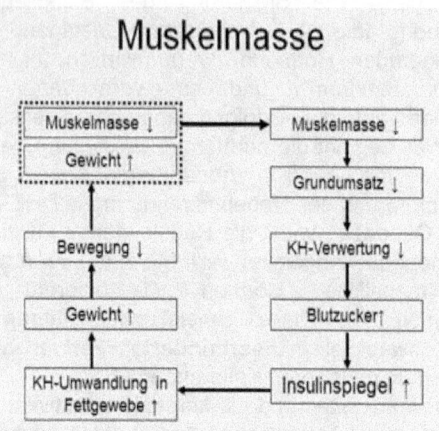

Die Gewichtsreduktion ist sinnvoll und notwendig, um über eine Normalisierung der Glukosestoffwechsellage und eine Reduktion des Hyperinsulinismus schließlich eine Reduktion der mechanischen Probleme durch Druck auf den Beckenboden zu erreichen. Die Steigerung der Mobilität lässt das Durchbrechen des Teufelskreises Immobilität ⇨ Muskelmassenreduktion ⇨ Gewichtszunahme dann letztlich erst zu.

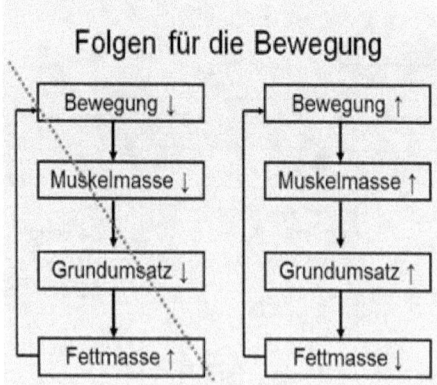

Im Zusammenhang mit der empfohlenen Reduktion der Kohlehydratzufuhr pro Tag (auf 60-80 g KH/24 Stunden) und möglichst keiner Zufuhr von Kohlehydraten nach 18 Uhr (um dem Körper möglichst lange Zeit zu geben in einer „insulinfreien" Phase den Abbau von Fett in den Körperzellen voranzutreiben wird dieses im Speiseplan durch Eiweiß (und Fette) ersetzt. Damit sind nur bei bestimmten Nahrungsmitteln besondere „Zubereitungsformen" erforderlich, z. B. bei der Auswahl von Brot, der Zubereitung von low carb-Gebäck und Kuchen, dem Andicken von Soßen oder der Verwendung von Getreidemehlen bei der Speisenbereitung.

Im Zusammenhang mit der Auswahl der Kohlehydrate ist auf den sog. „Glykämischen Index [GI]" zu achten, einer Maßzahl, die für die Menge an Insulin steht, die freigesetzt werden muss, um das kohlenhydrathaltige Nahrungsmittel zu verstoffwechseln. Bei den im Rahmen des Ernährungsplans ausgewählten Lebensmitteln sollte der GI-Wert unter 30-35 liegen.

Die Bewegungssteigerung sollte langsam begonnen werden - gerade Strecken, ca. 4 km tgl. = ca. 1-1,5 Stunden, evtl. auch, je nach Möglichkeiten, 2 x tgl. mit kontinuierlicher Steigerung:

- Steigerung der Steigungen in der Wegführung
- Steigerung der Strecke 6km – 8 km – 10km -12 km
- Steigerung der Geschwindigkeit von 3-4 km/h auf 6(-8) km/h je nach Steigung

Damit gelingt schließlich eine Steigerung der Laufzeit von 1 auf 2-3 h/Tag, wenn das im Rahmen der Möglichkeiten ist.
Initial sollten in jedem Fall „gelenkschonende" Sportarten gewählt werden: EEMA-Stromtraining, Aquajogging/Aquafitness oder Aktivitäten in einem konventionellen Fitness-Studio (mit professioneller Anleitung), nach Möglichkeiten auch Radfahren oder Laufband.

Im Rahmen eines Beckenbodentrainings ist zu achten auf:
- eine Haltungsschulung
- das Gefühl für die Beckenbodenmuskulatur erlernen
- die Betätigung der Beckenbodenmuskulatur
- die Integration der Beckenbodenmuskelarbeit in das Alltagsgeschehen
- das Erlernen eines beckenbodenfreundlichen Alltagsverhaltens.

Hervorragende Ergebnisse erzielen wir in der Kombination von gewichtsreduzierender Anwendung von EEMA-Strom mit einem stromunterstützten Beckenbodentraining.

Das Ziel ist letztlich eine
* Steigerung der Mobilität
* Steigerung der Kontinenz
* Steigerung der Lebensqualität.

19.4 ABC-Programm

Im Zusammenhang mit eigenen Erfahrungen in der dauerhaften Gewichtsreduktion sind wir auf die Publikationen der Magdeburger Arbeitsgruppe um Prof. Luley gestoßen und haben das von ihm entwickelte ABC-Programm aufgrund der hohen Effektivität im Hinblick auf Reduktion und Erhalt des erreichten Ergebnisses in unser Therapiekonzept integriert

Das ABC-Programm wurde an der Universitätsklinik in Magdeburg entwickelt, evaluiert und publiziert. Das Programm nutzt das Internet und verbindet Telemonitoring von Bewegung und Ernährung mit Telecoaching durch wöchentliche Informations- und Motivationsbriefe. Technischer Kern des Programms ist ein ganztägig am Gürtel getragener Minicomputer, der die Bewegung misst und die täglicher Ernährung in vereinfachter Form erfragt. Dem 6-monatigen Programm geht eine einmalige, 2-stündige Patientenschulung voraus, bei der die Teilnehmer die Prinzipien der Magdeburger dualen Diät erlernen. Diese besteht aus einer Einkaufsschulung, um die tägliche Kalorienzufuhr um 500 kcal senken zu können. Zusätzlich lernen die Teilnehmer, Kohlenhydrate mit niedrigem glykämischen Index zu bevorzugen, um die Fettspeicherung zu verlangsamen und um Heißhungerattacken zu vermeiden. Bezüglich der Bewegung wird ein täglicher Mehrfachverbrauch um 500 kcal angestrebt, bevorzugt durch Ausdauerbewegung.

Die Bewegungs- und Ernährungsdaten der Patienten werden wöchentlich auf den Server der Universitätsklinik in Magdeburg übertragen, indem der Minicomputer mit einem USB-Kabel an einen Internetfähigen PC angeschlossen wird. In den Server loggt sich dann der ABC-Betreuer ein und erzeugt einen wöchentlichen Betreuungsbrief, der mit der Post verschickt wird. Dieser Brief zeigt in drei Grafiken den Gewichtsverlauf des Teilnehmers seit Beginn, den Energieverbrauch durch Bewegung und die Energieaufnahme durch die Ernährung. In die Abnehmgrafik sind die anonymen Abnehmkurven anderer ABC-Teilnehmer eingeblendet, wodurch ein gruppendynamisches Element hinzugefügt wird. In einem individuellen Text kommentiert der ABC-Betreuer diese Daten und motiviert zu weiteren Fortschritten. Den Umgang mit der ABC-Plattform und die Prinzipien des ABC-Programms hat der ABC-Betreuer zuvor in einem eintägigen Kurs an der Universitätsklinik in Magdeburg erlernt.

Die Kosten für die Teilnahme am ABC-Programm betragen aktuell 183 Euro für den Kauf des Minicomputers („Aipermotion 500") plus 288 Euro für Schulung und Betreuung durch den ABC-Betreuer. Einige gesetzliche Krankenkassen leisten eine teilweise Erstattung. Weitere Details zum ABC-Programm können der Website www.abcprogramm.de entnommen werden.

Das innovative, telemedizinische ABC-Programm erwies sich in unserer Praxis als ausgesprochen effizient. Der jüngsten Leitlinie der Deutschen Fachgesellschaften für Adipositas und Diabetes mellitus liefert einen gut recherchierten Vergleich der derzeit in Deutschland verfügbaren Abnehmprogramme. Unter den konventionellen (nicht-bariatrischen) Programmen erzielte das multimodale M.O.B.I.L.I.S-Programm das bislang beste Ergebnis mit minus 5,5 kg nach 12 Monaten. Die mittlere Abnahme durch das ABC-Programm war allerdings mit 12 kg nach 12 Monaten beträchtlich ausgeprägter. In unserer Praxis erzielten wir sogar 19,2 kg nach 6 Monaten. Ein erheblicher Vorteil des ABC-Programms entsteht durch die Nutzung des Internets. Dadurch bleibt der Zeitbedarf für die Patienten und auch für die Betreuer sehr niedrig. Schulung und Betreuungsbriefe erfordern einen Zeitaufwand von insgesamt 4,5 Stunden in 6 Monaten, was etwa ein Zehntels des Zeitbedarfs im M.O.B.I.L.I.S-Programm ausmacht. Somit bestätigt unsere Überprüfung, dass für die Behandlung der Adipositas ein neues, wirksames und praktikables Verfahren zur Verfügung steht.

Wir sahen neben der eindrücklichen Gewichtsabnahme unter Verwendung des ABC-Programmes bei den das Programm anwendenden urogynäkologischen Patientinnen auch sehr schön, wie positiv die Gewichtsreduktion sich auf die hauptsächlich geklagten (funktionellen) Symptome auswirkt:

- Belastungsinkontinenz
- Drangprobleme
- Obstipative Defäkationsstörung (ODS)
- Druckgefühl durch den Deszensus.

Erwartungsgemäß zeigte sich bezüglich der anatomischen Veränderungen, d.h. des Ausmaß des Deszensus keine deutliche Reduktion, auch wenn sich in einzelnen Fällen der inspektorische/palpatorische Aspekt etwas günstiger präsentierte.

Die Implementierung dieses sehr wirksamen Programms zur Gewichtsreduktion in das Therapiespektrum einer urogynäkologischen Betreuung erwies sich als gut praktikabel und sehr wirksam. Mit der relevanten Gewichtsreduktion unserer Patientinnen gingen erhebliche Verbesserungen der Inkontinenzsymptomatik einher. Wir können die Nutzung des ABC-Programms in ähnlichen klinischen Institutionen daher uneingeschränkt empfehlen.

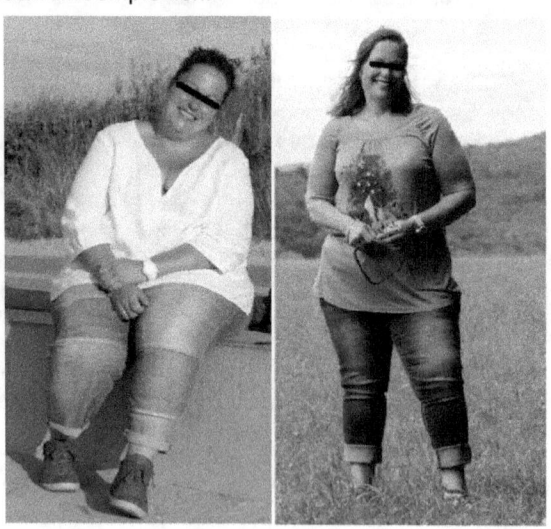

Abb. 182: Teilnehmerin vor und nach 6 Monaten ABC-Programm

20 Ein kurzes Nachwort

Ich hoffe, Sie konnten Ihr Informationsbedürfnis durch die Lektüre dieser Informationsschrift stillen und konnten finden, was Sie interessierte. Aus meiner fast 30-jährigen Berufserfahrung mit weit über 25 Jahren Beschäftigung mit der in der Urogynäkologie behandelten Problemen weiß ich, dass es auch in Zukunft sicher immer wieder neue Behandlungsansätze geben wird und neue Erfolge in der Therapie. Oft sind es Zufälle, wie die Entdeckung des EEMA-Stromes für die effiziente Behandlung der beckenbodenmuskulären Defizite durch eigene Anwendung dieser Stromform aus einem ganz anderen Grund, manchmal sind es die Gespräche mit den Frauen, die die Sicht auf die Erfordernisse in der Behandlung deutlich werden lassen.

Die Urogynäkologie ist eine Disziplin der Medizin, die aufgrund der Tatsache, dass es sich bei dem Senkungsleiden um einen letztlich chronischen Prozess handelt, mehr eine „Begleitung" erfordert als nur ein punktuelles Handeln (z. B. in Form einer Operation). Das umzusetzen gelang mir in meinem Bereich in den letzten Jahren sehr gut und ich hoffe, dass auch Sie, wenn Sie betroffen sind, einen „Begleiter" finden werden, der mit Ihnen die für Sie immer aktuell beste Therapieform findet und anwendet.

Ich hoffe auch sehr, dass ich Ihnen meine Botschaft „Lassen Sie sich möglichst nicht auf eine sofortige operative Lösung des von Ihnen geschilderten Problems ein, zumindest nicht, bevor andere Maßnahmen versucht oder zur Vorbereitung eines besseren Operationsergebnisses im Hinblick auf Durchführbarkeit und Haltbarkeit angewendet wurden" Sie erreichen konnte und kann und dass Sie das Vertrauen in sich und Ihren Beckenboden haben, dass hier ja vielleicht doch „noch einiges geht", bevor man (sich) operieren (lassen) muss.

Vielen Dank für Ihr Interesse an diesem Buch!

Ihr
Dr. Armin Fischer
Urogynäkologe

Anm.: Die Quellenliste zu den verwendeten Abbildungen, die praktisch alle meinen vorangegangenen Publikationen entnommen wurden, finden Sie in diesen Büchern.

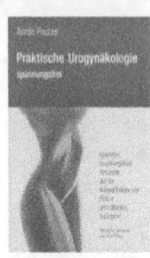

Armin Fischer
Praktische Urogynäkologie - spannungsfrei
Broschiert: 144 Seiten
Erste Auflage - Ausgabe – 2003
Serag-Wiessner KG, 95119 Naila

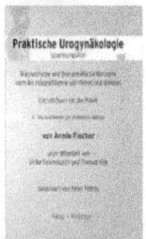

Armin Fischer
Praktische Urogynäkologie - spannungsfrei
Broschiert: 316 Seiten
Verlag: Haag + Herchen; Auflage: 2., neu bearb. u. erw.
Aufl. (1. September 2006)
ISBN-10: 3898463710
ISBN-13: 978-3898463713

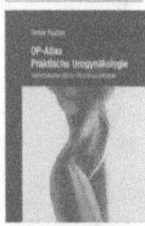

Armin Fischer (Autor)
OP-Atlas Praktische Urogynäkologie: Implantatunterstützte
Deszensuschirurgie Gebundene Ausgabe – August 2007
Gebundene Ausgabe: 366 Seiten
Verlag: Lucas, Birgitt; Auflage: 1., Aufl. (August 2007)
ISBN-10: 3000221611
ISBN-13: 978-3000221613

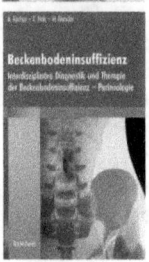

Armin Fischer et al.
Beckenbodeninsuffizienz
Interdisziplinäre Diagnostik und Therapie der
Beckenbodeninsuffizienz – Perineologie
Gebundene Ausgabe – 2009
Serag-Wiessner KG, 95119 Naila

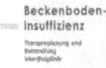

Armin Fischer et al.
Beckenbodeninsuffizienz
Therapieplanung und Behandlung interdisziplinär
Broschierte Ausgabe: 76 Seiten - 2010
Hans Marseille Verlag München